护理学思维与常见病护理

主编　韩翠华　李荣荣　于秋纷　朱召霞

　　　董水晶　郑成文　刘　苏

黑龙江科学技术出版社

图书在版编目(CIP)数据

护理学思维与常见病护理 / 韩翠华等主编. -- 哈尔滨：黑龙江科学技术出版社，2022.7

ISBN 978-7-5719-1533-9

Ⅰ.①护… Ⅱ.①韩… Ⅲ.①护理学 Ⅳ.①R47

中国版本图书馆CIP数据核字（2022）第135127号

护理学思维与常见病护理

HULIXUE SIWEI YU CHANGJIANBING HULI

主　　编	韩翠华　李荣荣　于秋纷　朱召霞　董水晶　郑成文　刘　苏
责任编辑	陈兆红
封面设计	宗　宁
出　　版	黑龙江科学技术出版社
	地址：哈尔滨市南岗区公安街70-2号　邮编：150007
	电话：（0451）53642106　传真：（0451）53642143
	网址：www.lkcbs.cn
发　　行	全国新华书店
印　　刷	山东麦德森文化传媒有限公司
开　　本	787 mm×1092 mm　1/16
印　　张	30.5
字　　数	771千字
版　　次	2022年7月第1版
印　　次	2023年1月第1次印刷
书　　号	ISBN 978-7-5719-1533-9
定　　价	198.00元

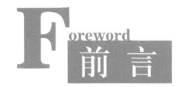

前言

护理工作是医疗工作的重要组成部分，它的任务是促进健康、预防疾病、恢复健康和减轻痛苦，具体而言就是帮助健康者保持和增进健康，帮助患者减轻痛苦、增加舒适、恢复健康，以及帮助伤残者达到最大程度的功能恢复。随着医学科学与相关科学的发展和在某个特定时期人们对健康定义的认识和需求的不断提高，许多护理专业的新知识、新技术和新方法相继面世，使护理学面临着多元化的变更，从而加快了护理模式的转变，推动了护理学新理论、新技术的发展，也促使"以患者为中心"的整体护理模式广泛开展起来。护理人员在临床中扮演着诸多角色，既是照顾者、管理者和患者利益的维护者，又是咨询者、研究者，因此，不仅要求其有规范的操作技能、敏锐的观察能力、机智灵活的应变能力、较强的综合分析问题和解决问题的能力，还要有学习新知识的意识和创新能力。为此，我们组织相关专家编写了《护理学思维与常见病护理》一书，目的在于向广大护理工作者全面而系统地介绍护理学领域中的专业内容，也包括近年来护理学的新进展。

本书共分为 14 章，首先对护理学概述、生命体征的观察与护理、社区护理、重症护理及手术室护理内容进行了介绍；然后阐述了精神科、心内科、呼吸内科等各科室常见疾病的护理，针对疾病的病因、临床表现、诊断等进行了简单概述，重点介绍了每一种疾病的护理诊断、护理评估、护理措施及健康教育等各与临床护理密切相关的知识。本书内容涵盖全面，操作性和实用性强，既重视护理人员必须掌握的护理技能，也注重基本理论和知识的阐述，同时参考国内外大量护理医学资料，取其精华，力求完善，希望对广大临床护理工作者、护理教育者有所帮助。

在本书编写过程中，虽几经修改和反复斟酌，但由于编写时间紧张、编者知识水平有限，书中难免有不足之处，希望广大读者能提出宝贵意见，以期进一步完善。

《护理学思维与常见病护理》编委会

2022 年 5 月

Contents 目录

第一章 护理学概述

第一节 护理的概念

一、护理的定义

护理英文名为 nursing,原意为抚育、扶助、保护、照顾幼小等。自 1860 年南丁格尔开创现代护理新时代至今,对护理的定义已经发生了深刻的变化。

南丁格尔认为"护理既是艺术,又是科学""护理应从最小限度地消耗患者的生命力出发,使周围环境保持舒适、安静、美观、整洁、空气新鲜、阳光充足、温度适宜,此外还有合理地调配饮食""护理的主要功能在于维护人们良好的状态,协助他们免于疾病,达到他们最高可能的健康水平"。

美国护理学家韩德森认为:"护士的独特功能是协助患病的或者健康的人,实施有利于健康、健康的恢复或安详死亡等活动。"这些活动,在个人拥有体力、意愿与知识时,是可以独立完成的,护理也就是协助个人尽早不必依靠他人来执行这些活动。

美国护士协会对护理的简明定义为:"护理是诊断和处理人类对现存的和潜在的健康问题的反应。"此定义的内涵反映了整体护理概念。从 1860 年南丁格尔创立第一所护士学校以来,护理已经发展成为一门独立的学科与专业。护理概念的演变体现了人类对护理现象的深刻理解,是现代护理观念的体现。

护理是人文科学(艺术科学)和自然科学的综合过程。护理是护士与患者之间互动的过程。照顾是护理的核心。护理通过应用护理程序进行实践,通过护理科研不断提高。总体说来,护理是满足患者的各种需要,协助患者达到独立,教育患者,增进患者应对及适应的能力,寻求更健康的行为,达到完美的健康状态,为个人、家庭、群体及社会提供整体护理。

二、护理的基本概念

护理有四个最基本的概念,对护理实践产生重要的影响并起决定性的作用。它们是:①人;

1

②环境;③健康;④护理。这四个概念的核心是人,即护理实践是以人为中心的活动。缺少上述任何一个要素,护理就不可能成为一门独立的专业。

(一)人的概念

人是生理、心理、社会、精神、文化的统一整体,是动态的又是独特的。根据一般系统理论原则,人作为自然系统中的一个次系统,是一个开放系统,在不断与环境进行能量、物质、信息的交换。人的基本目标是保持机体的平衡,也就是机体内部各次系统间和机体与环境间的平衡。

护理的对象是人,既包括个人、家庭、社区和社会四个层面,也包括从婴幼儿到老年人的整个全人类。

(二)环境的概念

人类的一切活动都离不开环境,环境的质量与人类的健康有着密切关系。环境是人类生存或生活的空间,是与人类的一切生命活动有着密切关系的各种内、外环境。机体内环境的稳态主要依靠各种调节机制(如神经系统和内分泌系统的功能)以自我调整的方式来控制和维持。人的外环境可分为自然环境和社会环境。自然环境是指存在于人类周围自然界中的各种因素的总和,它是人类及其他一切生物赖以生存和发展的物质基础,如空气、水、土壤和食物等自然因素。社会环境是人为的环境,是人们为了提高物质和文化生活而创造的环境。社会环境中同样有危害健康的各种因素,如人口的超负荷、文化教育落后、缺乏科学管理、社会上医疗卫生服务不完善等。此外,与护理专业有关的环境还包括治疗性环境。治疗性环境是专业人员在以治疗为目的的前提下创造的一个适合患者恢复身心健康的环境。治疗性环境主要考虑两个主要因素:安全和舒适。考虑患者的安全,这就要求医院在建筑设计、设施配置及治疗护理过程中预防意外的发生,如设有防火装置、紧急供电装置、配有安全辅助用具(轮椅、床栏、拐杖等)、设立护理安全课程等;此外医院还要建立院内感染控制办公室,加强微生物安全性的监测和管理。舒适既来源于良好的医院物理环境(温度、湿度、光线、噪声等),也来源于医院内工作人员优质的服务和态度。

人类与环境是互相依存、互相影响、对立统一的整体。人类的疾病大部分是由环境中的致病因素所引起。人体对环境的适应能力,因年龄、神经类型、健康状况的不同而有很大的差别,所以健康的体魄是保持机体与外界环境平衡的必要条件。人类不仅需要有适应环境的能力,更要有认识环境和改造环境的能力,使两者处于互相适应和互相协调的平衡关系之中,使环境向着对人类有利的方向发展。

(三)健康的概念

世界卫生组织对健康的定义为:"健康不仅是没有躯体上的疾病,而且要保持稳定的心理状态和具有良好的社会适应能力及良好的人际交往能力"。每个人对健康有不同的理解和感知。健康程度还取决于个人对健康、疾病的经历与个人对健康的认识存在的差别。健康和疾病很难找到明显的界限,健康与疾病可在个体身上并存。

(四)护理的概念

护理是诊断和处理人类对现存的和潜在的健康问题的反应。护理就是增进健康,预防疾病,有利于疾病的早期发现、早期诊断、早期治疗,通过护理、调养达到康复。护理的对象是人,人是一个整体,其疾病与健康受着躯体、精神和社会因素的影响。因此,在进行护理时,必须以患者为中心,为患者提供全面的、系统的、整体的身心护理。

(朱召霞)

第二节 护理的理念

护理的理念是护理人员对护理的信念、理想和所认同的价值观。护理的理念可以影响护理专业的行为及护理品质。随着医学模式的转变,护理改革不断深入及人们对健康需求的不断提高,护理的理念也在不断更新和发展。

一、整体护理的理念

整体护理的理念,是以人为中心,以现代护理观为指导,以护理程序为基础框架,并且把护理程序系统化地运用到临床护理和护理管理中去的指导思想。在整体护理的理念指导下,护理人员应以服务对象为中心,根据其需要和特点,提供包含服务对象生理、心理、社会等多方面的深入、细致、全面的帮助和照顾,从而解决服务对象的健康问题。整体护理不仅要求护理人员要对人的整个生命过程提供照顾,还要关注健康-疾病全过程并提供护理服务;并且要求护理人员要对整个人群提供服务。可以说,整体护理进一步充实和改变了护理研究的方向和内容;同时拓展了护理服务的服务范围;也有助于建立新型的护患关系。

二、以人为本的理念

以人为本在本质上是一种以人为中心,对人存在的意义、人的价值及人的自由和发展,珍视和关注的思想。在护理实践中,体现在对患者的价值,即对患者的生命与健康、权利和需求、人格和尊严的关心和关注上。护理人员应该尊重患者的生命,理解患者的信仰、习惯、爱好、人生观、价值观,努力维护患者的人格和尊严,公正地看待每一位患者,维护患者合理的医疗保健权利,承认患者的知情权和选择权等。

三、优质护理服务的理念

优质护理是以患者为中心,强化基础护理,全面落实护理责任制,深化护理专业内涵,整体提升护理服务水平。优质护理旨在倡导主动服务、感动服务、人性化服务,营造温馨、安全、舒适、舒心的就医环境,把爱心奉献给患者,为患者提供全程优质服务。称职、关怀、友好的态度,提供及时的护理是优质护理的体现。患者对护士所提供的护理服务的满意程度是优质护理的一种评价标准。优质护理既是医院的一种形象标志,也是指导护士实现护理目标,取得成功的关键所在。

在卫生事业改革发展的今天,面对患者的多种需求,护理人员只有坚持优质护理服务理念,从人的"基本需要"出发,实行人性化、个性化的优质护理服务,力争技术上追求精益求精,服务上追求尽善尽美,信誉上追求真诚可靠,才能锻造护理服务品牌,不断提高护理服务质量,提高患者的满意度。

(朱召霞)

第三节　护理学的范畴

一、护理学的理论范畴

（一）护理学研究的对象

护理学的研究对象随学科的发展而不断变化。从研究单纯的生物人向研究整体的人、社会的人转化。

（二）护理学与社会发展的关系

护理学与社会发展的关系体现在研究护理学在社会中的作用、地位和价值,研究社会对护理学发展的促进和制约因素。如老年人口增多使老年护理专业得到重视,慢性疾病患者增加使社区护理迅速发展;信息高速公路的建成使护理工作效率得以提高,也使护理专业向着网络化、信息化迈出了坚实的步伐。

（三）护理专业知识体系

护理专业知识体系是专业实践能力的基础。自 20 世纪 60 年代后,护理界开始致力于发展护理理论与概念模式,并将这些理论用于指导临床护理实践,对提高护理质量、改善护理服务起到了积极作用。

（四）护理交叉学科和分支学科

护理学与自然科学、社会科学、人文科学等多学科相互渗透,在理论上相互促进,在方法上相互启迪,在技术上相互借用,形成许多新的综合型、边缘型的交叉学科和分支学科,从而在更大范围内促进了护理学科的发展。

二、护理学的实践范畴

（一）临床护理

临床护理服务的对象是患者,包括基础护理和专科护理。

1.基础护理

以护理学的基本理论、基本知识和基本技能为基础,结合患者生理、心理特点和治疗康复的需求,满足患者的基本需要。如基本护理技能操作、口腔护理、饮食护理、病情观察等。

2.专科护理

以护理学及相关学科理论为基础,结合各专科患者的特点及诊疗要求,为患者提供护理。如各专科患者的护理、急救护理等。

（二）社区护理

社区护理是借助有组织的社会力量,将公共卫生学和护理学的知识与技能相结合,以社区人群为服务对象,对个人、家庭和社区提供促进健康、预防疾病、早期诊断、早期治疗、减少残障等服务,提高社区人群的健康水平。社区的护理实践属于全科性质,是针对整个社区人群实施连续及动态的健康服务。

（三）护理管理

护理管理是为了提高人们的健康水平,系统地利用护士的潜在能力和有关其他人员或设备、环境和社会活动的过程。护理管理是运用管理学的理论和方法,对护理工作的诸多要素(如人、物、财、时间、信息等)进行科学的计划、组织、指挥、协调和控制,以确保护理服务正确、及时、安全、有效。

（四）护理研究

护理研究是推动护理学科发展,促进护理理论、知识、技能更新的有效措施。护理研究是用科学的方法探索未知,回答和解决护理领域的问题,直接或间接地指导护理实践的过程。护理研究多以人为研究对象。

（五）护理教育

护理教育是以护理学和教育学理论为基础,有目的地培养护理人才,以适应医疗卫生服务和护理学科发展的需要。护理教育分为基本护理教育、毕业后护理教育和继续护理教育三大类。基本护理教育包括中专教育、专科教育和本科教育;毕业后护理教育包括研究生教育、规范化培训;继续护理教育是对从事护理工作的在职人员,提供以学习新理论、新知识、新技术、新方法为目的的终身教育。

（朱召霞）

第二章 生命体征的观察与护理

第一节 体　温

体温由三大营养物质(糖、脂肪、蛋白质)氧化分解而产生。50%以上迅速转化为热能,50%贮存于腺苷三磷酸(ATP)内,供机体利用,最终仍转化为热能散发到体外。正常人体的温度是由大脑皮质和丘脑下部体温调节中枢所调节(下丘脑前区为散热中枢,下丘脑后区为产热中枢),并通过神经、体液因素调节产热和散热过程,保持产热与散热的动态平衡,所以正常人有相对恒定的体温。

一、正常体温及生理性变化

(一)正常体温

通常说的体温是指机体内部的温度,即胸腔、腹腔、中枢神经的温度,又称体核温度,较高且稳定。皮肤温度又称体表温度。临床上通常用测量口温、肛温、腋温来衡量体温。在这三个部位测得的温度接近身体内部的温度,且测量较为方便。三个部位测得的温度略有不同,口腔温度居中,直肠温度较高,腋下温度较低。同时在三个部位进行测量,其温度差一般不超过 1 ℃。这是由于血液在不断地流动,将热量很快地由温度较高处带往温度较低处,因而机体各部的温度一般差异不大。

体温的正常值不是一个具体的点,而是一个范围。机体各部位由于代谢率的不同,温度略有差异,常以口腔、直肠、腋窝的温度为标准,个体体温可以较正常的平均温度增减 0.3~0.6 ℃,健康成人的平均温度波动范围见表 2-1。

表 2-1　健康成人不同部位温度的波动范围

部位	波动范围
口腔	36.2~37.2 ℃
直肠	36.5~37.5 ℃
腋窝	36.0~37.0 ℃

(二)生理性变化

人的体温在一些因素的影响下,会出现生理性的变化,但这种体温的变化,往往是在正常范围内或是一闪而过的。

1.时间

人的体温24小时内的变动在0.5～1.5 ℃,呈周期性变化。一般清晨2—6时体温最低,下午2—6时体温最高。这种昼夜的节律波动,与机体活动代谢的相应周期性变化有关。如长期从事夜间工作的人员,可出现夜间体温上升,日间体温下降的现象。

2.年龄

新生儿因体温调节中枢尚未发育完全,调节体温的能力差,体温易受环境温度影响而变化;婴幼儿由于代谢率高,体温可略高于成人;老年人代谢率较低,血液循环变慢,加上活动量减少,因此体温略低于成年人。

3.性别

一般来说,女性比男性有较厚的皮下脂肪层,维持体热能力强,故女性体温较男性高约0.3 ℃。并且女性的基础体温随月经周期出现规律变化,即月经来潮后逐渐下降,至排卵后,体温又逐渐上升。这种体温的规律性变化与血中孕激素及其代谢产物的变化有关。

4.环境温度

在寒冷或炎热的环境下,机体的散热受到明显的抑制或加强,体温可暂时性地降低或升高。另外,气流、个体暴露的范围大小亦影响个体的体温。

5.活动

任何需要耗力的劳动或运动活动,都使肌肉代谢增强,产热增加,体温升高。

6.饮食

进食的冷热可以暂时性地影响口腔温度,进食后,由于食物的特殊动力作用,可以使体温暂时性地升高0.3 ℃左右。

另外,强烈的情绪反应、冷热的应用及个体的体温调节机制都对体温有影响,在测量体温的过程中要加以注意并能够作出解释。

(三)产热与散热

1.产热过程

机体产热过程是细胞新陈代谢的过程。人体通过化学方式产热,即食物氧化、骨骼肌运动、交感神经兴奋、甲状腺素分泌增多,以及体温升高均可提高新陈代谢率,而增加产热量。

2.散热过程

机体通过物理方式进行散热。机体大部分的热量通过皮肤的辐射、传导、对流、蒸发来散热;一小部分的热量通过呼吸、尿、粪便而散发于体外。当外界温度等于或高于皮肤温度时,蒸发就是人体唯一的散热形式。

(1)辐射:热由一个物体表面通过电磁波的形式传至另一个与它不接触物体表面的一种形式。在低温环境中,它是主要的散热方式,安静时的辐射散热所占的百分比较大,可达总热量的60％。其散热量的多少与所接触物质的导热性能、接触面积和温差大小有关。

(2)传导:机体的热量直接传给同它接触的温度较低的物体的一种散热方法,如冰袋的使用。

(3)对流:传导散热的特殊形式。是指通过气体或液体的流动来交换热量的一种散热方法。

(4)蒸发:由液态转变为气态,同时带走大量热量的一种散热方法,分为不显性出汗和发汗两种形式。

二、异常体温的观察

人体最高的耐受热为40.6～41.4 ℃,低于34 ℃或高于43 ℃,则极少存活。升高超过41 ℃,可引起永久性的脑损伤;高热持续在42 ℃以上24小时常导致休克及严重并发症。所以对于体温过高或过低者应密切观察病情变化,不能有丝毫的松懈。

(一)体温过高

体温过高又称发热,是由于各种原因使下丘脑体温调节中枢的功能障碍,产热增加而散热减少,导致体温升高超过正常范围。

1.原因

(1)感染性:如病毒、细菌、真菌、螺旋体、立克次体、支原体、寄生虫等感染引起的发热最多见。

(2)非感染性:无菌性坏死物质的吸收引起的吸收热、变态反应性发热等。

2.发热分类

以口腔温度为例,按照发热的高低将发热分为:①低热,37.5～38.0 ℃。②中等热,38.1～39.0 ℃。③高热,39.1～41.0 ℃。④超高热,41 ℃及以上。

3.发热过程

发热的过程常根据疾病在体内的发展情况而定,一般分为3个阶段。

(1)体温上升期:特点是产热大于散热。主要表现:皮肤苍白、干燥无汗,患者畏寒、疲乏,体温升高,有时伴寒战。方式:骤升和渐升。骤升指体温在数小时内升至高峰,如肺炎球菌导致的肺炎;渐升指体温在数小时内逐渐上升,数天内达高峰,如伤寒。

(2)高热持续期:特点是产热和散热在较高水平上趋于平衡。主要表现:体温居高不下,皮肤潮红,呼吸加深加快,脉搏增快并有头痛、食欲缺乏、恶心、呕吐、口干、尿量减少等症状,甚至惊厥、谵妄、昏迷。

(3)体温下降期:特点是散热增加,产热趋于正常,体温逐渐恢复至正常水平。方式:骤降和渐降。主要表现:大量出汗、皮肤潮湿、温度降低为体温骤降。老年人易出现血压下降、脉搏细速、四肢厥冷等循环衰竭的休克症状。骤降指体温一般在数小时内降至正常,如大叶性肺炎、疟疾;渐降指体温在数天内降至正常,如伤寒、风湿热等。

4.热型

将不同的时间测得的体温绘制在体温单上,互相连接就构成体温曲线。各种体温曲线形状称为热型。有些发热性疾病有特殊的热型,通过观察体温曲线可协助诊断。但需注意,药物的应用可使热型变得不典型。常见的热型有以下几种。

(1)稽留热:体温持续在39～40 ℃,达数天或数周,24小时波动范围不超过1 ℃。常见于大叶性肺炎、伤寒等急性感染性疾病的极期。

(2)弛张热:体温多在39 ℃以上,24小时体温波动幅度可超过2 ℃,但最低温度仍高于正常水平。常见于化脓性感染、败血症、浸润性肺结核、风湿热等疾病。

(3)间歇热:体温骤然升高达高峰后,持续数小时又迅速降至正常,经过一天或数天间歇后,体温又突然升高,如此有规律地反复发作,常见于疟疾。

(4)不规则热:发热不规律,持续时间不定。常见于流行性感冒、肿瘤等疾病引起的发热。

(二)体温过低

体温过低是指由于各种原因引起的产热减少或散热增加,导致体温低于正常范围,称为体温过低。当体温低于35 ℃时,称为体温不升。体温过低的原因有以下几个。

(1)体温调节中枢发育未成熟:如早产儿、新生儿。

(2)疾病或创伤:见于失血性休克、极度衰竭等患者。

(3)药物中毒。

三、体温异常的护理

(一)体温过高

降温措施有物理降温、药物降温及针刺降温。

1.观察病情

加强对生命体征的观察,定时测量体温,一般每天测温4次,高热患者应每4小时测温1次,待体温恢复正常3天后,改为每天1～2次,同时观察脉搏、呼吸、血压、意识状态的变化;及时了解有关各种检查结果及治疗护理后病情好转还是恶化。

2.饮食护理

(1)补充高蛋白、高热量、高维生素、易消化的流质或半流质饮食,如粥、鸡蛋羹、面片汤、青菜、新鲜果汁等。

(2)多饮水,每天补充液量2 500～3 000 mL,必要时给予静脉滴注,以保证入量。

由于高热时,热量消耗增加,全身代谢率加快,蛋白质、维生素的消耗量增加,水分丢失增多,同时消化液分泌减少,胃肠蠕动减弱,所以宜及时补充水分和营养。

3.使患者舒适

(1)安置舒适的体位让患者卧床休息,同时调整室温和避免噪声。

(2)口腔护理:每天早、晚刷牙,饭前、饭后漱口,不能自理者,可行特殊口腔护理。由于发热患者唾液分泌减少,口腔黏膜干燥,机体抵抗力下降,极易引起口腔炎、口腔溃疡,因此口腔护理可预防口腔及咽部细菌繁殖。

(3)皮肤护理:发热患者退热期出汗较多,此时应及时擦干汗液并更换衣裤和大单等,以保持皮肤的清洁和干燥,防止皮肤继发性感染。

4.心理调护

注意患者的心理状态,对体温的变化给予合理的解释,以缓解患者紧张和焦虑的情绪。

(二)体温过低

(1)保暖:①给患者加盖衣被、毛毯、电热毯等或放置热水袋,注意小儿、老人、昏迷者,热水袋温度不宜过高,以防烫伤。②暖箱:适用于体重<2 500 g,胎龄不足35周的早产儿、低体重儿。

(2)给予热饮。

(3)监测生命体征:监测生命体征的变化,至少每小时测体温1次,直至恢复正常且保持稳定,同时观察脉搏、呼吸、血压、意识的变化。

(4)设法提高室温:维持室温在22～24 ℃为宜。

(5)积极宣教:教会患者避免导致体温过低的因素。

四、测量体温的技术

(一)体温计的种类及构造

1.水银体温计

水银体温计又称玻璃体温计,是最常用的最普通的体温计。它是一种外标刻度的真空玻璃毛细管。其刻度范围为 35～42 ℃,每小格 0.1 ℃,在 37 ℃刻度处以红线标记,以示醒目。体温计一端贮存水银,当水银遇热膨胀后沿毛细管上升;因毛细管下端和水银槽之间有一凹陷,所以水银柱遇冷不致下降,以便检视温度。

根据测量部位的不同可将体温计分为口表、肛表、腋表。口表的水银端呈圆柱形,较细长;肛表的水银端呈梨形,较粗短,适合插入肛门;腋表的水银端呈扁平鸭嘴形。临床上口表可代替腋表使用。

2.其他

如电子体温计、感温胶片、可弃式化学体温计等。

(二)测体温的方法

1.目的

通过测量体温,判断体温有无异常,了解患者的一般情况及疾病的发生、发展规律,为诊断、预防、治疗提供依据。

2.用物准备

(1)测温盘内备体温计(水银柱甩至 35 以下)、秒表、纱布、笔、记录本。

(2)若测肛温,另备润滑油、棉签、手套、卫生纸、屏风。

3.操作步骤

(1)洗手、戴口罩,备齐用物,携至床旁。

(2)核对患者并解释目的。

(3)协助患者取舒适卧位。

(4)测体温:根据病情选择合适的测温方法。①测腋温:擦干汗液,将体温计放在患者腋窝,紧贴皮肤屈肘,臂过胸,夹紧体温计。测量 5～10 分钟,取出体温计用纱布擦拭,读数。②测口温法:嘱患者张口,将口表汞柱端放于舌下热窝处。嘱患者闭嘴用鼻呼吸,勿用牙咬体温计。测量时间 3～5 分钟。嘱患者张口,取出口表,用纱布擦拭并读数。③测肛温法:协助患者取合适卧位,露出臀部。润滑肛表前端,戴手套用手垫卫生纸分开臀部,轻轻插入肛表水银端 3～4 cm。测量时间 3～5 分钟并读数。用卫生纸擦拭肛表。

(5)记录,先记录在记录本上,再绘制在体温单上。

(6)整理床单位。

(7)消毒用过的体温计。

4.注意事项

(1)测温前应注意有无影响体温波动的因素存在,如 30 分钟内有无进食、剧烈活动、冷热敷、坐浴等。

(2)体温值如与病情不符,应重复测量,必要时做肛温和口温对照复查。

(3)腋下有创伤、手术或消瘦夹不紧体温计者不宜测腋温;腹泻、肛门手术、心肌梗死的患者禁测肛温;精神异常、昏迷、婴幼儿等不能合作者及口鼻疾病或张口呼吸者禁测口温;进热食或面颊部热敷者,应间隔 30 分钟后再测口温。

(4)对小儿、重症患者测温时,护士应守护在旁。

(5)测口温时,如不慎咬破体温计,应:①立即清除玻璃碎屑,以免损伤口腔黏膜。②口服蛋清或牛奶,以保护消化道黏膜并延缓汞的吸收。③病情允许者,进粗纤维食物,以加快汞的排出。

(三)体温计的消毒与检查

1.体温计的消毒

为防止测体温引起的交叉感染,保证体温计清洁,用过的体温计应消毒。

先将体温计分类浸泡于含氯消毒液内 30 分钟后取出,再用冷开水冲洗擦干,放入清洁容器中备用。(集体测温后的体温计,用后全部浸泡于消毒液中)。

(1)5 分钟后取出清水冲净,擦干后放入另一消毒液容器中进行第二次浸泡,半小时后取出清水冲净,擦干后放入清洁容器中备用。

(2)消毒液的容器及清洁体温计的容器每周进行 2 次高压蒸汽灭菌消毒,消毒液每天更换 1 次,若有污染随时消毒。

(3)传染病患者应设专人体温计,单独消毒。

2.体温计的检查

在使用新的体温计前,或定期消毒体温计后,应对体温计进行校对,以检查其准确性。将全部体温计的水银柱甩至 35 ℃以下,同一时间放入已测好的 40 ℃水内,3 分钟后取出检视。若体温计之间相差0.2 ℃以上或体温计上有裂痕者,取出不用。

(郑成文)

第二节 脉 搏

一、正常脉搏及生理性变化

(一)正常脉搏

随着心脏节律性收缩和舒张,动脉内的压力也发生周期性的波动,这种周期性的压力变化可引起动脉血管发生扩张与回缩的搏动,该搏动在浅表的动脉可触摸到,临床简称为脉搏。正常人的脉搏节律均匀、规则,间隔时间相等,脉搏强弱相同且有一定的弹性,每分钟搏动的次数为60~100 次(即脉率)。脉搏通常与心率一致,是心率的指标。

(二)生理性变化

脉率受许多生理性因素影响而发生一定范围的波动,随年龄的增长而逐渐减慢,到高龄时逐渐增加。

1.年龄

一般新生儿、幼儿的脉率较成人快,通常平均脉率相差 5 次/分。

2.性别

同龄女性比男性快。

3.情绪

兴奋、恐惧、发怒时脉率增快,忧郁、睡眠时则慢。

4.活动

一般人运动、进食后脉率会加快,休息、禁食则相反。

5.药物

兴奋剂可使脉搏增快,镇静药、洋地黄类药物可使脉搏减慢。

二、异常脉搏的观察

(一)脉率异常

1.速脉

速脉指成人脉率在安静状态下＞100 次/分,又称为心动过速。见于高热、甲状腺功能亢进(由于代谢率增加而使脉率增快)、贫血或失血等患者。正常人可有窦性心动过速,为一过性的生理现象。

2.缓脉

缓脉指成人脉率在安静状态下低于 60 次/分,又称心动过缓。见于颅内压增高、病窦综合征、二度以上房室传导阻滞,或服用某些药物如地高辛、普尼拉明、利血平、普萘洛尔等可出现缓脉。正常人可有生理性窦性心动过缓,多见于运动员。

(二)脉律异常

脉搏的搏动不规则,间隔时间不等,时长时短,称为脉律异常。

1.间歇脉

间歇脉指在一系列正常均匀的脉搏中出现一次提前而较弱的脉搏,其后有一较正常延长的间歇(即代偿性间歇),亦称期前收缩。见于各种器质性心脏病或洋地黄中毒的患者;正常人在过度疲劳、精神兴奋、体位改变时也偶尔出现间歇脉。

2.脉搏短绌

脉搏短绌指同一单位时间内脉率少于心率。绌脉是由于心肌收缩力强弱不等,有些心排血量少的搏动可发出心音,但不能引起周围血管搏动,导致脉率少于心率。特点为脉律完全不规则、心率快慢不一、心音强弱不等。多见于心房颤动者。

(三)强弱异常

1.洪脉

当心排血量增加,血管充盈度和脉压较大时,脉搏强大有力,称洪脉。多见于高热、甲状腺功能亢进、主动脉瓣关闭不全等患者;运动后、情绪激动时也常触到洪脉。

2.细脉

当心排血量减少,外周动脉阻力较大,动脉充盈度降低时,脉搏细弱无力,扪之如细丝,称细脉或丝脉。多见于心功能不全、大出血、主动脉瓣狭窄和休克、全身衰竭的患者,是一种危险的脉象。

3.交替脉

节律正常而强弱交替时出现的脉搏,称为交替脉。交替脉是提示左心室衰竭的重要体征。常见于高血压性心脏病、急性心肌梗死、主动脉瓣关闭不全等患者。

4.水冲脉

脉搏骤起骤落,急促而有力有如洪水冲涌,故名水冲脉。主要见于主动脉瓣关闭不全、动脉导管未闭、甲状腺功能亢进、严重贫血患者,检查方法是将患者前臂抬高过头,检查者用手紧握患者手腕掌面,可明显感知。

5.奇脉

在吸气时脉搏明显减弱或消失为奇脉。其产生主要与吸气时,左心室的搏出量减少有关。常见于心包腔积液、缩窄性心包炎等患者,是心脏压塞的重要的体征之一。

(四)动脉壁异常

动脉壁弹性减弱,动脉变得迂曲不光滑,有条索感,如按在琴弦上为动脉壁异常,多见于动脉硬化的患者。

三、测量脉搏的技术

(一)部位

临床上常在靠近骨骼的大动脉测量脉搏,最常用最方便的是桡动脉,患者也乐于接受。

其次为颞动脉、颈动脉、肱动脉、腘动脉、足背动脉和股动脉等。如怀疑患者心搏骤停或休克时,应选择大动脉为诊脉点,如颈动脉、股动脉。

(二)测脉搏的方法

1.目的

通过测量脉搏,判断脉搏有无异常,也可间接了解心脏的情况,观察相关疾病发生、发展规律,为诊断、治疗提供依据。

2.准备

治疗盘内备带秒针的表、笔、记录本,必要时备听诊器。

3.操作步骤

(1)洗手、戴口罩,备齐用物,携至床旁。

(2)核对患者,解释目的。

(3)协助患者取坐位或半坐卧位,手臂放在舒适位置,腕部伸展。

(4)以示指、中指、无名指的指端按在桡动脉表面,压力大小以能清楚地触及脉搏为宜,注意脉律强弱及动脉壁的弹性。

(5)一般情况下30秒所测得的数值乘以2,心脏病患者脉率异常者、危重患者则应以1分钟记录。

(6)协助患者取舒适体位。

(7)记录并将脉搏绘制在体温单上。

4.注意事项

(1)诊脉前患者应保持安静,剧烈运动后应休息20～30分钟后再测。

(2)偏瘫患者应选择健侧肢体测量。

(3)脉搏细、弱难以测量时,用听诊器测心率。

(4)脉搏短细的患者,应由两名护士同时测量,一人听心率,另一人测脉率,一人发出"开始""停止"的口令,计数1分钟,以分数式记录即心率/脉率,若心率每分钟120次,脉率90次,即应写成120/90次/分。

（郑成文）

第三节 呼 吸

一、正常呼吸及生理性变化

(一)正常呼吸

机体不断地从外界环境摄取氧气并将二氧化碳排出体外的气体交换过程称为呼吸。它是维持机体新陈代谢和功能活动所必需的生理过程之一。一旦呼吸停止,生命也将终止。

正常成人在安静状态下呼吸是自发的,节律规则,均匀无声且不费力,每分钟 16～20 次。

(二)生理性变化

呼吸受许多因素的影响,在不同生理状态下,正常人的呼吸也会在一定范围内波动,见表 2-2。

表 2-2　各年龄段呼吸频率表

年龄	呼吸频率(次/分)
新生儿	30～40
婴儿	20～45
幼儿	20～35
学龄前儿童	20～30
学龄儿童	15～25
青少年	15～20
成人	12～20
老年人	12～18

1.年龄

年龄越小,呼吸频率越快。

2.性别

同年龄的女性呼吸频率比男性稍快。

3.运动

肌肉的活动可使呼吸频率加快,呼吸也因说话、唱歌、哭、笑及吞咽、排泄等动作有所改变。

4.情绪

强烈的情绪变化,如害怕、恐惧、愤怒、紧张等会刺激呼吸中枢,导致屏气或呼吸加快。

5.其他

如环境温度升高或海拔增加,均会使呼吸加快加深。

二、异常呼吸的观察

(一)频率异常

1.呼吸过速

呼吸过速指呼吸频率超过 24 次/分,但仍有规则,又称气促。多见于高热、疼痛、甲状腺功能亢进的患者。一般体温每升高 1 ℃,呼吸频率增加 3～4 次/分。

2.呼吸过慢

呼吸过慢指呼吸频率缓慢,低于 12 次/分。多见于麻醉药或镇静药过量、颅脑疾病等呼吸中枢受抑制者。

(二)节律异常

1.潮式呼吸(陈-施呼吸)

潮式呼吸表现为呼吸由浅慢到深快,达高潮后又逐渐变浅变慢,经过 5～30 秒的暂停,又重复出现上述状态的呼吸,呈潮水般涨落。发生机制:由于呼吸中枢兴奋性减弱,血中正常浓度的二氧化碳不能引起呼吸中枢兴奋,只有当缺氧严重、动脉血二氧化碳分压增高到一定程度,才能刺激呼吸中枢,使呼吸加强;当积聚的二氧化碳呼出后,呼吸中枢失去有效刺激,呼吸逐渐减弱甚至停止。多见于脑炎、尿毒症等患者,常表现呼吸衰竭。一些老年人在深睡时也可出现潮式呼吸,是脑动脉硬化的表现。

2.间断呼吸(比奥呼吸)

有规律地呼吸几次后,突然停止呼吸,间隔一个短时期后又开始呼吸,如此反复交替。其产生机制与潮式呼吸一样,但预后更严重,常在临终前发生。见于颅内病变或呼吸系统中枢衰竭的患者。

3.点头呼吸

在呼吸时,头随呼吸上下移动,患者已处于昏迷状态,是呼吸中枢衰竭的表现。

4.叹气式呼吸

间断一段时间后做一次大呼吸,伴叹气声。偶然的一次叹气是正常的,可以扩张小肺泡,多见于精神紧张、神经官能征患者。如反复发作叹气式呼吸,是临终前的表现。

(三)深浅度异常

1.深度呼吸

深度呼吸又称库斯莫呼吸,是一种深长而规则的大呼吸。常见于尿毒症、糖尿病等引起的代谢性酸中毒的患者。由于增加的氢离子浓度刺激呼吸感受器引起,有利于排出较多的二氧化碳调节血液中酸碱平衡。

2.浅快呼吸

呼吸浅表而不规则,有时呈叹息样。见于呼吸肌麻痹、胸肺疾病、休克患者,也可见于濒死的患者。

(四)声音异常

1.鼾声呼吸

由于气管或大支气管内有分泌物积聚,呼吸深大带鼾声。多见于昏迷或神经系统疾病的患者。

2.蝉鸣样呼吸

由于细支气管、小支气管堵塞,吸气时出现高调的蝉鸣音,多因声带附近有异物阻塞,使空气进入发生困难所致。多见于支气管哮喘、喉头水肿等患者。

(五)呼吸困难

呼吸困难是指因呼吸频率、节律或深浅度的异常,导致气体交换不足,机体缺氧。患者自感空气不足、胸闷、呼吸费力,表现为焦虑、烦躁、鼻翼翕动、口唇发紫等,严重者不能平卧。

三、呼吸的测量

(一)目的

通过测量呼吸,观察、评估患者的呼吸状况,以协助诊断,为预防、诊断、康复、护理提供依据。

(二)准备

治疗盘内备秒表、笔、记录本、棉签(必要时)。

(三)操作步骤

(1)测量脉搏后,护士仍保持诊脉手势,观察患者的胸、腹起伏情况及呼吸的节律、性质、声音、深浅,呼出气体有无特殊气味,呼吸运动是否对称等。

(2)以胸/腹部一起一伏为1次呼吸,计数1分钟。正常情况下测30秒。

(3)将呼吸次数绘制于体温单上。

(四)注意事项

(1)尽量去除影响呼吸的各种生理性因素,在患者精神松弛的状态下测量。

(2)由于呼吸受意识控制,所以测呼吸时,不应使患者察觉。

(3)呼吸微弱或危重患者,可用少许棉花置于其鼻孔前,观察棉花纤维被吹动的次数,计数1分钟。

(4)小儿、呼吸异常者应测1分钟。

(郑成文)

第四节　血　压

血压是指血液在血管内流动时对血管壁的侧压力。一般是指动脉血压,如无特别注明均指肱动脉的血压。当心脏收缩时,主动脉压急剧升高,至收缩中期达最高值,此时的动脉血压称收缩压。当心室舒张时,主动脉压下降,至心舒末期达动脉血压的最低值,此时的动脉血压称舒张压。

一、正常血压及生理性变化

(一)正常血压

在安静状态下,正常成人的血压范围为(12.0~18.5)/(8.0~11.9)kPa,脉压为4.0~5.3 kPa。

血压的计量单位,过去多用 mmHg(毫米汞柱),后改用国际统一单位 kPa(千帕斯卡)。目前仍用 mmHg(毫米汞柱)。两者换算公式:1 kPa=7.5 mmHg、1 mmHg=0.133 kPa。

(二)生理性变化

在各种生理情况下,动脉血压可发生各种变化,影响血压的生理因素有以下几种。

1.年龄

随着年龄的增长血压逐渐增高,以收缩压增高较显著。儿童血压的计算公式如下所示。

收缩压=80+年龄×2

舒张压=收缩压×2/3

2.性别

青春期前的男女血压差别不显著。成年男子的血压比女性高 0.7 kPa(5 mmHg);绝经期后的女性血压又逐渐升高,与男性差不多。

3.昼夜和睡眠

血压在上午 8－10 时达全天最高峰,之后逐渐降低;午饭后又逐渐升高,下午 4－6 时出现全天次高值,然后又逐渐降低;至入睡后 2 小时,血压降至全天最低值;早晨醒来又迅速升高。睡眠欠佳时,血压稍增高。

4.环境

寒冷时血管收缩,血压升高;气温高时血管扩张,血压下降。

5.部位

一般右上肢血压常高于左上肢,下肢血压高于上肢。

6.情绪

紧张、恐惧、兴奋及疼痛均可引起血压增高。

7.体重

血压正常的人发生高血压的危险性与体重增加呈正比。

8.其他

吸烟、劳累、饮酒、药物等都对血压有一定的影响。

二、异常血压的观察

(一)高血压

目前基本上采用 1999 年世界卫生组织和国际抗高血压联盟(ISH)高血压治疗指南的高血压定义,即在未服抗高血压药的情况下,成人收缩压≥18.7 kPa(140 mmHg)和/或舒张压≥12.0 kPa(90 mmHg)者。95％的患者为病因不明的原发性高血压,多见于动脉硬化、肾小球肾炎、颅内压增高等,最易受损的部位是心、脑、肾、视网膜。

(二)低血压

一般认为血压低于 12.0/(8.0～6.7)kPa[90/(60～50)mmHg]正常范围且有明显的血容量不足表现,如脉搏细速、心悸、头晕等,即可诊断为低血压。常见于休克、大出血等。

(三)脉压异常

脉压增大多见于主动脉瓣关闭不全、主动脉硬化等;脉压减小多见于心包积液、缩窄性心包炎等。

三、血压的测量

(一)血压计的种类和构造

1.水银血压计

水银血压计分立式和台式两种,其基本结构都包括输气球、调节空气的阀门、袖带、能充水银的玻璃管、水银槽几部分。袖带的长度和宽度应符合标准:宽度比被测肢体的直径宽 20％,长度应能包绕整个肢体。充水银的玻璃管上标有刻度,范围为 0～40.0 kPa(0～300 mmHg),每小格表示 0.3 kPa(2 mmHg);玻璃管上端和大气相通,下端和水银槽相通。当输气球送入空气后,水银由玻璃管底部上升,水银柱顶端的中央凸起可指出压力的刻度。水银血压计测得的数值相当准确。

2.弹簧表式血压计

弹簧表式血压计由一袖带与有刻度[2.7～4.0 kPa(20～30 mmHg)]的圆盘表相连而成,表上的指针指示压力。此种血压计携带方便,但欠准确。

3.电子血压计

电子血压计袖带内有一换能器,可将信号经数字处理,在显示屏上直接显示收缩压、舒张压和脉搏的数值。此种血压计操作方便,清晰直观,不需听诊器,使用方便、简单,但欠准确。

(二)测血压的方法

1.目的

通过测量血压有无异常,了解循环系统的功能状况,为诊断、治疗提供依据。

2.准备

听诊器、血压计、记录纸、笔。

3.操作步骤

(1)测量前,让患者休息片刻,以消除活动或紧张因素对血压的影响;检查血压计,如袖带的宽窄是否适合患者、玻璃管有无裂缝、橡胶管和输气球是否漏气等。

(2)向患者解释,以取得合作。患者取坐位或仰卧,被测肢体的肘臂伸直、掌心向上,肱动脉与心脏在同一水平。坐位时,肱动脉平第4肋软骨;卧位时,肱动脉平腋中线。如手臂低于心脏水平,血压会偏高;手臂高于心脏水平,血压会偏低。

(3)放平血压计于上臂旁,打开水银槽开关,将袖带平整地缠于上臂中部,袖带的松紧以能放入一指为宜,袖带下缘距肘窝2～3 cm。如测下肢血压,袖带下缘距腘窝3～5 cm。将听诊器胸件置于腘动脉搏动处,记录时注明下肢血压。

(4)戴上听诊器,关闭输气球气门,触及肱动脉搏动。将听诊器胸件放在肱动脉搏动最明显的地方,但勿塞入袖带内,以一手稍加固定。

(5)挤压输气球囊打气至肱动脉搏动音消失,水银柱又升高2.7～4.0 kPa(20～30 mmHg)后,以每秒0.5 kPa(4 mmHg)左右的速度放气,使水银柱缓慢下降,视线与水银柱所指刻度平行。

(6)在听诊器中听到第一声动脉音时,水银柱所指刻度即为收缩压;当搏动音突然变弱或消失时,水银柱所指的刻度即为舒张压。当变音与消失音之间有差异时,或危重者应记录两个读数。

(7)测量后,驱尽袖带内的空气,解开袖带。安置患者于舒适卧位。

(8)将血压计右倾45°,关闭气门,气球放在固定的位置,以免压碎玻璃管;关闭血压计盒盖。

(9)用分数式,即收缩压/舒张压记录测得的血压值,如14.7/9.3 kPa(110/70 mmHg)。

4.注意事项

(1)测血压前,要求安静休息20～30分钟,如运动、情绪激动、吸烟、进食等可导致血压偏高。

(2)血压计要定期检查和校正,以保证其准确性,切勿倒置或震动。

(3)打气不可过猛、过高,如水银柱里出现气泡,应调节或检修,不可带着气泡测量。

(4)如所测血压异常或血压搏动听不清时,需重复测量。先将袖带内气体排尽,使水银柱降至"0",稍等片刻再行第二次测量。

(5)对偏瘫、一侧肢体外伤或手术后患者,应在健侧手臂上测量。

(6)排除影响血压值的外界因素,如袖带太窄、袖带过松、放气速度太慢测得的血压值偏高,反之则血压值偏低。

(7)长期测血压应做到四定:定部位、定体位、定血压计、定时间。

(郑成文)

第五节　瞳　　孔

正常瞳孔双侧等大等圆,直径为 2～5 mm。瞳孔的改变在临床上有重要意义,尤其是对神经内、外科患者。瞳孔的变化是人体生理病理状态的重要体征,有时根据瞳孔变化,可对临床某些危重疑难病症作出判断和神经系统的定位分析。

一、异常性瞳孔扩大

(一)双侧瞳孔扩大

两侧瞳孔直径持续在 6 mm 以上,为病理状态。如昏迷患者双侧瞳孔散大,对光反应消失并伴有生命体征明显变化,常为临终前瞳孔表现;枕骨大孔疝患者双侧瞳孔先缩小后散大,直径超过 6 mm,对光反应迟钝或消失;应用阿托品类药物时双侧瞳孔可扩大超过 6 mm,伴有阿托品化的一些表现;另外还见于双侧动眼神经、视神经损害,脑炎、脑膜炎、青光眼等疾病。

(二)一侧瞳孔扩大

一侧瞳孔直径＞6 mm。常见于小脑幕切迹疝,病侧瞳孔直径先缩小后散大;单侧动眼神经、视神经受损害;艾迪综合征中表现为一侧瞳孔散大,只有在暗处强光持续照射瞳孔才出现缓慢收缩,光照停止后瞳孔缓慢散大(艾迪瞳孔或强直瞳孔);还见于海绵窦综合征、结核性脑膜炎、眶尖综合征等多种疾病。

二、异常性瞳孔缩小

(一)双侧瞳孔缩小

双侧瞳孔直径＜2 mm。见于有机磷、镇静安眠药物的中毒,脑桥、小脑、脑室出血的患者。

(二)一侧瞳孔缩小

单侧瞳孔直径＜2 mm。见于小脑幕切迹疝的早期;由脑血管病,延髓、脑桥、颈髓病变引起的霍纳综合征,表现为一侧瞳孔缩小、眼裂变小、眼球内陷、伴有同侧面部少汗;另外由神经梅毒、多发性硬化眼部带状疱疹等引起的阿罗瞳孔,表现为一侧瞳孔缩小,对光反应消失,调节反射存在。

(三)两侧瞳孔大小不等

两侧瞳孔大小不等是颅内病变指征,如脑肿瘤、脑出血、脑疝等。

(四)瞳孔对光反应改变

瞳孔对光反应的迟钝或消失,常见于镇静安眠药物中毒、颅脑外伤、脑出血、脑疝等疾病,是病情加重的表现。

(郑成文)

第三章 社区护理

第一节 社区护理概述

一、社区护理的概念及发展现状

(一)社区护理的概念

社区护理是护理学和公共卫生学相结合的综合学科,在 20 世纪 70 年代首次由美国的露丝·依思曼提出。目前我国多采用美国护士协会赋予社区护理的定义:社区护理是综合应用护理学和公共卫生学的理论与技术,用以促进和维护社区人群健康的一门综合学科。以社区为基础,以人群为对象,以健康为中心,以社区居民需求为导向,利用护理学和公共卫生学的理论与技术,为个人、家庭和全社区提供持续、综合的护理服务,维持和促进社区健康,提高社区人群的健康水平和生活质量。

(二)国外社区护理发展现状

1.英国社区护理

英国是社区护理的发源地,在发展过程中先后出现了地段护士、全科护士、健康访视护士、学校保健护士、职业保健护士等不同分科的社区护士。英国对社区护士要求较高,需要具有本科及以上学历,其对社区护士的培养也比医院护士要求更高,一般为 3 年基础教育,毕业后还要进行1 年社区护理技能培训,以适应社区护理工作需要。社区护理发展至今,建立有一套组织健全、合理人才储备、经费充足、服务内涵丰富、体制完善的体系。社区护理服务形式主要有教区护理、健康访视和学校护理 3 种形式。

2.美国社区护理

在美国,社区护理有悠久的历史,完善的管理体系。在 20 世纪 70 年代,社区护理就发展成为独立的专业。社区护理工作全部由具有丰富临床经验及本科以上学历的注册护士担任。社区护理工作包括公共卫生护理和家庭护理。其服务模式有 4 种:社区护理服务中心、老年服务中心、临终关怀中心、社区诊所。

3.德国社区护理

有较完善的社区护理管理机构和管理制度,医疗护理网络健全。社区护理从业人员包括家政人员、护理员、护士;其从业条件要求:需要完成3～4年的本专业课程,临床学习1年家庭护理,护士及护理员必须有2年以上的医院医护工作经验,取得社区护士资格证书;服务对象:社区老年人、儿童、术后恢复期患者、慢性病患者和伤残人等。社区服务机构有公立、教会、红十字等团体开办的,也有私人开设的,各州护理技术监测协会定期对社区服务机构护理质量进行考核。

4.日本社区护理

有比较完善的组织机构,社区护士需要通过国家的社区护士执业资格考试,获得社区护士执照后才能从事社区护理工作。服务形式主要有公共卫生护理服务和居家护理服务两种;从业要求:大学学历或专科学历、有丰富临床经验的专业护理人员;服务对象包括老人、儿童、孕妇、精神障碍者、身体残疾者、成年人、临终者及出院未完全恢复者。

5.新加坡社区护理

政府主张减少医疗消费,70%的住院患者是急诊入院;大量慢性患者集中在社区内治疗和康复;社区康复和家庭护理多由护士承担;社区中逐渐形成医院-社区护理中心-护理之家-白日护理双向转诊服务网络,方便患者就诊。

(三)我国社区护理发展现状与趋势

1.我国社区护理发展历史

1925年,在北京协和医学院由教授格兰特先生(Mr.Grant)创立"卫生事务所",开展公共卫生护理教育和服务;1936年,创办包括公共卫生护士在内的"公共卫生人员训练班"。1945年,北京协和医学院成立公共卫生护理系,王秀瑛任系主任。20世纪50年代,中断了公共卫生护士的培养,城市、农村的社区卫生工作主要通过在全国范围内建立三级卫生保健网来开展。1996年5月,中华护理学会在北京举办了"全国首届社区护理学术会议",会议倡导发展及完善我国的社区护理工作。1997年,卫健委《关于进一步加强护理管理工作的通知》强调大力发展社区护理,随后国家先后制定了与卫生服务有关的政策法规,社区护理随着社区卫生服务的发展而逐步发展,社区护理逐渐形成一门独立的学科。一些大城市,如北京、天津、上海、广州等先后成立社区卫生服务机构,社区护理工作在全国逐步开展。2006年以后,国家相关部委又陆续出台一系列社区卫生服务政策,一些大城市也初步建立了以社区为基础,以人群为对象,集预防、医疗、保健、护理和健康教育为一体的连续、综合的社区卫生服务模式。

社区护理教育也随着高等护理教育的恢复而发展,1990年以后,各高等医药院校护理教育相继开设社区护理理论和实践课程。如今社区护理理论课程教育已涵盖护理专业各个学历层次的学生,国内许多医药院校已经开始尝试开设社区护理专业。

2.我国社区护理发展现状

社区护理是社区卫生服务的重要组成部分,在中共中央、国务院及卫生行政主管部门的支持与关心下,正处于飞速发展阶段,相应的配套与管理政策、措施先后出台,一些经济较发达地区如北京、上海、天津、广州等城市,基本建立了以社区人群健康为中心、家庭为单位,集预防、医疗、保健、康复、健康教育、计划生育技术指导六位一体的社区卫生服务模式。因社区护理在我国起步较晚,发展还不平衡,各地社区护理组织体系不健全、政府经费投入不足、提供的社区护理服务内容有限及服务模式单一、缺乏社区护理人才及针对社区护理的法规与护理质量控制标准。

3.我国社区护理发展趋势

为实现全民健康目标,全面推进社区护理,未来我国的社区护理工作将呈现出进一步推广和不断完善体制建设的过程;政府的宏观调控管理不断加强并得以落实;社区护理服务网络逐步发展,实现"家庭-社区-医院-社区-家庭"的无缝式管理,让全程护理成为可能;社区护理管理步入正轨,配套政策、法规及管理标准逐步建立与完善;精神心理护理成为重要护理内容;居家与老年护理不断发展、完善及提高;社区护理教育体制更加完善,根据社区所需培养不同层次的社区护士,以适应社区护理发展要求。

二、社区护理的特点与工作内容

(一)社区护理的特点

社区护理是将公共卫生学与护理学有效地结合在一起的一门学科,既强调疾病预防,又强调疾病护理,最终达到预防疾病、维护健康的目的,具有以下特点。

1.以预防为主,促进和维护健康为中心

社区护理的服务目标是提高社区人群健康,以预防保健为重点,为社区居民提供健康服务,减少社区居民的发病率。

2.服务对象以社区人群为主体

服务对象包括健康人群和患病人群。收集和分析全社区人群的健康状况,运用护理程序的方法,解决社区存在的健康问题,而并不是只单纯照顾一个人或一个家庭。

3.工作范围的分散性

社区居民居住分散,社区护理工作范围大,需要一定交通工具辅佐其工作的开展。

4.服务方式的长期性、连续性及可及性

社区护理属于初级卫生保健范畴,在不同的时间、空间范围提供连续的、一系列的整体护理;其基本要求所提供的服务应是所有社区人群在需要时能得到的相应服务。

5.与多部门合作提供综合服务

由于影响人群健康的因素是多方面的,要求社区护士的服务除了预防疾病、促进健康、维护健康等基本内容外,还要从整体全面的观点出发,从卫生管理、社会支持、家庭和个人保护、咨询等方面,对社区人群、家庭、个人进行综合服务。

6.有较高的自主权和独立性

社区护士的工作范围广,而且要运用流行病学的方法来预测和发现人群中容易出现健康问题的高危人群。在许多情况下,社区护士需要单独解决面临的健康问题,需要具备较强的独立工作能力和自主解决问题的能力。

(二)社区护理的工作内容

1.社区环境卫生与健康维护

社区环境卫生与健康维护包括社区健康信息收集、居民健康档案建立与管理、社区卫生诊断,环境污染治理,培养社区人群的环保意识,保护和促进社区人群健康。

2.提供个人及家庭医疗护理

通过家庭访视和居家护理等方式,为需要的社区人群提供护理措施和保健指导,以满足慢性疾病和老年、体弱、行动不便等去医院就诊有困难患者的需要。

3.提供预防保健服务

为社区不同年龄阶段的人群提供预防保健服务,其中以老年人、婴幼儿、妇女为重点服务对象。

4.实施社区健康教育

通过对居住环境、个人卫生、生活习惯的干预性教育,达到预防疾病、控制感染、自我保健,最终建立和形成有益于健康的行为和生活方式的目的。

5.常见病、多发病、慢性病的防治管理及康复训练

社区护士不仅要对常见病、多发病、慢性病进行预防和促进健康服务,同时还给予治疗、护理,并且提供咨询、转诊、护送出入院、家庭和社区中心的康复训练服务,减轻社区居民的经济负担,提高其生活质量。

6.开展计划免疫与预防接种

参与社区儿童计划免疫接种任务及管理。

7.参与社区传染病的控制

包括疫情报告、监测,参与预防传染病的知识培训,提供一般消毒、隔离技术等护理技术指导与咨询。按照隔离原则对患者和病源进行隔离,防止疫情扩散。

8.实施院前急救

对社区急危重症患者实施急救措施,为救治患者赢得时间,降低患者和意外伤害者的死亡率、致残率。

9.提供社区临终关怀服务

对社区终末期患者及家属提供需要的综合护理服务。

(三)社区护理的工作方法与常用技术

1.主要工作方法

常用的工作方法有护理程序、健康教育、健康普查、家庭访视、居家护理、社区流行病学调查、组织社区健康教育活动等。

2.常用的护理技术

主要有基础护理技术和专科护理技术。基础护理技术包括生命体征监测和记录、各种给药方法、各种引流管护理、口腔护理、皮肤护理、饮食指导、雾化吸入等操作。专科护理技术主要有中医护理技术、康复锻炼指导、产科与儿科护理技术、PICC导管维护、伤口/造口护理、慢性病患者的居家护理等。

三、社区护理管理

(一)社区护理的组织管理

社区卫生服务中心和社区卫生服务站的护理组织机构按照2002年《社区护理管理的指导意见(试行)》的规定设置。社区卫生服务中心应根据规模、服务范围和工作量设总护士长或护士长(超过3个护理单元的设总护士长),负责中心内部及社区的护理管理工作。护士数量根据开展业务的工作量合理配备。由医疗机构派出设置的社区卫生服务站,护理工作受所属医疗机构护理部门管理、监督和考核。承担社区卫生服务的其他医疗机构,应根据社区护理工作的需要,配备护理人员并设置护理管理人员。

(二)社区护理人员管理

1.我国社区护士的任职条件

(1)有国家护士执业资格并经注册。

(2)通过地(市)以上卫生行政部门规定的社区护士岗位培训。

(3)从事家庭访视或居家护理的护士,应具有从事临床护理5年以上的工作经验。

(4)知识与技能要求:具有一定的基础医学知识,丰富的临床护理经验,娴熟的临床护理操作技能,能正确评估服务对象的情况,熟练操作计算机处理各种数据,良好的沟通能力,熟悉流行病学、统计学、心理学与管理学知识,能与服务对象进行良好沟通。

2.社区护士素质要求

社区护士要运用自己的专业知识和技能为社区人群提供疾病治疗、护理、康复及预防保健知识指导,其工作范围大,覆盖面广,因此对社区护士素质提出了更高的要求。

(1)具有良好的职业道德及服务态度,有良好的依法执业意识。

(2)有丰富的学识和经验、熟练的护理操作技能。

(3)受过严格的社区护理培训及公共卫生护理教育。

(4)具有较强的人际沟通和预见能力。

(5)有敏锐的观察能力和护理评估能力,能够及时发现并独立分析和解决问题。

(6)具有慎独精神。

(7)良好的身体素质和健康的身心。

(8)良好的教育教学和科研能力。

3.社区护士的核心能力

社区护理工作范围广,除遵照国际护士协会(2003年)提出的护士核心能力框架外,社区护士工作职责赋予社区护士的"核心能力"主要包括以下几点。

(1)人际交往、沟通能力:社区护士的服务对象是面对不同年龄、家庭、文化与社会背景的全社区居民,需要服务对象的理解、配合。同时社区护士还需要合作者包括社区管理者及其他卫生工作人员的支持与协作,才能更好地开展工作。

(2)综合护理能力:社区护士应具备各专科护理技能及中西医结合的护理技能,才能满足社区人群的健康需求。

(3)敏锐的观察力及评估能力:社区护士收集、分析服务对象资料,了解其身心状况,预测及判断服务对象的需要,及时解决服务对象的健康问题。

(4)独立判断、解决问题能力:社区护士不同于医院护士,常常处于独立工作状态,许多时候需要独立地进行各种护理操作、开展健康宣教及进行咨询或指导。及时发现各种潜在危险因素并及时解决,避免或减少问题的发生。

(5)良好的自我控制能力:善于调节和控制自己的情绪,杜绝将负性情绪带入工作。

(6)组织、管理能力:社区护士只有充分调动社区的一切积极因素,才能有效地为社区居民提供直接护理服务及应对各项突发卫生事件,是社区护士必备的能力之一。

(7)自我防护能力:主要包括法律的自我防护及人身的自我防护。首先,社区护士在提供一些医疗护理服务前与患者或家属签订有关协议书,依法从事社区护理工作,正确履行工作职责。其次,社区护士在非医疗机构场所提供护理服务时,应避免携带贵重物品,注意自身的防护。

(8)科研能力:社区护士应不断地充实自己,通过多途径掌握本学科的发展动态,学习新知识,进行社区护理科研活动,探索适合我国国情的社区护理人才培养与工作模式,推动我国社区护理事业的发展。

(9)团队协作能力:社区护理需要与多方交流、合作,才能做好社区卫生保健服务工作。

4.社区护士的工作职责

(1)承担社区卫生服务工作中的社区护理服务工作,书写社区护理记录,提供上门护理和家庭临终关怀服务,实施社区卫生服务护理管理工作。

(2)开展与护理内容相关的社区居民健康教育,包括健康教育讲座、入户宣教、社区卫生服务站健康宣教等,指导社区居民科学健身。

(3)参与社区康复、社区精神卫生、社区慢性病防治、社区传染病的预防与控制、社区居民生殖健康保健服务。

(4)完成社区科研工作,参与其他社区科研卫生服务。

(5)承担各层次护理教育临床实习指导及进修生工作。

(6)参与社区居民健康档案的建立并协助管理,配合全科医师开展工作,参与社区卫生服务预防保健工作。

(7)填报社区卫生服务管理统计报表。

(三)社区护理管理与考核

推进社区护理规范发展,将其工作制度化是重要环节,有利于社区护理质量的提高,确保社区护理服务的安全性和有效性。

1.设备管理

护理设备按要求配备齐全,保证正常运转,进行规范管理。实施定人、定期检查,对使用者进行操作培训,按操作规程使用。

2.社区护理管理制度

主要包括社区抢救规章制度、家庭护理管理制度、社区护理人员岗位责任制度、护理查对与执行制度、社区护理交接班制度、消毒隔离制度、无菌物品管理制度、各项技术操作考核制度、差错事故报告处理制度、投诉管理制度、药品使用与保管管理制度、护理风险管理制度、社区健康教育与康复工作制度、慢性病防治管理制度、预防接种工作制度、疫情报告与管理制度、双向转诊制度等。

3.社区护士礼仪规范

为树立社区护士良好的职业形象,其仪表应整洁美观,庄重自然,挂牌服务,与岗位匹配。如社区护士需进行家庭访视时,仪表端庄,服装整洁统一,佩戴工作牌,携带出诊箱,自带鞋套。入户时轻轻敲门,通报身份,说明来意,与患者或家属交谈时要用尊敬、礼貌、商量的语言,选择恰当的谈话距离,耐心倾听,表述清楚,语言通俗易懂,利于患者理解和接受,周到、细致地解决居民的健康问题。

4.社区护理管理考核

通过社区卫生服务三级质量管理网络评价、考核,考核与监督评价指标包括以下几点。

(1)社区护士配备是否达标。

(2)居民对社区护理服务的满意率。

(3)各项规章制度执行情况。

(4)空巢老年慢性病居家访视及居家护理率。

（5）家庭护理病历建档率。

（6）居民对社区护理服务的投诉率。

（7）社区护理服务的纠纷、差错事故发生率。

（8）社区护士培训率。

（韩翠华）

第二节　社区健康护理程序

社区健康护理程序是通过评估、诊断、计划、实施和评价五个步骤，系统、科学地确认问题和解决问题的一种工作方法。

一、社区健康护理评估

社区健康护理评估是社区健康护理程序的第一步，也是关键的一步。只有收集到准确的资料，才能确定社区健康状况，为其提供适宜的护理。社区护理评估主要从以下方面进行。

（一）社区健康评估内容

1.社区地理环境

（1）社区的地域范围：社区的地理界限、面积大小及其与整个大环境的关系。

（2）社区的气候：评估社区的常年气候特征，社区居民有无应对气候骤变的能力，气候变化是否影响居民健康。

（3）社区动植物分布情况：了解社区有无有毒、有害动植物，有无外来物种，宠物是否接种疫苗，社区绿化情况，居民对动植物存在利弊的知晓状况，是否知道防范措施等。

（4）社区环境：包括自然环境与社会环境。例如住宅特点、主要交通工具、工厂或农作物的种类等。

2.人口群体特征

（1）人口数量及密度：人口数量及密度直接影响社区所需医疗保健服务的情况，可分乡、村、街道、居委会，居住户数和人口密度。人口数量大或人口密度高的地区，传染病流行的机会较大，一旦有传染病发生就容易传染。而人口密度较低的社区，提供健康服务的难度较大，如可能面临各方面资源较缺乏，社区护士做家庭访视时会因为人口过于分散而给工作带来不便。

（2）人口结构资料：评估社区人口的年龄、性别、民族、婚姻、籍贯、职业、文化教育程度、人均收入等基本特征构成情况，同时注意社区人口流动情况。

（3）人口的健康水平：了解社区人口的平均寿命、传染病的发生情况、慢性病的发病率和患病率等与健康有关的指标，以及人们对健康的认识和相应的健康行为，找到社区护理的工作方向和重点。

（4）社区居民的健康需求：社区护士可利用各种方法收集社区居民资料，经仔细分析，可了解社区居民对健康的需求。收集方法包括以下几种。

与关键人物访谈：访问社区中的长期居住人口，乡、村、镇、区、街道、居委会负责人及居民代表。

焦点群体法:由社区居民分组讨论其自己察觉到的社区健康问题。

观察法与座谈法:走进社区,实地观察、了解,召集社区居民发表意见。

3.社会系统

一个健康的社区应包括保健、经济、教育、政治、福利、娱乐、宗教、沟通、安全与运输九大社会系统,满足人们在社区生活互动过程中的不同需要。

(1)保健系统:社会系统评估中最重要的是卫生保健系统。评估社区中有多少医疗保健服务设施,如医院、诊所、药房等,以及分布情况,所提供服务的可及性,卫生人力资源、卫生经费的来源、卫生保健系统与其他社会系统间的互动等。

(2)经济系统:只有经济系统完善,社区才能有资金投入到卫生福利事业中。收集居民的一般经济状况,如职业、收入、社区中低收入者的比例等,了解社区的经济系统是否健全。

(3)教育系统:了解社区内正规学校机构是否完善,种类和数量,以及教育资源利用情况等。

(4)政治系统:政治系统可影响卫生计划的执行情况,与社区持续稳定的发展有关。评估居民是否知道社区中正式或非正式领导人的姓名和联系方式,是否知道政府组织的分布和提供服务时间,民众的满意度等。

(5)福利系统:注意社区敬老院、托儿所、活动中心等福利机构的分布,以及民众的接受度和利用度。

(6)娱乐系统:收集社区内公共设施,如公园、儿童乐园、电影院、游乐场等的数量、分布、利用度,以及居民的满意度,对社区居民的生活质量是否有影响。

(7)宗教系统:宗教信仰与社区居民的生活方式、价值观、健康行为及疾病的发生状况有关。应注意社区内有无宗教组织的成员及领导人,有无活动场地等情况。

(8)沟通系统:评估大众传播媒体如电视、收音机、报纸、杂志等的分布、利用情况;其他传媒如电话、信件、公告栏、网络等的分布、利用等情况。

(9)安全与运输系统:评估公安局、消防队、灭火器等保护性的服务机关与设施,以及公共汽车、火车、飞机等交通运输系统设备的数量、分布、利用度及是否便利,居民的安全感如何等。

世界卫生组织(WHO)曾提出了初级卫生保健的评价指标,社区的护理人员也可以根据这些指标对社区进行评估和评价。这些指标包括4类:居民健康指标、社会经济指标、卫生保健指标和卫生政策。具体指标有人口统计学指标、居民平均收入、就业/失业率、人均住房面积、健康教育覆盖率、安全水普及率、计划免疫覆盖率、妇女产前检查率、儿童生长发育检查率、儿童健康系统检查率、卫生服务人员与居民人口数比例、婴儿死亡率、孕产妇死亡率、人口总死亡率和病死率、发病率、伤残率等。

为提高评估的效果和效率,社区护理人员在评估前可根据实际情况和社区的具体需求对以上建议评估的内容加以取舍,制订相应的评估简表,评估时对照简表上列出的内容,就不会遗漏重要信息。

(二)社区健康评估方法

对一个社区进行评估,需要获取全面的资料,评估者可根据不同目的、不同对象选择不同的评估方法。

1.查阅文献法

虽然查阅文献所得的资料多为第二手资料,但它仍是收集资料的重要方法。比如通过对全国性或地方性及其他机构的卫生统计调查报告可判断社区的整体状况,了解社区的组织机构种类、数量、社区人口特征等情况。社区护理人员可到卫生局、环保局、防疫站、图书馆、居委会、派出所等地方查阅健康统计资料、疾病统计资料、人口普查资料、社区人口的特征,人员流动情况、居委会负责人等资料。

2.实地考察法

通过走访社区进行实地考察,观察社区中人们的互动、生活形态,了解该社区的类型、社区地理位置和特点、社区人群的生活情况、与周围社区的关系等。在实地考察过程,评估者要充分地利用自身感观,去看居民的生活、社区的自然环境和人为环境,去闻社区空气中有无特殊气味等,尽可能多地获取信息。由于实地考察法是一种主观资料收集法,要求由不同观察者进行社区实地考察,或由同一观察者进行至少两次社区实地考察,综合两次或两次以上的考察结果,以减少因主观因素造成的偏差。

3.参与式观察法

是指评估者到该社区中生活,参与社区居民的活动,并在此过程中有意识地对居民进行观察,了解他们的生活习惯、健康行为等。此法获取的资料通常较真实、深刻。

4.重点人物访谈法

通过对社区中了解情况、起决定作用的人或了解某个主题的人进行访谈来获取信息,包括他们对社区的看法和他们的健康观、价值观等方面的资料。所选重点人物一般是社区中居住时间比较长的人,或社区的管理者。要根据评估者想要了解的主题选择最可能得到相关信息的人。

5.社区讨论会

可以通过讨论会的形式了解社区居民的需求和居民对社区健康问题的态度和看法。讨论会还可增加居民参与社区活动的积极性,并且是获得解决社区健康问题方法的途径。调查对象一般为5～15人,讨论时间一般为1～2小时。调查员应为调查对象创造一个轻松的氛围,以完成预定的调查目标,做好访谈内容的记录。

6.调查法

调查法主要用于补足其他方法所没有收集到的社区健康资料,尤其是访谈法和信访法。访谈法是指由经过统一培训的调查员,用统一的调查问卷对调查对象进行访谈来收集资料。如果想就某个主题了解社区居民的一般态度或看法时,应选取不同层次的人作为访谈对象,可以按年龄进行分层,也可以按经济水平、教育程度或其他特征进行分层,以使访谈结果更具群体代表性。此法回收率高、准确度高,但费时、费钱且可能存在调查者主观偏差。信访法主要是把调查问卷以信件的方式发给被调查者,并让被调查者填写后寄回。信访法应在某一特定时间内对某一特定人群进行调查,也可以采用普查法或抽样调查(最好采用正式随机抽样方法,以使结果具有代表性)。进行设计时:①一个问题只能询问一件事,以使调查对象可做出明确的答复;②慎重处理敏感问题;③避免对调查对象进行诱导性提问;④有一定的效度和信度。此法具有调查范围广、效率高、经济易行等优点,但不能保证回收率。评估者可根据对调查内容的样本量、准确度的要求来选择合适的调查法。

(三)社区健康资料分析

对所收集的资料进行分析整理是社区健康评估的重要组成部分。通过评估所获得的社区资料是繁杂的,包括很多方面的信息和很多类型的数据,将评估获取的资料进行归类、复核、概括、比较等,为护理诊断做准备,通过分析,可发现社区的护理需要,作出护理诊断。

1.资料分析的步骤

(1)资料的归类:把资料按地理环境特征、人口特征、社会系统特征分类;也可把资料按流行病学特征(Denver 流行病学模式)进行分类,分为人的生物、生活环境、生活形态与卫生保健系统四大类。

(2)资料的复核:归类后的资料还需由评估者根据收集过程的可靠程度进行复核,并将主观资料与客观资料进行比较,注意检查有无遗漏、矛盾之处,以确定所收集资料的客观性、准确性和有效性,对不确定的资料需再次进行收集,对不准确的资料需进行删除。

(3)资料的概括:资料复核后,进行归纳总结。观察、访谈所得资料可通过文字分析的方法进行归纳整理;问卷调查的结果和二手资料的数据一般通过计算平均数、率、百分比、构成比等统计指标进行归纳整理,并用表格、图表、坐标、地图等形式进行概括。其中常用的一种简便的概括工具就是三线表,制作简单又一目了然。

2.资料分析过程中应坚持的原则

(1)去伪存真、去粗取精:在收集的资料中,可能存在影响资料准确性和完整性的混杂因素,在分析时,要注意去除这些混杂因素的影响,找出本质问题。

(2)注意进行不同区域的横向比较和同一地区的纵向比较:分析资料时,需对该社区的特征如人口学特征、社会系统特征、地理环境特征等与其他地区进行横向比较,以求进一步的分析和解释,尤其是当疾病的分布有地域性时,这种横向的比较和分析特别必要。同时,要注意同一社区的纵向比较,了解社区的发展和不足并分析其原因。

(3)立足于护理:分析时注意我们所关注的问题应该是与社区健康护理有关的问题,也就是所提出的问题应是护理能够解决或干预的。

(4)立足于社区整体:分析时要着眼于社区整体的健康需求和问题,以社区环境和群体健康问题为主,而不是仅仅局限于个人或家庭的健康问题。

二、社区健康护理诊断

社区健康护理诊断是对社区、家庭、社区中的个体现存或潜在健康问题的判断。它反映社区的健康需求,是社区护士选择有效护理措施的基础,是社区护士在完成资料收集之后,在对资料进行分析的基础上作出的相应诊断。社区护理诊断的完整性和准确性将直接影响社区护理程序的其他步骤。

(一)确定护理诊断

社区护理问题一般是社区现状与将来目标之间的差距、障碍因素或困难,也可以是积极的因素。一个准确的社区护理诊断的形成,除了在评估时要求收集、分析资料的过程要严谨外,护理诊断的描述也应该是清晰的、有针对性的。

1.社区护理诊断名称

是对社区健康状态的概括性描述,一般分为现存的、潜在的和健康的护理诊断 3 种类型。现存的和潜在的护理诊断名称使用较多,而对健康的护理诊断应用较少。健康的护理诊断名称是社区护理人员向健康人群提供护理服务时使用的社区护理诊断。

2.社区护理诊断的构成要素

社区护理诊断一般要包含 3 个要素:社区护理问题(problem,P)、相关因素(etiology,E)、症状和体征(signs and symptoms,S)。

(1)社区护理问题:是对社区的健康状况及需求进行的简洁描述,根据问题的性质可分为现存的、潜在的和健康的社区护理问题。

(2)相关因素:是指促成护理问题的、与社区护理问题有关的各方面危险因素和相关因素。社区护士在收集和整理资料时,不仅要找出社区存在的健康问题,还要找出产生问题的相关因素和危险因素。

(3)症状和体征:是指社区护理问题的具体表现,也常是社区护理问题的诊断依据。例如,社区护理诊断"家长育儿知识缺乏(P);家长未接受育儿教育/家长不重视育儿知识储备(E);家长育儿知识测试成绩80%不及格(S)"。家长知识缺乏是社区护理问题,造成这个问题的原因是社区未提供育儿知识教育及家长不重视育儿知识储备,提出这个社区问题的依据是家长育儿知识测试成绩不理想。

3.社区护理诊断的陈述方式

完整的社区护理诊断应为三段式陈述法:采用 PES 公式,即健康问题(problem,P)、原因(etiology,E)、症状体征或有关特征(sign&symptoms,define characteristics,S)。但在实际工作中有的诊断不一定三个要素都具备,常用的陈述方式有一段式陈述法(P)、二段式陈述法(PE、SE)或三段式陈述法(PES)三种。

4.社区健康护理诊断

社区健康护理诊断是以社区整体健康为中心提出的,反映的是社区和社区群体的健康状况。例如,P:社区成年男子高血压发病率高于全国平均水平。S:社区居民中高血压发病率高达11%;社区居民喜爱吃咸食、生活规律性差,并认为这些不会导致严重疾病;该社区为富裕小区,成年男子多为公司经理或部门领导,主诉"工作忙,责任重,精神压力大,休息和娱乐活动少,且对此生活方式很无奈"。E:①对不良生活习惯可导致严重疾病的认识不足;②没有主动寻找缓解精神压力的办法,使紧张和压力持续存在;③缺乏高血压影响因素的相关知识。

(二)确定护理诊断的优先顺序

在对一个社区进行全面的评估后,通常会找出该社区多方面的健康问题和需求,作出多个护理诊断。当诊断超出一个时,社区护理人员就需要对这些诊断排序,判断哪个诊断最重要,最需要优先予以处理。排序遵循的原则一般是采用 Muecke(1984 年)与 Stanhope&Lancaster(1996年)提出的优先排序确定方法。

1.Muecke 法

(1)准则:①社区人群对问题的了解程度;②社区解决问题的动机;③问题的严重程度;④社区中可利用的资源;⑤预防的效果;⑥社区护理人员解决问题的能力;⑦健康政策与目标;⑧解决问题的迅速性与持续的效果。每个社区护理诊断分别设立 0~2 分的标准,如 0 分代表不太重要,不需优先处理;1 分代表有些重要,可以处理;2 分代表非常重要,必须优先予以处理。

(2)步骤:①列出所有社区护理诊断;②选择排定优先顺序的准则;③决定诊断重要性的比重(由社区护士调整,比重越高,表示越需要优先处理);④评估者自我评估每个诊断的重要性;⑤综合每个诊断所有评估准则的得分,分数越高,越需要优先处理。

2.Stanhope&Lancaster 法

(1)准则:对每一个项目给予 1~10 分的分数,评定各自的比重,得分越高,表示越是急需解决的问题。

(2)步骤:①列出所有的社区护理诊断;②选择排定优先顺序的准则;③决定诊断重要性的比

重(1~10分);④评估者自我评估每个诊断的重要性;⑤评估者就每个诊断的每项准则,根据社区具有资源的多少给1~10分;⑥将每个诊断每项准则所得的重要性得分与资源得分相乘;⑦总和每个诊断所有评估准则的得分,得分越高越需要优先处理。

三、社区健康护理计划

根据个人、家庭、社区健康的护理诊断,制订相应的社区健康护理计划。护理计划的内容有主客观资料、诊断、目标、措施和评价方法。个人的护理计划侧重于对某种疾病患者的具体护理方法。家庭的护理计划侧重于存在家庭健康问题的人员、资源、互动与合作和意愿等。社区的护理计划注重利用社区内外可以利用的资源,从行政的角度制订计划,解决与社区健康相关的人员、经费、地点和时间等问题。具体内容包括制订社区护理目标、实施方案、评价计划。

(一)制订社区护理计划目标

目标是对期望结果的具体陈述。社区护理目标应针对相应的社区健康问题,以选定的服务对象为中心进行制订。制定的目标要具体、与社区健康问题密切相关、有时间限制、陈述简单明了并能被社区护士和护理对象共同认可。护理目标按照完成时间的长短分为长期目标和短期目标,长期目标需要较长时间(1年以上)才能实现,短期目标在较短时间(几个月或1年)内完成。

1.制订社区护理计划目标的原则

一个社区护理计划通常由多个目标所组成,每个目标均应做到 SMART(specific, measurable, attainable, relevant, timely),即特定的、可测量的、可达到的、相关的、有时间期限的,以便于社区护理计划的落实和社区护理评价的实施。

2.社区护理计划目标的陈述

社区护理目标一般采用"主语+谓语+行为标准+状语"的形式进行陈述。主语指服务对象、部分服务对象或与服务对象有关的因素。谓语是指主语要完成的行动,即实施社区护理活动后服务对象预期达到的结果,可以是行为的改变、知识的增加、情绪稳定或功能的改进等。行为标准是指完成行动的条件,用来解释在何时、何种情况下完成行动。如在预期目标"1周内患者家属能够掌握帮患者翻身的技巧"中,"患者家属"为目标的主语,"能够掌握"为目标谓语,"帮患者翻身的技巧"为行为标准,"1周内"为时间状语。一个社区护理诊断可制订多个护理目标,但一个社区护理目标只针对一个社区护理诊断。书写目标时注意目标的陈述应针对提出的社区护理诊断或其相关因素,使用能够观察或测量得到的词汇。陈述中要包括具体的评价日期和时间。陈述时,避免使用"帮助患者,给患者"这些语言,还要注意避免使用一些含糊不清的语句。同时,目标陈述时应强调成果。"通过开办孕妇育儿知识讲习班使一年内婴儿死亡率下降到10‰"这个目标过于冗长,它把实现目标的手段也描述在内了,恰当的描述应是"一年内,婴儿死亡率下降到10‰"。

(二)制订社区护理计划

1.制订社区护理干预计划

社区护理干预计划是社区护士帮助护理对象达到预定目标所采取的具体方法。预期目标确定后,社区护士应与个人、家庭或群体协商,选择合适的、具体的护理措施。制订社区护理实施计划时应先确定目标人群、社区护理计划实行小组、达到目标的最佳干预策略和方法、可用的资源等,然后在反复评价和修改的基础上制订。社区护理干预是一种由多方合作、合理利用资源、体现优先顺序的行动方案。其步骤包括以下几点。

（1）选择合适的社区护理措施：目标确定后，社区护理人员要与护理对象进行充分协商，共同选取适当措施，以使护理对象能积极参与、为自己的健康负责。制订的措施可以是一级预防、二级预防和三级预防或综合性的措施，以达到预防与治疗并重，真正实现群体健康水平的提高。

（2）为社区护理措施排序：可以参照社区护理诊断的排序标准或马斯洛的需要层次理论来对社区护理措施进行排序，通过排序可以使有效和重要的措施尽早执行，社区健康问题尽早得到控制。

（3）确定所需的资源及其来源：针对每项社区护理措施都要确定实施者及合作者（如疾病控制中心、当地的红十字会、肿瘤协会等）、需要的器械、场所、经费，以及分析相关资源的可能来源与获取途径。

（4）记录社区护理干预计划：当社区护理措施确定后，将确定的社区护理诊断、目标、具体措施等完整记录下来。

（5）评价和修改社区护理干预计划：记录成书面形式后，要与护理对象共同探讨，及时发现问题并修改，使实施更顺利。

2.制订社区护理评价计划

制订社区护理评价计划时，可参照4W1H原则和RUMBA准则。4W1H：指社区护理计划应明确参与者、参与者的任务、执行时间、地点及执行的方法。RUMBA：指真实的、可理解的、可测量的、行为标准、可实现的。

社区护理计划评价的制订为社区护理计划中必不可少的一个步骤，其作用是监督，以确保计划按目标进行。

社区护理计划能否顺利实施与居民的参与程度有很大关系。社区护理计划只有得到居民的认可和支持才能够很好地实施、发挥作用。因此，调动居民的参与意识是社区护理程序中非常重要的环节。

四、社区健康护理实施

社区健康护理计划的实施是针对社区健康护理目标而采取的行动。实施社区健康护理计划不仅仅是按计划执行护理操作，更重要的是做好可以使每个措施得以实施的各成员间的协调工作，因此，社区健康护理计划实施成功与否，与护士的领导、决策和沟通能力有很大关系，详细的计划有助于实施的顺利进行，实施过程应遵守计划的进度，并及时进行活动的记录和实施结果的评价。

（一）社区健康护理实施的方法与内容

对社区整体健康进行护理的主要方式是社区群体健康教育和社区健康管理。实施的主要内容包括与社区多部门的联络和协调、社区健康的基础资料调研、具有共性健康问题群体的教育及保健指导、社区健康档案的管理、向政府提案和社区整体环境规划等。

（二）实施的注意事项

护理计划实施过程中，社区护士要注意与合作者、护理对象进行良好的沟通、分工合作，提供良好的实施环境并及时做好记录，同时还要掌握必要的知识和技能以识别意外情况。

1.良好的沟通

良好的沟通包括计划执行者之间的沟通、执行者与护理对象间的沟通。有时还需与当地行政部门、街道、居委会、民政局等进行联系，争取他们的支持和配合。

2.分工与合作

实施社区护理计划时,需根据团队成员的情况,合理分配和授权给他人执行。如执行家庭访视时可由经验丰富的访视护士执行;进行社区康复时可由康复师或经过相应培训的医护人员来执行;对某些患者生活上的照料可由经过培训的家属来承担,合理的分工与合作以达到人尽其才,合理有效地利用人力资源。

3.提供良好的实施环境

在计划实施过程中,应在实施时间、地点、室温、光线、空气等方面加以改善,为服务对象创造安全、舒适、方便的环境,使之乐于接受干预。

4.记录

在实施过程中及时做好记录,记录的内容包括实施的各项护理活动、护理效果、护理对象的反应及产生的新需求。记录内容要求真实、及时、准确。详细的记录可以使整个实施过程具有连续性,即使执行的人员有变动,也不会导致干预中断。另外,详细的记录也为最终的评价提供原始资料。

5.识别和处理意外情况

社区护理人员在执行计划中很可能会遇见一些意外情况,如天气的骤变,可使计划中的护理对象未能参加计划的活动,这使护士需要另择合适的时间就同样的内容再次实施护理计划。遇到意外情况时,社区护理人员要想办法予以弥补,使计划中的干预措施都能得到贯彻落实。

五、社区健康护理评价

社区健康护理评价是社区护理程序的最后一步,是对整个护理过程,尤其是实施护理措施后的情况予以评价的过程。若目标达到,说明护理措施有效,解决了原来的护理问题;若目标未达到,则需对其原因进行分析,重新进行评估、诊断、制订计划和实施新的措施。评价的结果有3种:修改、继续和完成目标,结束护理活动。

(一)社区评价类型

社区护理评价分为过程评价和结果评价。过程评价有两重含义:一是指在实施措施的过程中,对护理对象健康状态随时进行评价;二是指对社区护理程序中的各个阶段加以评价,如社区护理评估收集的资料是否准确、完整,社区护理诊断是否能从评估资料中找到依据、是否具有针对性及优先顺序是否正确,社区护理计划的制订是否符合实际,具有可操作性、是否符合RUMBA原则,社区护理计划实施的过程是否充分调动居民的参与等。结果评价是指对执行社区护理措施后的近期和远期结果进行评价。

(二)社区护理评价方法

常用的社区护理评价方法有效果评价和效率评价。

1.效果评价

效果评价是指评价社区护理达到预期目标的程度,是社区护士对护理项目最终结果的评价。效果评价应全面系统地评价项目的效果,看是否已达到计划要求,是否已经满足项目计划要求达到的水平。如社区健康状况改善的程度,居民对项目的满意度等。社区护理效果评价是一个复杂的过程,一般包括以下步骤。

(1)制订社区护理评价指标:评价前要先制订评价指标,一般是通过回顾护理目标来确定评价指标。

（2）收集评价资料：需要对资料进行收集和分析并与计划的评价指标作比较，才能下结论。评价资料的收集可采取以下方法。

直接行为观察：通过对护理对象行为的直接观察，了解是否发生预期的改变来判断干预效果。

交谈：通过评估者与护理对象进行正式或非正式的交谈来获取有关健康现象、护理对象对健康的态度、心理状态等主观资料。

问卷调查：根据已确定的评价指标，制订出相应的调查表，由服务对象填写，再经统计分析，评价是否达到目标。

（3）分析资料：检查、核对所收集的资料，并确保资料来源于有代表性的样本或护理对象总体，对资料进行分析、解释、总结。

（4）作出结论：对所进行的社区护理工作作出评价，总结经验教训，最好以书面形式呈现评价结论，如书写社区护理评价报告，供以后工作参考。

2.效率评价

社区护理效率评价就是比较结果与目标，判断结果的价值是否达到了预期结果，如投入与产出相比是否值得，如果没达到预期结果需分析原因。

（三）社区护理评价内容

1.健康目标的进展

重温护理目标，评价社区护理计划是否满足居民的需求？是否达到预期效果？达到程度如何？是否有未完成的目标及其原因？有无须改进的地方？如在过程评价时要评价经过护理活动后是否离目标越来越近，若发现未完成预期的进度时需要重新评估，寻找原因进行纠正。

2.护理活动的效果

通常是在进行社区护理干预后要评价的内容，要了解是否起到促进健康、维持健康、预防疾病的实际效果。

3.护理活动的效率

评价时除了注重目标是否实现，效率也是不可忽视的一方面。将社区护理活动的投入（人力、物力、财力、时间）与所获得的成果进行比较，了解投入/成果是否合理，是否超出计划的额定。总的原则是用最经济的途径获得最大的收益和效果。

4.护理活动的影响力

评价护理活动为社区人群所带来的社会效益，可从效益的持久性与受益人群的广泛性来判断。如通过护理活动，是否使社区人群认识到不健康生活行为的危害，有多少居民在多大程度上改变了不健康生活行为（如放弃吸烟、缺乏运动的生活方式等）。

（四）影响社区护理评价的因素

1.社区护士的能力

社区护理评价过程中需要用社区护士的观察能力、发现问题与分析问题的能力，而且社区护士解决问题的能力也会直接影响到评价的结果。社区护士在应用社区护理程序解决社区问题的整个过程中，要应用评判性思维不断地对其过程和结果进行评价。

2.评价方法

不同的社区健康护理评价方法各有优缺点，会对评价社区健康护理质量产生影响。

（1）观察：通过具体观察服务对象的行为表现，可获得较为真实可靠的资料，但需社区护士具有敏锐的观察能力,而且浪费时间和人力。

(2)交谈:具有灵活性强的特点,但又可能因评估者的偏见而影响评价结果。

(3)问卷调查:可避免评估者可能存在的偏见,但可能会因调查对象的认知能力及其他因素干扰而影响评价结果的真实性。

(4)标准检查:利用政府制定的标准化的社区护理实践标准来衡量社区护理工作的实际效果,可提高评价结果的可信性。

社区护理评价是社区护士对整个社区护理计划完成情况的回顾和总结,是社区护理程序的最后一个步骤,也是下一个护理程序的开始或制订下一步社区护理计划的基础。社区护士在护理实践中要重视社区护理评价的作用。

社区护理程序是一种科学的工作方法,虽然被人为地划分为 5 个步骤,实际上却是彼此联系、互相依托的,构成一个动态、完整的过程,不断循环,从而为护理对象提供有效的护理。

(韩翠华)

第三节 社区健康档案的管理与应用

社区健康档案是记录社区内居民个人、家庭及群体健康信息有关的系统性文件,是社区卫生服务工作中收集、记录社区居民健康信息的重要工具,是评价社区健康的基础数据。健康档案以记录个人健康信息为核心,利于社区卫生人员动态掌握社区居民疾病发生和变化情况,为居民提供综合性、连续性、协调性的保健服务,是评价社区卫生服务质量的重要依据,也是居民享有均等化公共卫生服务的重要体现。

一、建立社区健康档案的内容和方法

健康档案按照其层次可以分为个人健康档案、家庭健康档案和社区健康档案。其具体内容如下。

(一)个人健康档案

采用以问题为导向的记录方式,包括个人健康档案封面、个人健康资料、周期性健康体检记录和保健记录卡、病情流程表等。主要用于为社区慢性病患者和残障患者等在社区卫生服务机构进行治疗或居家护理提供依据。

1.封面

主要是方便保存、查找及归类。主要包括医疗费用类型、档案编号、姓名、性别、出生日期、文化程度、婚姻状况、所属社区、建档医师、建档护士、建档日期等。

2.个人健康资料

(1)个人基本资料:包括姓名、性别、身高、体重、出生日期、文化程度、婚姻状况、职业、联系方式、用药史、过敏史、家族史。

(2)个人健康行为资料:包括吸烟、饮酒、饮食习惯、运动锻炼、就医行为等。

(3)心理特征:如气质类型、性格特征、人格倾向、记忆力、注意力、思维能力。

(4)主要健康问题:包括明确诊断和没有明确诊断的问题,以及心理、社会、行为因素方面的问题,一般按照名称、发生时间和处理情况进行记录。

3.周期性健康体检记录

周期性健康体检有利于及时筛查疾病,及时认真记录有利于追踪观察发现新问题,分析新问题。

4.病情流程表

病情流程表又称问题进程表,通常以表格的形式记录某一主要问题在某一段时间内的变化情况,概括地描述了与该问题有关的一些重要指标的变化过程。包括症状、体征、生理生化指标和一些特殊的检查结果,用药方法和用药不良反应,饮食治疗、行为与生活方式改变、心理检测结果等。不是所有的个人健康档案都必须设计病情流程表,且病情流程表的格式根据不同疾病的特点,在设计和记录上可以不同。

(二)家庭健康档案

家庭健康档案是社区卫生工作者实施以家庭为单位的卫生服务的重要依据,是社区健康档案的组成部分。包括封面、家庭基本资料、家系图、家庭主要健康问题、家庭功能评估、家庭成员健康资料。

1.封面

封面包括档案号、户主姓名、社区、建档医师、建档护士、家庭住址、联系方式等。

2.家庭基本资料

家庭基本资料包括家庭住址、家庭成员人数及每一个成员的基本资料、家庭类型、家庭生活周期、居住状况、联系方式等。

3.家系图

家系图是以绘图的方式表示,总结与家庭有关的大量信息的工具。包括家庭结构及各家庭成员的健康和社会资料,是简明的家庭综合资料,其使用符号有一定的格式。

4.家庭主要健康问题

家庭成员的主要健康问题及家庭应激源、家庭压力,按照家庭成员的姓名、问题名称、发生时间、处理方式等内容进行记录。

5.家庭功能评估

家庭功能评估常用 APGAR 量表,主要测试家庭成员个人对家庭功能整体的满意度。

6.家庭成员健康资料

与个人健康档案相同。

(三)社区健康档案

社区健康档案是由社区医师和社区护士提供的,以社区为基础,协调性的医疗保健服务的必备工具。包括社区基本资料、社区卫生服务状况和社区居民健康状况等。社区健康档案是了解社区卫生工作情况、确定社区中主要健康问题及制订卫生保健计划的重要文献资料。

1.社区基本资料

社区基本资料包括社区地域与环境状况、资源分布、社区人口学资料、社区主要产业与经济状况、社区组织的种类、配置及相互协调等情况。

2.社区卫生服务状况

社区卫生服务状况包括:①每一年的门诊量、患者就诊原因分类、常见健康问题的种类和构成、门诊服务内容种类;②家庭访视和居家护理的人次、转诊率、转诊原因、转诊问题分类及处理情况统计;③住院统计,包括住院患者数量(住院率)、患病种类及构成、住院时间等。

3.社区居民健康状况

社区居民健康状况包括:①社区人口学资料:人口数量、年龄和性别构成、文化构成、职业构成、家庭构成、出生率、死亡率、人口自然增长率等;②社区疾病谱与死因谱;③社区危险因素的变化情况;④社区流行病、传染病的监控情况。

(四)建立社区居民健康档案的方法

社区居民健康档案要求资料的记录保持动态连续性,除了记录患病资料外,还要求记录个人所参加的健康教育内容,有些内容需要根据个人的具体健康状况而添加。居民健康档案建立有如下两种最基本方法。

1.个别建档

结合全科医疗服务,在家庭个别成员就诊时建立档案,然后通过多次临床接触和家访,逐步完善个人健康档案和家庭健康档案。这种方式简便易行,省事省力,但不容易得到完整、全面的资料,家庭其他成员参与较少。

2.社区全面建档

社区护士在一段时间内,动员社区力量,拜访社区中的每一个家庭,一方面宣传健康档案建立的意义和与之相关的服务内容、服务方式;另一方面,对每一个家庭成员及整个家庭做一次全面的评估,收集个人及其家庭的基础资料。同时,针对建立档案过程中发现的有关健康的危险因素,进行必要的健康教育。

二、社区居民个人健康档案的建立与使用

(一)居民个人健康档案的建立与使用流程

居民健康档案的建立是一项长期、系统的工作,居民健康档案信息采集工作一般采用入户调查、日常医疗、预防和保健等工作相结合的方式来完成。档案的建立和使用按七步进行:第一步确定建档对象与分类,确认是否是本社区常住居民和重点管理人群;第二步确认是否需要建立个人健康档案与建档方式;第三步建立健康档案;第四步发放健康档案信息卡;第五步为提供服务的居民调取健康档案;第六步动态记录服务内容、更新健康信息;第七步健康档案保存。

(二)居民个人健康档案的建档对象与建档方法

1.建档对象

居民个人健康档案的建档对象为社区内常住居民,其中慢性病患者、孕产妇、育龄期及更年期妇女、老年人、0~3岁儿童及重型精神病患者等是建档的重点人群。

2.建档方法

个人健康档案的建立原则:居民自愿、政策引导。居民个人健康档案的建档方法如下。

(1)填写居民健康档案封面:根据《城乡居民健康档案管理服务规范》,采用统一的17位编制码,第一段为6位数,代表县及县以上行政区划(GB2260)。第二段为3位数,代表乡镇和街道行政区划按照国家标准《县以下行政区划代码编码规则》(GB/T10114-2003);第三段为3位数,表示村(居)民委员会等,具体划分为001~099表示居委会,101~199表示村委会,901~999表示其他组织;第四段为5位数,表示居民个人序号,由建档机构根据建档顺序编制。建档居民身份证号码作为身份识别码,为在信息平台实现资源共享奠定基础。

(2)居民个人基本信息表的填写:只在居民首次建档时填写,包括个人一般情况及个人健康

史。如个人信息有变动,在原条目处修改,并标注修改时间、签名。

(3)健康年检表填写:所有建档居民均需填写一般人群年检表。对于特定人群在一般人群年检表的基础上,还需填写特定健康表格。

(4)服务记录表的填写:根据服务目的,记录服务内容。

(5)制作和发放居民健康信息卡:为调用居民健康档案的依据,居民接受服务时只需通过刷卡即可调出其电子档案。

(三)居民个人健康档案的维护和使用

1.居民健康档案的维护

为居民服务时调取已建立的居民健康档案记录服务相关内容,就是对档案的动态维护。

2.居民个人健康档案的使用

居民个人健康档案属于居民个人隐私,其使用应在安全和私有的环境下进行。个人健康档案系统数据系统允许科研、医疗、公共卫生等对相关信息收集、分析,作为疾病预防和卫生行政部门的卫生决策依据,特殊情况可用于司法。为保障居民个人信息的安全,档案的使用有严格的规范和管理。

三、居民健康档案的管理

健康档案对个人、家庭和社区有重要作用。进行健康档案的管理过程中注意逐步完善健康档案,前瞻性收集资料,推动以电子健康档案为基础的卫生信息化平台建设,提高医疗卫生机构的工作效率。归档、完善和使用是档案管理的重要工作。

(一)健康档案的管理方法

1.建立健全档案管理相关制度

为了确保健康档案的管理和收集、整理工作,有效地保护和利用档案,社区卫生服务机构应建立相应管理制度和使用要求,确保档案安全。

2.居民健康档案的保存

(1)集中保存:已经建立的居民健康档案,在社区卫生服务机构由专人、专室、专柜集中保存。

(2)建立档案信息室:配备相应的档案保存设备,按照防盗、防水、防火、防潮、防尘、防鼠、防虫、防高温、防强光、防泄密等要求妥善保存。对档案按个人、家庭、社区进行分类、编号,依顺序摆放,便于查找,转诊、借用必须登记,用后及时收回放于原处。

3.有效利用健康档案

健康档案要求定期整理,动态管理,不得有死档、空档出现,要科学地运用健康档案,每个月进行一次更新、增补内容及档案分析,对辖区卫生状况进行全面评估,并总结报告保存。

(二)我国建档方式的现状

完整的社区居民健康档案包括个体健康档案、家庭健康档案和社区健康档案。实际工作中3种档案并不是完全独立分开的,许多社区在建立个人健康档案的同时,也收集了个人家庭的资料,个人健康档案又是社区健康档案的基础资料。

1.个人和家庭健康档案的建档方式

(1)个别建档:是在居民来社区的卫生服务中心(站)就诊或建立家庭病床时建档,然后通过诊疗接触、家庭访视和居家护理等方式,逐渐完善档案的方法。这种建档对社区患者健康管理起到重要作用,但由于仅局限于对来就诊和申请居家护理者的健康管理,不能代表社区群体健康状况。

(2)普遍建档:是由全科医师和社区护士在一段时间内访问社区中的每一个家庭成员及对家庭整体做一次全面评价而建立的档案。这种建档方式能收集辖区所有家庭和家庭成员的基础资料,能针对普遍存在的健康问题和危险因素开展健康教育、健康检查和增进健康等活动。但是需要大量的时间、人力和物力,目前社区卫生服务机构正努力开展这项工作。

2.社区建档

社区卫生服务工作者,主要是社区护士每半年或一年将社区健康相关资料和数据定期输入计算机,对社区健康进行动态监测和管理。可以利用个人和家庭普遍建档的数据资料,进行统计分析获得社区群体健康相关资料,另外还可以利用居委会和街道办事处、派出所、区政府、卫生防疫站和妇幼保健院等相关资料,这样可以节省人力、物力和时间。

(三)计算机在健康档案管理中的作用

随着信息科技的进步,计算机在医疗卫生领域的应用越来越广,目前我国各大医院都建立了不同种类的医疗信息管理系统。社区卫生工作者利用计算机软硬件技术、网络通信和数据库等现代化手段,建立个人、家庭和社区的连续性、全方位计算机健康档案管理系统,并以此系统为基础,开展医疗、预防、保健、康复、健康教育和计划生育"六位一体"的社区卫生服务。同时对医疗活动各阶段产生的数据进行采集、存储、处理、提取、传递和分类,汇总成各种新的信息,不断丰富健康档案的内容,从而实现社区居民健康档案的有效管理和信息的综合利用。

1.计算机健康档案管理系统的优点

(1)操作更简便、快捷。

(2)灵活的输出功能,可随时按使用者要求获得所需资料。

(3)多职能团体使用达到资源共享,避免内容重复,提高工作效率。

(4)利用统计分析功能,方便统计居民就诊原因分类、居民健康问题分类、医师干预内容分类、社区的人口和家庭构成等资料。

(5)决策辅助功能可以依据个人、家庭和社区健康的相关资料,制订提供相关服务的内容。

(6)随访提醒功能可以从健康档案资料中自动查询出需要做预防保健服务、康复治疗、自我保健指导、慢性病的随访观察等项目的服务对象和时间安排。

2.计算机健康档案管理中存在的问题

(1)计算机健康档案尚处于开发阶段,目前软件类型没有统一标准,给交流和资源共享带来不便。

(2)电子资料和传统人工资料并存,影响资料的利用和管理。

(3)健康档案中包含个人隐私,记录内容涉及社会、心理和家庭等问题。电子资料内容管理不善容易造成泄密和修改。目前开发健康档案管理系统的软件,应多从技术上加强用户权限和密码管理设计,使所有操作者和使用者在获得认可后才能登录,以增加使用的安全性。

(韩翠华)

第四节 社区护士职业安全防护

社区护理与医院护理相比较,在服务场所、服务内容与范围、护理对象等方面具有较大差异,社区护理工作内容广泛,涉及各方面,在工作性质上除具有较强的自主性和独立性外,还需要与多部门协助,目前针对社区护理的相关法律、法规与规章制度不明确,社区护士在为社区居民提供健康服务过程中,存在一定的潜在风险,需要社区护士增强风险意识和防范安全隐患的能力。

一、个人风险安全防护

(一)进入家庭服务前

尽可能详细了解服务对象的家庭状况,事先通过电话与服务家庭联系,在其愿意接受入户服务的前提下,约定入户时间,询问家庭的具体地址、位置、居家附近的标志性建筑等。

(二)选择适宜的交通工具和交通路线

尽量避免经过一些僻静或偏远场所,如确实需要,应申请社区派交通工具及随行同事一起前往,进入服务家庭前,仔细观察周围环境,发现可疑情况应迅速撤离。

(三)离开社区前

确定服务家庭的具体项目、内容和时间,做好充分的准备。出访前详细填写访视对象的姓名、家庭住址、电话、访视路线、使用的交通工具、出访与预定返回时间。以防出现特殊情况时,单位能够尽快与访视护士取得联系。

(四)入户访视服务时

应着装整洁,穿舒适、轻便鞋子,佩戴服务胸牌,并携带身份证、工作证、电话等,不宜佩戴贵重首饰及过多现金。

(五)入户实施服务时

尽可能要求家属在现场,访视结束时认真、详细记录评估表和护理记录,并签全名。

(六)对精神病患者康复期的随访服务

事前一定要了解患者的基本情况,做好充足的防护准备,必要时请"110"或"120"协助。

二、技术风险防范

(一)需提供治疗性操作时

如各种注射、静脉输液、各种管道的护理时,应严格遵守无菌原则及技术操作规范,治疗结束后,及时、真实记录各项治疗操作的执行情况并签全名。

(二)需进行有风险的操作时

除口头告知潜在的风险外,必须让家属签署操作告知同意书,明确护患双方的责任和权利。如进行患者家庭输液时,社区护士与患者及家属签署"家庭输液协议书";如需留置尿管时,签署"留置导尿管知情同意书",让患者及家属了解操作可能潜在的风险,取得患者、家属的信任、理解与配合。

三、社区护士标准防护流程

为增强社区护士自我防护意识,切实做好标准性预防,有效地避免或减少血源性疾病感染的发生,标准预防的措施包括手卫生、戴手套、穿隔离衣、戴口罩、戴护目镜或防护面罩、采取安全注射等。

(韩翠华)

第五节 社区护理中的沟通技巧

随着社区卫生服务的不断发展壮大,越来越多的患者愿意到社区卫生服务中心(站)来就诊,基于社区卫生服务工作的特殊性,要求社区卫生服务机构的医务人员对待患者更要及时周到、细致灵活,因为医患沟通是医患关系建立后实现医患双方共同参与疾病诊治、恢复健康的重要环节,它贯穿于医疗的全过程,实施有效的医患沟通不仅有利于医疗质量提高;也有利于和谐医患关系的建立;还有利于化解或消灭医疗纠纷;更有利于推动医疗卫生事业的可持续发展。

一、沟通的基本概念

(一)沟通和有效的沟通

1.沟通

(1)沟通:是指信息传递的过程,而护患沟通就是在医疗卫生领域中,护患之间通过语言和非语言的交流方式分享信息、含义和感受的过程。

(2)沟通过程中的要素。①沟通者:在人际沟通过程中,至少有两个人参与信息交换,而且在持续的信息交换过程中,每一个人既是信息的来源(发送者),又是信息的受者(接收者)。②信息:沟通者通过语言和非语言的信息传递含义。③渠道:是信息得以传递的物理手段和媒介,是联结发送者和接收者的桥梁。④反馈:反馈是当发送者确定信息是否已经被成功地接收,并确定信息所产生的影响的过程。

2.有效的沟通

(1)有效的沟通:护患(医患)之间进行了开放式的沟通,患者被告知了他们的诊断和治疗,而且被鼓励表达出了他们的焦虑和情感。

(2)护患沟通技能的评价标准:①事件发生在什么地方?②沟通者是谁?③沟通者的什么特征是重要的?④在沟通过程中实际发生了什么?⑤结果是什么?⑥为什么沟通被认为是有效的/无效的?

(二)沟通的基本形态

1.语言沟通

在所有沟通形式中,语言沟通是最有效、最富影响力的一种。古代西方医圣希波克拉底说过:"医师有两种东西可以治病,一是药物,二是语言。"语言与药物一样可以治病,许多患者会对他信赖的大夫说:"我一看见您,病就好了一大半。""听您这么一说,我感觉好多了。"消极的医患关系不仅增加患者的痛苦体验,还降低患者对医嘱的依从性,所以全科医师接诊时应十分注意遣词用句。

使用语言、文字或符号进行的沟通称为语言沟通,语言沟通又可细分为口头沟通和书面沟通。近年来,随着电子技术的发展,电子沟通也成为一种常见的语言沟通形式。例如,通过电话、广播、电子邮件等进行的沟通。

书面沟通是以文字及符号为信息载体的沟通交流方式,一般比较正式,具有标准性和权威性,同时具有备查功能。书面语言沟通在护理工作中占有十分重要的地位,应用于社区护理工作中的各个环节,如交班报告、护理记录、体温单、健康教育手册等。社区护理记录即以文字、图表等形式记录社区居民的健康档案,家访记录,健康教育的程序,以及免疫规划的过程等,它不仅是对患者进行正确诊疗、护理的依据,同时也是重要的法律文书。

口头沟通是指采用口头语言的形式进行的沟通,包括听话、说话、交谈和演讲。它一般具有亲切、反馈快、灵活性、双向性和不可备查性等特点。社区护理工作中的收集病史、健康宣教、家庭访视等多通过口头沟通完成。电子沟通是指通过特定的电子设备所进行的信息交换,具有方便、快捷等优点。例如社区护理工作中的电话随访等,都是通过现代化的沟通方式实现的。此外,通过电子邮件的方式为患者提供健康服务的沟通方式也在逐渐增加,这就需要社区护理人员掌握必要的电脑操作技术和网络等电子资源的应用技能。

在使用语言沟通时我们可通过选择合适的词语、语速、语调和声调,保证语言的清晰和简洁,适时使用幽默,选择合适的时间和相关的话题等方法来提高语言沟通的有效性。在护理实践活动中,护士应做到与患者交谈时使用其能理解的词汇,忌用医学术语或医院常用的省略语;使用文明和礼貌用语。例如,要求患者配合时用"请";保证语义准确,避免对患者形成不良刺激;由于护士的语言既可治病,又可致病,护士用语必须审慎,尽量选择对患者具有治疗性的语言,使患者消除顾虑、恐惧并感到温暖;同时,在传递坏消息时要使用委婉的语言。如何提高自身的说话艺术,将信息顺畅、准确地传递给患者,值得我们护理人员不断地研究和探索。

2.非语言沟通

非语言沟通作为语言沟通技巧的有益补充,不仅能独立传递情感信息,还起着加强言语表达的作用。非语言沟通具有较强的表现力和吸引力,又可跨越语言不通的障碍,故往往比语言信息更富有感染力。作为社区护士,在社区的治疗与护理中,不能只注重护士的各项操作技能和语言修养,更应该擅长与患者之间的非语言沟通技巧,注重自己的非语言性表达,以加强护患关系、增强患者安全感、信任感及提高护理沟通效果。

除了语言沟通外,在日常交流中,人们所采用的沟通方式有 60%～70% 是非语言沟通方式。非语言沟通是一种使用非语言行为作为载体,即通过人的身体语言、空间距离、副语言和环境等来进行人与人之间的信息交流。即凡是不使用词语的信息交流均称为非语言沟通。在社区护理工作中,非语言沟通显得更为重要。许多对治疗、护理有重大价值的信息都是通过护士对患者非语言行为反应的观察和理解获得的,同时患者也依靠对护士非语言沟通的观察和理解,获得了大量的信息和感受。并且,在某些情况下,非语言交流是获得信息的唯一方法。例如,护理使用呼吸机的患者或婴儿时,除了仪器的检测和实验室的检查外,护理人员还需要从患者的表情、动作、姿势等来判断出患者是否存在某些病情变化或有生理需要。

(1)身体语言:常见的身体语言表现形式有仪表和身体的外观、身体的姿势和步态、面部表情、目光的接触和触摸。在医院环境中,护士可以通过患者的各种身体语言得到有关其身体健康状况、情绪状态、文化素养、个性特征、自我概念、宗教信仰等线索,从而洞察他们的内心感受,获得其丰富而真实的信息。例如在社区卫生服务站，护士看到患者来就诊时双手抱膝、表情痛苦，甚至面色苍白时，就会知道患者可能存在严重的疼痛。在身体语言中面部表情是表达最丰富也最难解释的一种非语言行为，人类的面部表情复杂多样同时具有文化差异，善于观察并正确理解患者的面部表情是护理人员了解患者真实情况的基础。如果来社区卫生服务中心的患者双眼含泪，眉头紧皱，护士就会知道患者存在着某些不良的情绪，就需要及时地关注和倾听患者的需求。同时，护理人员可根据患者的性别、年龄、文化及社会背景，审慎地、有选择性地使用某些非语言沟通。例如，目光的接触、表情的传递及触摸等，从而向患者传递关心、理解、安慰、支持和愿意提供帮助等情感。

（2）空间距离：即沟通双方所处位置的远近，空间距离直接影响着沟通双方的沟通意愿和沟通的感受，从而影响沟通的效果。美国人类学家爱德华·霍尔把人际交往中的距离分为以下4类，可以为社区护士的沟通距离提供一些建议。①个人距离：双方距离为30～90 cm，一般为50 cm左右，主要用于熟人和朋友之间。个人距离是护患间交谈的最理想的距离，这种距离可以提供一定程度的亲近而又不会使患者感到过分亲密。在个人距离的范围内，护士和患者沟通时的坐姿等也会影响沟通的效果。最理想的坐姿是患者和护士面对面，同时保持视线的平齐，以便于目光的接触。②社会距离：双方距离为1.2～3.7 m。主要用于正式的社交活动、一般商务、外交会议上的交往。社区护士对一组患者进行群体的健康宣教时可选择社会距离。③公众距离：双方距离为3.7～7.5 m。主要用于公共场所中人与人之间的距离。例如，演讲或报告时。④亲密距离：双方距离为8～30 cm，一般为15 cm左右，主要应用于极亲密的人之间，如情侣、孩子和家人。如果陌生人进入这种空间，会引起反感及不舒服的感觉或紧张感。在进行社区护理时，在正常的沟通过程中，护士应避免侵犯患者的亲密空间，从而保证患者沟通距离。但进行某些治疗的过程中，如肌内注射、导尿、灌肠等，如需与患者保持比较近的距离，需要提前征得患者的同意，并且注意保护患者的隐私。

二、社区护理中常用的沟通技巧

(一)护患信任关系的建立

在护理工作中，可以说良好的沟通，不仅仅建立在护士说话的艺术上，更是建立在护理过程与患者良好的护患关系上。如何建立良好的护患关系，应该多注重一些细节方面的服务，在与患者的交往中，细节主要表现在：爱心多一点，耐心好一点，责任心强一点，对患者热心点，护理精心点，动作轻一点，考虑周到点，态度认真点，表情丰富点，以及对患者尊重些，体贴些，理解些，礼貌些，真诚些，关心些，宽容些，大度些，原则些。而如何做一个值得信任的社区护士，需要在态度、知识、技术等各方面加强锻炼。

首先，要有一颗善良的爱心。只有心怀慈悲仁爱之心，才能真正理解和体谅患者的痛苦，才能真的在患者有困难的时候及时伸出自己援助之手，才能真正做到换位思考，站在患者的立场上想想患者最需要什么样的帮助。才能不怕脏累苦。例如，每次为居家的患者灌肠或拔出尿管后，都守着患者看着他们排出大小便后才心里踏实，从来没有感觉到那些粪便恶心，反而因为帮助患者解除了痛苦，心中欣喜不已。其次，不断提升自己的专业水平。护士是独立思考的行医者，不是医嘱的盲从者。一直以来，越来越多的护士只是应付医嘱，盲从于医嘱工作，没有了独立的思考。在工作时只是为了完成这项任务，而忘记了自己面对的是一个活生生的患者，他们的病情随时在变化着，既往的医嘱也有不适合的时候。忘记了医师也是普通人，他们给予的诊断和治疗方案也有错误和疏忽的时候,完全执行医嘱也有错误的时候,所以好护士也是独立思考的行医者,在工作中发现问题、思考问题、查阅资料、提出自己的建议、指出医师的错误,千万不要认为医嘱都是完全正确的,不要做医嘱的盲从者,只有那样才能保护患者的安全,也保护了自己的安全。能做到这些的前提是护士必须有足够丰富的专业知识和经验,才能发现问题,提出建议,让医师信任、佩服并听从。不然自己什么都不懂,谁又能相信你,谁又敢相信你呢?要终身谨记"慎独"精神。护理工作是严谨的,一丝不苟的。护士的一点马虎或者疏忽都可能酿成大错,查对制度是老生常谈,但是很多时候往往被忽视,其结果就是出现差错,轻者自己吓一跳,重者增加患者的痛苦,导致医疗纠纷。所以不论在哪个班次,哪个时间段,都要严格要求自己,做好每一项工作,这不是给他人看的,不是给领导做的,是做给我们自己的,是为我们社区的患者和家属做的。这样做得久了,社区居民自然会相信社区护士,与自己信任的社区护士进行沟通的时候,自然会更加心平气和,坦诚相待。

(二)倾听的基本技巧

"其实,我没有帮助患者做任何事情,我所做的事情只是听。"如果护士这样说或者这样想的话,说明护士可能还没有认识到有效倾听的复杂性和它能起到的巨大作用。"只是听"好像很简单,不需要努力,不需要专门的技巧。其实不然。"听"所起的作用是很大的,因为它能鼓励患者说出他们的经历和感受,它证实患者是有思想有感情的人,有些事情要说出来。它促进了护士与患者之间的互相理解。它给护士提供了信息,从而决定护士应该为患者做些什么。所以,倾听并不像它表面上那样简单。当护士在倾听的时候,其实许多事情正在发生。例如,护士在仔细地注意着她们听到了什么,观察到了什么。她们主要是想清楚地了解患者真正在表达什么含义,并且试图确定患者所说的话是什么意思。有效地倾听需要能够接纳患者,把注意力集中到患者身上,以及具有敏锐的观察力。因此,所有这些不能说护士在倾听的时候"没有做任何事情"。

1.倾听的过程

倾听是一个复杂的过程,包含接收、感知和解释所听到的话。这个过程始于接收信息,而且是通过视觉、声音、嗅觉、气味、触觉和运动觉这些感觉器官来综合接收信息的。倾听过程的第一步主要是通过眼睛和耳朵来接收信息。接收信息的能力依赖于护士是否做好了准备倾听患者的心理准备,即护士是不是把注意力集中到了患者身上,而且要对这个患者和他所说的话感兴趣。接着,护士必须主动地去接收信息,而且接收到的信息必须被认为是重要的。一般的,在信息一经接收的非常短暂的时间内,护士就会对信息作出一种解释。有效地倾听不仅包括接收信息和感知信息,而且要正确解释它的含义。当护士正确解释了患者所表达的含义时,表明倾听是有效的。

2.做好倾听的准备

有效地倾听需要一些心理上的准备以达到一种准备听的状态。护士做好听的准备是主动和全部地接受患者所表达的经历和感受的基础。信息被接收之前,必须认识到做好接收信息的状态是重要的。首先,护士必须有想要倾听患者的意向,然后,护士还需要把这种意向传递给患者。护士们经常看起来"很忙",因此,没有时间准备倾听患者。护士匆忙的脚步和干不完的"活"占据了护士白天的大部分时间,护士实际上没有时间停下来倾听患者。以任务为中心的工作反映了一种价值观,即完成工作任务比患者更重要。患者被遗忘了,而且患者有一种感觉是护士的时间太宝贵了,不能打扰护士。

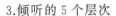

3.倾听的 5 个层次

最低是"听而不闻":如同耳边风,完全没听进去。

其次是"敷衍了事":嗯……喔……好好……哎……略有反应,其实是心不在焉。

第三是"选择的听":只听合自己的意思或口味的,与自己意思相左的一概自动消音过滤掉。

第四是"专注的听":某些沟通技巧的训练会强调"主动式""回应式"的聆听,以复述对方的话表示确实听到,即使每句话或许都进入大脑,但是否都能听出说者的本意、真意,仍是值得怀疑。

第五是"同理心的倾听":一般人聆听的目的是为了作出最贴切的反应,根本不是想了解对方。所以同理心的倾听的出发点是为了"了解"而非为了"反应",也就是透过交流去了解他人的观念、感受。

听,不仅仅需要耳朵。人际沟通仅有一成是经由文字来进行,三成取决于语调及声音,六成是人类变化丰富的肢体语言,所以同理心的倾听要做到下列"五到",不仅要"耳到",更要"口到"(声调)、"手到"(用肢体表达)、"眼到"(观察肢体)、"心到"(用心灵体会)。

(三)副语言的作用和意义

副语言即非语言声音,如音量、音调、哭、笑、停顿、咳嗽、呻吟等。副语言可以揭示沟通者的情绪、态度。如赞扬他人时,说话者音调较低,语气肯定,则表示由衷的赞赏;而当音调升高,语气抑扬时,则完全变成了刻薄的讽刺或幸灾乐祸。在护理实践中,护士可以通过患者的副语言了解其健康状况,如患者咳嗽的频率、持续时间、音色可帮助护士判断患者病情的严重程度、疗效如何。有些情境下,副语言所表达的实质性内容,要多于语言信息。护士要注意鉴别和倾听。

例如在家庭访视的过程中,我们与患者的家属聊天,问及是否在照顾痴呆患者的时候觉得有负担,是否需要子女的帮助,他们马上回答说:"不需要不需要……",然后皱眉,叹息,非常无助地补充了一句:"他们工作都那么忙,我再苦再累也不能给他们添乱了。"从被访者的表情、语调中,我们可以察觉到比"不需要"更多的信息,这就是副语言所能传达出来的,更为丰富更为饱满,甚至更为准确的沟通信息。在社区工作中,社区护士与患者、家属甚至所管辖社区的居民关系更为密切和轻松,所以,在交流过程中更容易捕捉到副语言的作用,往往,一次皱眉,一声叹息,一次流泪,比语言表达的东西更加有用。

(四)观察在沟通中的作用

环境是影响沟通效果的一个因素,从环境的设置中,我们可以得到沟通所依存的一个背景,从而为沟通的氛围提供一些线索和信息。沟通环境是指沟通场所的物理环境和社会环境,包括周围物体的颜色,是否具有隐私性,是否是双方熟悉的场所,周围的声音、光线、温度、家具的安排和结构设计等。沟通者通过周围环境可以发送许多信息。如护患沟通时,护士选择安静、光线和温度适宜的单独房间,可以向患者传递护理人员对其尊重并会保护其隐私这一信息。

同时,在家庭访视的过程中,我们在每一次家访的时候,敲门之后,得到允许进入家中,应该首先学会的是察言观色。例如,我们到达的时候,患者穿着午睡的睡衣,睡眼惺忪地过来开门时,无论我们是否是按时到达,都应该意识到,我们打扰了患者的休息,在表示歉意后,再缓和地进入家访的正常程序,会让患者更容易接受,也更容易引导患者的思路,从梦境到现实中来。再例如,如果我们到达的时候,患者和家属已经把水果、茶水准备好(尽管家访不建议我们接受患者的招待),甚至已经在楼下等候,那么我们就可以先表达谢意,然后开启主题。

三、社区护理中沟通困难场景的应对

在社区护理工作中,经常会遇到沟通困难的案例,这样的情况,会影响社区护士的日常工作速度、效率甚至心情。

(一)知识缺乏型沟通技巧

人际沟通的发生是不以人的意志为转移的。通常我们认为,只要我们不说话,不将自己的心思告诉他人,那么就没有沟通的发生,他人就不了解自己。实际上,这是一个错误的观念。在人的感觉能力可及的范围内,人与人之间会自然地产生相互作用,发生沟通。无论你情不情愿,你都无法阻止沟通的发生。如果,在社区护理工作中,护士为了避免与居民发生冲突,干脆不与其进行交谈。事实上这一行为举止传递给服务对象的信息是护士的冷漠与对他人的不关心,反而导致服务对象的不满,影响社区服务工作的开展。在这一过程中,尽管没有语言交流,但是存在非语言的沟通,护士的表情、举止等同样在向服务对象传递着丰富的信息。

患者第一次接触糖耐量试验,对相关知识一点都不了解,与之交流时尤其要注意,避讳使用含糊的词语,要知道患者提问就是不明白,护士一定要详细、具体地告诉患者到底应该怎样做。否则既会造成患者痛苦,又造成了浪费。

(二)疑神疑鬼型沟通技巧

1.倾听

倾听并不只是听对方的词句,而且要通过观察对方的表情、动作等非语言行为,真正理解服务对象要表达的内容。

2.理解

理解她那种求生的欲望,她的那种不舍,以及由此引起的烦躁。

3.交谈

引发对方交谈的兴趣,谈她感兴趣的事情,像朋友一样的交谈,让她发泄她的不满,引导,缓解她的悲哀情绪。

(三)不依不饶型沟通技巧

护士要找好自己的位置,明确自己的护士角色,哪些话该说,哪些话不该说,说到什么程度比较合适。与患者交谈时要注意患者的态度,交谈困难就要及时调整,不要因此发生矛盾,不是所有的好心、好话都能有好的效果,交谈的对象、氛围、时间、地点非常重要。

在沟通过程中,沟通者必须保持内容与关系的统一,才能实现有效的沟通。如护士向护士长汇报时使用"你听明白了吗"这样的问话,显然不合适。因为这种问话通常用于上级对下级。在汇报工作时护士应说"不知我汇报清楚了没有?"来表明双方的关系是下级对上级,达到沟通内容与关系的统一。护士与服务对象是平等关系,沟通过程中,应体现平等的关系,不能居高临下,使用"你必须""你应该听我的"等命令式语言。对老人要像对父母长辈,对平辈要像对朋友。要尊重每一个人的习惯、隐私。从表面上看,沟通不过是简单的信息交流,不过是对他人谈话或做动作,或是理解他人说的话。事实上,任何一个沟通行为,都是在整个个性背景下作出的。我们每说一句话,每做一个动作,投入的都是整个身心,是整个人格的反映。护士的言谈举止、表情姿势等不仅仅是信息的传递,而且展现了护士对服务对象的态度、责任心等,是护士整个精神面貌的反映。因此,护士在社区护理工作中应注意自己的一言一行。

(韩翠华)

第六节 社区儿童与青少年保健指导

一、社区儿童保健与护理

(一)社区儿童及青少年保健的意义

1.基本概念

(1)儿童保健:是研究各年龄期小儿的生长发育、营养保障、疾病防治和健康管理的综合学科,是一项根据儿童生长发育特点开展的以儿童为对象的健康保健及护理工作。

(2)新生儿期:指自胎儿从母体娩出脐带结扎至 28 天之前的一段时期。此期的保健任务为新生儿健康检查、日常生活指导和育儿知识的传授等。

(3)婴幼儿期:指出生后 28 天到 3 岁期间。其中婴儿期是指 1～12 个月。婴幼儿期的主要保健任务为喂养与婴幼儿营养,促进感知觉、语言和动作的发展,做好预防接种工作,养成良好生活习惯,以及预防意外伤害的发生等。

(4)学龄前期:指 3～6 岁的幼儿期。此期的保健任务为平衡膳食、促进儿童思维的发展、指导入幼托机构的准备及协助幼托机构进行儿童保健。

(5)学龄期:指 6～12 岁的小学生时期,也称童年期。此期的主要保健任务为协助学校做好儿童的保健工作,包括形成良好生活习惯、预防疾病及意外伤害、防止家庭内及学校虐待和性早熟儿童的健康管理。

(6)青少年期又称青春期:指 12～18 岁由儿童发育到成人的过渡期,是生长发育的突增期,其生理、心理上发生巨大变化。此期的主要保健任务是协助学校进行体格检查、健康指导等。

2.社区儿童及青少年保健的意义

(1)促进儿童生长发育:利用新生儿家庭访视、定期健康体检、生长发育评估、预防接种等服务的机会,引导儿童及家长提高自我保健的意识及能力,对生长发育障碍的儿童,指导与督促家长进行矫正及治疗。

(2)促进早期教育,增强体质:指导父母科学育儿,辅导父母正确喂养儿童,保持各种营养素均衡摄入,增强儿童身体素质。

(3)降低儿童常见病、多发病的患病率和死亡率:在推广计划免疫落实的同时,推广科学育儿知识并进行安全教育,降低新生儿、婴幼儿死亡率。

(4)依法保障儿童及青少年合法权益:依据国家颁布的保护儿童相关法律法规,早期发现并有效制止社区内儿童被虐待、使用童工等侵害儿童权利事件,合理利用社区卫生资源,依法保障社区儿童、青少年生存和发展等权利。

(5)开展社区儿童及青少年保健是实现人人享有卫生保健的有效策略,是动员全社会参与的重要手段。

(二)儿童生长发育与行为特点

1.新生儿期

新生儿体质量生长为胎儿宫内体质量生长曲线的延续。离开母体开始独立生活,有反射性匍匐动作、踏步反射、立足反射,听觉灵敏,对光反射敏感,喜欢看人脸,对不同味觉产生不同反应,如喂酸味果汁出现皱眉等。该期的关键是父母与新生儿之间亲子关系的建立。

2.婴幼儿期

生长速度快,是第一个生长高峰期。由于生长活跃,代谢率高,对热量、蛋白质的需求多,但婴儿期的消化器官功能发育尚不完善,消化吸收能力弱,如喂养不当易发生消化吸收紊乱。另外由母体得来的被动免疫逐渐消失,后天获得性免疫尚未完全建立。小儿容易罹患传染性疾病,如麻疹、上呼吸道感染、肺炎等。

3.幼儿期

生长发育速度减慢,随年龄增长,活动量加大,热能消耗增多,体格变瘦。脑功能发育越来越完善,观察、注意、记忆、思维、想象等各方面能力迅速发展,能主动观察、认知,出现第一个违拗期。由于活动范围的扩大,接触感染与危险事物的机会增加,而自我保护意识与能力尚不足,容易患传染病及发生意外伤害。

4.学龄前期

体质量增长减慢,身高增长增快。活动能力加强,智力发育迅速,求知欲及可塑性强,易发生意外事故。乳牙开始脱落,恒牙萌出,脑发育接近成人,动作协调,语言、思维、想象力成熟,是性格形成的关键时期。但该期免疫系统发育仍不成熟,易患儿童传染病。

5.学龄期

体格生长稳定增长,身高增长速度趋于平稳,多种生理功能已基本成熟,除生殖系统外,其他器官的发育基本接近成人水平,淋巴系统发育处于高潮。脑的形态发育基本完成,社会心理进一步发育,认知能力加强,综合、理解、分析能力逐步完善,求知欲强。

6.青春期

出现第二次生长高峰,全身器官发育迅速,生殖系统发育日趋成熟,第二性征出现,内脏功能日趋健全。自我意识逐渐产生,认知社会能力尚不完善,易产生青春期复杂的心理行为问题。

(三)社区儿童及青少年保健工作的内容

社区儿童及青少年保健工作是社区卫生服务人员根据儿童、青少年时期不同的生长发育特点,满足其健康需求为目的,解决社区儿童及青少年健康问题所提供的保健服务。

1.促进儿童及青少年的生长发育

通过评估社区儿童及青少年的生长发育与健康状况,及时发现其生长发育问题,指导家长及保育机构正确喂养,保证营养均衡摄入。指导家长亲子关系建立的方法与技巧。

2.预防保健及健康教育

通过宣传栏、讲座、宣传册等方式宣传母乳喂养、疾病防治等知识,按期进行预防接种,对托幼机构及学校进行健康指导。

3.常见健康问题的管理

进行常见病、多发病和传染病的防治工作。

4.建立社区儿童健康档案

为社区内每一位儿童建立健康档案,及时记录儿童的健康状况。

二、社区学龄前儿童保健指导内容

(一)新生儿期保健指导

1.日常保健指导

(1)保暖:居室应阳光充足,空气清新,室温宜保持在 22~24 ℃,相对湿度维持在 55%~65%,根据气温变化随时调节环境温度。

(2)清洁:保持皮肤清洁,每天沐浴。沐浴时间选择在喂奶后 1 小时内,室温维持在 26~28 ℃。沐浴顺序:面、头、颈、上肢、躯干、下肢、腹股沟、臀和外生殖器。

(3)抚触:抚触宜选择安静的环境,室温维持在 25 ℃左右,时间宜为沐浴后。方法:①轻柔地按摩婴儿头部,并用拇指在孩子上唇和下唇分别画出一个笑容,让孩子能够充分感受到快乐。②双手放在婴儿两侧肋缘,右手向上滑向婴儿右肩,再逐渐回到原处。左手以同样方式进行。③按照顺时针方向按摩婴儿脐部,但应该注意在脐痂未脱落前不要按摩该区域。④双手平放在婴儿背部,从颈部向下开始按摩,然后用指尖轻轻按摩脊柱两边的肌肉,再次从颈部向底部迂回运动。⑤将婴儿双手下垂,用一只手捏住其胳膊,从上臂手腕部轻轻挤捏,然后用手指按摩手指。并用相同手法按摩另外一只手。⑥按摩婴儿的大腿、膝部、小腿,从大腿至脚踝部轻轻挤捏,然后按摩脚踝及足部;在确保脚踝不受伤的前提下,用拇指从脚后跟按摩至脚趾。

抚触时的注意事项:注意保暖;如新生儿饥饿、烦躁时不宜抚触;每次抚触时间以 15 分钟为宜,每天3 次;天冷时抚触前将双手搓热。

(4)预防疾病和意外伤害:新生儿免疫功能不健全,抵抗力低,应尽量避免接触患有皮肤病、消化道、呼吸道感染或其他传染病者。护理新生儿前要洗手、洗脸及漱口。窒息是新生儿最常见的意外事故,注意哺乳时避免乳房堵塞新生儿口、鼻,切忌边睡边哺乳,使用的被子不宜盖住头,冬季外出时不宜包裹太紧、太严。如发现意外窒息,立即去除引起窒息的原因,保持呼吸道通畅,如呼吸心跳停止,立即进行心肺复苏,快速送医院救治。

2.家庭访视

社区护士在新生儿出院后1 周内进行产后访视。了解新生儿一般健康及预防接种情况、喂养指导、开展新生儿疾病筛查等。

3.喂养指导

(1)提倡母乳喂养:对于新生儿来说,母乳是最好的食物,母乳喂养也是最科学的喂养方法。世界卫生组织提倡新生儿至少保持 4~6 个月纯母乳喂养。正常分娩的新生儿,出生后半小时内可开始吸吮母亲乳头。纯母乳喂养时,母亲应注意补充维生素 K,避免新生儿发生维生素 K 缺乏性出血性疾病。出生后2 周左右开始补充维生素 A、维生素 D,早产儿出生后 1 周补充,足月儿出生后半个月开始补充。

(2)人工喂养:指母亲因各种原因不能喂哺婴儿时,用动物乳如牛乳、羊乳或其他代乳品喂养婴儿。目前常用的人工喂养方法有牛乳喂养、配方乳喂养和羊乳喂养。

(3)混合喂养:因母亲乳汁分泌不足需添加牛乳、羊乳,或其他代乳品喂养新生儿时称混合喂养。有补授法和代授法两种添加方法。

4.早期教育指导

鼓励家长拥抱和抚摸婴儿,对婴儿说话或唱歌等方式促进婴儿神经心理发育,增进母子间情感交流,促进婴儿智力发育和个性培养。

5.预防接种

新生儿期应接种卡介苗和第一剂乙肝疫苗。

6.指导家长识别异常症状

(1)发热:指导家长正确使用肛表,如出现体温过高时,首先排除是否衣服穿得过厚,是否环境温度过高。确为发热时,应及时就诊并在医师指导下用药。

(2)黄疸:生理性黄疸在出生后 2～3 天出现,10～14 天逐渐消失。病理性黄疸持续时间长,颜色深、范围大,应及时就诊治疗。

(二)婴幼儿期保健指导

1.营养与喂养

此期生长发育迅速,对营养需求高,其膳食以高能量、高蛋白的乳类为主,并注意维生素 D 的补充。

(1)合理喂养:营养供给仍以奶及奶制品为主,鼓励母乳喂养,指导合理添加辅食和断奶。

(2)辅食添加:辅食添加按由少到多、由稀到稠、由细到粗、由一种到多种原则添加,不能以成人食物代替辅食。

(3)断奶:随着辅食的添加,训练婴幼儿使用杯子喝水、汤勺进食,为断奶做好准备。

(4)断奶后的饮食指导:断奶是指停止母乳喂养,但主要食物仍是乳类(牛奶或配方奶),断奶后安排好辅食,烹饪宜碎、细、软、烂,注意膳食平衡。

2.日常护理指导

(1)卫生和睡眠:每天给婴儿洗澡,鼓励独立睡眠,睡眠时嘴里不含东西。

(2)衣着和活动:衣着应简单、宽松,便于活动,多行户外活动,多晒太阳等,增强体质,提高对外界环境的适应能力和防病能力。

(3)排便习惯训练:通常大便训练应在 1 岁以后,小便训练应在 1.5～2 岁,大、小便训练应避免在冬天进行。

3.早期教育

以感知、语言、动作训练为主,促进感知觉的发展,训练婴幼儿由近及远认识生活环境,培养他们的观察能力。在玩耍中鼓励主动与他人接触,培养良好的情绪和行为。耐心限制其危险行为,注意培养集体观念、道德观念,提高环境适应能力。

4.动作训练

从添加辅食时训练婴幼儿用勺进食,指导家长按婴幼儿年龄生长发育特点并结合其实际能力训练抓物、抓握动作、坐、爬、走等训练。

5.意外预防

意外事故包括吸入异物、窒息、中毒、烧伤、烫伤等。指导家长把婴儿放在安全的地方,防止跌倒或坠床、烧伤和烫伤,妥善放置药品或有毒物品,防止包裹过严、溺水等造成窒息。

6.预防接种

督促家长按计划免疫完成基础计划免疫。根据国家计划免疫程序对适龄儿童进行常规接种。

(1)预防接种管理:首先确定接种对象,以预约、通知单、电话、网络、短信等形式通知婴幼儿监护人,告知疫苗接种的种类、时间、地点,携带预防接种卡或证,婴幼儿到接种地接种。接种前仔细核对预防接种卡或证、接种对象姓名、性别、出生时间、接种记录,确定本次需接种的疫苗类型,告知监护人疫苗接种的名称、作用、禁忌证、注意事项、可能出现的不良反应,如实记录告知及询问既往疫苗接种情况并签署书面告知书。接种完成后及时记录疫苗接种时间、疫苗名称与批号,接种儿童需观察 15～30 分钟,如无不适方可离开。

(2)预防接种的禁忌证。①一般禁忌证:患自身免疫性疾病和免疫缺陷者;有急性传染病接触史而未过检疫期者暂不接种;活动性肺结核、较严重的心脏病、风湿病、高血压、肝肾疾病、慢性病急性发作者、有哮喘及过敏史者、严重化脓性皮肤病者或发热者不宜接种。②特殊禁忌证:结核菌素试验阳性、中耳炎者禁忌接种卡介苗;对酵母过敏或疫苗中任何成分过敏者不宜接种乙型肝炎疫苗;接受免疫抑制剂治疗期间、腹泻、妊娠期禁忌服用脊髓灰质炎疫苗糖丸;因百日咳菌苗偶可产生神经系统严重并发症,故本人及家庭成员患癫痫、神经系统疾病和有抽搐史者禁用百日咳菌苗;对鸡蛋过敏者禁接种麻疹疫苗。

(三)学龄前儿童保健指导

此期大多数儿童进入学龄前教育,其独立意识增强,与外界接触多、活动范围扩大,容易发生各种意外,注意加强早期教育,预防意外伤害。

1.平衡膳食

膳食结构接近成人,与成人共进主餐,另加一餐点心。指导家长掌握促进食欲的技巧,膳食搭配力求多样化、粗细交替,满足儿童生长发育需要。

2.促进思维发育

培养幼儿感知、计划、综合判断能力和集体主义精神,促进幼儿的思维发育。

3.保护视力

矫正幼儿不良的看书习惯,注意用眼卫生,讲清近视的危害。定期带幼儿到医院检查视力,以早期发现视力障碍并及时矫治。

4.入园准备

让孩子养成每天准时上学,放学及时做作业的习惯,对老师、同学有礼貌,自己收拾学习用具。

5.安全教育

该期儿童好动又缺少生活经验,易发生意外事故,应加强安全教育,如遵守交通规则、使用电器安全、不在河边玩耍等,预防意外发生。

6.社区健康管理

为 4～6 岁儿童每年提供 1 次健康管理服务,按免疫程序按时进行各种预防接种和加强免疫。

(四)托幼机构卫生保健管理

1.协助制定幼托机构卫生保健制度并监督其执行情况

按照《托儿所幼儿园卫生保健管理办法》落实膳食营养指导,体格锻炼、健康检查及卫生消毒、疾病预防与传染病控制等工作。

2.协助完成儿童健康检查

(1)指导准备入园的儿童到指定医疗机构按要求进行全面体格检查,如儿童患有传染性疾病或近期与传染病患者有接触史应暂缓入园。

(2)离园再入园的儿童体检:凡离园 3 个月以上要求再入园者应重新按要求体检。

(3)转园儿童体检:如果是在园健康儿童不需要重新体检,只需持"儿童转园健康证明"就可以直接转园。

3.儿童膳食管理

儿童膳食管理由专人负责,接受社区卫生人员监督;食谱按儿童生长发育需求制定并定期更换;保证各种营养素均衡摄入,儿童膳食应严格与职工膳食分开。

4.做好幼儿机构教师及家长的健康教育

教会儿童及托幼机构教职员工预防意外伤害的知识,加强消毒隔离工作落实,预防传染性疾病。

三、学龄期儿童和青少年保健指导

(一)学龄期儿童保健指导

学龄期儿童认知和心理发展非常迅速,是德、智、体全面发展的重要时期。

1.培养良好的生活习惯

养成良好饮食习惯,纠正偏食、吃零食、暴饮暴食等坏习惯,合理安排学习、睡眠、游戏及运动时间,注意培养良好的卫生习惯与用眼卫生。

2.培养正确的坐、立、走姿势

指导家长及早注意孩子坐、立、行走姿势,发现孩子姿态不端正时,及时向孩子讲清楚道理,给予纠正。

3.预防疾病和意外伤害

学龄期儿童的好发疾病有免疫性疾病如风湿热等,应注意预防。此外,车祸、运动中的意外创伤、溺水、自杀等是学龄期儿童常见的意外伤害,要加强安全教育及防范措施。

4.防止学校或家庭虐待

指导家长和老师树立正确的教育观念,多与孩子交流,激发儿童的学习兴趣,及早发现问题家庭,防止发生严重后果。

5.正确对待性早熟

指导家长、老师一起关心儿童的心理成长,正确对待性早熟。

(二)青少年保健指导

青少年时期的个体认知、心理社会和行为发展日趋成熟,但由于神经内分泌尚不稳定,也会出现一些特殊健康问题。

1.青少年期常见的健康问题

(1)性健康问题:出现性早熟或性发育迟缓。

(2)遗精:进入青春发育期后每个月遗精2～3次属于正常。

(3)手淫:为满足生理需要,易发生手淫,以男性多见。

(4)痤疮:是青少年常见的皮肤病。易发生在皮脂腺发达的面部、上胸和背部,可持续数年。

(5)意外伤害:青少年是意外伤害的高发人群,以自杀、暴力、交通事故等多见。

2.青少年保健指导

(1)合理营养指导:营养供给须满足青少年的生长发育,每天摄入足量蛋白质、脂肪、维生素、糖、铁、钙等营养物质,食物多样化,注意主副食、荤素及粗细的均衡搭配。

(2)保持心理平衡:教育其有理想和抱负,目标设立在自己能够实现的范围内。家长注意与孩子的沟通方式,尊重孩子,帮助他们顺利渡过这段特殊时期。

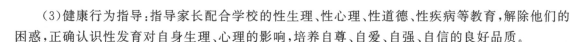

（3）健康行为指导：指导家长配合学校的性生理、性心理、性道德、性疾病等教育,解除他们的困惑,正确认识性发育对自身生理、心理的影响,培养自尊、自爱、自强、自信的良好品质。

（4）自信心和责任感的培养：家长给予足够信任和尊重,加强法律知识教育,学会负责任、懂法律、珍惜自己生命。培养其助人为乐、积极向上的品德。

（5）培养良好的心理品质：培养广泛的兴趣爱好,提高主动能力和适应能力,热爱生活和社会。

（6）定期体格检查：通过定期检查,及时发现青少年期常见的健康问题,积极进行治疗。

（三）学校卫生保健工作内容

1.一般健康教育

对青少年进行个人卫生、眼部保健、营养供给、预防疾病、青春期卫生和心理健康、防范意外伤害等方面知识教育。

2.性教育与指导

根据青少年身心发展特点,有针对性地进行性知识教育。

3.提供卫生服务

监测并了解青少年健康状况和生长发育水平,提供计划免疫、常见病处理等服务。

4.创造良好环境卫生

保护和改善学校物理环境、社会环境和文化环境,为学生提供安全、舒适、愉快的学习环境。

5.心理咨询

帮助学生解除在学习、生活、人际关系中所面临的压力与困惑,提高学生的应对能力,保持心理平衡。

6.营养供给

根据青少年生长发育特点,制订符合青少年生长需要的食谱,注意饮食卫生。

（韩翠华）

第七节　社区妇女保健指导

一、社区妇女保健

（一）概述

1.社区妇女保健的概念

社区妇女保健是以维护和促进妇女健康为目的,以预防为主,以保健为中心,以基层为重点,以社区妇女为对象,防治结合,开展以生殖健康为核心的保健工作。社区妇女保健工作实施预防为主的措施,做到以人为中心、以护理程序为框架、以服务对象的需求为评价标准,强调妇女健康的社会参与、政府责任、三级妇幼保健网的建立健全。

2.社区妇女保健工作的意义

目前,我国社区妇女保健工作主要包括三级妇幼保健网的建立健全,大力开展以社区妇女生殖健康为核心的保健工作,针对女性的生理、心理、社会特点及健康、行为等方面的问题,有组织地定期对不同时期的妇女(围婚期、孕期、产褥期、哺乳期、围绝经期)开展妇科常见病、多发病的普查及普治工作,降低妇女的患病率、伤残率、孕产妇及围生儿的死亡率等,控制妇女一生中不同时期某些疾病的发生,性传播疾病的传播,达到促进妇女身心健康的目的,从而提高妇女的健康水平。

(二)社区妇女保健工作内容

妇女保健工作内容包括妇女各期保健指导、计划生育技术指导、常见妇科疾病及恶性肿瘤的普查普治,以及妇女劳动和社会保障等。

1.妇女各期保健指导

(1)青春期保健:青春期是指性器官发育成熟,出现第二性征的年龄阶段。这一时期生长发育迅速,社区护士除应给予合理营养知识指导,培养少女健康饮食行为及良好卫生习惯外,还应联合相关专业人员对青春期少女进行性知识、性伦理、性道德等方面的教育和指导,加强对心理行为问题的预防和疏导,培养少女自尊、自爱、自信的优良品质。同时通过定期体格检查,早期发现各种疾病。

(2)性成熟期保健:此期保健的主要目的是维护正常的生殖功能。给予计划生育指导、疾病普查与卫生宣教,避免妇女在性成熟期内因孕育或节育引发各种疾病,以便早期治疗,确保妇女身心健康。

(3)围婚期保健:围婚期是指从确定婚配对象到婚后受孕前的这一段时期。围婚期保健主要是围绕结婚前后,为保障婚配双方及其后代健康所进行的一系列保健服务措施。主要内容有婚前医学检查、围婚期健康教育及婚前卫生咨询3个部分。做好围婚期保健工作,是家庭幸福和提高人口素质的基础。

(4)围生期保健:围生期是指妊娠满28周到产后1周这一时期。围生期保健主要包括对孕产妇、胎儿、新生儿进行一系列保健工作,如孕产妇并发症的防治,胎儿的生长发育、健康状况的预测和监护,以及制定防治措施、指导优生等工作。

(5)围绝经期保健:围绝经期指绝经前后一段时期,卵巢功能衰退而停止排卵,月经开始不规则,进而停经,通常发生于45～55岁。社区护士应指导围绝经期妇女维持规律生活,采取均衡饮食及适量运动,定期接受健康检查并多参加社交活动。

(6)老年期保健:世界卫生组织规定,发展中国家60岁以上者为老年人,发达国家65岁以上者为老年人。社区护士应指导老年期妇女合理膳食,保持规律生活,定期体检(特别是妇科检查),维持心理平衡;积极参加社会活动,发挥自己的才能与兴趣,多与家人沟通,保持家庭和谐,从而提高老年期妇女的生命质量。

2.计划生育技术指导

社区要积极开展避孕节育咨询与指导,做好避孕节育的知情选择。指导育龄人群实施有效的避孕措施。为辖区内育龄妇女提供避孕、节育技术服务,开展避孕节育知识宣传普及。做好性生活指导,提高夫妻生活质量。

3.妇科疾病与恶性肿瘤的普查普治

加大社区健康宣传力度,建立健全妇女保健网络。对于育龄妇女及高危人群定期进行普查工作,宣传定期体检的重要性,使疾病早发现,早治疗,提高妇女的生命质量。

4.妇女的劳动和社会保障权益

妇女的劳动就业权益受法律保护,妇女享有劳动安全和健康权。所有用人单位都应当根据妇女的生理特点,按照相关法律法规保护妇女在工作和劳动时的安全和健康。妇女在经期、孕期、产期和哺乳期受特殊保护。妇女在生育方面享有社会保障权。社区应做好妇女的劳动保护和社会权益保障工作。

二、围婚期妇女健康保健

围婚期保健内容包括配偶的选择、婚前检查、最佳生育年龄、受孕时机的选择、计划生育及家庭成员适应。

(一)配偶的选择

婚姻不仅是两性的结合,而且要孕育下一代,优生始于择偶,因此择偶时不仅要有感情和性爱的基础,而且要有科学的态度。选择配偶应考虑的因素:遗传因素、健康因素、适宜的年龄。近亲不相恋,我国《婚姻法》第六条明确规定:直系亲属和三代以内的旁系血亲(三代以内有共同祖先)禁止结婚。

(二)婚前检查

婚前检查有利于了解夫妻双方及下一代的健康状况和发育情况,及早发现疾病,有利于优生,提高民族素质。婚前检查的内容包括以下几方面。

1.询问病史

询问双方的健康史和家族史,是否近亲婚配、有无遗传病史和精神病史,如色盲、血友病等,女方的月经史,男方的遗精史等。

2.全身体格检查

测量血压、体质量、身高,检查女性的第二性征。

3.生殖器官检查

了解生殖器官发育是否良好,重点在于发现影响婚育的生殖疾病。

4.实验室检查

实验室检查包括血尿常规、肝功能、阴道分泌物涂片检查等。2003年10月1日通过的新《婚姻法》规定,婚前检查可在自愿的基础上进行。

(三)婚前生育指导

1.最佳生育年龄

我国《婚姻法》规定的结婚年龄是男性22周岁,女性20周岁。在我国,妇产科专家认为,女性的最佳生育年龄为25~29岁;男性的最佳生育年龄为25~35岁。研究表明:在这个年龄阶段内的女性,全身器官发育成熟,卵子质量高,选择在这个时期怀孕生育危险性最低。

2.最适宜受孕时机

生育时机的选择应包括生理条件、心理条件及经济条件等的成熟,选择良好的生育时机,为下一代的身体健康,智力培养做相应的科学准备。受孕应在双方生理、心理都处于最佳状态的时期,长期口服避孕药的妇女应停用两个月后再受孕。受孕前3个月,男女双方最好戒烟酒,保持营养状态良好。注意怀孕前工作与生活环境,避免接触对胎儿有害的物质,如放射线、化学物质、致畸或致突变物质等。从营养供给角度看,受孕的最佳季节,应是夏末秋初的7~9月份,此时蔬菜、瓜果收获,有利于孕妇摄取足够的营养物质。第二年的4~6月份分娩,此时正值春末夏初,气候温和,有利于产妇身体恢复和下一代的健康发育。

3.计划生育咨询与指导

计划生育是指有计划生育子女的措施,是控制人口数量,提高人口素质,使人口增长与经济、资源和社会发展相适应的有效措施。基本原则是晚婚、晚育,少生、优生,从而有计划地控制人口。

社区护士应根据夫妇意愿,结合家庭经济、社会、宗教等背景,以及年龄、生育能力、生育要求和全身健康因素,指导妇女科学合理受孕。计划生育措施主要包括避孕、绝育及避孕失败的补救措施。

(1)避孕:就是用科学的方法来阻止和破坏正常受孕过程中的某些环节,使女方暂时不能受孕的方法。所采用的避孕方法很多,主要有工具避孕法、药物避孕法、安全期避孕法、紧急避孕法等。

工具避孕法:包括阴茎套、阴道隔膜、宫内节育器等措施。阴茎套是以非药物形式去阻止受孕的简单方式之一,为男性用避孕工具,使用方便,没有不良反应,使用前后注意检查有无破损。阴道隔膜是一种女用避孕工具,俗称子宫帽,性交前将阴道隔膜放在阴道内盖住子宫颈,阻止精子进入子宫腔,从而起到避孕作用。如患有子宫脱垂、膀胱或直肠膨出、重度宫颈糜烂等情况的妇女不宜使用。宫内节育器是一种简便、安全、经济、有效、可逆的节育方法。放置时间常规为月经干净后3~7天,人工流产时可在术后立即放置,自然流产在经后3~10天,正常分娩者在分娩后3个月,剖宫产妇女则应在产后半年放置。如果妇女有较严重的全身急慢性疾病,如发热、严重贫血、心脏疾病、肿瘤等,或生殖系统急慢性炎症、月经过多过频、子宫畸形等,均不宜放置宫内节育器。另外,放置前应了解月经情况,排除妊娠后方可放置。术后休息3天,至少2周内禁止盆浴及性交,术后1个月、3个月、6个月定期复查。

药物避孕法:通过药物抑制下丘脑促性腺激素释放激素,使垂体分泌卵泡刺激素和促黄体素减少,从而抑制排卵,改变宫颈黏液性状,不利于精子穿过,改变子宫内膜形态与功能,不适宜受精卵着床,以达到避孕目的。国内应用的避孕药为人工合成的甾体激素避孕药,其特点为安全、有效、经济、简便。用药前应先询问病史,如果妇女患有严重的心血管疾病、糖尿病、血液系统疾病、甲状腺功能亢进、子宫肿瘤、乳房肿块、恶性肿瘤等则不宜使用口服避孕药。哺乳期妇女为减少对乳汁分泌的影响,应在产后6~8个月服用。月经间隔期偏长或45岁以上的妇女不宜服药,以避免卵巢功能早衰。

安全期避孕法:即利用月经周期推算法、基础体温测量法及宫颈黏液观察法等,掌握女性的排卵期,避开排卵期性交来避孕,使精子和卵子错过相逢的机会。妇女的排卵往往会受情绪、生活环境、健康或性生活等影响而有改变,甚至有时会发生额外排卵,所以安全期避孕效果并不十分可靠,最好与外用避孕药或安全套配合使用。

紧急避孕法:指在无保护性生活或避孕失败后的3天内,妇女为防止非意愿妊娠而采取的避孕方法,是一种临时补救措施。其方法有宫内节育器和服用紧急避孕药。

(2)绝育:通过手术或药物,达到永久不育的目的。

(3)避孕失败补救:早期妊娠可采用药物流产和手术流产,中期妊娠可采用引产术。

三、孕期妇女健康保健

妊娠是指胎儿在母体内发育成长的过程,从卵子受精开始至胎儿自母体娩出为止,共40周。社区护士通过对妊娠期不同阶段妇女进行相应健康指导,建立围生期保健手册,减少妊娠期各种并发症的发生,提高孕产妇疾病预防质量,保障孕期母子健康和优生优育。

(一)孕期妇女的生理、心理变化

1.生理变化

(1)生殖系统:①子宫体明显增大变软,妊娠12周时超出盆腔,妊娠晚期子宫多呈不同程度的右旋。妊娠12~14周起,子宫出现不规则的无痛性收缩;②卵巢略有增大,停止排卵;③阴道分泌物增多,pH降低,对防止细菌感染有重要作用;④外阴皮肤增厚,大阴唇内血管增多及结缔组织变松软,故伸展性增加。

(2)乳房:乳头及乳晕变大,颜色加深,妊娠末期尤其接近分娩期时挤压乳房,可有少量淡黄色稀薄液体溢出,称为初乳。

(3)呼吸系统:妊娠期妇女呼吸方式为胸腹式呼吸,由于呼吸道黏膜充血水肿,孕妇常感到呼吸困难。

(4)循环及血液系统:妊娠期心脏向左、上、前移位。妊娠晚期心率每分钟增加10~15次,血容量增加35%,易出现妊娠期生理性贫血。

(5)消化系统:约半数孕妇在早期有恶心、呕吐、食欲减退等消化道症状,在妊娠3个月前后症状消失。妊娠期因胃肠蠕动减慢,易引起上腹饱胀和便秘。

(6)泌尿系统:妊娠期因子宫增大压迫膀胱,会有尿频现象。

2.心理变化

妊娠期妇女常见的心理反应有惊讶和震惊、矛盾心理、接受、情绪不稳和内省。美国心理学家鲁宾提出妊娠期孕妇为接受新生命的诞生,维持个人及家庭的功能完整,必须完成4项孕期母性心理发展任务:①确保自己及胎儿能安全顺利地渡过妊娠期、分娩期;②促使家庭重要成员接受新生儿;③学习为孩子贡献自己;④情绪上与胎儿连成一体。社区护士应及时评价妊娠期妇女的心理变化,给予恰当的指导,帮助她们顺利渡过这一时期。

(二)孕产妇健康管理

1.建立围生期保健手册

在孕12周前为孕妇建立《孕产妇保健手册》,进行第一次产前访视。《孕产妇保健手册》由孕妇居住地的乡镇卫生院或社区卫生服务中心建立。建册时详细、准确地了解孕妇情况并登记,建册后将手册交孕妇保管,每次产前检查时给医师记录检查结果。

2.产前检查时间

产前检查应从确定怀孕开始。孕12周前至少进行1次检查,孕12~28周时每4周进行1次产检,孕28~36周时每2周进行1次产检,孕36周后每周进行1次产检,有高危因素者增加产前检查次数。

3.产前检查内容

(1)首次产前检查:详细询问既往史、家族史、个人史等,观察孕妇发育、营养及精神状况、步态与身高、乳房发育、心脏有无疾病、脊柱及下肢有无畸形,测量血压、体质量、骨盆测量、腹部及阴道与肛门检查、血尿常规、血型、肝肾功能、心电图、B超,推算孕妇的预产期,根据检查结果做好高危妊娠筛查及评分,对高危险因素需要转诊到上级医疗机构者,在2周内随访转诊结果。

(2)复诊产前检查:复查胎位、检查胎儿大小与成熟度等。

4.产检健康教育

设立孕妇培训学校,通过讲课、看录像、座谈及科普宣传等方式,将孕期的保健知识、危险症状、临产前的一些现象及各种育婴常识教给孕妇,对其进行保健指导,增强她们的自我照顾能力。

(三)高危妊娠筛查

1.妊娠高危因素

有下列危险因素的孕妇属于高危妊娠。

(1)妊娠年龄>35 岁的高龄孕妇。

(2)既往有流产、早产、死胎、死产、胎儿畸形等生育史。

(3)B 超见前置胎盘、胎盘早剥、羊水过多或过少,胎位不正,胎儿发育异常,母儿血型不合。

(4)妊娠高血压综合征。

(5)母亲骨盆狭小或畸形,既往有骨盆骨折病史。

(6)妊娠期合并心脏病、肾小球肾炎、糖尿病、急慢性肝炎、肺结核、重度贫血等。

(7)妊娠期服用有害物质或药物,接触放射线等因素。

(8)胎位异常,巨大儿,多胎妊娠。

(9)本人或配偶有遗传疾病者。

(10)家族中有遗传性疾病者。

2.高危妊娠筛查方法

对于有可能发生遗传性疾病的高危妊娠妇女,社区护士应鼓励其积极接受产前遗传诊断,服务内容包括以下几方面。

(1)超声诊断:超声检查是利用高频率声波的反射作用,经电子信号而呈现在荧光屏上,以判断胎儿的生存性、胎数及胎儿是否畸形。这是目前于怀孕 20～22 周所做最简易、安全的产前诊断方法。

(2)羊膜腔穿刺术:羊膜腔穿刺术是指在超声的定位及监视下,以 22 号穿刺针进入子宫腔内抽取羊水,然后对羊水中所含的生化物质及胎儿剥落细胞进行培养及分析,能诊断唐氏综合征及染色体异常的胎儿。适用于怀孕 16～18 周的孕妇,为目前针对高龄产妇积极推动的产前诊断方法。

(3)胎儿绒毛膜组织检查:胎儿绒毛膜组织检查是经由阴道或腹部从胎盘取出少许绒毛样本做检查,能早期诊断染色体或基因异常的胎儿。适用于怀孕 9～11 周孕妇,但这种方法较易发生感染、出血及流产,仅适用于必要时实施。

(4)母血筛检甲胎蛋白:母血筛检甲胎蛋白是抽取母亲血液做筛检,以早期了解胎儿是否为神经管缺损或染色体异常的高危人群,适合怀孕 16～20 周孕妇。

(5)胎儿脐带采血:胎儿脐带采血是在超声的引导下,以穿刺针插入脐带抽取胎儿血液,检查是否有血友病或海洋性贫血等疾病。适用于怀孕 20 周以后的孕妇。

(四)孕期保健指导

1.日常生活保健

(1)饮食:为保证孕期营养供给,每天供给足够的热能、蛋白质、脂肪、维生素和微量元素,满足孕妇和胎儿营养需求。食物多样化,多食蔬菜、水果,禁止吸烟、饮酒及摄入刺激性饮料。

(2)个人衣着与卫生:衣着以宽松、舒适、透气性好为宜,不穿高跟鞋。养成良好卫生习惯,勤洗澡,以淋浴为宜。

(3)休息与活动:合理安排生活与工作,避免重体力工作、加班及从事有毒有害工种,保证充足睡眠,夜间睡眠时间不少于 8 小时,午睡 1～2 小时。睡眠宜采取左侧卧位,利于增加回心血量,减轻下肢水肿。

(4)口腔保健:保持良好口腔卫生,饭后、睡前漱口、刷牙,防止细菌滋生,如患龋齿及牙病,应及时就诊。

(5)乳房护理:良好的乳房护理可以为产后成功母乳喂养做好准备。从妊娠 7 个月开始,指导孕妇每天用温水擦洗乳房、乳头,增加乳头上皮摩擦耐受力,以免哺乳时乳头发生皲裂,但避免使用肥皂等洗涤用品。根据乳房的大小佩戴合适的全棉乳罩以免乳房下垂。

(6)孕期性生活指导:孕期不是绝对禁止性生活,但妊娠 12 周以前和 28 周以后应避免性生活。

2.心理卫生指导

社区护士根据早、中、晚不同孕期孕妇的心理需要,给予适当的支持与帮助,使其保持良好的心情。

(1)怀孕早期(孕 12 周末以前):此期常有矛盾心理,因早孕反应引起身体不适而感到焦虑。社区护士指导丈夫体贴爱护妻子,给妻子、胎儿创造一个和睦、温馨、完美的家庭气氛,让妻子尽快适应怀孕。

(2)怀孕中期(孕 13 周至 27 周末):接受怀孕事实,对胎儿充满幻想与期望。社区护士应多给孕妇介绍怀孕、分娩的有关知识及胎儿有关的信息,解释其疑惑的问题,指导孕妇进行胎教。

(3)怀孕晚期:孕妇会感到自己很脆弱且易受到伤害,随着预产期的临近,孕妇出现期待而又恐惧的心理。社区护士鼓励孕妇表达内心感受,给予科学指导与解释,必要时让孕妇了解产房及设备,以减少产妇对分娩的恐惧和忧虑,对配合医护人员的处理,顺利分娩是很重要的。

3.孕期用药指导

孕妇在整个妊娠期间应慎重服药。特别是妊娠初期前 2 个月,需在医师的指导下合理用药。不可随意滥用抗生素、抗肿瘤药、激素类和解热镇痛药物等。由药物引起的胎儿损害或畸形,一般发生在妊娠的头 3 个月,特别是前 8 周内最为突出。

4.妊娠期的营养指导

孕期营养供给的关键是指导孕妇均衡摄入各种食物,粗细搭配,荤素适当,克服偏食,多食蔬菜、水果,少吃辛辣食物,戒烟酒,出现妊娠水肿时,每天盐的摄入量<4 g。

(1)热量:怀孕期间每天增加 420～1 260 kJ 热量,蛋白质、脂肪、糖类在人体内氧化后均能产生热量,其中蛋白质占 15%,脂肪占 20%,糖类占 65%。热量主要来源于谷物、薯类等。

(2)蛋白质:妊娠期需增加蛋白质的摄入,以供母体的生理调节及胎儿的生长发育,并为分娩时的消耗做准备。我国营养学会提出在妊娠 4～6 个月期间,孕妇每天增加蛋白质 15 g,妊娠 7～9 个月期间,每天增加 25 g。优质蛋白主要来源于牛肉、牛奶、鸡蛋、鸡肉、鱼等。

(3)脂肪:摄入适量脂肪以保证胎儿的正常发育及脂溶性维生素的吸收,对促进乳汁分泌也有帮助。孕妇每天摄入脂肪量不宜过多,每天 60～70 g,其中可以提供 7.5～15 g 植物油。

(4)糖类:妊娠期间对于糖类的需求主要通过主食中的淀粉来获取,每天进食 0.4～0.5 kg 主食,即可满足需求。

(5)微量元素:妊娠期间对于微量元素的需求,除铁外,几乎所有的微量元素均可在平时的食物中得到补充。①铁:我国营养学会建议孕妇每天膳食中的铁摄入量为 28 g,如不足时可根据医嘱口服铁剂,同时伴服维生素 C,以利于铁的吸收;②钙、磷:是构成骨骼的成分,妊娠全过程均应补钙,最佳食物来源有牛奶、小鱼干、黄豆制品、蛋黄、海带等;③锌:与生育和免疫功能有关,孕

3个月后,每天从食物中补充20 mg,其主要存在于动物蛋白和谷物中;④碘:为甲状腺激素成分,缺乏易造成呆小症,在整个妊娠期,每天膳食中碘的供给量为175 μg,最佳食物来源为紫菜、海带、加碘食盐。

(6)维生素:妊娠期间维生素的摄入主要从食物中获取。①孕妇体内若缺乏维生素 A,可发生夜盲、贫血、早产、胎儿畸形。每天膳食中维生素 A 供给量为1 000 μg,主要存在于动物性食物中,如牛奶,动物肝脏等。②B族维生素:尤其是叶酸摄入量应增加,特别是妊娠前3个月,如缺乏易发生胎儿神经管缺陷畸形。应保证每天膳食中叶酸供给量为0.8 mg。主要来源于谷类、豆类、绿叶蔬菜等食物中。妊娠前3个月最好口服叶酸。③维生素 C 是形成骨骼、牙齿、结缔组织的必需物质,每天膳食中维生素 C 的摄入量为80 mg,主要食物来源于柿椒、柑橘、柠檬、山楂、枣等。④维生素 D 若缺乏可影响胎儿骨骼发育,每天膳食中维生素 D 的摄入量为10 μg,鱼肝油中含量最多,其次为肝、蛋黄、鱼,多晒太阳也利于体内合成维生素 D。⑤维生素 E 可以减少自然流产,每天需摄入10 mg,主要食物来源于麦芽、花生油、麻油、坚果、绿叶蔬菜、蛋类、奶类等。

5.孕期自我监护方法指导

做好孕期自我监护对保证胎儿和母体健康十分重要,社区护士指导孕妇和家属自己数胎动,听胎心率是在家中对胎儿情况进行监护的可行手段。①胎动的监护方法:从妊娠30周开始,每天早、中、晚各数1小时,将3个小时所数的总数乘以4,并做好记录,如果胎动每天在30次以上,说明胎儿情况良好,不足30或继续减少,表明胎儿宫内缺氧,应及时就医。②听胎心音的方法:每天定时听胎心音并记录,胎心音正常为120～160次/分,如果胎心音每分钟超过160次或每分钟不足120次,均属异常,应及时就诊。③测量体质量:指导孕妇每周测体质量,一般孕妇体质量增长每周不超过0.5 kg,整个妊娠期增加10～12.5 kg,体质量的增加视个人孕前的体质量而定。如果妊娠期体质量不增加,说明胎儿生长缓慢,如孕妇体质量每周增加超过0.5 kg,要注意有无妊娠水肿。

(五)妊娠期常见症状的管理

妊娠期出现不适是每个孕妇都会经历的,但因个体差异,这些不适症状会有所不同,而且在不同妊娠期所出现的症状也会有所不同。

1.恶心、呕吐

大部分孕妇约在妊娠6周出现早孕反应,12周左右消失。此期间应避免空腹或过饱,每天可少量多餐,饮食宜清淡易消化,晨起时宜缓慢,避免突然改变体位。对于呕吐严重者,或12周以后仍继续呕吐,甚至影响孕妇及胎儿营养时,须住院治疗,纠正水、电解质紊乱。对于偏食者,在不影响饮食平衡的情况下可不予以特殊处理。

2.尿频、尿急

妊娠早期属于正常现象,告知孕妇有尿意时应及时排空。

3.水肿

妊娠后期易发生下肢水肿,休息后可消退,这属于正常现象。若出现凹陷性水肿,经休息后水肿仍不消退,则应警惕合并其他疾病,查明原因并给予及时治疗。社区护士应指导孕妇睡眠时采取左侧卧位,下肢垫高15°,以促进下肢血液回流。

4.静脉曲张

已出现症状的孕妇应避免长时间站立或行走,注意经常抬高下肢,促进下肢血液回流;会阴部有静脉曲张者,可于臀下垫枕,抬高髋部休息。

5.便秘

了解孕妇的饮食,排便习惯,分析引起便秘的可能因素。指导孕妇养成良好的排便习惯,增加每天饮水量,多进食蔬菜、水果等含纤维多的食物,如韭菜、芹菜、香蕉等,并注意适当运动。未经医师许可,不得擅自使用大便软化剂或轻泻剂。

6.腰背痛

指导孕妇在日常生活工作中注意保持良好的姿势,避免过度疲劳;如需长时间弯腰,应适当调整姿势。疼痛严重者,必须卧床休息。

7.下肢肌肉痉挛

妊娠期间应注意补钙,禁止滥用含钙、磷的片剂。社区护士应告知孕妇预防及减轻症状的方法:①避免穿高跟鞋,以减少腿部肌肉的紧张度;②避免腿部疲劳、受凉;③发生下肢肌肉痉挛时,孕妇应背屈肢体或站立前倾以伸展痉挛的肌肉,或局部热敷按摩。

四、产褥期妇女健康保健

(一)产褥期妇女生理变化

1.生殖系统的变化

(1)子宫:产后子宫变化最大,胎盘娩出后的子宫逐渐恢复至非孕状态的过程,称为子宫复旧,约需6周时间。包括子宫体的复旧、子宫内膜的再生和子宫颈的复原。

(2)阴道及外阴:分娩后阴道壁肌肉松弛,肌张力低,黏膜较光滑,约产后3周黏膜皱开始出现,产褥期内阴道壁肌张力可逐渐恢复,但不能完全恢复至妊娠前水平。分娩时会阴因受压产生充血、水肿或不同程度的裂伤,可数天内消失或愈合。

(3)盆底组织:盆底肌肉及筋膜常因过度扩张而失去弹力,也可出现部分肌纤维断裂,严重时可导致产后阴道前后壁膨出或子宫脱垂。

2.内分泌系统的变化

分娩后雌激素、孕激素水平急剧下降。至产后1周时已降至未孕时水平。不哺乳产妇一般于产后6~10周恢复月经,哺乳产妇因催乳素的分泌可抑制排卵,月经复潮延迟,甚至在哺乳期间月经一直不来潮。产后较晚恢复月经者,首次月经来潮常有排卵,故哺乳妇女在月经恢复前也有受孕的可能。

3.乳房的变化

主要变化是泌乳,但乳汁分泌在很大程度上取决于哺乳时的吸吮刺激。此外,产妇的营养、睡眠、健康情况和情绪状态都将影响乳汁的分泌。

4.腹壁的变化

腹壁皮肤受妊娠子宫膨胀的影响,弹力纤维断裂,腹直肌呈不同程度分离,产后明显松弛,张力低,须至产后6周或更长的时间方能恢复。妊娠期出现的下腹正中线色素沉着,于产褥期逐渐消退,原有的紫红色妊娠纹变为白色,成为永久性的白色妊娠纹。

5.血液循环系统的变化

妊娠期血容量增加,于分娩后4~6周可恢复至未孕状态。产后3天内,由于胎盘循环停止大量血液从子宫进入体循环,以及组织间液的回吸收,使回心血量增加,心脏负担再次加重。因此,有心脏病的产妇易发生心力衰竭。

6.泌尿系统的变化

妊娠期滞留在体内的大量水分,于分娩后的最初几天经由肾脏排出,故产后尿量明显增加。在临产期分娩过程中,膀胱过分受压,导致黏膜充血、水肿,肌张力降低,加之产后外阴伤口疼痛,不习惯卧床排尿等原因,容易发生尿潴留。膀胱充盈可影响子宫收缩而导致产后出血,因此要及时处理。孕期发生的肾盂输尿管生理性扩张,需 4～6 周恢复正常。

7.消化系统的变化

产后 1～2 天内产妇常感口渴,喜进汤食,但食欲欠佳,以后逐渐好转。胃肠肌张力蠕动减弱,约需2周恢复正常。产后因卧床时间长,缺乏运动,腹直肌及盆底肌肉松弛,加之肠蠕动减弱,易发生便秘。

(二)产褥期妇女心理变化

妊娠和分娩是妇女一生中的重大改变,产褥期妇女会经历一系列复杂的心理变化。分娩后产妇会出现一系列反应,表现为高涨的热情、希望、高兴、满足感、幸福感,也可能有失眠、失望、抑郁等情绪不稳定表现。产后抑郁症是在分娩后常见的一种普遍心理障碍,是介于产后抑郁性精神病和产后忧郁之间的一种精神疾病。一般在产后第 1 天至第 6 周之间发生,而产后第 1～10 天被认为是发生产后抑郁症的危险期。

产褥期是产妇的心理转换时期。如果受到体内外环境的不良影响、刺激,也容易发生各种身心障碍。因此,社区护士应了解和掌握产褥期妇女的心理改变,做好产褥期妇女的心理护理,使其情绪稳定,顺利地渡过产褥期。

(三)产褥期妇女保健指导

产褥期是产妇身心恢复的重要时期,照护质量直接影响产妇的身心恢复。产褥期保健指导由社区护士提供,通过询问、观察、一般体检和妇科检查,必要时进行辅助检查,对产妇恢复情况进行评估。

1.日常生活指导

(1)清洁与舒适:产妇的休养环境以室温 22～24 ℃为宜,光线适宜,通风适当,保持空气清新,防止受凉。指导产妇保持个人卫生,包括会阴部、身体清洁及维持正常排泄等。

(2)合理饮食与营养:社区护士应该协助产妇获取适当和均衡的饮食,进食富含营养、清淡、易消化的食物,保证足够的热量,以促进其身体的健康和身材的恢复。哺乳期妇女每天应增加500 kcal 热量,选择鱼、肉、蛋、奶、豆类及含钙、铁丰富的食物。哺乳期妇女应避免食用咖啡与浓茶、含脂肪多的食物、过咸或烟熏制食品、刺激性调味品、酒类,以免影响婴儿行为及生长发育。

(3)休息与睡眠:社区护士应指导产妇适应与婴儿同步休息,每天至少保证 8 小时睡眠,保持生活规律。

2.产后活动与锻炼

产后运动有助于增强腹肌张力、恢复身材、促进子宫复旧、骨盆底收缩和复旧,促进血液循环、预防血栓性静脉炎等。社区护士根据产妇个体情况指导产妇在产后 24 小时内以卧床休息为主,顺产者在产后6～12 小时内即可下床轻微活动;行会阴侧切或剖宫产的产妇,可适当推迟活动时间。运动方式及时间:腹式呼吸及阴道收缩运动在产后第 1 天;胸部运动产后第 2 天;颈部运动产后第 4 天;腿部运动产后第5天;膝胸卧式促进子宫收缩运动于产后第 7 天;仰卧臀部上举运动在产后第 10 天;仰卧起坐腹部运动在产后第 15 天进行。指导产后运动时注意运动量由小到大,强调循序渐进,视产妇耐受程度逐渐增加活动量,避免过度劳累,运动时若有出血及不适感立即停止并休息。剖宫产术后的妇女可先选择促进血液循环的项目,如深呼吸运动,其他项目待伤口愈合后再逐渐进行。

3.母乳喂养及乳房护理指导

鼓励产妇喂哺母乳,母乳喂养对母婴均有益。喂养过程中应注意以下事项。

(1)哺乳时间:原则是按需哺乳。产妇于产后半小时内开始哺乳,哺乳时间为半小时以上。若母亲患有结核病、肾脏病、心脏病、艾滋病及严重贫血时则不可母乳喂养。尽早哺乳,以维持乳腺通畅,减轻乳房胀痛。

(2)指导产妇进行正确的乳房护理及新生儿喂养:乳房应保持清洁干燥。每次哺乳前应洗手,并将乳房、乳头用温开水清洗。哺乳时,母亲和新生儿均应选择最舒适的位置,一手拇指放在乳房上方,其余四指放在乳房下方,将乳头和乳晕大部分放入新生儿口中,用手托住乳房,防止乳房堵住新生儿鼻孔。哺乳时应让新生儿吸空一侧乳房后再吸另一侧,两侧乳房交替哺乳。哺乳后应将新生儿抱起,轻拍背部1～2分钟,排出胃内空气,以防呕吐。如果出现乳头皲裂,轻者可继续哺乳,哺乳前湿热敷乳房和乳头3～5分钟,挤出少量乳汁,使乳晕变软易被新生儿吸吮。哺乳时先在损伤轻的一侧乳房哺乳,以减轻对乳房的吸吮力。哺乳结束后,挤出少量乳汁涂在乳头和乳晕上,短暂暴露使乳头干燥。如皲裂严重则暂停哺乳,可将乳汁挤出或用吸乳器吸出后喂养。世界卫生组织指出,4～6个月内的婴儿只需母乳,不必添加喂水或其他饮料。哺乳期妇女应佩戴合适的棉质乳罩,避免过紧或过松。母乳喂哺应按需哺乳,提倡早接触,早吸吮。母乳喂哺的时间一般以10个月至1年为宜。

(3)产妇若因病不能哺乳,则应尽早退乳:最简单的方法是停止哺乳,少进汤汁类食物。

4.心理指导

观察产妇的心理状况,给予其在心理及社会等方面相应的护理措施。社区护士通过家庭访视,增强产妇照顾新生儿的信心,确立母亲的角色和责任,使母子之间建立独特的亲子依附关系。

5.家庭适应与协调

随着孩子的出生,家庭角色的变化,父母角色、夫妻关系需要重新调整,互相理解与共同承担家务。社区护士应指导丈夫做好接纳新成员的心理和行为准备,确立父亲的角色,主动为妻子分担照顾新生儿的责任,承担家务劳动,在日常生活中应对妻子关心、体贴。新生儿不仅给家庭带来了希望与欢乐,同时也带来了责任与压力,所以夫妻双方要扮演好各自的角色,适应角色的转变,才能促进家庭的健康发展。

(四)产褥期常见健康问题的护理

1.乳腺炎

产褥期乳腺炎是产褥期的常见病,常常继发于乳头皲裂、乳房过度充盈、乳腺管阻塞。

(1)预防。①保持乳头和乳晕的清洁:经常用温水清洗乳房,每次哺乳前后用温水清洗乳头和乳晕,保持局部干燥。如有乳头内陷者更应注意清洁。②养成良好的按需哺乳习惯:每次将乳汁吸尽,避免乳汁淤积,如有淤积可用吸乳器或按摩乳房帮助乳汁排空,不可让婴儿含着乳头睡觉。③如有乳头破损或皲裂要及时治疗。④保持婴儿口腔卫生:及时治疗婴儿口腔炎。⑤纠正乳头内陷。⑥营养供给:注意摄入清淡、易消化、富含营养的食物,多饮水,忌食辛辣、刺激、油腻的食物。

(2)护理措施。①炎症初期:可继续哺乳。哺乳前,湿热敷乳房3～5分钟,并按摩乳房;哺乳时先哺患侧乳房。每次哺乳时注意吸空乳汁,减轻淤积。用绷带或用乳托将乳房托起,局部用冰敷,以减少乳汁分泌。注意充分的休息。②炎症期:停止哺乳,定时用吸乳器或手法按摩排空乳汁,用宽松乳罩托起乳房,以减轻疼痛和肿胀。给予局部热敷、药物外敷或理疗,以促进局部血液循环和炎症消散。根据医嘱早期使用抗菌药物。③脓肿形成期:行脓肿切开引流术,切口应符合美容要求并防止损伤乳管,保持引流通畅,切口定时更换敷料,保持清洁干燥。

2.产后尿失禁

产后尿失禁是由于分娩时,胎儿先露部分对盆底韧带及肌肉的过度扩张,特别是使支持膀胱底及上 2/3 尿道的组织松弛所致。社区护士应指导产妇保持会阴及尿道口清洁。注意多饮水,多食水果、高纤维蔬菜,防止便秘。坚持做盆底肌锻炼,使盆底肌肉的功能逐渐复原。为防止产后尿失禁,产妇在身体尚未复原之前不宜过早进行剧烈运动。

3.产后抑郁

由于内分泌的变化,大脑皮质与皮质下中枢的相互关系发生改变,皮质下中枢平衡失调,常会导致产妇情绪不稳,偶尔可见某种精神疾病状态。这种精神疾病反应常与难产手术、产后感染或不良妊娠结局等精神创伤有关。其特征包括注意力无法集中、健忘、心情不平静、时常哭泣或掉泪、依赖、焦虑、疲倦、伤心、易怒、暴躁、无法忍受挫折等。临床可表现为焦虑、激动、忧郁、睡眠不佳、食欲缺乏、言语行动缓慢。也可表现出谵妄状态或躁狂状态。产后抑郁症并非单一原因造成,它是生物、心理、社会因素以多种不同方式相互作用的结果。

产后抑郁的预防措施包括倾听产妇诉说心理问题,做好产妇的心理疏导工作,解除不良的社会心理因素、减轻产妇的心理负担和躯体不适症状;对于有不良个性的产妇,应给予相应的心理指导,减少或避免精神刺激,减轻生活中的应激压力;促进和帮助产妇适应母亲的角色,指导产妇如何与婴儿进行交流和接触,使其逐渐参与到护理孩子的日常生活中,逐步建立亲子依附关系;发挥社会支持系统的作用,改善家庭关系,合理进行家务分工,减轻产妇劳累;为产妇提供自我护理指导和常见问题的处理方法,减少产妇的困惑和无助感;高度警惕产妇的伤害性行为,注意保护安全;重症患者应接受心理医师或精神科医师的治疗。

(韩翠华)

第八节　社区老年人的健康管理

一、我国社区老年人护理模式展望

随着社会经济的快速发展,人类平均寿命的延长,人口老龄化现象日益明显。我国是世界老龄化人口数量最多的国家,目前人口老龄化所带来的各种社会问题越来越明显,对老年护理提出了新的挑战。如何维护好老年人的健康,提高老年人的生活质量,需要社区护理人员探索符合我国实际情况的社区老年人健康服务模式。

(一)社区老年人护理现状

1.社区老年人服务内涵不断扩展

近年在政府统筹规划下,逐步建立了以社区为基础的老年人社会服务体系,组建了老年经济、老年医疗和护理、老年教育、老年精神文化生活、老年社会参与、老年法律、老年心理等多种老年社会服务体系。

2.社区老年护理形式和内容有待拓展与完善

社区护士为老年人服务的形式逐步从基本医疗服务向公共卫生服务拓展,主要形式有社区卫生服务中心(站)、家庭病床等,服务主要涉及家庭访视、慢性病监测、老年人健康管理、社区健康教育等。但目前家庭健康护理体系不健全,社区护士与社区其他为老年服务人员联系松散,没有发挥应有的培训、指导等作用。

3.社区老年护理研究有待深入

以老年人心理和社会健康为主的研究有待加强,一些交叉学科的研究少见报道。

(二)未来社区老年护理模式展望

1.以社区为基础的老年人长期照护模式的建立

为应对老龄化日益突出的问题,缓解老龄化带给社会、家庭及医疗保健的巨大压力,社区卫生服务应探索建立以居家养老为主体,社区为依托的为老年人长期照护需求与服务提供对接的信息沟通平台,对老年人社区保健提供有针对性的服务。

2.建立有中国特色的社区老年护理服务体系

政府机构应加大对社区养老服务的投入,合理配置卫生资源,为社区老年人提供的服务形式主要有家政服务、养老服务、家庭护理及互助服务等。

二、社区老年人健康管理规范

《老年人健康管理服务规范》由卫健委于 2011 年 4 月 25 日颁布,规定服务对象为辖区内 65 岁及以上常住居民,社区每年为老年人提供一次健康管理服务,内容包括生活方式和健康状况评估、体格检查、辅助检查和健康指导等。

(一)服务内容

(1)每年进行一次老年人健康管理,包括健康体检、健康咨询指导和干预。

(2)生活方式和健康状况评估:包括体育锻炼、饮食、吸烟、饮酒、慢性疾病常见症状和既往所患疾病、治疗及目前用药等情况。

(3)体格检查:包括体温、脉搏、呼吸、血压、体重、腰围、臀围、皮肤、淋巴结、心脏、肺部、腹部等检查,以及视力、听力和活动能力的一般检查。

(4)辅助检查:每年检查一次空腹血糖。有条件的地区建议增加血常规、尿常规、大便潜血、血脂、B超、眼底检查、肝功能、肾功能、心电图检查等,以及认知功能和情感状态的初筛检查。

(5)告知居民健康体检结果并进行相应干预:①对发现已确诊的原发性高血压和 2 型糖尿病等患者纳入相应的慢性病患者健康管理;②对存在危险因素且未纳入其他疾病健康管理的居民建议定期复查;③告知居民进行下一次健康检查的时间。

(6)对所有老年居民进行慢性病危险因素和疫苗接种、骨质疏松预防及防跌倒措施、意外伤害和自救等健康指导。

(二)服务流程

(1)预约 65 岁及以上常住居民。

(2)进行体格检查、一般检查、询问相关问题。

(3)根据评估结果进行分类处理。

(4)对所有居民告知健康体检结果,进行健康教育,危险因素干预,疫苗接种,骨质疏松预防,意外伤害预防,告知下次体检时间。

(三)服务要求

(1)加强与居委会、派出所等相关部门的联系,掌握辖区内老年人口信息变化。

(2)加强宣传,告知服务内容,使更多的老年居民愿意接受服务。

(3)预约65岁及以上居民到社区卫生服务中心接受健康管理。对行动不便、卧床居民可提供预约上门健康检查。

(4)每次健康检查后及时将相关信息记入健康档案,具体内容详见《城乡居民健康档案管理服务规范》健康体检表。

(5)积极应用中医药方法为老年人提供养生保健、疾病防治等健康指导。

(四)考核指标

(1)老年居民健康管理率=接受健康管理人数/年辖区内65岁及以上常住居民数×100%。

(2)健康体检表完整率=填写完整的健康体检表数/抽样的健康体检表数×100%。

三、社区健康管理机构中的护士角色

(一)健康评估者

生活方式和健康状况评估。

(二)健康指导者

社区护士详细了解老年人的基本生活功能,指导老年人养成健康的生活方式,教导其注意个人卫生、衣着舒适、饮食搭配合理、居室安全、养成良好的起居习惯,提高生活质量。

(三)直接护理服务者

提供医疗、护理、康复、保健服务及舒缓治疗服务等。

(四)心理保健指导者

指导老年人保持良好心态,避免情绪强烈波动,学会自我疏导和放松,养成良好生活规律与睡眠习惯,培养兴趣爱好,适度人际交往,定期接受心理健康教育和心理咨询,学会控制情绪和调节心理。

(韩翠华)

第九节 社区高血压患者的健康管理

一、全社区人群卫生诊断

社区卫生诊断,借用临床诊断一词,是指社区卫生工作者运用社会学、流行病学和管理学等研究方法对社区人群健康问题及社区资源进行调查,发现和分析社区人群的主要健康问题及其影响因素的一种调查研究方法。社区诊断的目的是确定社区的主要公共卫生问题;寻找造成这些公共卫生问题的可能原因和影响因素;确定本社区综合防治的健康优先问题与干预重点人群及因素;为社区综合防治效果的评价提供基线数据。社区医疗卫生服务部门是高血压防治的第一线,通过对所辖全社区15岁以上的人群进行高血压患病率调查,建立居民健康档案的过程,了

解全社区人群的高血压患病率及具体的患病个体,了解全社区人群中的各种高危因素,为社区居民所患高血压的状况作出正确的本社区卫生状况诊断和整体评价,建立并实施以医学科研证据为基础、以服务质量与结局为指标、以全社区的高血压患者血压控制、尽快恢复正常生活和工作为目标的管理方法。

二、高血压的社区检出和社区筛选

(一)高血压的社区筛选

1.有计划地测量成人血压

有计划测量辖区全部成年人的血压,建议正常人至少每2年测量1次血压;利用各种机会将高血压监测出来。

2.机会性筛查

在日常诊疗过程中检测发现血压异常升高者;利用各种公共活动场所,如老年活动站、单位医务室、居委会、血压测量站等测量血压;通过各类从业人员体检、健康体检、建立健康档案、进行基线调查等机会筛查血压;在各类公共场所安放半自动或自动电子血压计,方便公众自测血压。

3.重点人群筛查

在各级医疗机构门诊对35岁以上的首诊患者应测量血压;高血压易患人群[如血压在17.3~18.5 kPa/11.3~11.9 kPa(130~139/85~89 mmHg)、肥胖症]筛查,建议每半年测量血压1次。

4.初次发现血压增高的评估

对首次发现收缩压≥18.7 kPa(140 mmHg)和/或舒张压≥12.0 kPa(90 mmHg)者应进行评估处理,如收缩压≥24.0 kPa(180 mmHg)和/或舒张压≥14.7 kPa(110 mmHg)者,立即考虑药物治疗并建议加强随访监测血压,应在2周内多次测量血压;如可疑高血压急症,社区卫生中心立即转上级医院诊治。如收缩压18.7~23.9 kPa(140~179 mmHg)和/或12.0~14.5 kPa(90~109 mmHg)者,建议随访观察,至少4周内隔周测量血压2次。

5.高血压的社区诊断及临床评估

高血压的病史、症状和检查项目如下。

(1)应全面详细了解患者病史,家族史:询问患者有无高血压、糖尿病、血脂异常、冠心病、脑卒中或肾脏病的家族史。

(2)病程:患高血压的时间,血压最高水平,是否接受过降压治疗及其疗效与不良反应。

(3)症状及既往史:目前及既往有无冠心病、心力衰竭、脑血管病、外周血管病、糖尿病、痛风、血脂异常、支气管哮喘、睡眠呼吸暂停综合征、性功能异常和肾脏疾病等症状及治疗情况。

(4)有无提示继发性高血压的症状:例如肾小球肾炎史或贫血史,提示肾实质性高血压;有无肌无力、发作性软瘫等低血钾表现,提示原发性醛固酮增多症;有无阵发性头痛、心悸、多汗等提示嗜铬细胞瘤。

(5)生活方式:膳食脂肪、盐、酒摄入量,抽烟支数,体力活动及体重变化等情况。

(6)药物引起的高血压:是否服用使血压升高的药物,例如口服避孕药、类固醇、非甾体抗炎药、促红细胞生长素、环孢素及中药甘草等。

(7)心理社会因素:包括家庭情况、工作环境、文化程度及有无精神创伤史。

(8)体格检查:仔细的体格检查有助于发现继发性高血压线索和靶器官损害情况,体格检查包括正确测量血压和心率,必要时测量立、卧位血压和四肢血压;测量 BMI、腰围及臀围;观察有无库欣面容、神经纤维瘤性皮肤斑、甲状腺功能亢进性突眼征或下肢水肿;听诊颈动脉、胸主动脉、腹部动脉和股动脉有无杂音;触诊甲状腺;全面的心肺检查;检查腹部有无肾脏增大(多囊肾)或肿块;检查四肢动脉搏动和神经系统体征。

(9)实验室检查:基本项目:血液生化(钾、空腹血糖、总胆固醇、甘油三酯、高密度脂蛋白胆固醇、低密度脂蛋白胆固醇和尿酸、肌酐);全血细胞计数、血红蛋白和血细胞比容;尿液分析(蛋白、糖和尿沉渣镜检);心电图。

评估靶器官损害:高血压患者靶器官损害(心、脑、肾、血管等)的识别,对于评估患者心血管风险,早期积极治疗具有重要意义。从患高血压到最终发生心血管事件的整个疾病过程中,亚临床靶器官损害是极其重要的中间环节,在高血压患者中检出无症状性亚临床靶器官损害是高血压的社区诊断和临床评估的重要内容,也为高血压社区分级管理和社区随访制定合适计划提供准确的医学依据。

(二)高血压的建档

1.社区医疗卫生人员的职责

高血压是最常见的慢性病,是终身性疾病,常伴有其他并发症,或是其他疾病的基础。20 年前全球疾病负担调查结果显示,50%的心血管疾病并发症及风险是由高血压引起的。但高血压是可防可治的,因此被纳入社区公共卫生基本服务内容之一。

社区医疗卫生人员的职责,就是要通过首诊测血压、或通过健康体检筛查、或建立居民健康档案、或患者主动上门就诊等各种方式,及早地发现患者,对存在潜在健康危险因素的一般人群实行以健康教育和控制健康危险因素(抽烟、膳食不合理、酗酒、缺乏运动、精神压力与紧张)为主的一级预防措施;对高危人群(高血压、高血脂、高血糖、体重过重及肥胖)实施以早发现、早诊断、早治疗为主的二级预防措施;对已出现临床症状和诊断为高血压的患者实施以“防止病残、促进健康”为主的三级干预措施。

2.高血压健康档案

高血压健康档案是高血压个人健康为核心,贯穿整个生命过程,涵盖各种健康相关因素、实现多渠道信息动态收集,满足高血压自我保健、健康决策需要的信息资源。从高血压慢性病管理防治的工作出发,为每一位高血压患者、特别是重点人群建立起一个标准的、规范的、科学的、以电子信息平台为基础的健康档案。通过健康筛查建立档案和记录整个治疗过程,使诊疗医师和居民本人都能够直接了解本人的健康状况、疾病进展情况,易于医师对症下药和提供健康指导,也有利于患者提高自我防控意识,控制病情发展。

3.建立高血压的居民档案内容和方法

通过社区高血压筛查和诊断检出,对辖区内 35 岁及以上常住居民,每年在其第一次到社区卫生服务机构、镇卫生院就诊时为其测量血压,并做好记录。对第一次发现收缩压≥18.7 kPa(140 mmHg)和/或舒张压≥12.0 kPa(90 mmHg)的居民在去除可能引起血压升高的因素后预约其复查,非同日 3 次血压高于正常值的,建议转诊到上级医院确诊,2 周内随访转诊结果,对已确诊的原发性高血压患者纳入高血压患者健康管理。对可疑继发性高血压患者,应及时转诊。对工作中发现的高血压高危人群进行有针对性的健康教育,指导其每半年至少测量 1 次血压,并进行生活方式指导和行为干预,督促其进行自我保健管理。

(1)测量体重、心率,计算体重指数(BMI)。

（2）对所有患者进行有针对性的健康教育,详细了解患者症状和生活方式,包括体育锻炼、摄盐情况、饮食、抽烟、饮酒、慢性疾病常见症状和既往所患疾病、治疗及目前用药等情况的基础上,进行生活方式和健康状况评估,与患者一起制定生活方式改进目标并在下一次随访时评估进展,同时详细告知患者出现哪些异常时应立即就诊。

（3）根据患者血压控制情况和症状体征,对患者进行评估和分类干预。对血压控制满意、无药物不良反应、无新发并发症或原有并发症无加重的患者,预约进行下一次随访时间;对第一次出现血压控制不满意,即收缩压≥18.7 kPa(140 mmHg)和/或舒张压≥12.0 kPa(90 mmHg),或出现药物不良反应的患者,结合其服药依从性,必要时增加现用药物剂量、更换或增加不同类的降压药物,2周时随访;对连续两次出现血压控制不满意或药物不良反应难以控制,以及出现新的并发症或原有并发症加重的患者,建议其转诊到上级医院,2周内主动随访转诊情况。

（4）健康检查:在高血压患者知情选择的情况下,每年为患者进行1次健康检查。可预约患者到社区卫生服务机构、镇卫生院健康检查,对行动不便、卧床居民可提供预约上门健康检查。主要要求如下:①体格检查,包括体温、脉搏、呼吸、血压、体重、皮肤、浅表淋巴结、心脏、肺部、腹部等检查,以及口腔、视力、听力和活动能力的一般检查;②辅助检查,血尿常规、大便潜血、空腹血糖、血脂、眼底和心电图检查。

（三）高血压的社区分级管理

1.高血压的危险分层

高血压患者按危险因素、靶器官损害及临床疾病综合评估,危险分层简化分为低危、中危、高危,并依此指导医师确定治疗时机、策略与估计预后。

2.高血压分级管理

高血压一旦发生,就需要终身管理。社区高血压防治要采取面对全人群、高血压易患(高危)人群和患者的综合的防治策略。最终形成一级预防、二级预防与三级预防相结合的综合一体化的干预措施。

高血压分级随访管理的内容。根据危险分层:低危、中危和高危,将高血压患者分为一级、二级、三级管理。

（四）社区定期随访的方式

高血压社区随访可采用多种方式同时进行,常用的方式有患者到医院的诊所随访、定期到居民比较集中的社区站点随访、患者自我管理教育后的电话随访、对行动不便患者的入户随访及对中青年高血压人群的网络随访。

（五）社区高血压患者的双向转诊

1.双向转诊原则

确保患者的安全和有效治疗;减轻患者经济负担;最大限度的发挥基层医师和专科医师各自的优势和协同作用。

2.双向转诊的条件与内容

（1）社区高血压转出的条件:合并严重的临床情况或靶器官的损害;患者年轻且血压水平达3级;怀疑继发性高血压的患者;妊娠和哺乳期妇女;可能有白大衣高血压存在,需明确诊断者;因诊断需要到上一级医院进一步检查。

（2）社区随诊高血压转出条件:按治疗方案用药2～3个月,血压不达标者;血压控制平稳的患者,再度出现血压升高并难以控制者;血压波动较大,临床处理有困难者;随访过程中出现新的严重临床疾病;患者服降压药后出现不能解释或难以处理的不良反应;高血压伴发多重危险因素或靶器官损害而处理困难者。

(3)上级医院转回社区条件:高血压的诊断已明确;治疗方案已确定;血压及伴随临床情况已控制稳定。

三、高血压社区健康教育方式

(1)根据社区人群特点,利用各种渠道(如讲座、健康教育画廊、专栏、板报、广播、播放录像、张贴和发放健康教育材料等),宣传普及健康知识,提高社区人群对高血压及其危险因素的认识,提高健康意识。

(2)根据不同场所(居民社区、机关、企事业单位、学校等)人群的特点,利用各种社会资源,开展生活/工作/学习场所的健康教育活动。

(3)开展社区调查,发现社区人群的健康问题和主要目标人群;针对社区人群对高血压的认知程度,确定相应的健康教育内容;针对不同目标人群,制定相应的健康教育策略。

(4)对社区的不同目标人群,提供相应的健康教育内容和行为指导。

四、高危人群健康教育

通过社区宣传相关危险因素,健康促进策略,提高高危人群识别自身危险因素的能力;提高对高血压及危险因素的认知;改变不良行为和生活习惯。提高对定期监测血压重要性的认识,利用社区卫生服务机构对高危个体进行教育,给予个体化的生活行为指导。

(韩翠华)

第十节　社区糖尿病患者的健康管理

一、糖尿病患者的社区管理

(一)确定管理对象

(1)因症状就诊:医师在诊疗过程中,通过检测血糖在就诊者中发现和诊断糖尿病患者。

(2)高危人群筛查:根据糖尿病高危人群界定条件,在高危人群中进行血糖筛查。糖尿病高危人群指:年龄在 35 岁以上;有糖尿病家族史;肥胖者;曾患妊娠糖尿病的妇女;娩出过巨大儿的妇女;高血压者;高血脂者。建议高危人群每年进行一次血糖检测。

(3)社区卫生调查发现糖尿病患者。

(4)其他途径:社区糖尿病流行病学调查、健康体检等。

(二)建档

对管理对象及时建立管理档案。内容包括患者的基本信息、现病史、家族史、既往史、用药情况、生活行为(饮食、运动、吸烟、饮酒等);体检记录、辅助检查、诊断和治疗情况(饮食、运动、药物处方);随访管理计划及随访记录等。

(三)糖尿病患者的随访管理

1.随访内容

(1)每年提供 4 次免费空腹血糖检测,测量空腹血糖和血压,并评估是否存在危急情况,一旦出现危急情况应在紧急处理后紧急转诊,并于 2 周内随访转诊情况。

(2)若不需紧急转诊,询问上次随访到此次随访期间的症状。

(3)测量体重,计算体重指数,检查足背动脉搏动。

(4)询问患者疾病情况和生活方式。

(5)了解患者服药情况。

(6)定期为社区糖尿病患者进行病情、并发症和相关危险因素的评估,及时发现问题,以便采取适当的干预措施。

2.随访要求

(1)常规管理:①管理对象,血糖水平比较稳定;无并发症或并发症稳定的患者;不愿参加强化管理的患者。②随访要求,对常规管理的患者,要求每年随访至少 6 次。每次随访都应了解患者的症状、体征、血糖、血压、血脂等指标,了解糖尿病及其并发症的变化,以及药物治疗、非药物治疗、患者自我管理等情况。

(2)强化管理:①符合以下任一条件的患者应实行强化管理,已有早期并发症;自我管理能力差;血糖控制情况差;其他特殊情况如妊娠、围术期、1 型糖尿病等(包括成人迟发型自身免疫性糖尿病);治疗上有积极要求;相对年轻,病程短者。②随访要求每年至少 12 次,内容与常规管理相同。

(四)分类干预

根据患者情况给予不同的有针对性的干预措施。

(1)对血糖控制满意(空腹血糖<7.0 mmol/L),无药物不良反应及新发并发症或原有并发症无加重的患者,预约下次随访。

(2)对第一次出现空腹血糖控制不满意(空腹血糖≥7.0 mmol/L)或药物不良反应的患者,结合其服药依从情况进行指导,必要时增加现有药物剂量、更换或增加不同类的降糖药物,2 周内随访。

(3)对连续两次出现空腹血糖控制不满意或药物不良反应难以控制,以及出现新的并发症或原有并发症加重的患者,建议转诊到上级医院,2 周内主动随访转诊情况。

(4)对所有患者进行有针对性的健康教育。

(五)健康体检

对确诊的 2 型糖尿病患者,每 1 年进行 1 次较全面的体检,并与随访相结合。

二、糖尿病患者的健康指导

(一)疾病知识指导

指导患者及家属增加对疾病的认识,提高其对治疗的依从性,以乐观积极的态度配合治疗。

(二)饮食指导

合理饮食是糖尿病治疗的一项基础措施,饮食应多样化,要科学合理,食物摄入与代谢消耗应保持一个正常的平衡状态。饮食控制的总原则有以下几点。

(1)合理控制总热量,保证营养供给。

（2）饮食清淡,避免摄入动物性脂肪和高糖类食物。

（3）定时定量,少食多餐,两餐间隔 4～6 小时,超过 6 小时加餐。

（4）增加膳食纤维的摄入。

（5）注意限盐,限制饮酒,戒烟,多饮水。

（三）运动指导

循序渐进,持之以恒,保持一定运动频率和强度,一般每周运动 3～5 次,每次 30 分钟,尽量选择中等强度的有氧运动,如快走、慢跑、爬山、游泳等;选择在餐后 1～2 小时运动,不宜空腹时进行运动;运动强度相对固定,切忌忽高忽低;运动前需要注射胰岛素者,应注射在腹部肌肉运动少的部位;尽量避免在恶劣的天气情况下锻炼;选择合适的运动场地、穿合适的服装与鞋袜,随身携带零钱和糖果及保健卡。如血糖控制不好或血糖不稳定,有严重并发症者暂不宜运动。

（四）药物治疗指导

遵医嘱用药,口服降糖药的患者要掌握正确的服药方法,熟悉药物可能引起的不良反应及应对方式。

（五）自我监测与检查指导

糖尿病患者应进行自我病情监测与定期复查,了解血糖控制情况。血糖每天测量 4～7 次;糖化血红蛋白每 2 个月查 1 次;每个月检查尿常规;体重与血压首次必查,以后每 3 个月查 1 次;血脂、血黏滞度首次必查,以后每年查 1 次;肝功能、肾功能、心电图、眼底根据病情决定检查次数。

（六）足部护理指导

每天检查足部皮肤是否完好,触摸足背动脉的搏动是否正常;保持足部的清洁和干爽,掌握正确的洗脚方法,水温不宜太冷太热,一般 40 ℃以内,浸泡 10～15 分钟为宜;如足部皮肤干燥,使用皮肤护理霜,可适当按摩足部,足跟皲裂者使用含尿素的特殊皲裂霜;定期修剪趾甲;鞋袜必须合脚、舒适和透气;防止冻伤、烫伤、外伤;定期到专科门诊复查,以早期发现血管、神经病变,早期治疗。

（七）低血糖预防指导

告知患者及家属不能擅自更改或增加降糖药物及剂量,遵医嘱服药;注意饮食规律;运动适量及合适的时间;减少饮酒;随身携带糖果以备急用;随身携带病情卡,一旦出现低血糖,便于他人施救及通知家人。

（八）心理调适指导

向患者及家属讲解不良情绪及压力对疾病的影响。教会患者一些心理调适技巧,如不良情绪的宣泄、放松方法等,帮助患者树立战胜疾病信心。

（韩翠华）

第十一节　社区口腔预防保健

一、概述

口腔预防保健是口腔科学一个重要的分支学科,发展迅速。20 世纪以来,随着口腔医学的发展,口腔预防保健无论在预防措施与方法的应用研究方面,还是在健康促进与人群口腔保健服务方面,都有了长足进步。口腔预防保健的发展提高了社会人群及口腔专业人员对口腔医学保健预防工作重要性的认识,增加了社会人群的口腔卫生知识,转变了观念、态度,为全社会口腔健康水平的提高奠定了基础,对口腔医学进步起到了推动作用。

(一)口腔预防保健的目标和内容

1.预防保健的目标

口腔健康是生活质量的决定因素之一,实现人人口腔健康是全社会的共同理想和目标。要实现这一目标就要预防口腔疾病的发生,控制疾病的发展,恢复机体的功能,保护和促进健康。正如世界卫生组织(WHO)提出的:"使所有的人都尽可能地达到最高的健康水平。"

2.预防保健研究的对象

口腔预防保健以研究群体预防措施为主要对象,以研究个人预防保健方法为基本要素,以预防为主要策略思想,研究掌握预防口腔疾病的发生与发展的规律,促进整个社会口腔健康水平的提高。

3.预防保健研究的内容

以口腔健康为中心,研究口腔疾病病因和危险人群的判断。口腔疾病为多因素疾病,对口腔疾病的多种危险因素的研究,使人们在预防口腔疾病时能够确立侧重点和目标;对高危人群的判断,能够集中社会的口腔卫生服务,控制口腔疾病的流行;加强口腔卫生保健用品的研究,特别是含氟牙膏和保健牙刷的研究,可以为社会大众提供有效、经济的口腔卫生保健用品;开展多种形式的口腔健康教育来改变人们对口腔保健的认识、态度和行为,可以增进社区人群对口腔卫生服务的需求;采用世界卫生组织推荐的方法监测口腔健康状态;采用多中心随机对照试验,应用循证途径,来评价各种口腔保健和防治用品的安全性和有效性,进一步深入开展口腔预防保健和循证研究,以提高专业人员的判断能力和增强预防措施的效果。

(二)工作原则

预防保健工作的原则是根据疾病的病程制订的。预防可从疾病发展的任何阶段介入,即预防贯穿于疾病发生前直至疾病发生后转归的全过程。根据各阶段的特点与内容,将预防保健工作分为三级。

1.一级预防或初级预防

一级预防是指疾病处于病理形成前期过程,以病因预防为主,针对致病因素采取预防措施。强调自我保健、健康教育,以及特殊的防护措施,即社区公共卫生措施,监测危险因素与疾病发展趋势。

2.二级预防

二级预防是疾病已经进入病理形成期,但处于疾病的早期阶段。因此,早期发现,早期诊断,早期治疗,及时采取适当的治疗措施,阻止病理过程的进展,尽可能达到完全康复。

3.三级预防

三级预防是疾病已发展到严重和晚期阶段。三级预防也就是对症治疗。以防止伤残与康复功能为主要目的,如恢复器官的功能缺陷,尽可能恢复一定的生产能力和生活自理能力。

二、龋病和牙周病的预防

龋病、牙周病是人类最常见的口腔疾病。而保持口腔清洁健康是预防其发生发展的主要途径,重点是控制牙菌斑,消除局部刺激因素,提高宿主抵抗力,以达到增强口腔健康的目的。

(一)控制牙菌斑

牙菌斑是一种细菌性生物膜,为基质包裹的相互黏附或黏附于牙面、牙间或修复体表面的软而未矿化的细菌性群体,不易被水冲去或漱掉。牙菌斑生物膜是整体生存的微生物生态群体,细菌依靠生物膜紧密黏附在一起生长,是导致牙周病和龋齿发生的必要因素。因此要控制菌斑数量和致龋菌的毒性作用。牙菌斑的控制应包括菌斑数量的控制和致龋菌的毒性作用的控制。具体方法如下。

1.机械法清除菌斑

机械法清除菌斑的方法包括用牙刷、牙线、牙间刷及牙间清洁器等清除口腔内牙菌斑,是目前认为清除牙菌斑、控制菌斑数量最为有效、最易被广泛接受的自我保健方法。

2.生物学方法

(1)抗菌剂:主要是对致龋菌的抑制,从而达到控制菌斑的作用。优点是使用较广泛,效果肯定;缺点是长期应用存在耐药性及毒副作用,并对口腔微生物无选择地抑制,可抑制有害菌,也可抑制有益菌。而天然植物抗菌剂毒副作用少,已广泛开展应用,如将五倍子、甘草、厚朴、大黄、黄芩、金银花、血根草及茶叶等的提取物添加到牙膏或漱口剂中使用,起到减少菌斑滞留、清新口腔的作用。

(2)抗附着剂:抗附着剂有抑制吸附及解吸附作用。如抑制菌斑黏多糖形成,阻止细菌对牙面附着,使已附着的菌斑(黏多糖)解脱。下列各类抗附着剂已在防龋中应用。

酶类:酶类抗附着物质有非特异性蛋白水解酶,主要破坏细菌表面蛋白、阻止致龋菌在牙体表面的附着。特异性葡聚糖酶可溶解致龋菌产生的葡聚糖,影响菌斑的形成。目前可从青霉菌、黑毛菌等分离出水溶性葡聚糖酶,可起到减少菌斑堆积的作用,可放在牙膏中使用。

甲壳素类:甲壳素属氨基多糖类物质,从虾蟹壳里提取甲壳素,经脱乙酰基后成为乙酰甲壳胺。可溶,可被人体吸收,有多种衍生物,无毒副作用,是人类食品添加剂,它是提高人体免疫功能的天然物质。在防龋研究上,主要作用是凝集致龋菌,减少菌斑形成,解脱已黏附的菌斑;同时可减少乳酸量;防止口腔 pH 下降。目前已添加到漱口剂、牙膏、口香糖内使用。

天然植物药类:天然植物中五倍子、甘草、红花可与获得性膜中的黏蛋白和富脯蛋白结合,阻止细菌黏附。茶多酚除了有较好的抑菌作用外,主要作用是抑制葡糖基转移酶活性,减少葡聚糖的合成。这些天然品已被添加到牙膏、漱口剂、口含片中,作为防龋的制剂应用。

3.化学方法

氯己定(洗必泰)为双胍类,是广谱杀菌剂。对革兰氏阳性、阴性菌均有较强的抑菌作用,对变形链球菌、放线菌的作用尤为显著。它可以和获得性膜蛋白的酸根结合,滞留在牙体表面,抑制细菌的聚积和阻止附着,它还具有药物缓慢释放的特点。目前防龋制品有牙膏、漱口剂、防龋涂料及缓释装置等。由于它是强抗菌剂,可使舌背及牙面着色,对口腔黏膜有轻度刺激,使用范围受到限制;但在口腔局部的应用是安全的,也可用于放疗患者。

三氯生又名三氯羟苯醚,是一种脂溶性非离子杀菌剂,低浓度可起到抑菌效果,不引起着色现象。目前以防腐剂成分放入牙膏内,浓度不能超过 3%,可以达到抑制菌斑作用。

4.免疫方法

免疫防龋包括致龋菌特异性抗原和特异性抗体两部分。

(1)特异性抗原:特异性抗原的研究就是研制防龋疫苗,是以主动免疫的方式抑制致龋菌的抗原作用,在试验中已经取得了较好的效果。但疫苗的研究还处于完善阶段,有待于进一步进行临床有效性、安全性、稳定性试验,经验证后才能被广泛应用。

(2)特异性抗体:特异性抗体的使用是用被动免疫的方法,直接在口腔内对致龋菌抗原进行免疫,以达到防龋的目的。

(二)限制含蔗糖的食物

流行病学和动物试验证明,蔗糖可被细菌利用,有助于菌斑形成和产生有机酸。不同类型的含糖食品致龋作用程度不同,固体食品(如糖块)比液体食品(如饮料)更容易致龋,因固体含糖食品在口腔长时间停留,可破坏口腔菌群平衡,激活致龋变形链球菌过度生长,在胞外产生细胞外多糖促进菌斑形成。蔗糖饮食的摄入频率与龋病的发生也是密切相关的。目前,糖代用品还不能完全代替蔗糖。因此,要进行关于控制蔗糖摄入频率及吃糖后要及时清洁口腔、减少糖在口腔内滞留时间的卫生知识的教育,并且对儿童和青少年进行"建立合理饮食习惯,少吃零食,在两餐之间少吃或不吃糖果、糕点,特别是睡前应禁吃糖食"的教育尤为重要。

(三)氟化物防龋

氟是人体必需的微量元素之一。氟与钙、磷的代谢关系密切,少量氟化物的参与能加速骨骼和牙齿硬组织矿化成分中磷灰石的形成,增加其硬度、强度和稳定性。氟的缺乏可以引起钙、磷代谢的障碍。氟的防龋作用已普遍得到公认,大量科学数据表明,适量氟能维护牙齿的健康,缺乏氟则增加牙齿对龋病的易感性。

氟化物防龋机制:氟化物能有效地预防龋的发生,是因为它有如下作用。①当牙菌斑与唾液中存在氟化物时,它能促使早期釉质病损再矿化,在龋洞形成之前就开始了修复过程。②氟化物可干扰糖原酵解,通过这一过程阻止致龋菌代谢糖所产生的酸。③较高浓度的氟化物有杀灭致龋菌和其他细菌的作用。④在牙齿发育期间,摄入氟化物使釉质更能对抗牙萌出后的酸侵蚀。这一作用的多重性增加了氟防龋的价值。

因此,氟化物防龋是有效可行的,应尽可能使口腔内保持持续性低浓度的氟化物。可以通过氟化饮水、牛奶、食盐、漱口液、牙膏等方式获得氟化物,还可通过专业使用氟化物获得,或者使用含氟牙膏并配合使用上述任何一种来源的氟化物。WHO的政策之一是支持在发展中国家推广使用含氟牙膏。目前氟化物防龋的应用方法分全身和局部两种途径。

1.氟化物的全身应用

氟化物的全身应用是通过消化道将氟化物摄入,通过胃肠道吸收进入血液循环系统,然后转输至牙体及唾液等组织,达到预防龋病的目的。

(1)自来水氟化:将自来水的氟浓度调整到最适宜的浓度,以达到既能防止龋病的发生,又不引起氟牙症的流行。为了达到防龋目的,在低氟区把社区供水的氟浓度调整到适宜浓度即为自来水氟化。在实施过程中,水厂要有严格的管理和检测系统,确保饮水氟浓度达到并保持在预定的标准范围内,投加的氟化物有氟硅酸(H_2SiF_6)、氟硅酸钠(Na_2SiF_6)和氟化钠(NaF)等。H_2SiF_6和NaF用液体投加法;Na_2SiF_6用固体投加法。随供水量的大小调节投加量,定期进行监测和记录。

自来水加氟应遵循的基本原则:①饮水的适宜氟浓度一般应保持在 0.7~1 mg/L。②低氟区饮水氟含量在 0.5 mg/L 以下,在考虑加氟前,应首先调查该地区氟牙症的流行情况。如果氟牙症指数在0.6 以上,则无加氟的必要。③饮水氟含量在 0.5 mg/L 以下,氟牙症指数低于 0.6 时,可结合龋病的发病情况决定。应以 15 岁儿童的龋均为标准,如果超过 1DMFT,可酌情适当增加饮水氟含量,如DMFT很低,可考虑其他预防措施。④饮水氟含量超过1.5 mg/L则应采取措施消除过量的氟,但饮水氟含量在1.5 mg/L以下,而氟牙症指数超过1时,应找出原因,采取措施,减少氟的摄入量。⑤饮水氟含量应按季节、气温的变化进行调整。⑥自来水加氟需要严格的管理和检测系统,保证安全有效。

学校饮水氟化适用于不能实施公共自来水氟化的低氟地区,如没有自来水的乡村。由于学生只有部分时间在学校饮水(20%～25%),而且年龄已在6岁以上,恒前牙牙冠已矿化,不会产生氟牙症的问题。所以在小学内的饮水氟浓度可以为社区自来水氟浓度的4.5倍。但同样需安装一套供水设备,并且要有严格的管理和监督措施。饮用氟化水时间越早越好,饮用氟化水时间越长效果越好。

(2)食盐氟化:食盐氟化是以食盐为载体,加入氟化物,达到适量供氟以预防龋病的目的。食盐氟化适用于没有开展饮水氟化或没有自来水的低氟区。不同国家或地区由于饮食习惯不同,人群对盐的摄入量也不尽相同。WHO推荐每人每天6 g摄入量。我国平均为13.2 g。而在高氟区或适氟地区应用氟化食盐不当可能会造成危害。

(3)牛奶氟化:牛奶氟化是WHO近年来推荐的一种可供选择的全身用氟措施,它与饮水氟化和食盐氟化一样,安全、有效和经济。牛奶是一种氟化物的良好载体,又属于非致龋食品。用于牛奶氟化的氟化物有氟化钠、氟化钙、单氟磷酸钠和氟钙酸钠。牛奶中的氟化物约72%可被机体吸收。

(4)口服氟片:氟片是由氟化钠或酸性氟磷酸盐加香料、赋形剂、甜味剂制成的片剂,目前推荐的有0.25 mg和0.5 mg两种不同的含氟量。口服氟片是价廉、简单易行、行之有效的方法,适用于未能实施其他全身性用氟防龋的低氟区。由口腔科医师开处方后方可使用,每次处方含氟总剂量不得超过120 mg,应用剂量与当地饮水氟浓度和儿童年龄有关。在患龋率低的地区,给可能患龋的儿童应用剂量为每天0.5 mg氟。口服氟片时,应先将片剂嚼碎或含化并涂满整个口腔,使它兼有局部作用,以增加效果,一般不宜吞服。服用后半小时内不漱口、不进食。

类似氟片的还有氟滴剂,适于2岁以下婴幼儿,每天睡前将含氟溶液滴于颊黏膜或舌部,不漱口、不饮水。可获得全身和局部双重作用。应用原则和每天补充的氟化物量与氟片相同,使用氟滴剂可使龋病发病率降低40%。

2.氟化物防龋的局部应用

局部用氟是用不同的方法把氟化物带到牙齿表面,增强牙面的矿化程度和促进再矿化,提高牙齿的抗龋力,通过局部作用达到预防龋齿目的。既适用于未实施全身用氟的低氟与适氟区,也可与全身用氟联合使用,以增强其防龋效果。

(1)含氟牙膏:牙膏是自我保健维护口腔健康的必需用品,使用含氟牙膏是应用最广泛的局部用氟防龋的方法。WHO的政策之一是支持在发展中国家推广使用含氟牙膏。含氟牙膏的氟化物有氟化钠、酸性磷酸氟、氟化亚锡、单氟磷酸钠和氟化铵等。使用含氟牙膏刷牙每天不超过3次,成人每次用量不超过0.5 g或5 mm长(豌豆大小)。刷牙时不要吞咽,刷牙后清水漱口要尽量吐干净。牙膏的吞咽量随年龄而异。青少年和成人不存在误吞问题;而学龄前儿童吞咽功能发育尚不完善,刷牙时可误吞牙膏用量的20%～50%,这时期正是恒牙牙冠矿化阶段,容易发生因吞咽过量氟致慢性氟中毒(氟牙症),因此在低氟和适氟区已经采用了全身用氟的学龄前儿童用含氟牙膏刷牙时应有家长或监护人的帮助、指导和监督。

(2)氟水漱口:使用含氟漱口液漱口是简便易行、经济有效的局部用氟措施。研究表明,每天或每周使用氟化钠溶液漱口,患龋率可降低 20%～40%。适用于低氟区及适氟区、中等或高发龋地区。对龋活跃性较高或易患患者、牙矫正期间戴固定器的患者,以及不能实行口腔自我健康护理的残疾病者,或可摘义齿造成菌斑堆积的患者,以及牙龈萎缩、易患根面龋的老年人等,均可推荐使用。氟水漱口一般使用中性或酸性氟化钠配方,0.2% 氟化钠液每周使用 1 次,0.05% 氟化钠溶液每天使用 1 次。口腔医师必须知道氟水漱口的使用剂量和正确含漱方法,根据推荐方法正确开出处方,5～6 岁儿童每次用 5 mL,6 岁以上每次用 10 mL。含漱 1 分钟后吐出,半小时不进食或漱口。5 岁以下儿童吞咽功能尚未健全,不应推荐使用。

(3)局部涂氟:涂氟是氟化物局部应用最早期的方法。常用氟化物有如下几种。①2% NaF溶液:方法是洁治后用磨光剂清洁牙面,牙邻面可用牙线清洁,漱口、隔湿、吹干,用含氟溶液的小棉球从窝沟到邻面湿润压到牙面上,保持 3～4 分钟,30 分钟内禁食水。每周涂布 1 次,连续 4 次为 1 个疗程。学龄儿童每 2 年 1 个疗程,直至恒牙全部萌出。②8%～10% SnF_2。SnF_2 在水溶液中极不稳定,使用时要新鲜配制。其操作方法同 NaF 溶液,不同的是湿润牙面 4 分钟,每年涂布1 次。③1.23% 酸性磷酸氟(APF)溶液:操作方法与 NaF 溶液相似,要掌握涂布氟液的用量。氟化物溶液的急性中毒剂量因对象的年龄大小而异,APF 的成人中毒剂量约 12.5 mL(250 mgNaF),1～12 岁儿童则为成人剂量的 1/3～1/2。因此涂布时对用量要特别注意,成人全口涂布用药量必须在 2 mL 以内,通常 1 mL 为宜。

(4)凝胶和含氟涂料。①含氟凝胶:优点是操作简便,氟与牙表面作用时间长,通过口腔托盘放置适量凝胶一次可用于处理全口牙,使氟更好地与牙邻面接触。通常使用 APF,而氟化钠(2%)和氟化亚锡也有使用。APF 是由 NaF(1.23%)加入 0.1 mol/L 的磷酸配制而成,pH 为3.0。使用 APF 凝胶操作方法为先清洁牙面,隔湿、吹干,用托盘装入氟凝胶放入上下牙列,轻咬后固定 4 分钟,然后取出托盘,拭去黏附在牙面上和牙间隙内的凝胶,半小时内不漱口不进食。第一年用含氟凝胶是每季度使用 1 次,以后每半年使用 1 次。②含氟涂料:可克服局部涂氟化物时在釉质表面停留时间短暂的缺点,特点是长期与牙面紧密黏合。氟涂料临床功效与氟水漱口很相似,其相对成本较高。因此,在患龋率低的地区,氟涂料不作为防龋的首选项目。③含氟泡沫:是近年来出现的一种新的氟泡沫产品。其含氟浓度与氟凝胶一样,pH 为 3～4,应用方法与氟凝胶相似,含氟泡沫含氟量较多。因此,推荐由口腔专业人员指导使用。

(5)其他局部用氟方法。①含氟充填材料:是由玻璃离子黏固粉、聚羧酸盐黏固粉、银汞合金和洞衬剂等加入适量氟化物制成。如非创伤性充填(ART)材料等。待充填材料凝固后,材料中的氟离子缓慢释放出来,起到促进再矿化和预防继发龋的作用。②缓释氟材料:包括氟化物缓释片和氟化物控释药囊等,目前尚处于实验研究阶段。缓释片是由甲基纤维素形成氟化物的包衣制成,可嵌于修复体上使用,有报道氟化物缓释片可持续释放氟 24 小时。

(四)窝沟封闭防龋

窝沟封闭又称点隙裂沟封闭是指不去除牙体组织,在牙𬌗面、颊面或舌面的点隙裂沟涂布一层黏接性树脂,保护牙釉质不受细菌及代谢产物侵蚀,是目前预防龋病发生的一种有效的防龋方法。

1.窝沟封闭剂的组成

窝沟封闭使用的高分子材料,称窝沟封闭剂,也称防龋涂料。窝沟封闭剂通常由合成有机高分子树脂、稀释剂、引发剂和一些辅助剂(溶剂、填料、氟化物、涂料等)组成。

2.封闭剂固化方式

按固化方式分为光固化与自凝固化两种。光固化封闭剂目前常用的光源为 430～490 nm 的可见光。可见光固化封闭剂的优点是光固化合成树脂有较大抗压强度和光滑的表面,与紫外线固化相比其固化深度更大,术者可在他认为适当的时间使封闭剂固化,而且花费时间较少(10～20秒)。另外,使用时不需调拌,克服了自凝固化时易产生气泡的现象及固化过快或过慢的缺点,操作简便,易于掌握。在使用可见光固化机时,其波长、光密度与固化深度和硬度均有关,应注意其性能。不足之处是由于高亮度的可见光对眼视网膜有害,应注意保护眼。自凝固化的方法不需要特殊设备,花费较少;但由于涂布前调拌混合树脂基质与催化剂,材料经聚合反应在1～2分钟内即固化,因此调拌后术者要及时涂布,在规定时间内完成操作过程,否则会影响封闭的质量。

3.窝沟封闭的适应证与非适应证

决定是否采用窝沟封闭防龋涉及很多因素,其中最重要的是窝沟的外形和评价。

(1)适应证:①窝沟深,特别是可以插入或卡住探针(包括可疑龋)。②患者其他牙,特别对侧同名牙患龋或有患龋倾向。

牙萌出后达颌平面即适宜做窝沟封闭,一般萌出后 4 年之内,乳磨牙在 3～4 岁,第一恒磨牙在 6～7 岁,第二恒磨牙在 11～13 岁为最适宜封闭的年龄。釉质发育不全,窝沟点隙初期龋损,颌面有充填物但存在未做封闭的窝沟。可根据具体情况决定是否封闭。

(2)非适应证:①颌面无深的沟裂点隙,自洁作用好。②患较多邻面龋损者。③牙萌出 4 年以上未患龋。④患者不合作,不能配合正常操作。⑤已做充填的牙。

4.窝沟封闭方法

可分为清洁牙面、酸蚀、冲洗和干燥、涂布封闭剂、固化、检查六个步骤。封闭是否成功,完全依赖于每一个步骤的认真操作,这是封闭剂完整保留的关键。尽管操作方法不算复杂,但注意每一个步骤及细节是非常重要的。

(五)控制其他局部因素

去除与牙周病关系密切的不良因素,是预防牙周病不可缺少的有效措施。常用的方法有以下几种。

1.调𬌗

一般适用于因𬌗干扰或早接触引起的咬合创伤。调𬌗时应在控制了牙龈炎和牙周炎后进行。调𬌗是通过磨改牙外形、牙体和牙列修复,消除早接触,消除𬌗干扰,从而促进牙周组织的修复和症状及功能的改善。

2.改善食物嵌塞

用选磨法矫治部分垂直性食物嵌塞。水平性食物嵌塞可应用食物嵌塞矫治器或用牙线、牙签剔除嵌塞的食物。对牙面重度磨损或不均匀磨损,可用选磨法重建食物溢出沟,恢复牙齿的生理外形,调整边缘嵴,恢复外展隙,以防止食物嵌塞。

3.去除不良修复体

牙邻面的充填体悬突粗糙不平,易沉积菌斑及刺激牙龈,因此要用金刚石针磨除充填悬突并用细砂纸条磨光邻面。在制作修复体时应注意,固定修复体的边缘应放在适当位置,修复体的邻接面及颌面应具有良好的外形接触区和接触点,避免食物嵌塞;桥体、卡环、基托的设计制作要尽可能减少菌斑和食物残渣的堆积,便于自洁。

4.预防和矫治错𬌗畸形

错𬌗畸形可造成菌斑滞留,咬合力不平衡,导致牙周组织损伤的发生和发展。因此对错𬌗畸形进行预防和矫治是治疗和预防牙周病的必要手段。

5.去除不良习惯

去除引起磨牙症的致病因素,制作𬌗垫矫治顽固性磨牙症,定期复查。加强口腔卫生保健措施、改善吸烟者的口腔卫生状况,减少和消除吸烟对牙周组织造成的危害,维护牙周组织健康。

(六)提高宿主抵抗力

牙周病的预防不但要消除和控制局部刺激因素,还要提高机体的抵抗力,降低牙周组织对疾病的易感性。

治疗和控制与牙周病发生有关的全身性疾病,如糖尿病、内分泌紊乱、营养代谢性疾病、血液病及遗传性疾病。加强对高危人群的监测。青春期和妊娠期是牙龈炎发生的高危期,除调整内分泌平衡外,特别要注意对高危人群进行专业性口腔卫生护理,定期口腔检查,行常规牙周冲洗和洁治。同时加强个人的口腔卫生护理,避免细菌及其毒性物质对牙龈组织的侵袭。

合理的营养可促进牙周结缔组织的代谢和生理性修复。因此要经常补充富含蛋白质、维生素 A、维生素 D、维生素 C 及钙和磷的营养物质,以增强牙周组织对致病因子的抵抗力和免疫力。牙周病的预防必须采取自我口腔保健与专业性防治相结合的综合性措施,才能消除引起牙周病的始动因子——菌斑微生物及其毒性产物,控制其他局部因素对牙周组织的影响,提高宿主的抗病能力,降低牙周组织对疾病的易感性。

牙周病是一种慢性感染性疾病,为了保证治疗后牙周组织迅速恢复健康,防止复发,治疗后的维护和牙周病的预防同样重要。最好的牙周维护治疗是每 3 个月 1 次,要求患者继续进行个人口腔卫生护理,并有目的地针对具体情况进行口腔卫生指导,彻底消除牙菌斑,定期做龈上洁治和根面平整,消除菌斑和牙石,维护健康和清洁的口腔生态环境,使愈合或正在愈合的牙周组织免受菌斑的再侵袭,防止牙周附着再丧失,使受损的牙周组织长期处于正常状态。

三、口腔癌的预防

(一)概述

肿瘤是人体组织细胞由于内在或外界致病因素长时间的作用,使细胞的遗传物质——脱氧核糖核酸(DNA)产生突变,对细胞的生长和分裂失去控制而发生异常增生和功能失调所造成的一种疾病。

口腔癌根据国际抗癌联盟(UICC)的定义,是指唇、舌(轮廓乳头以前的舌侧缘、舌背面、舌腹面)、上下龈、口底、颊黏膜(上下唇黏膜、颊黏膜、磨牙后区和上下龈的龈颊沟)和硬腭的癌症。这一分类只适用于鳞状上皮癌。口腔癌是世界上六种最常见的癌症之一,也是世界范围内主要严重威胁人民健康的疾病之一。

口腔癌在高度发达的工业国家占所有癌症的 3%～5%,美国占全部癌症的 3%,相反一些发展中国家口腔癌在所有癌症中所占的比例已达 40%,在东南亚地区口腔癌在最常见的癌症中居第三位。据临床统计,在我国长江以北,占全身恶性肿瘤的 1.45%～5.6%,长江以南为 1.75%～5.18%。

1.发病年龄与性别

口腔癌可发生于任何年龄与性别,且男性患病率较高,因口腔癌而死亡的人数,男性是女性的3~9倍。据1995年第二次全国口腔健康流行病学抽样调查,我国男性公民35~44岁、65~74岁吸烟者分别占86.1%与55.8%,饮酒者分别占66.7%与49.2%,既吸烟又喝酒者分别占49.6%与35.3%。35~45岁口腔癌发病率17/10万,65~74岁口腔癌发病率27/10万。据国内统计资料显示40~60岁为发病高峰。2005年第三次全国口腔健康调查结果显示,35~44岁为口腔癌及癌前病变的发病高峰年龄。西方国家多发生在60岁以上,一般死亡年龄在50~60岁。

2.发病的危险因素

口腔癌发生的危险因素与生活方式有关,如烟草的使用、饮酒、咀嚼槟榔、营养因素;与生物因素有关,如口腔感染与局部刺激、病毒与梅毒等;与环境因素有关,如光辐射与核辐射等。口腔癌患者经过手术、放疗、化疗后,5年生存率为50%,由于口腔癌较其他部位的癌易转移,所以治疗花费大,生存者多因口腔癌造成的毁容和心理负担及精神负担大而痛苦。因此口腔癌的预防是十分重要的。其预防的含义包括预防和控制、减少或消除口腔癌发生的危险因素;预防口腔癌对邻近组织的损害;预防口腔癌的转移;预防因口腔癌丧失生命。提高生存率的关键是早期发现、早期诊断、早期治疗。

(二)定期口腔检查

定期口腔检查可以达到"有病早治,无病预防"的目的。早期发现、早期治疗可提高生存率和维护较好的生命质量。如果肿瘤直径为2 cm,同时无转移,就明显提高5年生存率;如果在2 cm或以下,5年生存率提高2倍;1 cm或以下,提高3倍。所以早发现和早治疗对降低口腔癌的病死率是十分有意义的。

定期检查的对象:40岁以上长期吸烟、吸烟量在20支/日以上者;既吸烟又有饮酒习惯者或因烟酒刺激口腔已有白斑的患者;长期嚼槟榔块者;除请医师定期每季度或每半年进行口腔检查外,也要学会自我检查。

自我检查的方法如下:在足够的照明下,患者面对镜子。

(1)头颈部进行对称性观察,注意皮肤颜色的变化。

(2)双手示指触摸面部,面部如有颜色变化,触疼或肿块、疣痣增大,应及时就医检查。

(3)触摸颈部,从耳后触摸至锁骨,注意触摸疼痛与肿块。检查两侧颈部。

(4)下唇:翻开下唇,观察唇红部与唇内侧黏膜,用示指与拇指从内向外、从左向右触摸下唇。对上唇做同样检查,触摸是否有肿块,观察是否有创伤。

(5)牙龈与颊部用示指拉开颊部,观察牙龈,并用示指与拇指挟住颊部触摸。

(6)舌与口底伸出舌,观察舌的颜色与质地,用消毒纱布包住舌尖部,然后把舌拉向左或右,观察舌的边缘部位。用示指与拇指触摸舌体,注意是否有异常肿块。检查口底需用舌舔上腭部,以观察颜色与形态的变化,然后用示指触摸口底。

(7)腭部对腭部检查有时需用牙刷柄压住舌,头略后仰,观察软腭与硬腭的颜色与形态。

(三)防止环境污染

环境污染也是导致口腔癌的病因之一。因此无论是生活环境还是工作环境都应注意污染问题,在密闭的公共场所要禁止吸烟,如医院、饭店、剧院、商店等处,应采取吸烟区与非吸烟区分开的措施,防止空气污染。在户外暴晒或在与有害工业物质接触的条件下工作时,应加强防护措施,减少有害物质的侵袭。光辐射(波长320~400 nm)可引起皮肤癌,长期强烈光照可致唇红部的癌。核辐射对人与动物均有诱发癌的作用,是由于γ、β、α射线对人体易感细胞的作用,如白血病和淋巴瘤放疗后的患者,容易引起黏膜表皮样癌和唾液腺癌,所以要注意防止核辐射的污染。

做好口腔癌的预防工作,其目标是降低口腔癌的患病率和病死率。

四、口腔健康教育和健康促进

口腔健康是全身健康不可分割且十分重要的组成部分,也是影响生活质量的决定性因素。1965 年 WHO 指出:"口腔健康是牙、牙周组织、口腔邻近部位及颌面部均无组织结构与功能性异常。"1981 年 WHO 制定的口腔健康标准是"牙齿清洁、无龋洞、无疼痛感,牙龈颜色正常、无出血现象。"对口腔健康所下的定义虽各不相同,但有三方面的内容是不可缺少的,即应具有良好的口腔卫生、健全的口腔功能,以及没有口腔疾病。为了达到这一目的,必须清除一切可能致病的因素,创造有利于口腔预防保健的条件,从而加强口腔防御能力,提高口腔健康水平。

(一)概述

1.口腔健康教育

口腔健康教育目的是使人认识到并能终身保持口腔健康,是通过有计划、有组织、有系统的社会活动和教育活动,促使人们自觉地采纳有益于健康的行为和生活方式,消除和减少影响口腔健康的危险因素,预防疾病,促进口腔健康和提高生活质量。教育的手段是促使人们自愿地采取有利于口腔健康的行为,如通过有效的口腔健康教育计划或教育活动调动人们的积极性,通过行为矫正、口腔健康咨询、信息传播等,以达到建立口腔健康行为的目的。口腔健康教育不能代替预防方法,健康教育是使人们理解和接受各种预防措施所采取的教育步骤。例如,有效的口腔卫生和定期的口腔保健是预防牙周疾病所必需的。使人们懂得并相信这些道理,从而转变观念、转变态度,主动使自己的行为向健康行为靠拢。

2.口腔健康促进

口腔健康促进是指通过各种预防措施和行政干预、经济支持及组织保证等措施改善和创造一个有利于口腔健康的环境。口腔健康促进有很多措施,如调整自来水含氟浓度和含氟牙膏的应用,食盐氟化及其他氟化物的应用,控制含糖食物的用量及在零食中使用糖的代用品,推广窝沟封闭等。在学校开展有监督指导的口腔卫生措施并提供合格的口腔保健用品,在学校和公共场所由牙科专业人员给予常规检查治疗等,均属于健康促进的范围。

口腔健康促进除了各种具体的预防措施之外,还应包括保证各种措施实施所必需的条件、制度等。包括专业人员建议与协助领导将有限的资源合理分配,支持把口腔预防措施纳入计划、组织培训等促进工作。

总而言之,口腔健康教育是为了增长人们的健康知识,易于理解、接受并能实践。而口腔健康促进则是从组织上、经济上创造条件,并保证群体或个体得到适宜的预防措施。两者的结合是实施有效的口腔预防措施必不可少的,在实际工作中相互促进,相辅相成。

(二)原则和方法

1.口腔健康教育的原则

口腔健康教育既有自然科学的属性,又有社会科学的特点。应具有思想性、群众性、针对性、艺术性和实用性。

(1)口腔健康教育是健康教育的一个分支,应纳入健康教育之中。随着医学模式的转变和对健康概念认识的深化,医师不应只满足于对口腔疾病的诊治,应不失时机地开展口腔健康教育,使患者在得到高水平治疗的同时,受到良好而及时的健康教育。

(2)对不同人群,每项口腔医疗和保健服务都应包括有针对性的口腔健康教育。如学校里开展集体刷牙项目时,要配合刷牙教育。像刷牙的目的与方法,含氟牙膏与保健牙刷的使用,及如何有效清除牙菌斑的措施等。针对人群中的具体问题要有相应的口腔健康教育内容,对制定口腔保健有关规定、制度或项目的人员及执行人员也要进行健康教育,以提高认识水平,使他们能积极地参加和组织与预防措施有关的教育活动。

(3)口腔健康教育内容应具有准确性,知识性强,应能体现最新科学成果,对人群与疾病应有较强的针对性。在大型口腔健康教育活动中,要重视教育材料的准确性、知识性、科学性,防止不准确的信息误传、误导,剔除与活动主题相违背的内容。

(4)口腔健康教育因地制宜,健康教育指导要符合当地民族、文化、教育、社会情况和目标。

2.口腔健康促进的原则

口腔健康促进的原则是与担负的任务紧密相关的。

(1)口腔健康促进应以口腔疾病的一级预防为基础。一级预防是在疾病发生前所进行的预防工作,以阻止疾病的发生。这是口腔健康促进的主要任务。

(2)发挥领导部门的主导作用。在口腔健康促进中,要重视发挥行政领导和公共卫生机构领导的主导作用。如开展一些重大的口腔公共卫生措施,单靠个人和少数人的力量无法完成,需要各级卫生行政部门来制定有利于口腔预防保健事业的重大政策。

(3)重视社区口腔健康促进,从以个体为对象、以治疗疾病为中心转变为以群体为对象,以健康为中心。走预防为主的道路是口腔健康的根本所在。而口腔健康促进在口腔健康服务中的作用要求政府、社区、个人、卫生专业人员、卫生服务机构共同承担,各负其责,协调一致。

3.口腔健康教育的方法

口腔健康教育的方法很多,但口腔健康教育是属于群众性的社会工作,不仅仅是传播信息,还要考虑影响口腔健康行为的心理、社会和文化因素,传统的观念与习惯,个人或群体对口腔健康的要求、兴趣等,以确定首先进行的口腔保健内容与相应的教育方式。

(1)一对一的交流:此方法是双向的信息交流,交流要针对性强。例如,患者就医时的随诊教育,应是有问有答的交流,用简明扼要、通俗易懂的语言,选择适当的内容进行口腔健康教育,这可使患者变被动接受为主动参与,避免了客观上的强制性,从而收到良好的效果。

(2)组织小型讨论会:像专题讨论会、座谈会、专家讨论会、听取群众意见会等。参加者除专业人员、决策人员外,应广泛吸收不同阶层的人员。例如,准备推广一项口腔预防保健的新技术,需要组织讨论该项目的可行性、项目的推广价值、效益、公众接受的可能性及科学性等,此种会议要吸收不同观点的专业人员与新闻媒体参加,各种形式的小型讨论会不仅是一种教育方式,也是调查研究的方式。

(3)公共宣传:进行口腔健康知识的传播,通过报纸杂志、广播影视、网上论坛、张贴宣传广告等方式传播新的口腔保健信息,反复强化公众已有的口腔卫生知识,干预频繁吃零食、不刷牙等不健康的行为。

(4)组织社区活动:如社会团体与单位(工厂、机关、学校)、街道社区、乡镇等组织活动,使人们提高对口腔健康的认识,引起兴趣,产生强烈的口腔健康愿望,以便寻找口腔健康教育的资源,增强目标人群对实施教育计划的责任感。每种方法都有其优缺点,不能互相取代。不同的情况选择不同的方法,方可达到满意的效果。单纯机械地选择教育方法去追求教育效果是行不通的,重要的是教育者对受教育者的真诚关爱。

(三)"爱牙日"简介

随着社会的进步、人民生活水平的提高,口腔保健已成为广大人民群众的迫切要求。为不断普及牙病防治知识,实现人人享有口腔保健的战略目标,由卫健委、全国爱国卫生运动委员会、国家教育委员会、文化和旅游部(原文化部)、广播电影电视部、中华全国总工会、共青团中央、中华全国妇女联合会、中国老龄问题全国委员会等九个部委联合签署,于1989年2月确定,每年9月20日为全国"爱牙日"。建立"爱牙日"由朱希涛、郑麟蕃等十五位著名口腔医学专家,根据我国口腔保健所面临的严峻局面,在1989年初全国牙病防治指导组成立会议上提出,并得到卫健委陈敏章部长的积极支持。

全国"爱牙日"的确立,是我国开展群众性口腔健康教育活动的一个创举,是推动我国牙病预防保健事业发展的一项重要举措;是我国有史以来第一次大规模的口腔卫生宣传活动,标志着我国口腔卫生保健已被提到重要的议事日程,也说明我国的口腔卫生事业进入了一个新的阶段。龋齿已被WHO列为包括心血管病和癌症在内的三大重点防治疾病之一,因此每年的9月20日被定为"爱牙日"。

"爱牙日"的宗旨是通过此项活动,广泛动员社会力量,在群众中进行牙病防治知识的普及教育,增强口腔健康观念和自我口腔保健的意识,建立口腔保健行为,从而提高全民族的口腔健康水平。

(韩翠华)

第四章 重症护理

第一节 休 克

休克是人体在各种病因打击下引起的以有效循环血量急剧减少,组织器官的氧和血液灌流不足,末梢循环障碍为特点的一种病理综合征。

目前休克分为低血容量性休克、感染性休克、创伤性休克、心源性休克、神经源性休克和过敏性休克六类。在外科中常见的是低血容量性休克、感染性休克和创伤性休克。

一、特级护理

对休克患者24小时专人护理,制订护理计划,在实施过程中根据患者休克的不同阶段和病情变化,及时修改护理计划。随时做好重症护理记录。

二、严密观察病情变化

除至少每15~30分钟为患者测量脉搏、呼吸、血压外,还应观察以下变化:

(一)意识和表情

休克患者的神态改变如烦躁、淡漠、恐惧,昏迷是全身组织器官血液灌注不足的一种表现,应将患者仰卧位,头及躯干部抬高20°~30°,下肢抬高15°~20°,防止膈肌及腹腔脏器上移,影响心肺功能,并可增加回心血量,改善脑血流灌注量。

(二)皮肤色泽及温度

休克时患者面色及口唇苍白,皮肤湿冷,四肢发凉,皮肤出现出血点或瘀斑,可能为休克已进入弥散性血管内凝血阶段。

(三)血压、脉压及中心静脉压

休克时一般血压常低于10.6/6.6 kPa(80/50 mmHg),脉压<4.0 kPa(<30 mmHg)。因其是反应血容量最可靠的方法,对心功能差的患者,可放置 Swan-Ganz 导管,监测右心房压、肺动脉压、肺毛细血管嵌压及心排血量,以了解患者的血容量及心功能情况。

（四）脉搏及心率

休克患者脉搏增快,随着病情发展,脉搏减速或出现心律不齐,甚至脉搏摸不到。

（五）呼吸频率和深度

注意呼吸的次数和节律,如呼吸增快、变浅,不规则为病情恶化,当呼吸每分钟增至 30 次以上或下降至 8 次以下,为病情危重。

（六）体温

休克患者体温一般偏低,感染性休克的患者,体温可突然升高至 40 ℃ 以上,或骤降至常温以下,均反映病情危重。

（七）瞳孔

观察双侧瞳孔的大小,对光反射情况,如双侧瞳孔散大,对光反射消失,说明脑缺氧和患者病情严重。

（八）尿量及尿比重

休克患者应留置导尿管,每小时测尿量一次,如尿量每小时少于 30 mL,尿比重增高,说明血容量不足;每小时尿量在 30 mL 以上,说明休克有好转。若输入相当量的液体后尿量仍不足平均每小时 30 mL,则应监测尿比重和血肌酐,同时注意尿沉渣的血细胞、球型等。疑有急性肾小球坏死者,更应监测血钠、尿钠和尿肌酐,以便了解肾脏的损害情况。

三、补充血容量注意输液速度

休克主要是全身组织、器官血液灌注不足引起。护士应在血压及血流动力学监测下调节输液速度。当中心静脉压低于正常值时,应加快输液速度;高于正常值时,说明液体输入过多、过快,应减慢输液速度,防止肺水肿及心肺功能衰竭。

四、保持呼吸道通畅

休克(尤其是创伤性休克)有呼吸反常现象,应随时注意清除患者口腔及鼻腔的分泌物,以保持呼吸道通畅,同时给予氧气吸入。昏迷患者口腔内应放置通气管,并注意听诊肺部,监测动脉血气分析,以便及时发现缺氧或通气不足。吸氧浓度一般为 40％～50％,每分钟 6～8 L 的流量。

五、应用血管活性药物的护理

（一）从低浓度慢速开始

休克患者应用血管活性药,应从低浓度慢速开始,每 5 分钟监测血压 1 次,待血压平稳后改为每 15～30 分钟监测 1 次。并按等量浓度严格掌握输液滴数,使血压维持在稳定状态。

（二）严防液体外渗

静脉滴入升压药时,严防液体外渗,造成局部组织坏死。出现液体外渗时,应立即更换输液部位,外渗部位应用 0.25％普鲁卡因做血管周围组织封闭。

六、预防并发症的护理

（一）防止坠床

对神志不清、烦躁不安的患者,应固定输液肢体,并加床挡防止坠床,必要时将四肢以约束带固定于床旁。

(二)口腔感染

休克、神志不清的患者,由于唾液分泌少容易发生口腔感染,床旁应备口腔护理包。根据口腔 pH 选择口腔护理液,每天做 4 次口腔护理,保持口腔清洁,神志不清的患者做口腔护理时,要认真检查黏膜有无异常。

(三)肺部感染

休克、神志不清的患者由于平卧位,活动受限,易发生坠积性肺炎。因此,应每天 4 次雾化吸入,定时听诊双肺部以了解肺部情况,必要时给予吸痰。

(四)压疮

休克患者由于血液在组织灌注不足,加之受压部位循环不良,极易发生压疮。因此,应保持皮肤护理,保持皮肤清洁、干燥、卧位舒适,定时翻身,按摩受压部位及骨突处,检查皮肤有无损伤,并严格接班。

（于秋纷）

第二节 昏 迷

昏迷是一种严重的意识障碍,随意运动丧失,对体内外(如语言、声音、光、疼痛等)一切刺激均无反应并出现病理反射活动的一种临床表现。在临床上,可由多种原因引起,并且是病情危重的表现之一。因此,如遇到昏迷的患者,应及时判断其原因,选择正确的措施,争分夺秒地抢救,以挽救患者生命。

昏迷的原因分为颅内、颅外因素。①颅内因素:中枢神经系统炎症(脑膜炎、脑脓肿、脑炎等),脑血管意外(脑出血、脑梗死、蛛网膜下腔出血),占位性病变(脑肿瘤、颅内血肿),脑外伤,癫痫。②颅外病因:严重感染(败血症、伤寒、中毒性肺炎等),心血管疾病(休克、高血压脑病、阿-斯综合征等),内分泌与代谢性疾病(糖尿病酮症酸中毒、低血糖、高渗性昏迷、肝昏迷、尿毒症等),药物及化学物品中毒(有机磷农药、一氧化碳、安眠药、麻醉剂、乙醚等),物理因素(中暑、触电)。

一、昏迷的临床表现

昏迷是病情危重的标志,病因不同其临床表现也各异。

(1)伴有抽搐者,见于癫痫、高血压脑病、脑水肿、尿毒症、脑缺氧、脑缺血等。

(2)伴有颅内压增高者,见于脑水肿、脑炎、脑肿瘤、蛛网膜下腔出血等。

(3)伴有高血压者见于高血压脑病、脑卒中、嗜铬细胞瘤危象。

(4)伴有浅弱呼吸者见于肺功能不全、药物中毒、中枢神经损害。

(5)患者呼出气体的气味对诊断很有帮助,如尿毒症患者呼出气体有氨气味,酮症酸中毒有烂苹果味,肝昏迷有肝臭味,酒精中毒者有酒精味,DDV 中毒有 DDV 味。

二、护理评估

(一)健康史

应向患者的家属或有关人员详细询问患者以往有无癫痫发作、高血压病、糖尿病,以及严重的心、肝、肾和肺部等疾病。了解患者发作现场情况,发病之前有无外伤或其他意外事故(如服用毒物、高热环境下长期工作、接触剧毒化学药物和煤气中毒等),最近患者的精神状态和与周围人的关系。

(二)身体状况

1.主要表现

应向患者家属或有关人员详细询问患者的发病过程、起病时有无诱因、发病的急缓、持续的时间、演变经过;昏迷是首发症状还是由其他疾病缓慢发展而来的,昏迷前有无其他表现(指原发病的表现,如有无剧烈头痛、喷射样呕吐;有无心前区疼痛;有无剧烈的咳嗽、咳粉红色痰液、严重的呼吸困难、发绀;有无烦躁不安、胡言乱语;有无全身抽搐;有无烦渴、多尿、烦躁、呼吸深大、呼气呈烂苹果味等),以往有无类似发作史,昏迷后有无其他的表现。

2.体格检查

(1)观察检查生命体征。①体温:高热提示有感染性或炎症性疾病。过高可能为中暑或中枢性高热(脑干或下丘脑损害)。过低提示为休克、甲状腺功能低下、低血糖、冻伤或镇静安眠药过量。②脉搏:不齐可能为心脏病。微弱无力提示休克或内出血等。过速可能为休克、心力衰竭、高热或甲亢危象。过缓可能为房室传导阻滞或阿-斯综合征。缓慢而有力提示颅内压增高。③呼吸:深而快的规律性呼吸常见于糖尿病酸中毒,称为 Kussmual 呼吸;浅而快速的规律性呼吸见于休克、心肺疾病或安眠药中毒引起的呼吸衰竭;脑的不同部位损害可出现特殊的呼吸类型,如潮式呼吸提示大脑半球广泛损害,中枢性过度呼吸提示病变位于中脑被盖部,长吸式呼吸为脑桥上部损害所致,丛集式呼吸系脑桥下部病变所致,失调式呼吸是延髓特别是其下部损害的特征性表现。④血压:过高提示颅内压增高、高血压脑病或脑出血。过低可能为脱水、休克、心肌梗死、镇静安眠药中毒、深昏迷状态等。昏迷时不同水平脑组织受损的表现见表4-1。

表 4-1　昏迷对不同水平脑组织受损的表现

脑受损部位	意识	呼吸	瞳孔	眼球运动	运动功能
大脑	嗜睡、昏睡、昏迷、去皮质状态	潮式呼吸	正常	游动、向病灶侧凝视	偏瘫、去皮质强直
间脑	昏睡、昏迷、无动性缄默	潮式呼吸	小	游动、向病灶侧凝视	偏瘫、去皮质强直
中脑	昏睡、昏迷、无动性缄默	过度换气	大、光反应消失	向上或向下偏斜	交叉偏、去大脑强直
脑桥	昏睡、昏迷、无动性缄默	长吸气性、喘息性	小如针尖样	浮动向病灶对侧凝视	交叉偏、去大脑强直较轻
延髓	昏睡、昏迷、无动性缄默	失调性、丛集性呼吸	小或大	眼-脑反射消失	交叉性瘫呈迟缓状态

(2)神经系统检查。①瞳孔:正常瞳孔直径为 2.5～4 mm,<2 mm 为瞳孔缩小,>5 mm 为瞳孔散大。双侧瞳孔缩小见于吗啡中毒、有机磷杀虫药中毒、巴比妥类药物中毒、中枢神经系统

病变等,如瞳孔针尖样缩小(<1 mm),常为脑桥病变的特征,1.5～2.0 mm 常为丘脑或其下部病变。双侧瞳孔散大见于阿托品、山莨菪碱、多巴胺等药物中毒,中枢神经病变见于中脑功能受损;双侧瞳孔散大且对光反射消失表示病情危重。两侧瞳孔大小若相差 0.5 mm 以上,常见于小脑天幕病及 Horner 征。②肢体瘫痪:可通过自发活动的减少及病理征的出现来判断昏迷患者的瘫痪肢体。昏迷程度深的患者可重压其眶上缘,疼痛可刺激健侧上肢出现防御反应,患侧则无;可观察患者面部疼痛的表情判断有无面瘫;也可将患者双上肢同时托举后突然放开任其坠落,瘫痪侧上肢坠落较快,即坠落试验阳性;偏瘫侧下肢常呈外旋位,且足底的疼痛刺激下肢回缩反应差或消失,病理征可为阳性。③脑膜刺激征:伴有发热者常提示中枢神经系统感染;不伴发热者多为蛛网膜下腔出血。如有颈项强直应考虑有无中枢神经系统感染、颅内血肿或其他造成颅内压升高的原因。④神经反射:昏迷患者若没有局限性的脑部病变,各种生理反射均呈对称性减弱或消失,但深反射也可亢进。昏迷伴有偏瘫时,急性期患侧肢体的深、浅反射减退。单侧病理反射阳性,常提示对侧脑组织存在局灶性病变,如果同时出现双侧的病理反射阳性,表明存在弥漫性颅内损害或脑干病变。⑤姿势反射:观察昏迷患者全身的姿势也很重要,临床上常见两种类型:一种为去大脑强直,表现为肘、腕关节伸直,上臂内旋和下肢处于伸展内旋位。提示两大脑半球受损且中脑及间脑末端受损。另一种为去皮质强直,表现为肘、腕处于屈曲位,前臂外翻和下肢呈伸展内旋位。提示中脑以上大脑半球受到严重损害。这两种姿势反射,可为全身性,亦可为一侧性。

(3)检查患者有无原发病的体征:有无大小便失禁,呼气有无特殊气味,皮肤颜色有无异常,肢端是否厥冷,肺部听诊有无湿啰音,听诊心脏的心音有无低钝,有无心脏杂音,腹肌有无紧张,四肢肌肉有无松弛,四肢肌力有无减退,眼球偏向哪侧,眼底检查有无视盘水肿。

(三)心理状况

由于患者病情发展快,病情危重,抢救中紧张的气氛,繁多的抢救设施,常引起患者家属的焦虑,而病情的缓解需要时间,家属常因关心患者而产生对治疗效果不满意。

(四)实验室检查

1.CT 或 MRI 检查

怀疑脑血管意外的患者可采取本项目,可显示病变的性质、部位和范围。

2.脑脊液检查

怀疑脑膜炎、脑炎、蛛网膜下腔出血的患者可选择,可提示病变的原因。

3.血糖、尿酮测定

怀疑糖尿病酮症酸中毒、高渗性昏迷、低血糖的患者可选择本项目,能及时诊断,并在治疗中监测病情变化。此外,根据昏迷患者的其他病因选择相应的检查项目,以尽快作出诊断,为挽救患者生命争取时间。

(五)判断昏迷程度

由于昏迷患者无法沟通,导致询问病史困难,因此,护士能够正确地进行病情观察和判断就显得非常重要,首先应先确认呼吸和循环系统是否稳定,而详细完整的护理体检应等到对患者昏迷的性质和程度判断后再进行。

1.临床分级法

主要是给予言语和各种刺激,观察患者反应情况,加以判断,如呼叫姓名、推摇肩臂、压迫眶上切迹、针刺皮肤、与之对话和嘱其执行有目的的动作等。注意区别意识障碍的不同程度:①嗜睡:是程度最浅的一种意识障碍,患者经常处于睡眠状态,唤醒后定向力基本完整,但注意力不集中,记忆稍差,如不继续对答,很快又入睡。②昏睡:处于较深睡眠状态,不易唤醒,醒时睁眼,但缺乏表情,对反复问话仅能做简单回答,回答时含混不清,常答非所问,各种反射活动存在。③昏迷:意识活动丧失,对外界各种刺激或自身内部的需要不能感知。按刺激反应及反射活动等可分三度(表4-2)。

表4-2　昏迷的临床分级

昏迷分级	疼痛刺激反应	无意识自发动作	腱反射	瞳孔对光反射	生命体征
浅昏迷	有反应	可有	存在	存在	无反应
中昏迷	重刺激可有	很少	减弱或消失	迟钝	轻度变化
深昏迷	无反应	无	消失	消失	明显变化

2.昏迷量表评估法

(1)格拉斯哥昏迷计分法:(GCS)是在1974年英国Teasdale和Jennett制定的。以睁眼(觉醒水平)、言语(意识内容)和运动反应(病损平面)三项指标的15项检查结果来判断患者昏迷和意识障碍的程度。以上三项检查共计15分,凡积分低于8分,预后不良;5~7分预后恶劣;积分<4分者罕有存活。即以GCS分值越低,脑损害的程度越重,预后亦越差。而意识状态正常者应为满分(15分)。

此评分简单易行,比较实用。但临床发现:3岁以下小孩不能合作;老年人反应迟钝,评分偏低;语言不通、聋哑人、精神障碍患者等使用受到限制;眼外伤影响判断;有偏瘫的患者应根据健侧作为判断依据。此外,有人提出,Glasgow昏迷计分法用于评估患者意识障碍的程度,不能反映出极为重要的脑干功能状态(表4-3)。

表4-3　GCS计分法

记分项目	反应	计分
Ⅰ.睁眼反应	自动睁眼	4
	呼唤睁眼	3
	刺激睁眼	2
	任何刺激不睁眼	1
Ⅱ.语言反应	对人物、时间、地点定向准确	5
	不能准确回答以上问题	4
	胡言乱语、用词不当	3
	散发出无法理解的声音	2
	无语言能力	1
Ⅲ.运动反应	能按指令动作	6
	对刺痛能定位	5
	对刺痛能躲避	4
	刺痛时肢体屈曲(去皮质强直)	3
	刺痛时肢体过伸(去大脑强直)	2
	对刺痛无任何反应	1
总分		

(2)Glasgow-Pittsburgh 昏迷观察表:在 GCS 的临床应用过程中,有人提出尚需综合临床检查结果进行全面分析,同时又强调脑干反射检查的重要性。为此,Pittsburgh 又加以改进补充了另外四个昏迷观察项目,即对光反射、脑干反射、抽搐情况和呼吸状态,称之 Glasgow-Pittsburgh 昏迷观察表,见表 4-4。合计为七项 35 级,最高为 35 分,最低为 7 分。在颅脑损伤中,35～28 分为轻型,27～21 分为中型,20～15 分为重型,14～7 分为特重型颅脑损伤。该观察表即可判定昏迷程度,也反映了脑功能受损水平。

表 4-4　Glasgow-Pittsburgh 昏迷观察表

项目		评分	项目		评分
Ⅰ.睁眼反应	自动睁眼	4		大小不等	2
	呼之睁眼	3		无反应	1
	疼痛引起睁眼	2	Ⅴ.脑干反射	全部存	5
	不睁眼	1		睫毛反射消失	4
Ⅱ.语言反应	言语正常(回答正确)	5		角膜反射消失	3
	言语不当(回答错误)	4		眼脑及眼前庭反射消失	2
	言语错乱	3		上述反射皆消失	1
	言语难辨	2	Ⅵ.抽搐情况	无抽搐	5
	不语	1		局限性抽搐	4
Ⅲ.运动反应	能按吩咐动作	6		阵发性大发作	3
	对刺激能定位	5		连续大发作	2
	对刺痛能躲避	4		松弛状态	1
	刺痛肢体屈曲反应	3	Ⅶ.呼吸状态	正常	5
	刺痛肢体过伸反应	2		周期性	4
	无反应(不能运动)	1		中枢过度换气	3
Ⅳ.对光反应	正常	5		不规则或低换气	2
	迟钝	4		呼吸停止	1
	两侧反应不同	3			

三、护理诊断

(一)意识障碍

与各种原因引起的大脑皮质和中脑的网状结构发生有度抑制有关。

(二)清理呼吸道无效

与患者意识丧失不能正常咳嗽有关。

(三)有感染的危险

与昏迷患者的机体抵抗力下降、呼吸道分泌物排出不畅有关。

(四)有皮肤完整性受损的危险

与患者意识丧失而不能自主调节体位、长期卧床有关。

四、护理目标

(1)患者的昏迷减轻或消失。

(2)患者的皮肤保持完整,无压疮发生。

(3)患者无感染的发生。

五、昏迷的救治原则

昏迷患者的处理原则。主要是维持基本生命体征,避免脏器功能的进一步损害,积极寻找和治疗病因。具体包括以下内容。

(1)积极寻找和治疗病因。

(2)维持呼吸道通畅,保证充足氧供,应用呼吸兴奋剂,必要时进行插管行辅助呼吸。

(3)维持循环功能,强心,升压,抗休克。

(4)维持水、电解质和酸碱平衡。对颅内压升高者,应迅速给予脱水治疗。每天补液量1 500~2 000 mL,总热量为1 500~2 000 kcal。

(5)补充葡萄糖,减轻脑水肿,纠正低血糖。用法是每次50%葡萄糖溶液60~100 mL静脉滴注,每4~6小时1次。但疑为高渗性非酮症糖尿病昏迷者,最好等血糖结果回报后再给葡萄糖。

(6)对症处理。防治感染,控制高血压、高热和抽搐,注意补充营养。注意口腔呼吸道、泌尿道和皮肤护理。

(7)给予脑细胞代谢促进剂。

六、护理措施

(一)急救护理

(1)立即使患者安静平卧,下颌抬高以使呼吸通畅。

(2)松解腰带、领扣,随时清除口咽中的分泌物。

(3)呼吸暂停者立即给氧或口对口人工呼吸。

(4)注意保暖,尽量少搬动患者。

(5)血压低者注意抗休克。

(6)有条件尽快输液。

(7)尽快呼叫急救站或送医院救治。

(二)密切观察病情

(1)密切观察患者的生命指征,神志、瞳孔的变化,神经生理反射有无异常,注意患者的抽搐、肺部的啰音、心音、四肢肢端温度、尿量、眼底视神经、脑膜刺激征、病理反射等,并及时、详细记录,随时对病情作出正确的判断,以便及时通知医师并及时进行相应的护理,并预测病情变化的趋势,采取措施预防病情的恶化。

(2)如患者出现呼吸不规则(潮式呼吸或间停呼吸)、脉搏减慢变弱、血压明显波动(迅速升高或下降)、体温骤然升高、瞳孔散大、对光反射消失,提示患者病情恶化,须及时通知医师,并配合医师进行抢救。

(三)呼吸道护理

协助昏迷患者取平卧位,头偏向一侧,防止呕吐物误吸造成窒息(图 4-1)。帮助患者肩下垫高,使颈部舒展,防止舌后坠阻塞呼吸道,保持呼吸道通畅。立即检查口腔、喉部和气管有无梗阻,及时吸引口、鼻内分泌物,痰黏稠时给予雾化吸入。用鼻管或面罩吸氧,必要时需插入气管套管,机械通气。一般应使 PaO_2 至少高于 10.7 kPa(80 mmHg),$PaCO_2$ 为 4.0～4.7 kPa(30～35 mmHg)。

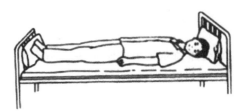

图 4-1　昏迷患者的卧位

(四)基础护理

1.预防感染

每 2～3 小时翻身拍背一次,并刺激患者咳嗽,及时吸痰。口腔护理 3～4 次/天,为防止口鼻干燥,可用 0.9%氯化钠水溶液纱布覆盖口鼻。患者眼睑不能闭合时,涂抗生素眼膏加盖纱布。做好会阴护理,防止泌尿系统感染。

2.预防压疮

昏迷患者由于不能自主调整体位,肢体长期受压容易发生压疮,护理人员应每天观察患者的骶尾部、股骨大转子、肩背部、足跟、外踝等部位,保持床单柔软、清洁、平整,勤翻身,勤擦洗,骨突处做定时按摩,协助患者被动活动肢体,并保持功能位,有条件者可使用气垫床。

3.控制抽搐

可镇静止痉,目前首选药物是地西泮,10～20 mg 静脉滴注,抽搐停止后再静脉滴注苯妥英钠 0.5～1.0 g,可在 4～6 小时内重复给药。

4.营养支持

给昏迷患者插胃管,采取管喂补充营养,应保证患者每天摄入高热量、高蛋白、高维生素、易消化的流质饮食,如牛奶、豆浆或混合奶、菜汤、肉汤等。B 族维生素有营养神经的作用,应予以补充。鼻饲管应每周清洗、消毒一次。

5.清洁卫生

(1)每天帮患者清洁皮肤,及时更换衣服,保持床铺的清洁干燥;如患者出现大小便失禁,应及时清除脏衣服,用清水清洁会阴部皮肤,迅速更换干净的衣服,长期尿失禁或尿潴留的患者,可留置尿管,定期开放(每 4 小时一次),每天更换一次尿袋,每周更换一次尿管,每天记录尿量和观察尿液颜色,如患者意识转清醒后,应及时拔出尿管,鼓励和锻炼患者自主排尿;如患者出汗,应

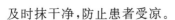

及时抹干净,防止患者受凉。

(2)每天对患者进行口腔清洁,观察口腔和咽部有无痰液或其他分泌物、呕吐物积聚,如发现有,应及时清理口咽部和气管,防止患者误吸造成窒息。

(五)协助医师查明和去除病因

(1)遵医嘱采取血液、尿液、脑脊液、呕吐物等标本进行相应的检查,以查明患者昏迷的病因。

(2)及时建立静脉通道,为临床静脉用药提供方便。

(3)针对不同病因,遵照医嘱采取相应的医疗措施进行抢救。如有开放性伤口应及时止血、缝合、包扎;如消化道中毒者,及时进行催吐、洗胃、注射解毒剂;如糖尿病酮症酸中毒患者,及时应用胰岛素治疗并迅速补充液体;如癫痫持续状态患者,应及时应用苯妥英钠等药物。

(4)遵照医嘱维持患者的循环和脑灌注压,对直接病因已经去除的患者,可行脑复苏治疗(应用营养脑细胞的药物)以促进神经功能的恢复。

(六)健康教育

应向患者家属介绍如何照顾昏迷的患者,应注意哪些事项,如病情恶化,应保持镇静,及时与医师和护士联系。患者意识清醒后,应向患者和家属宣传疾病的知识,指导他们如何避免诱发原发病病情恶化的因素,并指导患者学会观察病情,及时发现恶化征象,及时就诊,以防止昏迷的再次发生。

七、护理评价

(1)患者的意识是否转清醒。

(2)患者的痰液是否有效排出。

(3)呼吸道是否保持通畅。

(4)皮肤是否保持完整,有无压疮,肺部有无感染发生。

(于秋纷)

第三节 心源性猝死

一、疾病概述

(一)概念和特点

心源性猝死(sudden cardiac death,SCD)是指由心脏原因引起的急性症状发作后以意识突然丧失为特征的、自然死亡。世界卫生组织将发病后立即或 24 小时以内的死亡定为猝死,2007 年美国 ACC 会议上将发病 1 小时内死亡定为猝死。

据统计,全世界每年有数百万人因心源性猝死丧生,占死亡人数的 15%~20%。美国每年有约 30 万人发生心源性猝死,占全部心血管病死亡人数的 50% 以上,而且是 20~60 岁男性的首位死因。在我国,心源性猝死也居死亡原因的首位,虽然没有大规模的临床流生病学资料报道,但心源性猝死比例在逐年增高,且随年龄增加发病率也逐渐增高,老年人心源性猝死的概率高达 90%。

心源性猝死的发病率男性较女性高,美国 Framingham 20 年随访冠心病猝死发病率男性为女性的3.8倍;北京市的流行病学资料显示,心源性猝死的男性年平均发病率为 10.5/10 万,女性为3.6/10 万。

(二)相关病理生理

冠状动脉粥样硬化是最常见的病理表现,病理研究显示心源性猝死患者急性冠状动脉内血栓形成的发生率为 15%~64%。陈旧性心梗也是心源性猝死的病理表现,这类患者也可见心肌肥厚、冠状动脉痉挛、心电不稳与传导障碍等病理改变。

心律失常是导致心源性猝死的重要原因,通常包括致命性快速心律失常、严重缓慢性心律失常和心室停顿。致命性快速心律失常导致冠状动脉血管事件、心肌损伤、心肌代谢异常和/或自主神经张力改变等因素相互作用,从而引起的一系列病理生理变化,引发心源性猝死,但其最终作用机制仍无定论。严重缓慢性心律失常和心室停顿的电生理机制是当窦房结和/或房室结功能异常时,次级自律细胞不能承担起心脏的起搏功能,常见于病变弥漫累及心内膜下浦肯野纤维的严重心脏疾病。

非心律失常导致的心源性猝死较少,常由心脏破裂、心脏流入和流出道的急性阻塞、急性心脏压塞等原因导致。心肌电机械分离是指心肌细胞有电兴奋的节律活动,而无心肌细胞的机械收缩,是心源性猝死较少见的原因之一。

(三)病因与危险因素

1.基本病因

绝大多数心源性猝死发生在有器质性心脏病的患者。Braunward 认为心源性猝死的病因有十大类:①冠状动脉疾病;②心肌肥厚;③心肌病和心力衰竭;④心肌炎症、浸润、肿瘤及退行性变;⑤瓣膜疾病;⑥先天性心脏病;⑦心电生理异常;⑧中枢神经及神经体液影响的心电不稳;⑨婴儿猝死及儿童猝死;⑩其他。

(1)冠状动脉疾病:主要包括冠心病及其引起的冠状动脉栓塞或痉挛等。而另一些较少见的,如先天性冠状动脉异常、冠状动脉栓塞、冠状动脉炎、冠状动脉机械性阻塞等都是引起心源性猝死的原因。

(2)心肌问题和心力衰竭:心肌的问题引起的心源性猝死常在剧烈运动时发生,其机制认为是心肌电生理异常的作用。慢性心力衰竭患者由于其射血分数较低常常引发猝死。

(3)瓣膜疾病:在瓣膜病中最易引发猝死的是主动脉瓣狭窄,瓣膜狭窄引起心肌突发性、大面积的缺血而导致猝死。梅毒性主动脉炎、主动脉扩张引起主动脉瓣关闭不全时引起的猝死也不少见。

(4)心电生理异常及传导系统的障碍:心传导系统异常、Q-T 间期延长综合征、不明或未确定原因的室颤等都是引起心源性猝死的病因。

2.主要危险因素

(1)年龄:从年龄关系而言,心源性猝死有两个高峰期,即出生后至 6 个月内及 45~75 岁人群。成年人心源性猝死的发病率随着年龄增长而增长,而老年人是成年人心源性猝死的主要人群。随着年龄的增长,高血压、高血脂、心律失常、糖尿病、冠心病和肥胖的发生率增加,这些危险因素促进了心源性猝死的发生率。

(2)冠心病和高血压:在西方国家,心源性猝死约80%是由冠心病及其并发症引起。冠心病患者发生心肌梗死后,左心室射血分数降低是心源性猝死的主要因素。高血压是冠心病的主要危险因素,且在临床上两种疾病常常并存。高血压患者左心室肥厚、维持血压应激能力受损,交感神经控制能力下降易出现快速心律失常而导致猝死。

(3)急性心功能不全和心律失常:急性心功能不全患者心脏机械功能恶化时,可出现心肌电活动紊乱,引发心力衰竭患者发生猝死。临床上多种心脏病理类型几乎都是由心律失常恶化引发心源性猝死的。

(4)抑郁:其机制可能是抑郁患者交感或副交感神经调节失衡,导致心脏的电调节失调所致。

(5)时间:美国 Framingham 38 年随访资料显示,猝死发生以 7:00～10:00 和 16:00～20:00 为两个高峰期,这可能与此时生活、工作紧张,交感神经兴奋,诱发冠状动脉痉挛,导致心律失常有关。

(四)临床表现

心源性猝死可分为四个临床时期:前驱期、终末事件期、心搏骤停期与生物学死亡期。

1.前驱期

前驱症状表现形式多样,具有突发性和不可测性,如在猝死前数天或数月,有些患者可出现胸痛、气促、疲乏、心悸等非特异性症状,但也可无任何前驱症状,瞬间发生心脏骤停。

2.终末事件期

终末事件期是指心血管状态出现急剧变化到心搏骤停发生前的一段时间,时间从瞬间到1 小时。心源性猝死所定义时间多指该时期持续的时间。其典型表现包括严重胸痛、急性呼吸困难、突发心悸或眩晕等。在猝死前常有心电活动改变,其中以致命性快速心律失常和室性异位搏动为主因室颤猝死者,常先有室性心动过速,少部分以循环衰竭为死亡原因。

3.心脏骤停期

心搏骤停后脑血流急剧减少,患者出现意识丧失,伴有局部或全身的抽搐。心搏骤停刚发生时可出现叹息样或短促痉挛性呼吸,随后呼吸停止伴发绀,皮肤苍白或发绀,瞳孔散大,脉搏消失二便失禁。

4.生物学死亡期

从心搏骤停至生物学死亡的时间长短取决于原发病的性质和复苏开始时间。心搏骤停后4～6 分钟脑部出现不可逆性损害,随后经数分钟发展至生物学死亡。心搏骤停后立即实施心肺复苏和除颤是避免发生生物学死亡的关键。

(五)急救方法

1.识别心搏骤停

在最短时间内判断患者是否发生心搏骤停。

2.呼救

在不影响实施救治的同时,设法通知急救医疗系统。

3.初级心肺复苏

初级心肺复苏即基础生命活动支持,包括人工胸外按压、开放气道和人工呼吸,被简称 CBA三部曲。如果具备自动电除颤仪,应联合应用心肺复苏和电除颤。

4.高级心肺复苏

高级心肺复苏即高级生命支持,是在基础生命支持的基础上,应用辅助设备、特殊技术等建立更为有效的通气和血运循环,主要措施包括气管插管、电除颤转复心律、建立静脉通道并给药维护循环等。在这一救治阶段应给予心电、血压、血氧饱和度及呼气末二氧化碳分压监测,必要时还需进行有创血流动力学监测,如动脉血气分析、动脉压、中心动脉压、肺动脉压、肺毛细血管楔压等。早期电除颤对于救治心搏骤停至关重要,如有条件越早进行越好。心肺复苏的首选药物是肾上腺素,每3~5分钟重复静脉推注1 mg,可逐渐增加剂量到5 mg。低血压时可使用去甲肾上腺素、多巴胺、多巴酚丁胺等,抗心律失常药物常用胺碘酮、利多卡因、β受体阻滞剂等。

5.复苏后处理

处理原则是维护有效循环和呼吸功能,特别是维持脑灌注,预防再次发生心搏骤停,维护水电解质和酸碱平衡,防治脑水肿、急性肾衰竭和继发感染等,其中重点是脑复苏提高营养补充。

(六)预防

1.识别高危人群、采用相应预防措施

对高危人群,针对其心脏基础疾病采用相应的预防措施能减少心源性猝死的发生率,如对冠心病患者采用减轻心肌缺血、预防心梗或缩小梗死范围等措施;对急性心梗、心梗后充血性心力衰竭的患者应用β受体阻滞剂;对充血性心力衰竭患者应用血管紧张素转换酶抑制剂。

2.抗心律失常

胺碘酮在心源性猝死的二级预防中优于传统的Ⅰ类抗心律失常药物。抗心律失常的外科手术治疗对部分药物治疗效果欠佳的患者有一定的预防心源性猝死的作用。近年研究证明,埋藏式心脏复律除颤器(implantable cardioverter defibrillator,ICD)能改善一些高危患者的预后。

3.健康知识和心肺复苏技能的普及

高危人群尽量避免独居,对其及家属进行相关健康知识和心肺复苏技能普及。

二、护理评估

(一)一般评估

(1)识别心搏骤停:当发现无反应或突然倒地的患者时,首先观察其对刺激的反应,并判断有无呼吸和大动脉搏动。判断心搏骤停的指标包括意识突然丧失或伴有短阵抽搐;呼吸断续,喘息,随后呼吸停止;皮肤苍白或明显发绀,瞳孔散大,大小便失禁;颈、股动脉搏动消失;心音消失。

(2)患者主诉:胸痛、气促、疲乏、心悸等前驱症状。

(3)相关记录:记录心搏骤停和复苏成功的时间。

(4)复苏过程中须持续监测血压、血氧饱和度,必要时进行有创血流动力学监测。

(二)身体评估

1.头颈部

轻拍肩部呼叫,观察患者反应、瞳孔变化情况,气道内是否有异物。手指于胸锁乳突肌内侧沟中检测颈总动脉搏动(耗时不超过10秒)。

2.胸部

视诊患者胸廓起伏,感受呼吸情况,听诊呼吸音判断自主呼吸恢复情况。

3.其他

观察全身皮肤颜色及肢体活动情况,触诊全身皮肤温湿度等。

(三)心理-社会评估

复苏后应评估患者的心理反应与需求,家庭及社会支持情况,引导患者正确配合疾病的治疗与护理。

(四)辅助检查结果评估

(1)心电图:显示心室颤动或心电停止。

(2)各项生化检查情况和动脉血气分析结果。

(五)常用药物治疗效果的评估

1.血管升压药的评估要点

(1)用药剂量和速度、用药的方法(静脉滴注、注射泵/输液泵泵入)的评估与记录。

(2)血压的评估:患者意识是否恢复,血压是否上升到目标值,尿量、肤色和肢端温度的改变等。

2.抗心律失常药的评估要点

(1)持续监测心电,观察心律和心率的变化,评估药物疗效。

(2)不良反应的评估:应观察用药后不良反应是否发生,如使用胺碘酮可能引起窦性心动过缓、低血压等现象,使用利多卡因可能引起感觉异常、窦房结抑制、房室传导阻滞等。

三、主要护理诊断/问题

(一)循环障碍

与心脏收缩障碍有关。

(二)清理呼吸道无效

与微循环障碍、缺氧和呼吸形态改变有关。

(三)潜在并发症

脑水肿、感染、胸骨骨折等。

四、护理措施

(一)快速识别心搏骤停,正确及时进行心肺复苏和除颤

心源性猝死抢救成功的关键是快速识别心搏骤停和启动急救系统,尽早进行心肺复苏和复律治疗。快速识别是进行心肺复苏的基础,而及时行心肺复苏和尽早除颤是避免发生生物学死亡的关键。

(二)合理饮食

多摄入水果、蔬菜和黑鱼等易消化的清淡食物,可通过改善心律变异性预防心源性猝死。

(三)用药护理

应严格按医嘱用药,并注意观察常用药的疗效和毒副作用,发现问题及时处理等。

(四)心理护理

复苏后部分患者会对曾发生的猝死产生明显的恐惧和焦虑心情,应帮助患者正确评估所面对情况,鼓励患者和积极参与治疗和护理计划的制订,使之了解心源性猝死的高危因素和救治方法。帮助患者建立良好有效的社会支持系统,帮助患者克服恐惧和焦虑的情绪。

(五)健康教育

1.高危人群

对高危人群,如冠心病患者应教会患者及家属了解心源性猝死早期出现的症状和体征,做到早发现、早诊断、早干预。教会家属基本救治方法和技能,患者外出时随身携带急救物品和救助电话,以方便得到及时救助。

2.用药原则

按时、正确服用相关药物,让患者了解常用药物不良反应及自我观察要点。

五、急救效果的评估

(1)患者意识清醒。

(2)患者恢复自主呼吸和心跳。

(3)患者瞳孔缩小。

(4)患者大动脉搏动恢复。

(于秋纷)

第四节　急性肝衰竭

一、定义

急性肝衰竭是原来无肝病者肝脏受损后短时间内发生的严重临床综合征,病死率高,最常见的病因是病毒性肝炎。

二、病因及发病机制

(一)病因

在中国引起肝衰竭的主要病因是肝炎病毒(主要是乙型肝炎病毒),其次是药物及肝毒性物质(如乙醇、化学制剂等)。在欧美国家,药物是引起急性、亚急性肝衰竭的主要原因。

(二)发病机制

1.内毒素与肝损伤

内毒素使肝脏能量代谢发生障碍。还可诱导中性粒细胞向肝内聚集,并激活中性粒细胞,参与导致大块肝细胞坏死的炎症过程。内毒素作用于肝窦内皮细胞及微血管,引起肝微循环障碍,导致缺血缺氧性损伤。

2.细胞因子与肝损伤

细胞因子不仅是肝坏死过程的主要因素,还与肝衰竭时肝细胞再生抑制状态有关。

3.细胞凋亡

肝细胞凋亡在肝衰竭病理形成过程中也起着重要的作用。

4.多器官功能衰竭与肝衰竭

肝衰竭是多器官功能衰竭的主要起因,而多器官功能衰竭又可加重肝衰竭。

三、临床表现

(一)神经、精神症状

早期以性格和行为改变为主,如情绪激动、精神错乱、行为荒诞等,少数患者可被误诊为精神病。晚期出现肝性脑病、肝臭,各种反射迟钝或消失,肌张力改变,踝阵挛阳性。

(二)黄疸

典型病例先是尿色加深,2~3天以后皮肤巩膜出现黄疸,迅速加深,少数患者的黄疸可出现在神经、精神症状前,但较轻微,以后随病情恶化而加深。

(三)出血

因肝脏内凝血因子合成障碍,导致弥散性血管内凝血、血小板减少。

(四)肝脏缩小

多数急性肝衰竭肝脏呈进行性缩小,此为诊断本病的重要体征。

(五)腹水

多数患者迅速出现腹水,大多属于漏出液,少数为渗出液或血性。

(六)脑水肿、脑疝综合征

发生率24%~82%,单纯脑水肿表现为呕吐、头痛、烦躁、血压轻度上升。合并脑疝则出现去大脑强直、抽搐、瞳孔对光反应减弱或消失、呼吸节律不齐、呼吸骤停等。

(七)肝、肾综合征

表现为少尿或无尿、氮质血症、稀释性低血钠、低尿钠,尿中可无蛋白质及管型。

四、实验室及其他检查

肝炎病毒学检查;肝功能检查转氨酶升高或发生胆-酶分离现象;血生化检查凝血酶原时间延长。

五、紧急救护

(一)去除诱因

针对引起急性肝衰竭的不同诱因,给予治疗和护理。

(二)保肝治疗

(1)应用细胞活性药物,如ATP、辅酶A、肌苷、1,6-二磷酸果糖等。

(2)胰岛素-胰高血糖素疗法。

(3)促肝细胞生长素促使肝细胞再生。

(4)前列腺素E可扩张血管,改善肝微循环,稳定肝细胞膜,防止肝细胞坏死。

(5)适量补充新鲜血、新鲜血浆及清蛋白,有利于提高胶体渗透压,促进肝细胞的再生和补充凝血因子。

(三)对症处理

1.肝性脑病

避免使用麻醉、镇痛、催眠等中枢抑制药物,及时控制感染和上消化道出血,注意纠正水、电解质和酸碱平衡紊乱。降低血氨:

(1)禁止经口摄入蛋白质,尤其动物蛋白,以减少氨的形成。

(2)抑制肠道产氨细菌生长,可口服或鼻饲新霉素1~2 g/d,甲硝唑0.2 g,每天4次。

(3)清除肠道积食、积血或其他含氮物质,应用乳果糖或拉克替醇,口服或高位灌肠,可酸化肠道,促进氨的排出,减少肠源性毒素吸收。

(4)视患者的电解质和酸碱平衡情况酌情选择谷氨酸钠、谷氨酸钾、精氨酸等降氨药。

(5)使用支链氨基酸或支链氨基酸与精氨酸混合制剂,以纠正氨基酸失衡。

2.出血

(1)预防胃应激性溃疡出血,可用 H_2 受体拮抗剂或质子泵抑制剂。

(2)凝血功能障碍者注射维生素 K,可促进凝血因子的合成。血小板减少或功能异常者可输注血小板悬液。

(3)胃肠道出血者可用冰盐水加血管收缩药物局部灌注止血。

(4)活动性出血或需接受损伤性操作者,应补充凝血因子,以输新鲜血浆为宜。

(5)一旦出现 DIC、颅内出血,须积极配合抢救。

(四)急性并发症的处理

1.肝、肾综合征

(1)及时去除诱因,如避免强烈利尿及大量放腹水,不使用损害肾功能的药物。

(2)在改善肝功能的前提下,适当输注右旋糖酐 40、清蛋白等胶体溶液,以提高循环血容量。

(3)补充血容量的同时给予利尿药,常用 20% 甘露醇,无效时可用呋塞米,可消除组织水肿、腹水,减轻心脏负荷,清除有害代谢产物。

(4)应用血管活性药,可选用多巴胺、酚妥拉明等药物,以扩张肾血管,增加肾血流量。

(5)经上述治疗无效时,宜尽早进行血液透析,清除血内有害物质,减轻氮质血症、纠正高钾血症和酸中毒。

2.感染

一旦出现感染,可单用或联合应用抗生素,但不应使用有肝、肾毒性的药物。

3.脑水肿

颅内压增高者给予高渗性脱水药。

(五)血液净化疗法

可清除因肝功能严重障碍而产生的各种有害物质,使血液得以净化,帮助患者度过危险期。血浆置换是较为成熟的血液净化方法,可以去除与血浆蛋白结合的毒物,补充血浆蛋白、凝血因子等人体所需物质,从而减轻急性肝衰竭患者的症状。

(六)肝替代治疗

(1)人工肝支持治疗:人工肝是指通过体外的机械、物理化学或生物装置,清除各种有害物质,补充必需物质,改善内环境,暂时替代衰竭肝的部分功能的治疗方法,能为肝细胞再生及肝功能恢复创造条件或等待机会进行肝移植。

(2)肝移植。

六、观察要点

(1)判断神志是否清醒,性格和行为有无异常,以便及时发现肝性脑病的先兆。

(2)密切观察生命体征变化,注意每天测量腹围、体重。

(3)黄疸:了解黄疸的程度,有无逐渐加重。

(4)出血:注意皮肤、黏膜及消化道等部位有无出血,抽血及穿刺后要长时间压迫穿刺点,防止渗血。

(5)监测中心静脉压、血气分析变化。

(6)监测肝功能、凝血功能变化。

(7)对接受谷胺高血糖素、胰岛素疗法患者,用药期间随时监测血糖水平,以便随时调整药物的用量。

(8)应用谷氨酸钾时须监测钾、钠、氯含量,保持电解质平衡。

七、护理

(一)充分休息与心理护理

患者应绝对卧床休息,腹水患者采取半卧位。鼓励患者保持乐观情绪,以最佳心理状态配合治疗。

(二)饮食护理

给予低脂、低盐、高热量、清淡、易消化的食物。戒烟酒,忌辛辣刺激性食物,少量多餐可进食流质或半流质,以保证营养充分吸收,促进肝细胞再生和修复。有腹水者控制钠盐摄入,肝性脑病者忌食蛋白。

(三)口腔护理

饭前饭后可用5%碳酸氢钠漱口。

(四)皮肤护理

保持皮肤清洁干燥,黄疸较深、瘙痒严重者可给予抗组胺药物。

(五)并发症的护理

1.肝肾综合征

严格控制液体入量,避免使用损害肝、肾功能的药物。注意观察尿量的变化及尿的颜色和性质,准确记录每天出入液量。

2.感染

加强支持疗法,调整免疫功能。

3.大量腹水

(1)安置半卧位,限制钠盐和每天入水量。

(2)遵医嘱应用利尿药,避免快速和大量利尿,用药后注意监测血电解质。

(3)每天称体重,测腹围,记录尿量,密切观察腹水增长及消退情况。

(4)腹腔穿刺放腹水一次量不能超过3 000 mL,防止水电解质紊乱和酸碱失衡。

4.脑水肿

密切观察患者有无头痛、呕吐、眼底视盘水肿及意识障碍等表现。一旦发生,应协助患者取平卧位,抬高床头15°～30°,以利颅内静脉回流,减轻脑水肿。使用脱水药、利尿药后易出现电解质紊乱,应定时监测。

(六)安全防护

对于昏迷患者加护床挡,烦躁患者慎用镇静药,必要时可用水合氯醛灌肠。

(七)肠道护理

灌肠可清除肠内积血,使肠内保持酸性环境,减少氨的产生和吸收,协助患者采取左侧卧位,用37～38 ℃温水100 mL加食醋50 mL灌肠1～2次/天,或乳果糖500 mL加温水500 mL保留灌肠,使血氨降低。肝性脑病者禁用肥皂水灌肠。

(于秋纷)

第五节　急性呼吸衰竭

呼吸衰竭是指由于各种原因引起的肺通气和/或换气功能严重障碍,以致不能进行有效的气体交换,导致缺氧和/或二氧化碳潴留,从而引起一系列生理功能和代谢功能紊乱的临床综合征。一般认为在海平面、标准大气压、休息状态、呼吸空气条件下($FiO_2 = 21\%$),动脉血氧分压(PaO_2)<8.0 kPa(60 mmHg)和/或二氧化碳分压($PaCO_2$)>6.7 kPa(50 mmHg)时,作为呼吸衰竭的血气诊断标准。根据血气变化,将呼吸衰竭分为两型:Ⅰ型(换气性)指 PaO_2 下降而 $PaCO_2$ 正常或降低,多为急性呼吸衰竭的表现;Ⅱ型(通气性)指 PaO_2 下降伴有 $PaCO_2$ 升高,多为慢性呼吸衰竭或兼有急性发作的表现。急性呼吸衰竭是指由于某些突发的致病因素,使肺通气和/或换气功能迅速出现严重障碍,在短时间内引起呼吸衰竭。因机体不能很快代偿,若不及时抢救,会危及患者生命。

一、病因与发病机制

(一)病因

1.呼吸道及肺疾病

严重支气管哮喘、原发性或继发性肺炎、急性肺损伤(ALI)、急性呼吸窘迫综合征(ARDS)、肺水肿、上呼吸道异物堵塞、喉头水肿、慢性支气管炎急性发作及肺气肿等。

2.中枢神经及传导系统疾病

急性脑炎、颅脑外伤、脑出血、脑梗死、脑肿瘤、安眠药中毒及吸入有害气体等。

3.周围神经传导系统及呼吸肌疾病

脊髓灰质炎、重症肌无力、颈椎外伤、有机磷农药中毒等。

4.胸部病变

胸廓狭窄、胸外伤、自发性气胸、手术损伤、急剧增加的胸腔积液等。

5.肺血管性疾病

急性肺栓塞、肺血管炎、多发性肺微血管栓塞等。

(二)发病机制

急性呼吸衰竭的发生主要有肺泡通气不足、通气/血流比例(V/Q)失调、气体弥散障碍、肺内分流四种机制。

1.肺泡通气不足

肺泡通气不足其结果引起低氧和高碳酸血症。机制主要有以下几点。

(1)呼吸驱动不足:如中枢神经系统病变或中枢神经抑制药过量抑制呼吸中枢,使呼吸驱动力减弱,导致肺容量减少和肺泡通气不足。

(2)呼吸负荷过重:胸廓或横膈机械性运动能力下降,致肺泡通气下降及气道阻力增加,胸肺顺应性下降。

(3)呼吸泵功能障碍:由于呼吸肌本身的病变导致呼吸运动受限,如呼吸肌疾病、有机磷农药中毒等。

2.通气/血流比例(V/Q)失调

正常人肺泡通气量(V)约为 4 L/min,流经肺泡的血流(Q)约为 5 L/min,V/Q 约为 0.8。有效的气体交换主要取决于 V/Q 保持在 0.8 水平。当 V/Q<0.8 时,肺泡通气不足、血流过剩,肺动脉内混合静脉血未经充分氧合即进入肺静脉,引起低氧血症。当 V/Q>0.8 时,肺泡过度通气,肺泡内气体不能与血液进行充分的气体交换而成为无效通气,结果也导致低氧血症。严重的通气/血流比例失调亦可导致二氧化碳潴留。

3.气体弥散障碍

氧和二氧化碳可自由通过肺泡毛细血管膜进行气体交换,氧的弥散能力约为二氧化碳的1/20。当肺不张、肺水肿、肺气肿、肺纤维化导致气体弥散面积减少、弥散距离加大时,往往影响氧的弥散从而引起低氧血症。

4.肺内分流

肺动脉内的静脉血未经氧合直接流入肺静脉,引起低氧血症,是通气/血流比例失调的特例。常见于肺动脉-静脉瘘。

二、病情评估

(一)临床表现

急性呼吸衰竭患者除原发病表现外,还表现为低氧血症、高碳酸血症或两者兼有,可使机体各组织器官发生不同程度的功能改变。

1.呼吸系统改变

呼吸困难是临床最早出现的症状,表现为呼吸频率加快、呼吸费力、辅助呼吸肌活动增强、胸闷、发绀等。严重时表现为呼吸节律改变,如潮式呼吸、叹息样呼吸、陈-施呼吸。呼吸系统病变所致者,肺部有喘鸣音、湿啰音或呼吸音降低等原发病体征。

2.循环系统改变

早期心率加快,血压正常或轻度升高,严重时心率减慢,心律失常,血压下降。晚期由于严重缺氧和二氧化碳潴留可引起心肌损害,发生心力衰竭、休克、心搏骤停。

3.神经系统改变

大脑皮质对缺氧最敏感。轻度缺氧时出现头晕、注意力下降。明显缺氧时出现焦虑不安、躁动、定向力障碍和精神错乱。明显高碳酸血症时出现中枢神经系统抑制症状,如嗜睡、昏睡,严重缺氧和高碳酸血症均可导致昏迷。

4.其他系统改变

急性缺氧可造成凝血功能障碍,造血功能衰竭,弥散性血管内凝血。急性缺氧和二氧化碳潴留可致胃肠黏膜充血、水肿、糜烂而引起胃肠道出血。也可引起肾血管收缩、肾血流量减少、肾小球滤过率下降而致肾功能不全。

(二)辅助检查

1.实验室检查

尽早抽动脉血进行血气分析,PaO_2、$PaCO_2$ 和 pH 是最重要的血气参数。定时检查有助于判断呼吸衰竭的程度、类型、代偿情况,以及酸碱平衡紊乱程度和类型。

2.胸部 X 线检查

有助于明确病因、病变范围和程度。根据 X 线检查能了解心脏及血管的状态,分析气胸和血胸的存在及有无肺栓塞、肺炎、肺水肿等。

3.心电图检查

急性呼吸衰竭者可出现心动过速和其他各种心律失常。急性大块肺栓塞者,心电图检查可表现为心动过速,并有电轴右偏、完全性右束支传导阻滞和肺型 P 波。

三、急救护理

(一)紧急处理

1.保持气道通畅

患者缺氧与二氧化碳潴留,主要是由于通气功能障碍所致,而通气功能障碍主要原因是气道阻塞。因此及时清除气道分泌物,保持气道通畅,维持气道完整性,是纠正缺氧与二氧化碳潴留的前提。护理措施包括胸部物理治疗、气道吸引、必要时建立人工气道。

(1)胸部物理治疗:包括指导患者有效咳嗽、协助翻身、体位引流、背部叩击和振动,以促进痰液排出,有助于改善通气和血流灌注,促进某些肺段的痰液引流。

(2)气道吸引:吸引导管可经鼻或经口通过咽部到达呼吸道进行分泌物和痰液抽吸。吸痰时会造成短暂的缺氧,应注意心率、心律、血氧饱和度的变化。

(3)建立人工气道:对昏迷舌根后坠的患者采用口咽通气管或鼻咽通气管支撑舌体,使其离开咽后壁,从而在短期内保持气道通畅。对需机械通气的患者,采用经鼻或经口气管内插管。经鼻气管插管易于固定,清醒患者易于耐受,用于需气管内插管时间较长者;经口气管插管操作简便,常用于紧急情况,但不易固定,易引起牙齿脱落与口腔黏膜破损。对需长期机械通气者,应行气管造口。气管造口包括气管切开术与经皮扩张气管导管留置术,均需严格无菌操作。

2.氧疗

缺氧是引起呼吸衰竭的直接原因,氧疗是急性呼吸衰竭的重要治疗措施。氧疗要根据缺氧原因和程度调整氧流量与氧浓度,严格掌握适应证,防止不良反应发生。Ⅰ型呼吸衰竭,原则上是按需给氧,根据血气分析结果及时调整氧浓度,一般为 $50\%\sim60\%$。Ⅱ型呼吸衰竭,应采用控制性氧疗,持续性低流量吸氧。一般 $1\sim3$ L/min,浓度为 $25\%\sim30\%$。氧疗途径采用鼻塞法、面罩法等,对危重患者常规氧疗无效时,及早考虑机械通气给氧。

3.机械通气

机械通气是治疗急性呼吸衰竭重要而有效的措施。但因引起急性呼吸衰竭的病因各异,所造成的病理生理改变不同,故应根据具体病情特点来选择不同的通气模式。机械通气护理:保持呼吸机正常运行;保持各连接口紧密;了解通气量是否合适;及时解除报警原因;积极防治机械通气并发症;防止感染与交叉感染。

4.病因治疗

原发病治疗至关重要。有些病例在去除病因后可逆转呼吸衰竭,如急性上呼吸道阻塞时,治疗关键是建立人工气道;严重肺部感染或全身感染所致者,应尽早给予有效抗生素治疗;心源性肺水肿所致者,可给予硝酸甘油、利尿药或正性肌力药治疗;气胸或大量胸腔积液所致者,应行胸腔穿刺或置导管引流。

(二)用药观察

1.呼吸兴奋药

(1)尼可刹米:用于各种原因引起的中枢性呼吸抑制,特别是肺性脑病时常用。能兴奋脑干呼吸中枢或刺激颈动脉体的化学感受器,反射性兴奋呼吸中枢,提高呼吸中枢对二氧化碳的敏感性。静脉注射给药,每次 0.375 g,必要时每 1～2 小时重复一次,也可用 1.875～3.75 g 静脉微量注射泵维持。

(2)纳洛酮:主要用于解除外源性阿片(吗啡和美沙酮等)对中枢神经系统的抑制,对麻醉、镇静催眠药过量和酒精中毒也有效。能与脑干特异性阿片受体竞争性结合,阻断内源性和外源性阿片的呼吸抑制作用。推荐剂量为 0.4～0.8 mg,静脉注射,作用维持时间短。对长效呼吸抑制药如美沙酮过量者,首次静脉注射后,继续以 0.4～2.0 mg/h 速度静脉滴注,持续 12～24 小时。

应用呼吸兴奋药时注意:①保持气道通畅。②有心功能不全或急性呼吸窘迫综合征(ARDS)时不宜使用。③观察不良反应,如尼可刹米可致心动过速、血压升高、肌肉震颤或僵直、咳嗽、呕吐、出汗等症状。

2.糖皮质激素

严重支气管哮喘患者对支气管扩张药无效时,给予糖皮质激素治疗。氢化可的松 2 mg/kg,静脉注射,继而 0.5 mg/(kg·h),静脉滴注;或甲泼尼龙 40～125 mg 静脉注射,每 6 小时 1 次。吸入性糖皮质激素对严重支气管哮喘无效。ARDS 患者发病后 7～10 天应用糖皮质激素可减少肺纤维化。

应用糖皮质激素时注意:①用糖皮质激素期间应经常检测血糖,以便及时发现类固醇性糖尿病。②防止各种感染的发生,特别是防止多重感染的发生。③为减少对胃肠道的刺激,加用胃黏膜保护药物。

3.镇静药

预防呼吸衰竭患者的氧输送与氧消耗比例失常。

(1)丙泊酚(得普利麻):用于维持镇静,为短效静脉全身麻醉药,起效迅速,无明显蓄积,停药后苏醒快而完全。根据患者病情及所需镇静深度,可在静脉注射 0.2～0.7 mg/kg 负荷量后,以 0.3～4.0 mg/(kg·h)持续静脉微量注射泵输入,保持患者镇静,可使患者耐受机械通气。小儿禁用丙泊酚镇静。

(2)咪达唑仑(咪唑安定):咪达唑仑为最新的苯二氮䓬类药物,起效和消除迅速。咪达唑仑 1～2 mg 静脉注射,根据病情需要也可持续静脉微量注射泵输入。

应用镇静药时注意:①应用镇静药时必须建立人工气道和机械通气。②定时评估患者精神状态,防止镇静过深。③丙泊酚可致血压下降需动态观察血压变化。

4.肌肉松弛药

应用于人机对抗时,消除自主呼吸;减少心肺功能不全者的氧消耗。常选用非去极化性肌肉松弛药。常用药物有潘库溴铵、阿曲库铵和维库溴铵。应用肌肉松弛药时注意:①必须在机械通气下使用。②必须先镇静后肌松。

5.祛痰药

呼吸系统感染常产生黏稠痰液。祛痰药能降低气道分泌物的黏滞性,有利于气道分泌物的清除。常用药物:氨溴索(沐舒坦),可静脉注射也可雾化吸入。应用祛痰药时注意与胸部物理治疗相结合。

(三)病情观察

1.观察生命体征

(1)呼吸:观察呼吸节律、频率、幅度。正常人呼吸频率为 16～20 次/分,新生儿为 30～

40 次/分,呼吸幅度均匀,节律规则。成人自主呼吸频率超过 20 次/分,提示呼吸功能不全。超过 30 次/分,常需要机械辅助通气。呼吸节律改变提示脑干呼吸中枢病变或脑水肿。听诊两肺呼吸音是否对称,听诊顺序:肺尖-前胸-侧胸-背部,左右对比,有无痰鸣音、哮鸣音、湿啰音,是否伴咳嗽、咳痰,注意患者对治疗的反应。

(2)心率:观察心率、心律变化。缺氧早期心脏发生代偿作用,导致心率增快。严重缺氧可出现各种类型的心律失常如窦性心动过缓、期前收缩、心室纤颤等。如进一步加重,可发展为周围循环衰竭甚至心搏停止。气道吸引时可引起短暂缺氧会诱发各种心律失常,需及时发现和纠正。

(3)体温:建立人工气道及应用机械通气期间,患者鼻咽喉自然防御屏障功能丧失、咳嗽咳痰能力减弱或丧失、气道吸引及全身抵抗力下降等增加感染机会,体温波动较大。观察体温变化,有助于判断感染控制情况。当体温升高超过 38.5 ℃时,积极做好降温处理,遵医嘱留取细菌培养标本。

(4)意识:意识反映脑血流灌注和脑组织氧供情况。氧供正常时,患者意识清楚,定向力、计算力良好,能配合治疗。轻度缺氧时,患者兴奋、焦虑和烦躁不安。严重缺氧时出现意识模糊、嗜睡甚至昏迷。当患者出现意识异常时,注意安全防护,适当约束肢体,防止坠床与意外拔管。

2.血氧饱和度

原理:通过红外光传感器来测量毛细血管内氧合血红蛋白的含量。通过氧饱和度估计氧分压,氧饱和度<95%,氧分压<10.7 kPa(80 mmHg),显示轻度缺氧;氧饱和度<90%,氧分压<8.0 kPa(60 mmHg),显示中度缺氧;氧饱和度<75%,氧分压<5.3 kPa(40 mmHg),显示重度缺氧。影响脉搏血氧饱和度测定结果有末梢循环不良如低血压、血管收缩药、低温、动脉压迫等;指甲条件如灰指甲、涂抹指甲油等。对水肿或末梢循环较差的患者,应经常检查更换检测部位。注意氧饱和度高低不能真正反映组织供氧情况,只能作为参考。

3.血气指标

动态测定血气指标有助于判断血液氧合及酸碱平衡状态,可作为诊断呼吸衰竭、指导机械通气参数调节、纠正酸碱失衡的重要依据。氧分压(PaO_2)反映机体氧合情况,对诊断缺氧和判断缺氧程度有重要价值。二氧化碳分压($PaCO_2$)是判断肺通气功能的重要参数。机械通气开始前及治疗后 30 分钟常规测定血气指标,以了解治疗效果。根据血气数据调整呼吸机参数。

(于秋纷)

第六节　急性肺栓塞

一、定义

急性肺栓塞(acute pulmonary embolism,APE)是指内源性或外源性栓子堵塞肺动脉或其分支引起肺循环障碍的病理综合征。如发生肺出血或坏死则称为肺梗死。急性肺栓塞是世界上误诊率和病死率较高的疾病之一,对人类的健康造成了严重的威胁。

二、临床表现

(一)症状

临床症状多种多样,但缺乏特异性。常见症状:①不明原因的呼吸困难及气促,尤以活动后明显,为肺栓塞最多见的症状。②胸痛,包括胸膜炎性胸痛或心绞痛样胸痛。③晕厥,可为肺栓塞的唯一或首发症状。④烦躁不安、惊恐甚至濒死感。⑤咯血,常为小量咯血,大咯血少见。⑥咳嗽、心悸等。各病例可出现以上症状的不同组合。临床上有时出现所谓"三联征",即同时出现呼吸困难、胸痛及咯血,但仅见于约 20％的患者。

(二)体征

1.呼吸系统

呼吸急促最常见,发绀,肺部有时可闻及哮鸣音和/或细湿啰音,肺野偶可闻及血管杂音,合并肺不张或胸腔积液时出现相应的体征。

2.循环系统

心动过速;血压变化,严重者可出现血压下降,甚至休克;颈静脉充盈或异常搏动;肺动脉瓣区第二心音亢进或分裂,三尖瓣区收缩期杂音。

3.其他

可伴发热,多为低热,少数患者体温达 38 ℃以上。

三、病因及发病机制

(一)病因

临床上常见的栓子包括深静脉血栓、感染性病灶、右心房或右心室附壁血栓、空气栓、羊水栓等。引起肺栓塞的基础疾病及诱因有深静脉血栓形成、创伤、肿瘤、制动、妊娠和分娩、口服避孕药、肥胖等。

(二)发病机制

急性肺栓塞所致病理生理改变及其严重程度受多种因素影响,包括栓子的大小和数量、多次栓塞的时间间隔,是否同时存在其他心肺疾病、个体反应的差异及血栓溶解的快慢等。其病理生理改变主要包括血流动力学改变、右心功能不全、心室间相互作用及呼吸生理变化等。轻者可无任何异常改变,重者肺循环阻力突然升高,肺动脉压突然升高,心排血量急骤下降,患者出现休克,甚至死亡。

四、辅助检查

(一)动脉血气分析

动脉血气分析显示低氧血症、低碳酸血症,肺泡-动脉血氧分压差增大。

(二)实验室检查

急性肺栓塞时,血浆 D-二聚体升高,但多种病因可导致其升高,故在临床中对肺栓塞有较大的排除价值,若其含量低于 500 $\mu g/L$,则可基本排除肺栓塞。

(三)影像学检查

肺动脉造影为过去诊断急性肺栓塞的"金标准",但属于有创检查。近年来,CT、MRI 的发展使急性肺栓塞的诊断率明显提高。

(四)心电图检查

心电图缺乏特异性表现,但若发现心电图动态性变化多较单一固定性异常,对肺栓塞有更大的临床意义。

(五)深静脉血栓的检查

静脉超声检查和静脉造影可辅助诊断深静脉血栓,后者是深静脉血栓诊断的"金标准"。

五、诊断要点

肺栓塞的临床表现多样,有时隐匿,缺乏特异性,确诊需特殊检查。检出肺栓塞的关键是提高诊断意识,对有疑似表现、特别是高危人群中出现疑似表现者,应及时安排相应检查。诊断程序一般包括疑诊、确诊、求因 3 个步骤。

(一)疑诊

如患者出现上述临床症状、体征,特别是存在前述危险因素的病例出现不明原因的呼吸困难、胸痛、晕厥、休克,或伴有单侧或双侧不对称性下肢肿胀、疼痛等,应进行如下检查:动脉血气分析、心电图、X 线胸片、超声心动图和血浆 D-二聚体检查。

(二)确诊

在临床表现和初步检查提示肺栓塞的情况下,应安排肺栓塞的确诊检查:放射性核素肺通气/灌注扫描、螺旋 CT 和电子束 CT,磁共振成像和肺动脉造影。

(三)求因

对疑诊肺栓塞的病例,无论其是否有深静脉血栓性成症状,均应进行体检,并行静脉超声、放射性核素或 X 线静脉造影、CT 静脉造影、MRI 静脉造影、肢体阻抗容积图等检查,以帮助明确是否存在深静脉血栓性成及栓子的来源。

六、治疗要点

(一)一般处理

对患者进行严密监护,监测呼吸、心率、血压、静脉压、心电图及动脉血气的变化;卧床休息,保持大便通畅,避免用力,以防血栓脱落;可适当使用镇静、止痛、镇咳等相应的对症治疗。

(二)呼吸循环支持治疗

纠正低氧血症。出现心功能不全但血压正常者,可使用多巴酚丁胺和多巴胺;若出现血压下降,可增大剂量或使用其他血管加压药物,如去甲肾上腺素等。

(三)抗凝治疗

可防止血栓的发展和再发。主要抗凝血药有肝素、华法林。

(四)溶栓治疗

可迅速溶解血栓、恢复肺组织的血液灌注,降低肺动脉压、改善右心室功能。常用的溶栓药物有尿激酶(UK)、链激酶(SK)和阿替普酶(rt-PA)。

七、护理问题

(一)气体交换受损

其与肺通气、换气功能障碍有关。

(二)疼痛

其与肺栓塞有关。

(三)低效型呼吸形态

其与肺的顺应性降低、气道阻力增加不能维持自主呼吸有关。

(四)焦虑/恐惧

其与担心疾病预后有关。

(五)睡眠形态紊乱

其与呼吸困难、咳嗽、咯血等有关。

(六)活动无耐力

其与日常活动供氧不足、疲乏有关。

(七)体液不足

其与痰液排出、出汗增加、摄入减少有关。

(八)营养失调

低于机体需要量与食欲下降、摄入不足、消耗增加有关。

(九)有皮肤完整性受损的危险

其与长期卧床有关。

八、护理措施

(一)病情观察

评估患者的呼吸频率、节律和深度,呼吸困难程度,呼吸音的变化,患者意识状态、瞳孔、皮肤温度及颜色,询问患者胸闷、憋气、胸部疼痛等症状有无改善。严密监测患者的呼吸、血压、心率、血氧饱和度、心律失常的变化情况,如有异常及时通知医师。昏迷患者应评估瞳孔、肌张力、腱反射及病理反射。观察痰液的量、颜色及性状,及时了解尿常规、血电解质检查结果。准确记录24小时出入量。

(二)抢救配合

急性肺栓塞属临床急症,抢救不及时可危及患者生命。应加强患者病情的观察和血流动力学的监测,严密观察心率、心律、血氧饱和度、血压、呼吸的变化,备好抢救物品和药品,如发现患者出现剧烈胸痛、呼吸困难、咯血、面色苍白、血压下降等,立即通知医师并协助抢救。

(三)一般护理

1.环境

提供安静、舒适、整洁的休息环境,限制探视,减少交叉感染。保持室温在20～22 ℃和相对湿度60%～70%;没有层流装置的病室应注意经常通风换气,每天通风3次。装有层流装置的病室,应保持层流装置的有效。

2.体位

急性肺栓塞患者应绝对卧床休息、肢体制动。若肺栓塞的位置已经确定,应取健侧卧位。床上活动时应避免突然坐起、转身及改变体位,禁止搬动患者,防止栓子的脱落。下肢静脉血栓者应抬高患肢,并高于肺平面20～30 cm,密切观察患肢的皮肤有无发绀、肿胀、发冷、麻木等感觉障碍,发现异常及时通知医师给予处理,严禁挤压、热敷、按摩患肢,防止血栓脱落。

3.饮食护理

指导患者进食富含维生素、高蛋白、粗纤维、易消化的饮食,多饮水,保持大便通畅,避免便秘、咳嗽等,以免增加腹腔压力,影响下肢静脉血液回流。做好口腔护理,以增进食欲。

4.吸氧

及早给予氧气吸入,遵医嘱合理氧疗。采用鼻导管或鼻塞给氧,必要时面罩吸氧。氧流量控制在 4～6 L/min。注意及时根据血氧饱和度指数或血气分析结果来调整氧流量。必要时行机械通气。

5.疼痛护理

教会患者自我放松的技巧,如缓慢深呼吸、全身肌肉放松、听音乐、看书报等,以分散注意力,减轻疼痛。剧烈疼痛时,遵医嘱给予药物止痛,如吗啡、哌替啶、可待因等,及时评价止痛效果并观察可能出现的不良反应。

6.心理护理

胸闷、胸痛、呼吸困难,易给患者带来紧张、恐惧的情绪,甚至造成濒死感。尽量帮助患者适应环境,向患者讲解治疗的目的、要求、方法,减少其焦虑和恐惧心理。采取心理暗示和现身说教,帮助患者树立信心,使其积极配合治疗。情绪过于激动可诱发栓子脱落,应指导患者保持情绪稳定。启动家庭支持系统,帮助患者树立治疗的信心。

(四)溶栓及抗凝的护理

(1)使用抗凝血药时,应严格掌握药物的剂量、用法及速度,认真核对,严密观察用药后的反应,发现异常及时通知医师,调整剂量。

(2)进行溶栓、抗凝治疗期间,最主要的并发症是出血,因此应严密观察患者有无出血倾向。注意观察患者皮肤、黏膜、牙龈及穿刺部位有无出血,有无咯血、呕血、便血等现象。观察患者的意识状态、神志的变化,发现患者出现头痛、呕吐症状,要及时报告医师并给予处理,谨防颅内出血的发生。溶栓治疗期间应准备好各种抢救物品。

(3)用药期间应监测凝血时间及凝血酶原时间,避免各种侵入性的操作。指导患者预防出血的方法,如选用质软的牙刷,防止碰伤、抓伤,勿挖鼻、用力咳嗽、排便等。

(于秋纷)

第七节　急性肺水肿

急性肺水肿是由不同原因引起肺组织血管外液体异常增多,液体由间质进入肺泡,甚至呼吸道出现泡沫状分泌物。表现为急性呼吸困难、发绀,呼吸做功增加,两肺布满湿啰音,甚至从气道涌出大量泡沫样痰液。人类可发生下列两类性质完全不同的肺水肿:心源性肺水肿(亦称流体静力学或血流动力学肺水肿)和非心源性肺水肿(亦称通透性增高肺水肿、急性肺损伤或急性呼吸窘迫综合征)。

一、发病机制

(一)肺毛细血管静水压

肺毛细血管静水压(Pmv)是使液体从毛细血管流向间质的驱动力,正常情况下,Pmv 约

1.1 kPa(8 mmHg),有时易与肺毛细血管楔压(PCWP)相混淆。PCWP反映肺毛细血管床的压力,可估计左心房压(LAP),正常情况下较 Pmv 高 0.1～0.3 kPa(1～2 mmHg)。肺水肿时 PCWP 和 Pmv 并非呈直接相关,两者的关系取决于总肺血管阻力(肺静脉阻力)。

(二)肺间质静水压

肺毛细血管周围间质的静水压即肺间质静水压(Ppmv),与 Pmv 相对抗,两者差别越大,则毛细血管内液体流出越多。肺间质静水压为负值,正常值为 −2.3～−1.1 kPa(−17～−8 mmHg),可能与肺组织的机械活动、弹性回缩及大量淋巴液回流对肺间质的吸引有关。理论上 Ppmv 的下降亦可使静水压梯度升高,当肺不张进行性再扩张时,出现复张性肺水肿可能与 Ppmv 骤降有关。

(三)肺毛细血管胶体渗透压

肺毛细血管胶体渗透压(πmv)由血浆蛋白形成,正常值为 3.3～3.7 kPa(25～28 mmHg),但随个体的营养状态和输液量不同而有所差异。πmv 是对抗 Pmv 的主要力量,单纯的 πmv 下降能使毛细血管内液体外流增加。但在临床上并不意味着血液稀释后的患者会出现肺水肿,经血液稀释后血浆蛋白浓度下降,但过滤至肺组织间隙的蛋白也不断地被淋巴系统所转移,Pmv 的下降可与 πmv 的降低相平行,故 πmv 与 Pmv 间梯度即使发挥净渗透压的效应,也可保持相对的稳定。

πmv 和 PCWP 间的梯度与血管外肺水压呈非线性关系。当 Pmv<2.0 kPa(15 mmHg)、毛细血管通透性正常时,πmv-PCWP≤1.2 kPa(9 mmHg)可作为出现肺水肿的界限,也可作为治疗肺水肿疗效观察的动态指标。

(四)肺间质胶体渗透压

肺间质胶体渗透压(πpmv)取决于间质中渗透性、活动的蛋白质浓度,它受反应系数(δf)和毛细血管内液体流出率(Qf)的影响,是调节毛细血管内液体流出的重要因素。πpmv 正常值为 1.6～1.9 kPa(12～14 mmHg),难以直接测定。临床上可通过测定支气管液的胶体渗透压鉴别肺水肿的类型,如支气管液与血浆蛋白的胶体渗透压比值<60%,则为血流动力学改变所致的肺水肿,如比值>75%,则为毛细血管渗透增加所致的肺水肿,称为肺毛细血管渗漏综合征。

(五)毛细血管通透性

资料表明,越过内皮细胞屏障时,通透性肺水肿透过的蛋白多于压力性水肿,仅越过上皮细胞屏障时,两者没有明显差别。毛细血管通透性增加,使 δ 从正常的 0.8 降至 0.3～0.5,表明血管内蛋白,尤其是清蛋白大量外渗,使 πmv 与 πpmv 梯度下降。

二、病理与病理生理

(一)心源性急性肺水肿

正常情况下,两侧心腔的排血量相对恒定,当心肌严重受损和左心负荷过重而引起心排血量降低和肺淤血时,过多的液体从肺泡毛细血管进入肺间质甚至肺泡内,则产生急性肺水肿,实际上是左心衰竭最严重的表现,多见于急性左心衰竭和二尖瓣狭窄患者。

有以下并发症的患者术中易发生左心衰竭:①左心室心肌病变,如冠心病、心肌炎等;②左心室压力负荷过度,如高血压、主动脉狭窄等;③左心室容量负荷过重,如主动脉瓣关闭不全、左向右分流的先天性心脏病等。

当左心室舒张末压>1.6 kPa(12 mmHg),毛细血管平均压>4.7 kPa(35 mmHg),肺静脉平均压＞4.0 kPa(30 mmHg)时,肺毛细血管静水压超过血管内胶体渗透压及肺间质静水压,可导致急性肺水肿,若同时有肺淋巴管回流受阻,更易发生急性肺水肿。其病理生理表现为肺顺应性减退、气道阻力和呼吸作用增强、缺氧、呼吸性酸中毒,间质静水压增高压迫肺毛细血管、升高肺动脉压,从而增加右心负荷,导致右心功能不全。

(二)神经源性肺水肿

中枢神经系统损伤后,颅内压急剧升高,脑血流量减少,造成下丘脑功能紊乱,解除了对视前核水平和下丘脑尾部"水肿中枢"的抑制,引起交感神经系统兴奋,释放大量儿茶酚胺,使周围血管强烈收缩,血流阻力加大,大量血液由阻力较高的体循环转至阻力较低的肺循环,引起肺静脉高压,肺毛细血管压随之升高,跨肺毛细血管 Starling 力不平衡,液体由血管渗入至肺间质和肺泡内,最终形成急性肺水肿。延髓是发生神经源性肺水肿的关键神经中枢,交感神经的激发是产生肺高压及肺水肿的基本因素,而肺高压是神经源性肺水肿发生的重要机制。通过给予交感神经阻滞剂和肾上腺素 α 受体阻滞剂均可降低或避免神经源性肺水肿的发生。

(三)液体负荷过重

围术期输血补液过快或输液过量,使右心负荷增加。当输入胶体液达血浆容量的 25% 时,心排血量可增多至 300%。若患者伴有急性心力衰竭,虽通过交感神经兴奋维持心排血量,但神经性静脉舒张作用减弱,对血管压力和容量的骤增已经起不到有效的调节作用,导致肺组织间隙水肿。

大量输注晶体液,使血管内胶体渗透压下降,增加液体从血管的滤出,聚集到肺组织间隙中,易致心、肾功能不全、静脉压增高或淋巴循环障碍患者发生肺水肿。

(四)复张性肺水肿

复张性肺水肿是各种原因所致肺萎陷后,在肺复张时或复张后 24 小时内发生的急性肺水肿。一般认为与多种因素有关,如负压抽吸迅速排出大量胸膜积液、大量气胸所致的突然肺复张,均可造成单侧性肺水肿。

临床上多见于气胸或胸腔积液 3 个月后出现进行性快速肺复张,1 小时后可表现为肺水肿的临床症状,50% 的肺水肿发生在 50 岁以上老年人。水肿液的形成遵循 Starling 公式。复张性肺水肿发生时,肺动脉压和 PCWP 正常,水肿液蛋白浓度与血浆蛋白浓度的比值＞0.7,说明存在肺毛细血管通透性增加。肺萎陷越久,复张速度越快,胸膜腔负压越大,越易发生肺水肿。

肺复张性肺水肿的病理生理机制可能为:①肺泡长期萎缩,使Ⅱ型肺细胞代谢障碍,肺泡表面活性物质减少,肺泡表面张力增加,使肺毛细血管内液体向肺泡内滤出。②肺组织长期缺氧,使肺毛细血管内皮和肺泡上皮的完整性受损,通透性增加。③使用负压吸引设备,突然增加胸内负压,使复张肺的毛细血管压力与血流量增加,作用于已受损的毛细血管,使管壁内外的压力差增大;机械性力量使肺毛细血管内皮间隙孔变形,间隙增大,促使血管内液和血浆蛋白流入肺组织间隙。④在声门紧闭的情况下用力吸气,负压峰值可超 4.9 kPa(−50 cmH$_2$O),如负的胸膜腔内压传至肺间质,增加肺毛细血管和肺间质静水压之差,则增加肺循环液体的渗出。⑤肺的快速复张引起胸膜腔内压急剧改变,肺血流增加而压力升高,并产生高的直线血流速度,加大了血管内和间质的压差。当其超过一定阈值时,液体进入间质和肺泡形成肺水肿。

(五)高原性肺水肿

高原性肺水肿是一种由低地急速进入海拔 3 000 m 以上地区的常见病,主要表现为发绀、心率增快、心排血量增多或减少、体循环阻力增加和心肌受损。其发病因素是多方面的,如缺氧性肺血管收缩、肺动脉高压、高原性脑水肿、全身和肺组织生化改变。肺代偿功能异常和心功能减退是造成重度低氧血症的直接原因。高原性肺水肿为高蛋白渗出性肺水肿,炎性介质是毛细血管增加的主要原因。

(六)通透性肺水肿

通透性肺水肿指肺水和血浆蛋白均通过肺毛细血管内间隙进入肺间质,肺淋巴液回流量增加,且淋巴液内蛋白含量亦明显增加,表明肺毛细血管内皮细胞功能失常。

1.感染性肺水肿

感染性肺水肿指继发于全身感染和/或肺部感染的肺水肿,如革兰氏阴性杆菌感染所致的败血症和肺炎球菌性肺炎均可引起肺水肿,主要是通过增加肺毛细血管壁通透性所致。肺水肿亦可继发于病毒感染。流感病毒、水痘-带状疱疹病毒所致的病毒性肺炎均可引起肺水肿。

2.毒素吸入性肺水肿

毒素吸入性肺水肿指吸入有害性气体或毒物所致的肺水肿。有害性气体包括二氧化氮、氯、光气、氨、氟化物、二氧化硫等,毒物以有机磷农药最为常见。其病理生理为:①有害性气体引起变态反应或直接损害,使肺毛细血管通透性增加,减少肺泡表面活性物质,并通过神经体液因素引起肺静脉收缩和淋巴管痉挛,使肺组织水分增加。②有机磷通过皮肤、呼吸道和消化道进入人体,与胆碱酯酶结合,抑制该酶的作用,使乙酰胆碱在体内积聚,导致支气管痉挛、分泌物增加、呼吸肌麻痹和呼吸中枢抑制,导致缺氧和肺毛细血管通透性增加。

3.淹溺性肺水肿

淹溺性肺水肿指淡水和海水淹溺所致的肺水肿。淡水为低渗性,被大量吸入后,很快通过肺泡-毛细血管膜进入血液循环,导致肺组织的组织学损伤和全身血容量增加,肺泡-毛细血管膜损伤较重或左心代偿功能障碍时,诱发急性肺水肿。高渗性海水进入肺泡后,使得血管内大量水分进入肺泡引起肺水肿。肺水肿引起缺氧可加重肺泡上皮、毛细血管内皮细胞损害,增加毛细血管通透性,进一步加重肺水肿。

4.尿毒症性肺水肿

肾衰竭患者常伴肺水肿和纤维蛋白性胸膜炎。主要发病因素:①高血压所致左心衰竭;②少尿患者循环血容量增多;③血浆蛋白减少,血管内胶体渗透压降低,肺毛细血管静水压与胶体渗透压差距增大,促进肺水肿形成。

5.氧中毒性肺水肿

氧中毒性肺水肿指长时间吸入高浓度(>60%)氧引起肺组织损害所致的肺水肿。一般在常压下吸入纯氧12~24小时,高压下3~4小时即可发生氧中毒。氧中毒的损害以肺组织为主,表现为上皮细胞损害、肺泡表面活性物质减少、肺泡透明膜形成,引起肺泡和间质水肿,以及肺不张。其毒性作用是由于氧分子还原成水时所产生的中间产物自由基(如超氧阴离子、过氧化氢、羟自由基和单线态氧等)所致。正常时氧自由基为组织内抗氧化系统,如超氧化物歧化酶(SOD)、过氧化氢酶、谷胱甘肽氧化酶所清除。吸入高浓度氧,氧自由基形成加速,当其量超过组织抗氧化系统清除能力时,即可造成肺组织损伤,形成肺损伤。

(七)与麻醉相关的肺水肿

1.麻醉药过量

麻醉药过量引起肺水肿,可见于吗啡、美沙酮、急性巴比妥酸盐和海洛因中毒。发病机制可能与下列因素有关:①抑制呼吸中枢,引起严重缺氧,使肺毛细血管通透性增加,同时伴有肺动脉高压,产生急性肺水肿。②缺氧刺激下丘脑引起周围血管收缩,血液重新分布而致肺血容量增加。③海洛因所致肺水肿可能与神经源性发病机制有关。④个别患者的易感性或变态反应。

2.呼吸道梗阻

围术期喉痉挛常见于麻醉诱导期插管强烈刺激,亦见于术中神经牵拉反应,以及甲状腺手术因神经阻滞不全对气道的刺激。气道通畅时,胸腔内压对肺组织间隙压力的影响不大,但急性上呼吸道梗死时,用力吸气造成胸膜腔负压增加,几乎全部传导至血管周围间隙,促进血管内液进入肺组织间隙。上呼吸道梗阻时,患者处于挣扎状态,缺氧和交感神经活性极度亢进,可导致肺小动脉痉挛性收缩、肺小静脉收缩、肺毛细血管通透性增加。酸中毒又可增加对心脏做功的抑制,除非呼吸道梗阻解除,否则将形成恶性循环,加速肺水肿的发展。

3.误吸

围术期呕吐或胃内容物反流可引起吸入性肺炎和支气管痉挛,肺表面活性物质灭活和肺毛细血管内皮细胞受损,从而使液体渗出至肺组织间隙内,发生肺水肿。患者表现为发绀、心动过速、支气管痉挛和呼吸困难。肺组织损害的程度与胃内容物的 pH 直接相关,pH>2.5 的胃液所致的损害要比 pH<2.5 者轻微得多。

4.肺过度膨胀

一侧肺不张使单肺通气,全部潮气量进入一侧肺内,导致肺过度充气膨胀,随之出现肺水肿,其机制可能与肺容量增加有关。

三、临床表现

发病早期,均先有肺间质性水肿,肺泡毛细血管间隔内的胶原纤维肿胀,刺激附近的肺毛细血管旁"J"感受器,反射性引起呼吸频率增快,促进肺淋巴液回流,同时表现为过度通气。

水肿液在肺泡周围积聚后,沿着肺动脉、静脉和小气道鞘延伸,在支气管堆积到一定程度,引起支气管狭窄,可出现呼气性啰音。患者常主诉胸闷、咳嗽,有呼吸困难、颈静脉曲张,听诊可闻及哮鸣音和少量湿啰音。若不及时发现和治疗,则继发为肺泡性肺水肿。

肺泡性肺水肿时,水肿液进入末梢细支气管和肺泡,当水肿液溢满肺泡后,出现典型的粉红色泡沫痰,液体充满肺泡后不能参与气体交换,通气/血流比值下降,引起低氧血症。插管患者可表现呼吸道阻力增大和发绀,经气管导管喷出或涌出大量的粉红色泡沫痰。

四、诊断

肺水肿发病早期多为间质性肺水肿,若未及时发现和治疗,可继发为肺泡性肺水肿,加重心肺功能紊乱,故应重视早期诊断和治疗。

肺水肿的诊断主要根据症状、体征和 X 线表现,一般并不困难。临床上同时测定 PCWP 和 πmv,πmv-PCWP 正常值为(1.20 ± 0.2)kPa$[(9.7\pm1.7)$mmHg$]$,当 πmv-PCWP$\leqslant$0.5 kPa(4 mmHg)时,提示肺内肺水增多,有助于早期诊断。复张性肺水肿常伴有复张性低血压。

五、鉴别诊断

心源性肺水肿在肺间质和肺泡腔的渗出以红细胞为主。左心衰竭导致肺淤血。非心源性肺水肿在肺间质和肺泡腔的渗出以血浆内的一些蛋白、体液为主。肺泡-毛细血管膜的通透性增加,为漏出性肺水肿。

(一)心源性肺水肿

1.主要表现

常突然发作、高度气急、呼吸浅速、端坐呼吸、咳嗽、咳白色或粉红色泡沫痰、面色灰白、口唇及肢端发绀、大汗、烦躁不安、心悸、乏力等。

2.体征

体征包括双肺广泛水泡音和/或哮鸣音、心率增快、心尖区奔马律及收缩期杂音、心界向左扩大,可有心律失常和交替脉,不同心脏病尚有相应体征和症状。

急性心源性肺水肿是一种严重的重症,必须分秒必争进行抢救,以免危及患者生命。具体急救措施:①非特异性治疗;②查出肺水肿的诱因并加以治疗;③识别及治疗肺水肿的基础心脏病变。

(二)非心源性肺水肿

1.主要表现

进行性加重的呼吸困难、端坐呼吸、大汗、发绀、咳粉红色泡沫痰。

2.体征

双肺可闻及广泛湿啰音,可先出现在双肺中下部,然后波及全肺。

3.X线

早期可出现 Kerley 线,提示间质性肺水肿,进一步发展可出现肺泡肺水肿的表现。

肺毛细血管楔压(PCWP)用于鉴别心源性及非心源性肺水肿。前者 PCWP$>$1.6 kPa(12 mmHg),后者PCWP$\leqslant$1.6 kPa(12 mmHg)。

六、治疗

治疗原则为病因治疗,是缓解和根本消除肺水肿的基本措施;维持气道通畅,充分供氧和机械通气治疗,纠正低氧血症;降低肺血管静水压,提高血浆胶体渗透压,改善肺毛细血管通透性;保持患者镇静,预防和控制感染。

(一)充分供氧和机械通气治疗

1.维持气道通畅

水肿液进入肺泡和细支气管后汇集至气管,使呼吸道阻塞,增加气道压,从气管喷出大量粉红色泡沫痰,即便用吸引器抽吸,水肿液仍大量涌出。采用去泡沫剂能提高水肿液清除效果。

2.充分供氧

轻度缺氧患者可用鼻导管给氧,每分钟 6～8 L;重度低氧血症患者,行气管内插管,进行机械通气,同时保证呼吸道通畅。约 85% 的急性肺水肿患者须行短时间气管内插管。

3.间歇性正压通气

间歇性正压通气(IPPV)通过增加肺泡压和肺组织间隙压力,阻止肺毛细血管内液滤出;降低右心房充盈压,减少肺内血容量,缓解呼吸肌疲劳,降低组织耗氧量。常用的参数:潮气量 8～10 mL/kg,呼吸频率 12～14 次/分,吸气峰值压力应$<$4.0 kPa(30 mmHg)。

4.持续正压通气或呼气末正压通气

应用 IPPV,$FiO_2>0.6$ 仍不能提高 PaO_2,可用持续正压通气(CPAP)或呼气末正压通气(PEEP)。通过开放气道、扩张肺泡、增加功能残气量,改善肺顺应性及通气/血流比值。合适的PEEP 通常先从 0.49 kPa(5 cmH$_2$O)开始,逐步增加到 0.98～1.47 kPa(10～15 cmH$_2$O),其前提是对患者心排血量无明显影响。

（二）降低肺毛细血管静水压

1.增强心肌收缩力

急性肺水肿合并低血压时，病情更为险恶。应用适当的正性变力药物使左心室能在较低的充盈压下维持或增加心排血量，包括速效强心苷、拟肾上腺素药和能量合剂等。

强心苷药物表现为剂量相关性的心肌收缩力增强，同时可以降低房颤时的心率、延长舒张期充盈时间，使肺毛细血管平均压下降。强心药对高血压性心脏病、冠心病引起的左心衰竭所造成的急性肺水肿疗效明显。氨茶碱除增加心肌收缩力、降低后负荷外，还可舒张支气管平滑肌。

2.降低心脏前后负荷

当 CVP 为 1.5 kPa(15 cmH$_2$O)，PCWP 增高达 2.0 kPa(15 mmHg)以上时，应限制输液，同时静脉注射利尿药，如呋塞米、依他尼酸等。若不见效，可加倍剂量重复给药，尤其对心源性或输液过多引起的急性肺水肿，可迅速有效地从肾脏将液体排出体外，使肺毛细血管静水压下降，减少气道水肿液。使用利尿药时应注意补充氯化钾，并避免血容量过低。

吗啡解除焦虑、松弛呼吸道平滑肌，有利于改善通气，同时具有降低外周静脉张力、扩张小动脉的作用，减少回心血量，降低肺毛细血管静水压。一般静脉注射吗啡 5 mg，起效迅速，对高血压、二尖瓣狭窄等引起的肺水肿效果良好，应早期使用。在没有呼吸支持的患者，应严密监测呼吸功能，防止吗啡抑制呼吸。休克患者禁用吗啡。

东莨菪碱、山莨菪碱及阿托品对中毒性急性肺水肿疗效满意，该类药物具有较强的解除阻力血管及容量血管痉挛的作用，可降低心脏前后负荷，增加肺组织灌注量及冠状动脉血流，增加动脉血氧分压，同时还具有解除支气管痉挛、抑制支气管分泌过多液体、兴奋呼吸中枢及抑制大脑皮质活动的作用。

患者体位对回心血量有明显影响，取坐位或头高位有助于减少静脉回心血量、减轻肺淤血、降低呼吸做功和增加肺活量，但低血压和休克患者应取平卧位。

α 受体阻滞剂可使全身及内脏血管扩张、回心血量减少，改善肺水肿。可用酚妥拉明 10 mg 加入 5% 葡萄糖溶液 100～200 mL 静脉滴注。硝普钠通过降低心脏后负荷改善肺水肿，但对二尖瓣狭窄引起者要慎用。

（三）镇静及感染的防治

1.镇静药物

咪达唑仑、丙泊酚具有较强的镇静作用，可减少患者的惊恐和焦虑，减轻呼吸急促，将急促而无效的呼吸调整为均匀有效的呼吸，减少呼吸做功。有利于通气治疗患者的呼吸与呼吸机同步，以改善通气。

2.预防和控制感染

感染性肺水肿继发于全身感染和/或肺部感染所致的肺水肿，革兰氏阴性杆菌所致的败血症是引起肺水肿的主要原因。各种原因引起的肺水肿均应预防肺部感染，除加强护理外，应常规给予抗生素以预防肺部感染。常用的抗生素有氨基苷类抗生素、头孢菌素和氯霉素。

给予抗生素的同时，应用肾上腺皮质激素，可以预防毛细血管通透性增加，减轻炎症反应，促使水肿消退，并能刺激细胞代谢，促进肺泡表面活性物质产生，增强心肌收缩，降低外周血管阻力。

临床常用的药物有氢化可的松、地塞米松和泼尼松龙，通常在发病 24～48 小时内用大剂量皮质激素。氢化可的松首次静脉注射 200～300 mg,24 小时用量可达 1 g 以上;地塞米松首次用量可静脉注射 30～40 mg,随后每 6 小时静脉注射 10～20 mg,甲泼尼龙的剂量为 30 mg/kg 静脉注射,用药不宜超过72 小时。

(四)复张性肺水肿的防治

防止跨肺泡压的急剧增大是预防肺复张性肺水肿的关键。行胸腔穿刺或引流复张时,应逐步减少胸内液气量,复张过程应在数小时以上,负压吸引不应超过 0.98 kPa(10 cmH$_2$O),每次抽液量不应超过 1 000 mL。

若患者出现持续性咳嗽,应立即停止抽吸或钳闭引流管,术中膨胀肺时,应注意潮气量和压力适中,主张采用双腔插管以免健侧肺过度扩张,肺复张后持续做一段时间的 PEEP,以保证复张过程中跨肺泡压差不致过大,防止复张后肺毛细血管渗漏的增加。

肺复张性肺水肿治疗的目的是维持患者足够的氧合和血流动力学的稳定。无症状者无须特殊处理,低氧血症较轻者予以吸氧,较重者则需气管内插管,应用 PEEP 及强心利尿剂和激素。向胸内注入 50～100 mL 气体、做肺动脉栓塞术均是可取的方法。在肺复张期间要避免输液过多、过快。

七、病情观察与评估

(1)监测生命体征,观察患者有无呼吸增快(频率可达 30～40 次/分)、心率增快、脉搏细速、血压升高或持续下降。

(2)观察有无皮肤发绀、湿冷、毛孔收缩、尿量减少等微循环灌注不足表现。

(3)观察患者有无咳粉红色泡沫痰等肺水肿特征性表现。

(4)心肺听诊有无干啰音或湿啰音。

八、护理措施

(一)体位

协助患者取坐位,双腿下垂。

(二)氧疗

遵医嘱予以吸氧 6～8 L/min,可于湿化瓶中加入 50％乙醇湿化,乙醇可使肺泡内泡沫表面张力降低而破裂、消散。若患者不能耐受,可降低乙醇浓度或间歇使用。病情严重者采用无创或有创机械通气。

(三)用药护理

1.镇静药

常用吗啡皮下或静脉注射,注意观察患者有无呼吸抑制、心动过缓、血压下降。呼吸衰竭、昏迷、严重休克者禁用。

2.利尿剂

常用呋塞米静脉推注,观察患者有无腹胀、恶心、呕吐、心律失常;有无嗜睡、意识淡漠、肌痛性痉挛;有无烦躁或谵妄、呼吸浅慢、手足抽搐等低钾、低钠血症及低氯性碱中毒等电解质紊乱表现。准确记录 24 小时尿量,监测血钾变化和心律。

3.血管扩张剂

常用硝普钠和硝酸甘油静脉滴注或微量泵泵入。硝普钠现配现用,避光输注,控制速度,严密监测血压变化,根据血压调整剂量。

4.洋地黄制剂

常用毛花苷 C 0.2～0.4 mg 稀释后缓慢静脉推注,观察心率和节律变化,心率或脉搏<60 次/分时停止用药。当出现食欲减退、恶心、心悸、头痛、黄绿视、视物模糊,心律从规则变为不规则,或从不规则变为规则时可能是中毒反应,应立即停药并告知医师。

九、健康指导

(1)告知患者避免劳累、情绪激动等诱因。

(2)告知患者限制钠盐及液体摄入。

(3)告知患者疾病相关知识,如出现频繁咳嗽、气喘、咳粉红色泡沫痰时,立即取端坐位并及时就诊。

(于秋纷)

第八节　急性呼吸窘迫综合征

急性呼吸窘迫综合征(acute respiratory distress syndrome,ARDS)是指严重感染、创伤、休克等非心源性疾病过程中,肺毛细血管内皮细胞和肺泡上皮细胞损伤造成弥漫性肺间质及肺泡水肿,导致的急性低氧性呼吸功能不全或衰竭,属于急性肺损伤(acute lung injury,ALI)的严重阶段。以肺容积减少、肺顺应性降低、严重的通气/血流比例失调为病理生理特征。临床上表现为进行性低氧血症和呼吸窘迫,肺部影像学表现为非均一性的渗出性病变。本病起病急、进展快、病死率高。

ALI 和 ARDS 是同一疾病过程中的两个不同阶段,ALI 代表早期和病情相对较轻的阶段,而 ARDS 代表后期病情较为严重的阶段。发生 ARDS 时患者必然经历过 ALI,但并非所有的 ALI 都会发展为 ARDS。引起 ALI 和 ARDS 的原因和危险因素很多,根据肺部直接和间接损伤对危险因素进行分类,可分为肺内因素和肺外因素。肺内因素是指致病因素对肺的直接损伤,包括:①化学性因素,如吸入毒气、烟尘、胃内容物及氧中毒等。②物理性因素,如肺挫伤、放射性损伤等。③生物性因素,如重症肺炎。肺外因素是指致病因素通过神经体液因素间接引起肺损伤,包括严重休克、感染中毒症、严重非胸部创伤、大面积烧伤、大量输血、急性胰腺炎、药物或麻醉品中毒等。ALI 和 ARDS 的发生机制非常复杂,目前尚不完全清楚。多数学者认为,ALI 和 ARDS 是由多种炎性细胞、细胞因子和炎性介质共同参与引起的广泛肺毛细血管急性炎症性损伤过程。

一、临床特点

ARDS 的临床表现可以有很大差别,取决于潜在疾病和受累器官的数目和类型。

(一)症状、体征

(1)发病迅速:ARDS 多发病迅速,通常在发病因素攻击(如严重创伤、休克、败血症、误吸)后12～48 小时发病,偶尔有长达 5 天者。

（2）呼吸窘迫：是 ARDS 最常见的症状,主要表现为气急和呼吸频率增快,呼吸频率大多在 25~50 次/分。其严重程度与基础呼吸频率和肺损伤的严重程度有关。

（3）咳嗽、咳痰、烦躁和神志变化:ARDS 可有不同程度的咳嗽、咳痰,可咳出典型的血水样痰,可出现烦躁、神志恍惚。

（4）发绀:是未经治疗 ARDS 的常见体征。

（5）ARDS 患者也常出现呼吸类型的改变,主要为呼吸浅快或潮气量的变化。病变越严重,这一改变越明显,甚至伴有吸气时鼻翼翕动及三凹征。在早期自主呼吸能力强时,常表现为深快呼吸,当呼吸肌疲劳后,则表现为浅快呼吸。

（6）早期可无异常体征,或仅有少许湿啰音;后期多有水泡音,亦可出现管状呼吸音。

（二）影像学表现

1.X 线胸片检查

早期病变以间质性为主,胸部 X 线片常无明显异常或仅见血管纹理增多,边缘模糊,双肺散在分布的小斑片状阴影。随着病情进展,上述的斑片状阴影进一步扩展,融合成大片状,或两肺均匀一致增加的毛玻璃样改变,伴有支气管充气征,心脏边缘不清或消失,称为"白肺"。

2.胸部 CT 检查

与 X 线胸片检查相比,胸部 CT 检查尤其是高分辨 CT(HRCT)检查可更为清晰地显示出肺部病变分布、范围和形态,为早期诊断提供帮助。由于肺毛细血管膜通透性一致性增高,引起血管内液体渗出,两肺斑片状阴影呈现重力依赖性现象,还可出现变换体位后的重力依赖性变化。在 CT 中上表现为病变分布不均匀:①非重力依赖区(仰卧时主要在前胸部)正常或接近正常。②前部和中间区域呈毛玻璃样阴影。③重力依赖区呈现实变影。这些均提示肺实质的实变出现在受重力影响最明显的区域。无肺泡毛细血管膜损伤时,两肺斑片状阴影均匀分布,既不出现重力依赖现象,也无变换体位后的重力依赖性变化。这一特点有助于与感染性疾病鉴别。

（三）实验室检查

1.动脉血气分析

$PaO_2 < 8.0$ kPa(60 mmHg),有进行性下降趋势,在早期 $PaCO_2$ 多不升高,甚至可因过度通气而低于正常;早期多为单纯呼吸性碱中毒;随病情进展可合并代谢性酸中毒,晚期可出现呼吸性酸中毒。氧合指数较动脉氧分压更能反映吸氧时呼吸功能的障碍,而且与肺内分流量有良好的相关性,计算简便。氧合指数参照范围为 53.2~66.5 kPa(400~500 mmHg),在 ALI 时 $\leq$40.0 kPa(300 mmHg),ARDS 时 $\leq$26.7 kPa(200 mmHg)。

2.血流动力学监测

通过漂浮导管,可同时测定并计算肺动脉压(PAP)、肺毛细血管楔压等,不仅对诊断、鉴别诊断有价值,而且对机械通气治疗亦为重要的监测指标。肺毛细血管楔压一般 <1.6 kPa(12 mmHg),若>2.4 kPa(18 mmHg),则支持左心衰竭的诊断。

3.肺功能检查

ARDS 发生后呼吸力学发生明显改变,包括肺顺应性降低和气道阻力增高,肺无效腔/潮气量是不断增加的,肺无效腔/潮气量增加是早期 ARDS 的一种特征。

二、诊断及鉴别诊断

1999 年,中华医学会呼吸病学分会制定的诊断标准如下。

(1)有 ALI 和/或 ARDS 的高危因素。

(2)急性起病、呼吸频数和/或呼吸窘迫。

(3)低氧血症:ALI 时氧合指数≤40.0 kPa(300 mmHg);ARDS 时氧合指数≤26.7 kPa(200 mmHg)。

(4)胸部 X 线检查显示两肺浸润阴影。

(5)肺毛细血管楔压≤2.4 kPa(18 mmHg)或临床上能除外心源性肺水肿。

符合以上 5 项条件者,可以诊断 ALI 或 ARDS。必须指出,ARDS 的诊断标准并不具有特异性,诊断时必须排除大片肺不张、自发性气胸、重症肺炎、急性肺栓塞和心源性肺水肿(表 4-5)。

表 4-5 ARDS 与心源性肺水肿的鉴别

类别	ARDS	心源性肺水肿
特点	高渗透性	高静水压
病史	创伤、感染等	心脏疾病
双肺浸润阴影	+	+
重力依赖性分布现象	+	+
发热	+	可能
白细胞增多	+	可能
胸腔积液	—	+
吸纯氧后分流	较高	可较高
肺毛细血管楔压	正常	高
肺泡液体蛋白	高	低

三、急诊处理

ARDS 是呼吸系统的一个急症,必须在严密监护下进行合理治疗。治疗目标:改善肺的氧合功能,纠正缺氧,维护脏器功能和防治并发症。治疗措施如下。

(一)氧疗

应采取一切有效措施尽快提高 PaO_2,纠正缺氧。可给高浓度吸氧,使 $PaO_2 \geqslant 8.0$ kPa(60 mmHg)或 $SaO_2 \geqslant 90\%$。轻症患者可使用面罩给氧,但多数患者需采用机械通气。

(二)去除病因

病因治疗在 ARDS 的防治中占有重要地位,主要是针对涉及的基础疾病。感染是 ALI 和 ARDS 常见原因也是首位高危因素,而 ALI 和 ARDS 又易并发感染。如果 ARDS 的基础疾病是脓毒症,除了清除感染灶外,还应选择敏感抗生素,同时收集痰液或血液标本分离培养病原菌和进行药敏试验,指导下一步抗生素的选择。一旦建立人工气道并进行机械通气,即应给予广谱抗生素,以预防呼吸道感染。

(三)机械通气

机械通气是最重要的支持手段。如果没有机械通气,许多 ARDS 患者会因呼吸衰竭在数小时至数天内死亡。机械通气的指征目前尚无统一标准,多数学者认为一旦诊断为 ARDS,就应进行机械通气。在 ALI 阶段可试用无创正压通气,使用无创机械通气治疗时应严密监测患者的生命体征及治疗反应。神志不清、休克、气道自洁能力障碍的 ALI 和 ARDS 患者不宜应用无创机械通气。如无创机械通气治疗无效或病情继续加重,应尽快建立人工气道,行有创机械通气。

为了防止肺泡萎陷,保持肺泡开放,改善氧合功能,避免机械通气所致的肺损伤,目前常采用肺保护性通气策略,主要措施包括以下两方面。

1.呼气末正压

适当加用呼气末正压可使呼气末肺泡内压增大,肺泡保持开放状态,从而达到防止肺泡萎陷,减轻肺间质水肿,改善氧合功能和提高肺顺应性的目的。应用呼气末正压应首先保证有效循环血容量足够,以免因胸内正压增加而降低心排血量,而减少实际的组织氧运输;呼气末正压先从低水平 0.29～0.49 kPa(3～5 cmH$_2$O)开始,逐渐增加,直到 PaO$_2$＞8.0 kPa(60 mmHg)、SaO$_2$＞90％时的呼气末正压水平,一般呼气末正压水平为 0.49～1.76 kPa(5～18 cmH$_2$O)。

2.小潮气量通气和允许性高碳酸血症

ARDS 患者采用小潮气量(6～8 mL/kg)通气,使吸气平台压控制在 2.94～34.3 kPa(30～35 cmH$_2$O)以下,可有效防止因肺泡过度充气而引起的肺损伤。为保证小潮气量通气的进行,可允许一定程度的 CO$_2$ 潴留[PaCO$_2$ 一般不宜高于 13.3 kPa(100 mmHg)]和呼吸性酸中毒(pH 7.25～7.30)。

(四)控制液体入量

在维持血压稳定的前提下,适当限制液体入量,配合利尿药,使出入量保持轻度负平衡(每天500 mL 左右),使肺脏处于相对"干燥"状态,有利于肺水肿的消除。液体管理的目标是在最低(0.7～1.1 kPa 或5～8 mmHg)的肺毛细血管楔压下维持足够的心排血量及氧运输量。在早期可给予高渗晶体液,一般不推荐使用胶体液。存在低蛋白血症的 ARDS 患者,可通过补充清蛋白等胶体溶液和应用利尿药,有助于实现液体负平衡,并改善氧合。若限液后血压偏低,可使用多巴胺和多巴酚丁胺等血管活性药物。

(五)加强营养支持

营养支持的目的在于不但纠正现有的患者的营养不良,还应预防患者营养不良的恶化。营养支持可经胃肠道或胃肠外途径实施。如有可能应尽早经胃肠补充部分营养,不但可以减少补液量,而且可获得经胃肠营养的有益效果。

(六)加强护理、防治并发症

有条件时应在 ICU 中动态监测患者的呼吸、心律、血压、尿量及动脉血气分析等,及时纠正酸碱失衡和电解质紊乱。注意预防呼吸机相关性肺炎的发生,尽量缩短病程和机械通气时间,加强物理治疗,包括体位、翻身、拍背、排痰和气道湿化等。积极防治应激性溃疡和多器官功能障碍综合征。

(七)其他治疗

糖皮质激素、肺泡表面活性物质替代治疗、吸入一氧化氮在 ALI 和 ARDS 的治疗中可能有一定价值,但疗效尚不肯定。不推荐常规应用糖皮质激素预防和治疗 ARDS。糖皮质激素既不能预防 ARDS 的发生,对早期 ARDS 也没有治疗作用。ARDS 发病＞14 天应用糖皮质激素会明显增加病死率。感染性休克并发 ARDS 的患者,如合并肾上腺皮质功能不全,可考虑应用替代剂量的糖皮质激素。肺表面活性物质,有助于改善氧合,但是还不能将其作为 ARDS 的常规治疗手段。

四、急救护理

在救治 ARDS 过程中,精心护理是抢救成功的重要环节。护士应做到及早发现病情,迅速协助医师采取有力的抢救措施。密切观察患者生命体征,做好各项记录,准确完成各种治疗,备齐抢救器械和药品,防止机械通气和气管切开的并发症。

(一)护理目标

(1)及早发现 ARDS 的迹象,及早有效地协助抢救。维持生命体征稳定,挽救患者生命。

(2)做好人工气道的管理,维持患者最佳气体交换,改善低氧血症,减少机械通气并发症。

(3)采取俯卧位通气护理,缓解肺部压迫,改善心脏的灌注。

(4)积极预防感染等各种并发症,提高救治成功率。

(5)加强基础护理,增加患者舒适感。

(6)减轻患者心理不适,使其合作、平静。

(二)护理措施

(1)及早发现病情变化 ARDS 通常在疾病或严重损伤的最初 24～48 小时后发生。首先出现呼吸困难,通常呼吸浅快。吸气时可存在肋间隙和胸骨上窝凹陷。皮肤可出现发绀和斑纹,吸氧不能使之改善。

护士发现上述情况要高度警惕,及时报告医师,进行动脉血气和胸部 X 线等相关检查。一旦诊断考虑 ARDS,立即积极治疗。若没有机械通气的相应措施,应尽早转至有条件的医院。患者转运过程中应有专职医师和护士陪同,并准备必要的抢救设备,氧气必不可少。若有指征行机械通气治疗,可以先行气管插管后转运。

(2)迅速连接监测仪,密切监护心率、心律、血压等生命体征,尤其是呼吸的频率、节律、深度及血氧饱和度等。观察患者意识、发绀情况、末梢温度等。注意有无呕血、黑便等消化道出血的表现。

(3)氧疗和机械通气的护理:治疗 ARDS 最紧迫问题在于纠正顽固性低氧,改善呼吸困难,为治疗基础疾病赢得时间。需要对患者实施氧疗甚至机械通气。

严密监测患者呼吸情况及缺氧症状。若单纯面罩吸氧不能维持满意的血氧饱和度,应予辅助通气。首先可尝试采用经面罩持续气道正压吸氧等无创通气,但大多需要机械通气吸入氧气。遵医嘱给予高浓度氧气吸入或使用呼气末正压呼吸(positive end expiratory pressure,PEEP)并根据动脉血气分析值的变化调节氧浓度。

使用 PEEP 时应严密观察,防止患者出现气压伤。PEEP 是在呼气终末时给予气道以一恒定正压使之不能回复到大气压的水平。可以增加肺泡内压和功能残气量改善氧合,防止呼气使肺泡萎陷,增加气体分布和交换,减少肺内分流,从而提高 PaO_2。由于 PEEP 使胸腔内压升高,静脉回流受阻,致心搏减少,血压下降,严重者可引起循环衰竭,另外正压过高,肺泡过度膨胀、破裂有导致气胸的危险。所以在监护过程中,注意 PEEP 观察有无心率增快、突然胸痛、呼吸困难加重等相关症状,发现异常立即调节 PEEP 压力并报告医师处理。

帮助患者采取有利于呼吸的体位,如端坐位或高枕卧位。

人工气道的管理有以下几方面。

妥善固定气管插管,观察气道是否通畅,定时对比听诊双肺呼吸音。经口插管者要固定好牙垫,防止阻塞气道。每班检查并记录导管刻度,观察有无脱出或误入一侧主支气管。套管固定松紧适宜,以能放入一指为准。

气囊充气适量。充气过少易产生漏气,充气过多可压迫气管黏膜导致气管食管瘘,可以采用最小漏气技术,用来减少并发症发生。方法:用 10 mL 注射器将气体缓慢注入,直至在喉及气管

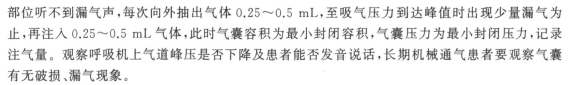

部位听不到漏气声,每次向外抽出气体 0.25～0.5 mL,至吸气压力到达峰值时出现少量漏气为止,再注入 0.25～0.5 mL 气体,此时气囊容积为最小封闭容积,气囊压力为最小封闭压力,记录注气量。观察呼吸机上气道峰压是否下降及患者能否发音说话,长期机械通气患者要观察气囊有无破损、漏气现象。

保持气道通畅。严格无菌操作,按需适时吸痰。过多反复抽吸会刺激黏膜,使分泌物增加。先吸气道再吸口、鼻腔,吸痰前给予充分气道湿化、翻身叩背、吸纯氧 3 分钟,吸痰管最大外径不超过气管导管内径的 1/2,迅速插吸痰管至气管插管,感到阻力后撤回吸痰管 1～2 cm,打开负压边后退边旋转吸痰管,吸痰时间不应超过 15 秒。吸痰后密切观察痰液的颜色、性状、量及患者心率、心律、血压和血氧饱和度的变化,一旦出现心律失常和呼吸窘迫,立即停止吸痰,给予吸氧。

用加温湿化器对吸入气体进行湿化,根据病情需要加入盐酸氨溴索、异丙托溴铵等,每天 3 次雾化吸入。湿化满意标准为痰液稀薄、无泡沫、不附壁能顺利吸出。

呼吸机使用过程中注意电源插头要牢固,不要与其他仪器共用一个插座;机器外部要保持清洁,上端不可放置液体;开机使用期间定时倒掉管道及集水瓶内的积水,集水瓶安装要牢固;定时检查管道是否漏气、有无打折、压缩机工作是否正常。

(4)维持有效循环,维持出入液量轻度负平衡。循环支持治疗的目的是恢复和提供充分的全身灌注,保证组织的灌流和氧供,促进受损组织的恢复。在能保持酸碱平衡和肾功能前提下达到最低水平的血管内容量。①护士应迅速帮助完成该治疗目标。选择大血管,建立 2 个以上的静脉通道,正确补液,改善循环血容量不足。②严格记录出入量、每小时尿量。出入量管理的目标是在保证血容量、血压稳定前提下,24 小时出量大于入量 500～1 000 mL,利于肺内水肿液的消退。充分补充血容量后,护士遵医嘱给予利尿剂,消除肺水肿。观察患者对治疗的反应。

(5)俯卧位通气护理:由仰卧位改变为俯卧位,可使 75％ARDS 患者的氧合改善。可能与血流重新分布,改善背侧肺泡的通气,使部分萎陷肺泡再膨胀达到"开放肺"的效果有关。随着通气/血流比例的改善进而改善了氧合。但存在血流动力学不稳定、颅内压增高、脊柱外伤、急性出血、骨科手术、近期腹部手术、妊娠等为禁忌实施俯卧位。①患者发病 24～36 小时后取俯卧位,翻身前给予纯氧吸入 3 分钟。预留足够的管路长度,注意防止气管插管过度牵拉致脱出。②为减少特殊体位给患者带来的不适,用软枕垫高头部 15°～30°,嘱患者双手放在枕上,并在髋、膝、踝部放软枕,每 1～2 小时更换 1 次软枕的位置,每 4 小时更换 1 次体位,同时考虑患者的耐受程度。③注意血压变化,因俯卧位时支撑物放置不当,可使腹压增加,下腔静脉回流受阻而引起低血压,必要时在翻身前提高吸氧浓度。④注意安全、防坠床。

(6)预防感染的护理:①注意严格无菌操作,每天更换气管插管切口敷料,保持局部清洁干燥,预防或消除继发感染。②加强口腔及皮肤护理,以防护理不当而加重呼吸道感染及发生压疮。③密切观察体温变化,注意呼吸道分泌物的情况。

(7)心理护理,减轻恐惧,增加心理舒适度:①评估患者的焦虑程度,指导患者学会自我调整心理状态,调控不良情绪。主动向患者介绍环境,解释治疗原则,解释机械通气、监测及呼吸机的报警系统,尽量消除患者的紧张感。②耐心向患者解释病情,对患者提出的问题要给予明确、有效和积极的信息,消除心理紧张和顾虑。③护理患者时保持冷静和耐心,表现出自信和镇静。④如果患者由于呼吸困难或人工通气不能讲话,可提供纸笔或以手势与患者交流。⑤加强巡视,了解患者的需要,帮助患者解决问题。⑥帮助并指导患者及家属应用松弛疗法、按摩等。

(8)营养护理:ARDS 患者处于高代谢状态,应及时补充热量和高蛋白、高脂肪营养物质。能量的摄取既应满足代谢的需要,又应避免糖类的摄取过多,蛋白摄取量一般为每天 1.2～1.5 g/kg。

尽早采用肠内营养,协助患者取半卧位,充盈气囊,证实胃管在胃内后,用加温器和输液泵匀速泵入营养液。若有肠鸣音消失或胃潴留,暂停鼻饲,给予胃肠减压。一般留置 5～7 天后拔除,更换到对侧鼻孔,以减少鼻窦炎的发生。

(三)健康指导

在疾病的不同阶段,根据患者的文化程度做好有关知识的宣传和教育,让患者了解病情的变化过程。

(1)提供舒适安静的环境以利于患者休息,指导患者正确卧位休息,讲解由仰卧位改变为俯卧位的意义,尽可能减少特殊体位给患者带来的不适。

(2)向患者解释咳嗽、咳痰的重要性,指导患者掌握有效咳痰的方法,鼓励并协助患者咳嗽,排痰。

(3)指导患者自己观察病情变化,如有不适及时通知医护人员。

(4)嘱患者严格按医嘱用药,按时服药,不要随意增减药物剂量及种类。服药过程中,需密切观察患者用药后反应,以指导用药剂量。

(5)出院指导指导患者出院后仍以休息为主,活动量要循序渐进,注意劳逸结合。此外,患者病后生活方式的改变需要家人的积极配合和支持,应指导患者家属给患者创造一个良好的身心休养环境。出院后 1 个月内来院复查 1～2 次,出现情况随时来院复查。

(于秋纷)

第五章 手术室护理

第一节 术前护理

手术前期是指从患者决定接受手术至将患者送至手术台。术前护理的重点是在全面评估的基础上,做好必需的术前准备,纠正患者存在及潜在的生理、心理问题,加强健康指导,提高患者对手术和麻醉的耐受能力,使手术的危险性降到最低。

一、术前评估

(一)健康史与相关因素

了解患者身体的一般状况、既往健康状况、皮肤状况,以及与现有疾病相关的病史、药物应用情况及过敏史、手术史、家族史、遗传病史和女性患者婚育史等。此外还要了解患者既往有无高血压、糖尿病及心脏病,有无体内置入物(金属置入物、起搏器)等,初步判断其手术耐受性。

(二)身体状况

通过患者主诉和全面体格检查,了解其主要内脏器官的功能,是否存在心、肺、肝及肾脏等器官功能不全;有无营养不良、肥胖及水、电解质平衡失调等高危因素,评估手术的安全性。

1.评估各系统状况

如心血管系统、呼吸系统、泌尿系统、神经系统和血液系统等状况和高危因素。

2.辅助检查

了解患者各项实验室检查结果,如血、尿、便常规和血生化检查结果。了解 X 线、B 超、CT 及 MRI 等影像学检查结果,以及心电图、内镜检查报告和其他特殊检查的结果,以助判断病情及完善术前检查。

3.评估患者对手术的耐受能力

全身状况较好、无重要内脏器官功能损害、疾病对全身影响较小者手术耐受良好;全身情况不良、重要内脏器官功能损害较严重、疾病对全身影响明显、手术损害大者手术耐受不良。

(三)心理-社会支持状况

手术患者易产生不良的心理状态,如感到紧张、焦虑、恐惧等,这些都可以削弱患者对手术和麻醉的耐受力,从而影响创伤的愈合和手术效果。评估、识别并判断出手术患者的心理状态,为患者提供及时有效的心理护理。

1.心理状态的改变

(1)睡眠形态紊乱,如失眠。

(2)语言和行为改变,如沉默寡言、易激动、无耐心、易怒或哭泣。

(3)尿频、食欲缺乏、疲劳和虚弱感,自我修饰程度下降。

(4)呼吸和脉搏加快、手心出汗、血压升高等。

2.心理状态改变的相关因素

(1)担心疾病严重甚至危及生命。

(2)担心疾病预后及后续影响。

(3)对手术、麻醉及治疗过程的担忧,以及相关知识未知、不确定。

(4)担心住院对家庭的照顾、子女和老人等带来不便。

(5)对住院费用的担忧。除了对患者进行上述评估以外,还要进一步评估其家庭经济状况、家庭成员及其单位同事对其住院的反应、态度,以利于发挥社会支持系统的作用。

(四)手术种类

手术的具体种类取决于患者疾病的情况,同一种外科疾病的不同发展阶段手术种类也可能不同。需要根据患者的具体情况,选择适宜的手术种类。手术类型按手术期限大致分为3类。

1.择期手术

手术时间没有期限的限制,可在充分的术前准备后进行手术,如一般的良性肿瘤切除术、腹股沟疝修补术等。

2.限期手术

手术时间可以选择,但有一定限度,不宜过久以免延误手术时机,应在限定的时间内完成术前准备,如各种恶性肿瘤根治术。

3.急症手术

病情危重,需要在最短时间内进行必要的准备后迅速实施手术,以抢救患者生命,如外伤性肝、脾破裂和肠破裂、胸腔和腹腔大血管破裂等。

(五)麻醉方法与术前准备

患者麻醉前用药的目的在于解除焦虑、镇静和催眠、镇痛、抑制腺体分泌及抑制不良反射。常用的麻醉药物有镇静药和催眠药、镇痛药、抗胆碱药及抗组胺药。

任何麻醉都可能给患者带来不同程度的损害和风险。为了保障患者在麻醉期间的安全,增强患者对手术和麻醉的耐受性,避免麻醉意外,减少麻醉后并发症,必须做好麻醉前病情评估和准备工作。根据麻醉作用部位和所用药物的不同,临床麻醉分为全身麻醉、局部麻醉、椎管内麻醉、复合麻醉、基础麻醉。局部麻醉又包括表面麻醉、局部浸润麻醉、区域阻滞麻醉、神经及神经丛阻滞麻醉;椎管内麻醉又可分为蛛网膜下腔阻滞和硬脊膜外阻滞。

二、护理措施

(一)术前的常规准备与护理

1.饮食和休息

术前准备期间根据患者的手术种类、方式、部位和范围,进行饮食指导,鼓励患者多摄入营养丰富、易消化的食物。患者术前应补充足够的热量、蛋白质和维生素。消除引起患者不良睡眠的诱因,创造安静舒适的环境,促进患者睡眠。督促患者活动与休息相结合,必要时遵医嘱予以镇静安眠药。

2.术前适应性训练

(1)指导患者练习使用便盆,在床上排尿和排便。

(2)教会患者自行调整卧位和床上翻身的方法,以适应术后体位的变化。

(3)指导患者练习术中体位,如甲状腺手术者,术前给予肩部垫枕、头后仰的体位训练,以适应术中颈过伸的姿势。

(4)教会患者正确的深呼吸、咳嗽、咳痰方法并进行练习。

3.输血和补液

(1)术前应做好血型和交叉配血试验,备好一定数量的全血、血细胞或血浆。

(2)凡有水、电解质及酸碱平衡失调和贫血者,应在术前予以纠正。

(3)加强病情观察和生命体征监测,发现异常及时给予对症处理。

4.协助完成术前检查

术前做好肝、肾功能检查及出血和凝血时间、凝血酶原时间、血小板计数检查,必要时监测有关凝血因子。了解肝、肾功能损害程度,最大限度地改善肝、肾功能,提高患者对手术的耐受能力。

5.合理应用抗感染药物,预防术后感染

抗感染药物的预防性应用一般适用于以下几种情况。

(1)涉及感染病灶或切口接近感染区域的手术。

(2)胃肠道手术。

(3)预计操作时间长、创面大的手术。

(4)开放性创伤,创面已污染,清创时间长或清创不彻底者。

(5)涉及大血管的手术。

(6)植入人工制品的手术。

(7)器官移植术。

此外,积极处理已存在的感染灶,避免与其他感染者接触。

6.消化系统的准备

(1)成人择期手术前8～12小时开始禁食,术前4小时开始禁水,以防呕吐引起窒息或吸入性肺炎;小儿术前应4～8小时禁食(奶),2～3小时禁水。

(2)胃肠道手术患者术前1～2天进流质食物,非胃肠道手术患者术前一般不限制饮食种类。

(3)一般性手术的患者,督促其术前晚排便,必要时使用开塞露或0.1%～0.2%肥皂水灌肠等促使残留粪便的排出,以防麻醉后肛门括约肌松弛而有粪便排出,增加污染的机会。

(4)消化道手术或某些特殊疾病(如急性弥散性腹膜炎、急性胰腺炎等),术前应放置胃管。

7.手术前皮肤准备

(1)术前1天督促患者剪短指甲、理发、沐浴及更衣。细菌栖居密度较高的部位(如手、足)或不能接受刺激消毒剂的部位(如面部、会阴部)术前可用氯己定反复清洗,必要时协助其完成。

(2)做好手术区皮肤准备:彻底清除手术切口部位和周围皮肤的污染。术前备皮应当在手术当日进行,确需去除手术部位毛发时,应当使用不损伤皮肤的方法,避免使用刀片刮除毛发。备皮时注意遮挡和保暖,动作轻巧,防止损伤表皮和增加感染的可能性。手术区皮肤准备范围包括切口周围至少 15 cm 的区域。

(二)心理准备

通过健康教育及术前访视建立良好的护患关系,给予患者心理支持和疏导,帮助患者认识疾病、手术的相关知识及术后用药的注意事项,向患者说明术前准备的必要性,逐步掌握术后配合技巧及康复知识,使患者对手术的风险及可能出现的并发症有足够的认识及心理准备。

(三)术日晨的护理

认真检查、确定各项准备工作的落实情况;若发现患者有不明原因的体温升高,或女性患者月经来潮等情况,应延迟手术;进入手术室前,指导患者排尽尿液;估计手术时间持续 4 小时以上及接受下腹部或盆腔内手术者,应予以留置导尿管并妥善固定;胃肠道及上腹部手术者,应放置胃管;嘱患者拭去指甲油、口红等化妆品;取下活动的义齿、发夹、眼镜、手表、首饰和其他贵重物品;备好手术需要的病历、各种影像检查片及特殊药品等,随同患者带入手术室;与手术室接诊人员仔细核对患者、手术部位及名称,做好交接;根据手术类型及麻醉方式准备麻醉床,备好床旁监护设备及物品。

(四)特殊手术患者的护理

1.急症手术

在最短时间内做好急救处理的同时进行必要的术前准备,如立即输液,改善患者水、电解质及酸碱平衡失调状况。若患者处于休克状态,立即建立两条以上静脉通道,迅速补充血容量;尽快处理伤口及原发病等。

2.营养不良

血清蛋白在 35 g/L 以下、血清转铁蛋白<1.5 mg/L、体重 1 个月内下降 5% 者,存在营养不良。营养不良患者常伴低蛋白血症,可引起组织水肿,影响愈合;此外,营养不良者抵抗力低下,易并发感染。因此,术前尽可能改善其营养状况,经口服或静脉补充热量、蛋白质和维生素,以利术后组织的修复和创口愈合,提高机体抵抗力。

3.高血压

血压在 21.3/13.3 kPa(160/100 mmHg)以下者可不必做特殊准备;高血压患者术前 2 周停用利血平等降压药,指导患者改用钙通道阻滞剂或 β 受体阻滞剂等合适的降压药以控制血压,但不要求血压降至正常水平再手术。

4.心脏病

伴有心血管疾病的患者,术前应注意以下问题。

(1)长期低盐饮食和服用利尿药物导致患者水、电解质平衡失调者,术前需纠正。

(2)有心律失常者,偶发的室性期前收缩一般不需特殊处理;如有心房颤动伴心室率≥100 次/分者,遵医嘱予以毛花苷 C 或口服普萘洛尔,尽可能将心率控制在正常范围;老年冠心病患者,若出现心动过缓,心室率≤50 次/分,术前遵医嘱用阿托品0.5~1 mg,必要时放置临时心脏起搏器。

(3)急性心肌梗死患者 6 个月内不施行择期手术,6 个月以上无心绞痛发作者,在监护条件下可施行手术。

(4)心力衰竭患者,在心力衰竭控制 3~4 周再施行手术。

5.呼吸功能障碍

(1)术前2周停止吸烟,防止呼吸道分泌物过多,影响呼吸道通畅。

(2)伴有阻塞性肺功能不全的患者,遵医嘱行雾化吸入治疗,改善通气功能。

(3)哮喘患者可口服地塞米松等药物,减轻支气管黏膜水肿。

(4)痰液黏稠的患者,可采用雾化吸入或服用药物使痰液稀薄,易于咳出。

(5)急性呼吸系统感染的患者,若为择期手术应推迟至治愈后1～2周再行手术;若为急症手术,需应用抗生素并避免吸入麻醉。

(6)重度肺功能不全及并发感染者,必须采取积极措施,改善其肺功能,待感染控制后再施行手术。

6.肝脏疾病

手术创伤和麻醉都将加重肝脏负荷。术前进行肝功能检查,了解患者肝功能情况。肝功能轻度损害者一般不影响手术耐受力;肝功能损害严重或濒于失代偿者,如有营养不良、腹水、黄疸等或急性肝炎患者,手术耐受力明显减弱,除急症抢救外,一般不宜手术。术前给予高糖、高蛋白饮食改善营养状况,必要时输注人血清蛋白、少量多次新鲜血液、维生素以纠正贫血、低蛋白血症、增加凝血因子等,改善全身情况。有胸腔积液、腹水者,限制钠盐,遵医嘱用利尿药。

7.肾脏疾病

手术创伤、麻醉和药物都将加重肾脏负荷。术前进行肾功能检查,了解患者肾功能情况。依据24小时内肌酐清除率和血尿素氮测定值,可将肾功能损害分为轻度、中度、重度。轻度、中度肾功能损害者,经过适当的内科处理多能较好地耐受手术;重度损害者需在有效透析治疗后才可耐受手术,但手术前应最大限度地改善肾功能。

8.糖尿病

糖尿病患者易发生感染,术前应积极控制血糖及相关并发症。一般实施大手术前将血糖水平控制在正常或轻度升高状态(5.6～11.2 mmol/L)、尿糖为＋～＋＋为宜。如应用长效胰岛素或口服降血糖药物者,术前均改为胰岛素皮下注射,每4～6小时1次,使血糖和尿糖控制在上述水平。为避免发生酮症酸中毒,尽量缩短术前禁食时间,静脉输液时胰岛素与葡萄糖的比例为1 U：5 g。禁食期间定时监测血糖。

9.妊娠

妊娠患者患外科疾病需行手术治疗时,需将外科疾病对母体及胎儿的影响放在首位。如果手术时机可以选择,妊娠中期相对安全。如果情况可以,术前尽可能全面检查各系统、器官功能,特别是心、肺、肝、肾等功能,若发现异常,术前尽量纠正。需禁食时,从静脉补充营养,尤其是氨基酸和糖类,以保证胎儿的正常发育。

10.使用影响凝血功能药物时

(1)监测凝血功能。

(2)对于长期服用阿司匹林或非甾体抗炎药的患者,术前7天停药。

(3)术前使用华法林抗凝的患者,只要国际标准化比值维持在接近正常的水平,小手术可安全实施;大手术前4～7天停用华法林,但是对血栓栓塞的高危患者在此期间应继续使用肝素。

(4)择期大手术患者在手术前12小时内不使用大剂量低分子量肝素,4小时内不使用大剂量普通肝素;心脏外科患者手术前24小时内不使用低分子量肝素。

(5)在抗凝治疗期间需急诊手术的患者,一般需停止抗凝治疗。用肝素抗凝者,可用鱼精蛋白拮抗;用华法林抗凝者,可用维生素 K、血浆或凝血因子制剂拮抗。

三、健康指导

(1)告知患者与疾病相关的知识,使其理解手术的必要性。

(2)告知麻醉、手术的相关知识,使其掌握术前准备的具体内容。

(3)术前加强营养,注意休息和适当活动,提高抗感染能力。

(4)戒烟,早晚刷牙、饭后漱口,保持口腔卫生;注意保暖,预防上呼吸道感染。

(5)术前指导患者做各种训练,包括呼吸功能锻炼、床上活动、床上使用便盆等。

(穆盈盈)

第二节 术 中 护 理

手术中期是指从患者被送至手术台到患者手术后送入恢复室(观察室)或外科病房。手术室护理工作重点是保证患者安全、严格无菌操作和恰当术中配合,以确保麻醉和手术的顺利完成。

一、术前准备

(一)环境准备

评估手术室的环境,尽可能降低交叉感染风险,全过程控制污染因素。手术室只有建立健全各项规章制度,明确各类人员的职责,才能防止已经灭菌和消毒的物品、已行无菌准备的手术人员或手术区不再被污染。除参加手术及相关人员外,其他人员一律不准随便进入手术室。患有急性上呼吸道感染、急慢性皮肤感染性疾病者,不可进入手术室,更不能参加手术;凡进入手术室的人员,必须按规定更换手术室的清洁衣裤、口罩、帽子、鞋。凡来参观者必须在指定的手术间内参观,参观人员不可随意走动;手术间内人数应根据手术间大小决定;手术开始后,应尽量减少开门次数、减少走动和不必要的活动,不可在无菌区内穿行,大声叫喊、咳嗽;无菌手术与有菌手术严格分开,若在同一手术间内接台,应先安排做无菌手术,后做污染或感染手术;所有工作人员应严格执行无菌操作技术,并相互监督。

(二)物品器械准备

评估手术物品及器械的准备及灭菌情况:手术时手术器械和用物直接穿过皮肤或黏膜接触人体组织或器官,属于高危险性物品,所以手术器械和物品的灭菌是预防手术感染的重要环节。

1.手术器械、器具和物品的灭菌

灭菌前准备包括手术器械、物品的清洗、包装、装载,遵循 WS310.2 的要求。

灭菌方法:①耐热、耐湿手术器械,应首选压力蒸汽灭菌。②不耐热、不耐湿手术器械,应采用低温灭菌方法。③不耐热、耐湿手术器械,应首选低温灭菌方法,无条件的医疗机构可采用灭菌剂浸泡灭菌。④耐热、不耐湿手术器械,可采用干热灭菌方法。⑤外来医疗器械,医疗机构应要求器械公司提供清洗、包装、灭菌方法和灭菌循环参数,并遵循其灭菌方法和灭菌循环参数的要求进行灭菌。⑥置入物:医疗机构应要求器械公司提供置入物的材质、清洗、包装、灭菌方法和灭菌循环参数,并遵循其灭菌方法和灭菌循环参数的要求进行灭菌,置入物灭菌应在生物监测结果合格后放行;紧急情况下置入物的灭菌,应遵循 WS310.3 的要求。⑦动力工具:分气动式和电动式,一般由钻头、锯片、主机、输气连接线、电池等组成。应按照使用说明的要求对各种部件进行清洗、包装与灭菌。

2.手术敷料的灭菌

手术敷料灭菌前应存放于温度 18～22 ℃,相对湿度 35%～70% 的环境。棉布类敷料可采用符合 YY/T0698.2 要求的棉布包装。棉纱类敷料可选用符合 YY/T0698.2、YY/T0698.4、YY/T0698.5 要求的医用纸袋、非织造布、皱纹纸或复合包装袋,采用小包装或单包装。

灭菌方法:棉布类敷料和棉纱类敷料应首选压力蒸汽灭菌,符合 YY/T0506.1 要求的手术敷料,应根据材质不同选择相应的灭菌方法。

(三)手术人员准备

避免手术患者伤口感染,手术人员的无菌准备是必要条件之一。评估手术人员的准备情况,手术进行前,手术人员应进行手臂洗刷消毒,穿无菌手术衣,戴无菌手套,防止细菌污染手术切口。

1.外科口罩佩戴方法

(1)方法:①将口罩罩住鼻、口及下巴,口罩下方带系于颈后,上方带系于头顶中部。②将双手指尖放在鼻夹上,从中间位置开始,用手指向内按压,并逐步向两侧移动,根据鼻梁形状塑造鼻夹。③调整系带的松紧度。

(2)注意事项:不应一只手捏鼻夹。医用外科口罩只能一次性使用。口罩潮湿、受到患者体液污染后,应及时更换。

2.外科手消毒

(1)定义:外科手术前医务人员用肥皂(皂液)和流动水洗手,再用手消毒剂清除或者杀灭手部暂居菌和减少常居菌的过程。使用的手消毒剂可具有持续抗菌活性。外科手消毒,监测的细菌菌落总数应≤5 cfu/cm²。

(2)外科手消毒应遵循以下原则:先洗手,后消毒。不同患者手术之间、手套破损或手被污染时,应重新进行外科手消毒。

(3)洗手方法与要求:①洗手之前应先摘除手部饰物,并修剪指甲,长度应不超过指尖。②取适量的清洁剂清洗双手、前臂和上臂下 1/3,并认真揉搓。清洁双手时,应注意清洁指甲下的污垢和手部皮肤的皱褶处。③流动水冲洗双手、前臂和上臂下 1/3。④使用干手物品擦干双手、前臂和上臂下 1/3。

(4)外科手消毒方法。①冲洗手消毒方法:取适量的手消毒剂涂抹至双手的每个部位、前臂和上臂下 1/3,并认真揉搓 2～6 分钟,用流动水冲净双手、前臂和上臂下 1/3,无菌巾彻底擦干。流动水应达到 GB5749 的规定。特殊情况水质达不到要求时,手术医师在戴手套前,应用醇类手消毒剂再消毒双手后戴手套。手消毒剂的取液量、揉搓时间及使用方法遵循产品的使用说明。②免冲洗手消毒方法:取适量的免冲洗手消毒剂涂抹至双手的每个部位、前臂和上臂下 1/3,并认真揉搓直至消毒剂干燥。手消毒剂的取液量、揉搓时间及使用方法遵循产品的使用说明。

(5)注意事项:不应戴假指甲,保持指甲和指甲周围组织的清洁。在整个手消毒过程中应保持双手位于胸前并高于肘部,使水由手部流向肘部。洗手与消毒可使用海绵、其他揉搓用品或双手相互揉搓。术后摘除外科手套后,应用肥皂(皂液)清洁双手。用后的清洁指甲用具、揉搓用品如海绵、手刷等,应放到指定的容器中;揉搓用品每次使用后消毒或者一次性使用;清洁指甲用品应每天清洁与消毒。

3.穿无菌手术衣

许多医院目前已使用全遮盖式手术衣(又称遮背式手术衣,图5-1),它有3对系带:领口一对系带;左叶背部与右叶内侧腋下各一系带组成一对;右叶宽大,能包裹术者背部,其上一系带与左腰部前方的腰带组成一对。

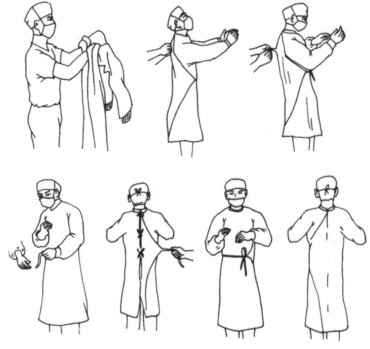

图5-1　全遮盖式手术衣穿法

穿戴方法:①同传统方法穿上无菌手术衣,双手向前伸出袖口外,巡回护士协助提拉并系好领口的一对系带及左叶背部与右叶内侧腋下的一对系带。②按常规戴好无菌手套。③术者解开腰间活结(由左腰带与右包围叶上的带子结成)。④由洗手护士直接或巡回护士用持物钳夹取右叶上的带子,自术者后面绕到前面,使手术衣右叶遮盖左叶,将带子交术者与腰带一起系结于左腰部前。

4.戴无菌手套

戴无菌手套有闭合式和开放式两种方法(图5-2,图5-3)。目前临床提倡采用闭合式戴手套方法。

(1)闭合式:穿上手术衣时双手不出袖口,右手隔衣袖取左手套,将手套指端朝向手臂,拇指相对,放于左手衣袖上,两手拇指隔衣袖分别插入手套反折部并将之翻转包裹于袖口上,手迅速深入手套内;同法戴右手套。

(2)开放式:掀开手套袋,捏住手套口向外翻折部分(即手套内面);取出手套,分清左、右侧;左手捏住并显露右侧手套口,将右手插入手套内,戴好手套,注意未戴手套的手不可接触手套外面(无菌面);用已戴好手套的右手指插入左手手套口翻折部的内面(即手套的外面),帮助左手插入手套并戴好;分别将左、右手套的翻折部翻回,并盖住手术衣的袖口,注意已戴手套的手只能接触手套的外面(无菌面);用无菌生理盐水冲洗手套上的滑石粉。

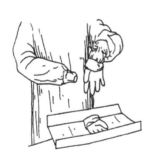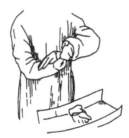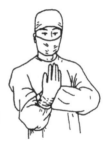

图 5-2　闭合式戴无菌手套法

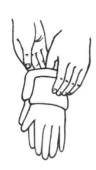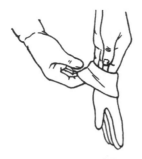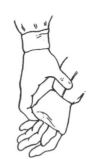

图 5-3　开放式戴无菌手套法

(3)协助他人戴手套:被戴者的手自然下垂,由洗手护士用双手撑开其中一只手套,拇指对准被戴者,协助其将手伸入手套并包裹于袖口上。

(四)手术患者准备

手术时需将患者置于一定的体位,才能充分显露手术野,使手术顺利进行。一般由巡回护士协助医师根据患者的手术部位安置合适的手术体位。利用手术床的转动和附件的支持,应用枕垫、沙袋及固定带物件保持患者的体位,必要时由手术医师和麻醉师核实或配合,共同完成患者手术体位的安置。

1.基本要求

(1)最大限度地保证患者的安全与舒适。

(2)充分暴露手术区域,同时减少不必要的裸露。

(3)肢体及关节托垫须稳妥,不能悬空。

(4)保证呼吸和血液循环通畅,不影响麻醉医师的观察和监测。

(5)妥善固定,避免血管和神经受压、肌肉扭伤及压疮等并发症的发生。

2.常用的手术体位

(1)仰卧位:是最常见的体位,适用于腹部、颌面部、颈部、骨盆及下肢手术等。

(2)侧卧位:适用于胸、腰部及肾手术。

(3)俯卧位:适用于脊柱及其他背部手术。

(4)膀胱截石位:适用于会阴部、尿道和肛门部手术。

(5)半坐卧位:适用于鼻咽部手术。

(五)评估手术术野皮肤消毒情况

安置好手术体位后,评估手术切口及周围皮肤的清洁程度、有无破损及感染。若皮肤表面有较多油脂或胶布粘贴的残迹,先用汽油或松节油拭去,用浸有碘伏消毒液的无菌纱球用力均匀地涂擦消毒手术区皮肤,局部擦拭 2 遍。消毒范围应在手术野及其外扩展≥15 cm,由内向外擦拭。已接触消毒范围边缘或污染部位的消毒纱球,不能再返擦清洁处。每遍范围逐渐缩小,不可超出上一次涂擦范围。若为污染、感染切口及会阴、肛门区手术时,消毒的顺序为由外向内、由上向下、由手术区外周清洁部向感染伤口或肛门、会阴部涂擦。

二、护理措施

(一)手术中严格执行无菌操作原则

1.明确无菌区域

树立无菌观念,手术人员一经洗手,手臂即不准接触未经消毒的物品。穿无菌手术衣及戴好无菌手套后,背部、腰部以下和肩部以上均应视为有菌区,不能再用手触摸。手术人员的手臂应肘部内收,靠近身体,既不可高举过肩,也不可下垂过腰或交叉放于腋下,手术床边缘以下的布单不可接触。凡下坠超过手术床边缘以下的器械、敷料、皮管及缝线等一概不可再取回使用。无菌桌仅桌缘平面以上属无菌,参加手术人员不得扶持无菌桌的边缘。器械护士和巡回护士都不能接触无菌桌桌缘平面以下的桌布。

2.保持无菌物品的无菌状态

无菌区内所有物品都必须是灭菌的,若灭菌包破损、潮湿或可疑污染时均应视为有菌。手术中若手套破损或接触到有菌物品,应立即更换无菌手套,前臂或肘部若受污染应立即更换手术衣或加套无菌袖套。无菌区的布单若被水或血浸湿即失去无菌隔离作用,应加盖干的无菌巾或更换新的无菌单。巡回护士取用无菌物品时须用无菌持物钳夹取,并与无菌区域保持一定距离。任何无菌包及容器的边缘均视为有菌,取用无菌物品时不可触及。

3.保护皮肤切口

皮肤虽经消毒,但残存在毛囊中的细菌对开放的切口仍有一定潜在威胁,因此,切开皮肤前,一般先用无菌聚乙烯薄膜覆盖,再经薄膜切开皮肤,以保护切口不被污染。切开皮肤和皮下脂肪层后,边缘应以大纱布垫或手术巾遮盖并固定,仅显露手术野。凡与皮肤接触的刀片和器械不应再用,延长切口或缝合前再消毒皮肤 1 次。手术中途因故暂停时,切口应用无菌巾覆盖。

4.正确传递物品和调换位置

手术时不可在手术人员背后或头顶方向传递器械及手术用品,手术者或助手需要器械时应由器械护士从器械升降台侧方或正面方向递给。手术过程中,手术人员须面向无菌区,并在规定区域内活动,同侧手术人员如需调换位置时,应先退后一步,转过身背对背地转至另一位置,以防触及对方背部不洁区。

5.污染手术的隔离技术

进行胃肠道、呼吸道或宫颈等污染手术时,切开空腔脏器前,先用纱布垫保护周围组织,并随时吸除外流的内容物,被污染的器械和其他物品应放在污染器械专用盘内,避免与其他器械接触,污染的缝针及持针器应在等渗盐水中刷洗。完成全部污染步骤后,手术人员应用灭菌用水冲洗或更换无菌手套,尽量减少污染的机会。

6.减少空气污染、保持洁净效果

手术进行时门窗应关闭,尽量减少人员走动。不用电扇,室内空调机风口也不能吹向手术床,以免扬起尘埃污染手术室内空气。手术过程中保持安静,不高声说话嬉笑,避免不必要的谈话。尽量避免咳嗽、打喷嚏,不得已时须将头转离无菌区。请他人擦汗时,头应转向一侧。口罩若潮湿,应更换。若有参观手术者,每个手术间参观人数不宜超过 2 人,参观手术人员不可过于靠近手术人员或站得过高,也不可在室内频繁走动。

(二)严格执行手术安全核查制度

对手术患者进行安全核查,分别在麻醉实施前、手术开始前、患者离开手术室前由具有执业资质的手术医师、麻醉医师和手术室护士三方依次核对患者身份(科室、姓名、性别、年龄、住院号)、手术方式、知情同意、手术部位与标识、麻醉安全检查、皮肤是否完整、术野皮肤准备、静脉通道建立、患者过敏史、抗生素皮试结果、感染性疾病筛查结果、术前备血情况、假体、体内置入物、影像学资料等内容,由核查三方共同核查确认。

(三)严格执行手术室物品清点查对制度

器械护士和巡回护士在手术开始前、关闭体腔前、关闭体腔后、术毕(缝完皮肤后)共同准确清点各种器械、敷料和缝针等数目,核对后并登记;在一些腔隙部位如膈肌、子宫、心包、后腹膜等部位的关闭前、后,器械护士与巡回护士亦应共同清点物品;术中临时添加的器械、敷料,器械护士与巡回护士必须在器械台上及时清点数目至少两次,并检查其完整性,及时准确记录无误后方可使用;手术切口涉及两个或两个以上部位或腔隙,关闭每个部位或腔隙时均需清点。

(穆盈盈)

第三节 术 后 护 理

手术后期是指从患者被送到恢复室或外科病房至患者出院或继续追踪的时期。手术创伤导致患者防御能力下降,术后禁食、切口疼痛和应激反应等加重了患者的生理、心理负担,不仅影响创伤愈合和康复过程,而且可导致多种并发症的发生。术后护理的重点是防治并发症,减轻患者的痛苦和不适,促进患者康复。

一、术后评估

(一)术中情况

了解手术方式和麻醉情况,手术进程及术中出血、输血和补液情况,以及留置的引流管情况等,以判断手术创伤大小及对机体的影响。

(二)身体状况

1.生命体征

评估患者回到病室时的神志、血压、脉搏、呼吸、血氧。

2.切口状况

了解切口部位及敷料包扎情况。

3.引流管

了解所置引流管的种类、数目和引流部位,注意引流液的量和性状、导尿管引流尿液的量和色泽。

4.肢体功能

了解术后肢体感知觉恢复情况和四肢活动度、皮肤的温度和色泽。

5.体液

评估术后患者尿量、各种引流的丢失量、失血量及术后补液量和种类。

6.营养状态

评估术后患者每天摄入营养素的种类、量和途径,了解术后体重变化。

7.术后不适及并发症

了解有无切口疼痛、恶心呕吐、腹胀、呃逆、尿潴留等不适,观察和评估不适的种类和程度;评估有无术后出血、感染、切口裂开、深静脉血栓形成等并发症及危险因素。

8.辅助检查

了解术后血、尿常规、生化检查、血气分析等结果,尤其注意尿比重、血清电解质水平、血清蛋白及血清转铁蛋白的变化。

(三)心理和社会支持状况

评估术后患者和家属对手术的认识和看法,了解患者术后的心理感受,有无紧张、焦虑不安、恐惧、悲观、猜疑或敏感等心理反应。

进一步评估有无引起术后心理变化的原因:①手术致正常生理结构和功能改变,担忧手术对今后生活、工作及社交带来不利影响,如截肢、乳房切除或结肠造口等。②术后出现的各种不适如切口疼痛、尿潴留或呃逆等。③术后身体恢复缓慢及发生并发症。④担心不良的病理检查结果、预后差或危及生命。⑤担忧住院费用昂贵和难以维持后续治疗。

(四)判断预后

了解术后患者的治疗原则和治疗措施的落实情况。评估其机体修复情况,包括切口愈合、肠功能恢复、精神和体力恢复程度、休息和睡眠状况、食欲及饮食种类等。根据手术情况、术后病理检查结果和患者术后康复情况,判断其预后。

二、护理措施

(一)全麻恢复期的护理

1.生命体征和病情的观察

苏醒前设专人护理,常规监测心电图、血压、呼吸频率和血氧饱和度,每15~30分钟测量1次,直至患者完全清醒,呼吸循环功能稳定。

2.维持呼吸功能稳定

呕吐和误吸是引起全麻患者呼吸道阻塞、窒息的常见原因。为防止呕吐物误吸,术后应将患者去枕平卧,头偏向一侧,准备好吸引器及时清除口咽部分泌物。密切观察患者的病情变化,保持呼吸道通畅,常规给予患者吸氧,出现并发症时及时通知医师并协助处理。全麻后患者容易发生舌后坠阻塞咽喉部,这也是常见的呼吸道梗阻的原因,此外气管插管拔除后,因麻醉药、肌肉松弛药的残留肌力尚未恢复者,口咽部组织松弛的老年人及颈部短的肥胖者也容易发生呼吸道梗阻。表现为不完全呼吸道梗阻,此时可见呼吸时发出强弱不等的鼾声,有时带有哨音,而血氧饱和度呈进行性下降。出现舌后坠时用手托起下颌,放入口咽通气管,清除咽喉部分泌物和异物。

3.维持循环功能稳定

在麻醉恢复期,血压容易波动,体位变化也可影响循环功能。低血压的主要原因包括低血容量、静脉回流障碍、血管张力降低等;高血压常见原因有术后疼痛、尿潴留、低氧血症、高碳酸血症、颅内压升高等。

4.其他

手术结束后,除意识障碍患者需带气管插管回病房外,一般应待患者意识恢复、拔除导管后再送回病房。此阶段工作可在手术间或麻醉苏醒室进行。全麻未清醒前,患者处于意识丧失阶段,必须守护在患者旁边适当防护、加以约束,防止患者发生坠床及引流管意外脱管等,保持引流管通畅,严密观察有无术后出血。维持体温正常,多数麻醉大手术术后患者体温过低,应注意保暖。少数患者,特别是婴幼儿,全麻后可出现高热、惊厥,与全麻药物引起中枢性体温调节失调有关,一旦发现体温升高,应积极进行物理降温,特别是头部降温,以防脑水肿。

5.明确麻醉苏醒进展情况

达到以下标准,可转回病房:①神志清醒,有定向力,回答问题准确。②呼吸平稳,能深呼吸及咳嗽,血氧饱和度>95%。③血压及脉搏稳定30分钟以上,心电图无严重的心律失常和心肌缺血改变。

6.苏醒延迟

若全身麻醉后超过2小时意识仍未恢复,在排除昏迷后,即可认为是麻醉苏醒延迟。与麻醉药物过量、麻醉药物应用不当、麻醉中低血压和低氧血症、代谢功能紊乱等原因有关。引起的苏醒延迟首先严密观察生命体征,维持呼吸道通畅,及时寻找患者苏醒延迟原因,进行针对性处理。

7.患者的转运

在转运前应补足容量,轻柔、缓慢地搬动患者。转送过程中妥善固定各管道,防止脱出。有呕吐可能者,将其头偏向一侧;全麻状态未醒者,在人工呼吸状态下转运;心脏及大手术、危重患者,在吸入纯氧及监测循环、呼吸等生命体征下转运。

(二)一般护理

1.安置患者

(1)与麻醉师和手术室护士做好床旁交接。

(2)搬运患者时动作轻稳,注意保护头部、手术部位及各引流管和输液管道。

(3)正确连接各引流装置。

(4)检查输液是否通畅。

(5)遵医嘱给氧。

(6)注意保暖,但避免贴身放置热水袋,以免烫伤。

2.合适体位

根据麻醉方式、术式安置患者的卧位。

(1)全身麻醉:尚未清醒的患者应平卧,头偏向一侧,使口腔分泌物或呕吐物易于流出,避免误吸入气管;全身麻醉清醒后根据需要调整卧位。

(2)蛛网膜下腔麻醉:患者应去枕平卧或头低卧位6~8小时,防止脑脊液外渗致头痛。

(3)硬脊膜外隙麻醉:患者一般取平卧位6小时,随后可根据手术部位安置成需要的卧位。

(4)休克:患者取中凹体位或平卧位。下肢抬高15°~20°,头部和躯干抬高20°~30°。

(5)颅脑手术:术后无休克或昏迷的患者可取15°~30°头高脚低斜坡卧位。

(6)颈、胸手术:术后患者多采用高半卧位,便于呼吸和有效引流。

(7)腹部手术:术后多采用低半卧位或斜坡卧位,以减少腹壁张力,便于引流,并可使腹腔渗血、渗液流入盆腔,避免形成膈下脓肿。

(8)脊柱或臀部手术后患者可取俯卧或仰卧位。

(9)腹腔内有污染者,在病情许可的情况下,尽早改为半坐位或头高脚低位。

(10)肥胖患者可取侧卧位,以利呼吸和引流。

3.病情观察

(1)生命体征:手术当天每15～30分钟测量1次脉搏、呼吸、血压,监测6～8小时至生命体征平稳。对危重患者,还必须密切观察瞳孔和神志,直至病情稳定,随后可改为每小时测量1次或遵医嘱定时测量,并做好记录。有条件者可使用床旁心电监护仪连续监测。

(2)体液平衡:手术后详细记录24小时出入量;对于病情复杂的危重患者,留置尿管,观察并记录每小时尿量。

(3)中心静脉压:如果手术中有大量血液、体液丢失,在术后早期应监测中心静脉压。呼吸功能或心脏功能不全者可采用 Swan-Ganz 导管以监测肺动脉压、肺毛细血管楔压及混合静脉血氧分压等。

(4)其他:特殊监测项目需根据原发病及手术情况而定,如胰岛素瘤患者术后需定时监测血糖、尿糖;颅脑手术后的患者监测颅内压及苏醒程度;血管疾病患者术后定时监测指(趾)端末梢循环状况等。

4.静脉补液

由于手术野的不显性液体丢失、手术创伤及术后禁食等原因,术后患者多需接受静脉输液直至恢复进食。术后输液的量、成分和输注速度,取决于手术的大小、器官功能状态和疾病严重程度。必要时遵医嘱输血浆、红细胞等,以维持有效循环血量。

5.饮食护理

(1)消化道手术:需禁食,待肠道功能恢复、肛门排气后,开始进少量流质饮食,逐步递增至全量流质饮食,至第5～6天进食半流质饮食,第7～9天可过渡到软食,术后10～12天开始普食。术后留置有空肠营养管者,可在术后第2天自营养管滴入营养液。

(2)非消化道手术:视手术大小、麻醉方法及患者的全身反应而定。体表或肢体的手术,全身反应较轻者,术后即可进食;手术范围较大,全身反应明显者,待反应消失后方可进食。局部麻醉者,无任何不适,术后即可按需进食。蛛网膜下腔麻醉和硬脊膜外隙麻醉者,若无恶心、呕吐,术后3～6小时可根据需要适当进食。全身麻醉者,应待完全清醒、无恶心呕吐后方可进食,先给予流质饮食,以后视情况逐步过渡到半流质饮食或普食。

6.引流管护理

区分各引流管放置的部位和作用,做好标记并妥善固定。保持引流通畅,若引流液黏稠,可通过负压吸引防止堵塞;术后经常检查引流管道有无堵塞或扭曲。观察并记录引流液的量、性状和颜色,如有异常及时通知医师。如使用引流瓶,更换连接管及引流瓶时要注意无菌操作技术。熟悉各类引流管的拔管指征,并进行宣教。

(1)置于皮下等浅表部位的乳胶片一般术后1～2天拔除。

(2)烟卷引流一般术后3天拔除。

(3)腹腔引流管若引流液甚少,可于术后1～2天拔除;如作为观察胃肠道吻合口渗漏情况,则需保留至所预防的并发症可能发生的时间后再拔除,一般为术后5～7天。

(4)胸腔引流管:①保持管道的密闭。②严格无菌操作,防止逆行感染。③保持引流管道系统通畅。④观察和记录。⑤妥善固定引流管,防止脱出。⑥拔管指征和方法。

(5)胃肠减压管:在肠功能恢复、肛门排气后拔除,其他引流管则视具体情况而定。

7.休息与活动

(1)休息:保持病室安静,减少对患者的干扰,保证其安静休息及充足的睡眠。

(2)活动:早期活动有助于增加肺活量、减少肺部并发症、改善全身血液循环、促进切口愈合、预防深静脉血栓形成、促进肠功能恢复和减少尿潴留的发生。原则上,大部分患者术后 24～48 小时内可试行下床活动。病情稳定后鼓励患者早期床上活动,争取在短期内起床活动,除非有治疗方面的禁忌。鼓励并协助患者在床上进行深呼吸运动、四肢主动活动与被动活动、自行翻身等。活动时固定好各种导管,防跌倒,并给予协助。

8.手术切口护理

观察切口有无渗血、渗液,切口及周围皮肤有无发红及切口愈合情况,及时发现切口感染、切口裂开等异常。保持切口敷料清洁干燥,并注意观察术后切口包扎是否限制了胸、腹部呼吸运动或指(趾)端血液循环。对烦躁、昏迷患者及不合作患儿,可适当使用约束带,防止敷料脱落。

(1)外科手术切口的分类。①清洁切口:手术未进入感染炎症区,未进入呼吸道、消化道、泌尿生殖道及口咽部位。②清洁-污染切口:手术进入呼吸道、消化道、泌尿生殖道及口咽部位,但不伴有明显污染。③污染切口:手术进入急性炎症但未化脓区域;开放性创伤手术;胃肠道、尿路、胆道内容物及体液有大量溢出污染;术中有明显污染(如开胸心脏按压)。④感染切口:有失活组织的陈旧创伤手术;已有临床感染或脏器穿孔的手术。

(2)切口愈合等级。①甲级愈合:指愈合良好,无不良反应。②乙级愈合:指愈合处有炎症反应,如红肿、硬结、血肿、积液等,但未化脓。③丙级愈合:指切口已化脓,需要做切开引流等处理。

(3)缝线拆除时间:根据切口部位、局部血液供应情况、患者年龄及全身营养状况决定。一般而言,头、面及颈部切口在术后 4～5 天拆线,下腹部和会阴部切口为术后 6～7 天拆线,胸部、上腹部、背部和臀部术后 7～9 天拆线,四肢术后 10～12 天拆线,减张缝线于术后 14 天拆除。青少年患者拆线时间可适当缩短,年老体弱、营养不良或糖尿病患者拆线时间需适当延迟;切口较长者先间隔拆线,1～2 天后再将剩余缝线拆除。用可吸收缝线者可不拆线。

(三)术后不适的护理

1.切口疼痛

(1)常见原因:麻醉作用消失后,患者开始感觉切口疼痛。切口疼痛在术后 24 小时内最剧烈,2～3 天后逐渐减轻。剧烈疼痛可影响各器官的正常生理功能和休息,故需关心患者,并给予相应的处理和护理。

(2)护理措施:①评估和了解疼痛的程度,可采用口述疼痛分级评分法、数字疼痛评分法、视觉模拟疼痛评分法等。②观察患者疼痛的时间、部位、性质和规律。③鼓励患者表达疼痛的感受,并简单解释切口疼痛的规律。④手术后,可遵医嘱给予患者镇静、镇痛类药物,如地西泮、布桂嗪、哌替啶等。⑤大手术后 1～2 天内,可持续使用患者自控镇痛泵进行镇痛。患者自控镇痛泵是指患者感觉疼痛时,通过按压计算机控制的微量泵按钮,向体内注射医师事先设定的药物剂量进行镇痛;给药途径以经静脉、硬膜外最为常用。常用药物为吗啡、芬太尼、曲马多或合用非甾体抗炎药等。⑥尽可能满足患者对舒适的需要,如协助变换体位,减少压迫等。⑦指导患者运用正确的非药物方法减轻疼痛,减轻对疼痛的敏感性,如分散患者注意力、按摩、放松或听音乐等。

2.发热

发热是术后患者最常见的症状。由于手术创伤的反应,术后患者的体温可略升高,变化幅度在0.1～1.0 ℃,一般不超过38 ℃,称为外科手术热或吸收热,于术后1～2天体温逐渐恢复正常。

(1)常见原因:术后24小时内的体温过高(>39 ℃),常为代谢性或内分泌异常、低血压、肺不张和输血反应等;术后3～6天的发热或体温降至正常后再度发热,则要警惕继发感染的可能,如手术切口、肺部及尿路感染。如果发热持续不退,要密切注意是否因更为严重的并发症所引起,如体腔术后残余脓肿等。

(2)护理措施:①监测体温及伴随症状。②及时检查切口部位有无红、肿、热、痛或波动感。③遵医嘱应用药物降温或物理降温。④结合病史进行如X线胸片、B超、CT、切口分泌物涂片和培养、血培养、尿液检查等,寻找原因并有针对性治疗。

3.腹胀

(1)常见原因:术后早期腹胀常是由于胃肠道蠕动受抑制、肠腔内积气无法排出所致。随着肠胃功能恢复、肛门排气后症状可缓解。若手术后数天仍无肛门排气、腹胀明显或伴有肠梗阻症状,可能是腹膜炎或其他原因所致的肠麻痹。若腹胀伴有阵发性绞痛、肠鸣音亢进,可能是早期肠粘连或其他原因所引起的机械性肠梗阻,应做进一步检查。

(2)护理措施:①胃肠减压、肛管排气或高渗溶液低压灌肠等。②协助患者勤翻身、下床活动。③遵医嘱使用促进肠蠕动的药物如新斯的明肌内注射。④若是因腹腔内感染或机械性肠梗阻导致的腹胀,非手术治疗不能改善者,需做好再次手术的准备。

4.恶心、呕吐

(1)常见原因:①术后早期的恶心、呕吐常常是麻醉反应所致,待麻醉作用消失后,即可自然停止。②开腹手术对胃肠道的刺激或引起幽门痉挛。③药物影响,常见的如环丙沙星类抗生素、单独静脉使用复方氨基酸、脂肪乳剂等。④严重腹胀。⑤水、电解质及酸碱平衡失调等。

(2)护理措施:①患者呕吐时,将其头偏向一侧,并及时清除呕吐物。②行针灸治疗或遵医嘱给予镇静、止吐药物及解痉药物。③若持续性呕吐,应查明原因,进行相应处理。

5.尿潴留

(1)常见原因:①合并有前列腺增生的老年患者。②蛛网膜下腔麻醉后或全身麻醉后,排尿反射受抑制。③切口疼痛引起后尿道括约肌和膀胱反射性痉挛,尤其是骨盆及会阴部手术后。④手术对膀胱神经的刺激。⑤患者不习惯于床上排尿。⑥镇静药物用量过大或低血钾等。对术后6～8小时尚未排尿或虽排尿但尿量少、次数频繁者,应在耻骨上区叩诊检查,明确有无尿潴留。

(2)护理措施:①稳定患者情绪,采用诱导排尿,如变换体位、下腹部热敷或听流水声等。②遵医嘱采用药物、针灸治疗。③上述措施无效时则应考虑在严格无菌技术下导尿,1次放尿液不超过1 000 mL。尿潴留时间过长或导尿时尿液量超过500 mL者,应留置导尿管1～2天。

6.呃逆

(1)常见原因:术后呃逆可能是神经中枢或膈肌直接受刺激引起。

(2)护理措施:①术后早期发生者,可压迫眶上缘,抽吸胃内积气、积液。②遵医嘱给予镇静或解痉药物。③上腹部术后患者若出现顽固性呃逆,要警惕吻合口漏或十二指肠残端漏、膈下积液或感染的可能,做超声检查可明确病因。一旦明确,配合医师处理。④未查明原因且一般治疗无效时,协助医师行颈部膈神经封闭疗法。

(四)术后并发症的观察与护理

1.出血

(1)常见原因：术后出血的可能原因有术中止血不完善或创面渗血、痉挛的小动脉断端舒张、结扎线脱落或凝血机制障碍等。可发生于手术切口、空腔脏器及体腔内。

(2)护理措施：①严密观察患者生命体征、手术切口，若覆盖切口的敷料被血液渗湿，可怀疑为手术切口出血，应打开敷料检查切口以明确出血情况和原因。②了解各引流管内引流液的性状、量和颜色变化。如胸腔手术后，若胸腔引流血性液体持续超过 200 mL/h，提示进行性出血。③未放置引流管者，可通过密切的临床观察，评估有无失血性休克的早期表现，如烦躁、心率增快、尿量少、中心静脉压<0.49 kPa(5 cmH$_2$O)等，特别是在输入足够的液体和血液后，休克征象未改善或加重，或好转后又恶化，都提示有术后出血。④腹部手术后腹腔内出血，早期临床表现不明显，只有通过密切的临床观察，必要时行腹腔穿刺，才能明确诊断。⑤少量出血时，一般经过更换切口敷料、加压包扎或全身使用止血药即可止血；出血量大时，应加快输液，遵医嘱输血或血浆，扩充血容量，并做好再次手术止血的术前准备。

2.压疮

压疮是术后常见的皮肤并发症。

(1)常见原因：术后患者由于切口疼痛、手术特殊要求需长期卧床，局部皮肤组织长期受压，同时受到汗液、尿液、各种引流液等的刺激，以及营养不良、水肿等原因，易导致压疮发生。

(2)护理措施：①积极采取预防措施，每 2 小时翻身 1 次；正确使用石膏、绷带及夹板；保持患者皮肤及床单清洁干燥，使用便盆时协助患者抬高臀部；协助并鼓励患者坚持每天进行主动或被动运动，鼓励早期下床；增加营养。②去除致病原因。③小水疱未破裂可自行吸收；大水疱在无菌操作下用注射器抽出疱内液体，再用无菌敷料包扎。④浅度溃疡用透气性好的保湿敷料覆盖；坏死溃疡者，清洁创面、去除坏死组织、保持引流通畅。

3.切口感染

(1)常见原因：切口内留有无效腔、血肿、异物或局部组织供血不良，合并有贫血、糖尿病、营养不良或肥胖等。

(2)护理措施：①术中严格遵守无菌技术原则、严密止血，防止残留无效腔、血肿或异物等。②保持伤口清洁、敷料干燥。③加强营养支持，增强患者抗感染能力。④遵医嘱合理预防性使用抗生素。手术患者皮肤切开前 30 分钟至 2 小时内或麻醉诱导期给予合理种类和合理剂量的抗生素。需要做肠道准备的患者，还需术前 1 天分次、足剂量给予非吸收性口服抗生素。若手术时间超过 3 小时，或者手术时间长于所用抗生素半衰期，或者失血量>1 500 mL 者，手术中应当对患者追加合理剂量的抗生素。⑤术后密切观察手术切口情况。若术后 3～4 天切口疼痛加重，切口局部有红、肿、热、压痛或波动感等，伴有体温升高、脉率加速和白细胞计数升高，可怀疑为切口感染。感染早期给予局部理疗，使用有效抗生素；化脓切口需拆除部分缝线，充分敞开切口，清理切口后，放置凡士林油纱条引流脓液，定期更换敷料，争取二期愈合；若需行二期缝合，做好术前准备。

4.深静脉血栓形成

深静脉血栓形成多见于下肢。开始时患者自感腓肠肌疼痛和紧束，或腹股沟区出现疼痛和压痛，随之下肢出现凹陷性水肿，沿静脉走行有触痛，可扪及索状变硬的静脉。一旦血栓脱落可引起肺动脉栓塞，导致死亡。

(1)常见原因：①术后腹胀、长时间制动、卧床等引起下肢及髂静脉回流受阻(特别是老年及肥胖患者)、血流缓慢。②手术、外伤、反复穿刺置管或输注高渗性液体、刺激性药物等致血管壁和血管内膜损伤。③手术导致组织破坏、癌细胞的分解及体液的大量丢失致血液凝集性增加等。

(2)护理措施。①加强预防：鼓励患者术后早期下床活动；卧床期间进行肢体的主动和被动运动；术后穿弹力袜以促进下肢静脉回流；对于血液处于高凝状态的患者，可预防性口服小剂量阿司匹林或复方丹参片。②正确处理：严禁经患肢静脉输液，严禁局部按摩，以防血栓脱落；抬高患肢、制动，局部50%硫酸镁湿热敷，配合理疗和全身性抗生素治疗；遵医嘱静脉输入低分子右旋糖苷和复方丹参溶液，以降低血液黏滞度，改善微循环；血栓形成3天内，遵医嘱使用溶栓剂(首选尿激酶)和抗凝剂(肝素、华法林)进行治疗。

5.切口裂开

切口裂开多见于腹部及肢体邻近关节部位。常发生于术后1周左右或拆除皮肤缝线后24小时内。往往发生在患者一次突然腹部用力或有切口的关节伸屈幅度较大时，通常自觉切口疼痛和突然松开，随即有淡红色液体自切口溢出，浸湿敷料。切口裂开分为全层裂开和深层裂开，但皮肤缝线完整的部分裂开。腹部切口全层裂开者可见有内脏脱出。

(1)常见原因：营养不良、组织愈合能力差、切口张力大、缝合不当、切口感染及腹内压突然升高，如剧烈咳嗽、打喷嚏或严重腹胀等。

(2)护理措施：①对年老体弱、营养状况差，估计切口愈合不良的患者，术前加强营养支持。②对评估发生此并发症可能性大的患者，在逐层缝合腹壁切口的基础上，加用全层腹壁减张缝线，术后用腹带适当加压包扎伤口，减轻局部张力，延迟拆线时间。③及时处理和消除慢性腹内压升高的因素。④手术切口位于肢体关节活动部位者，拆线后应避免大幅度动作。⑤一旦发生大出血，立即平卧，稳定患者情绪，避免惊慌，告知患者勿咳嗽和进食进饮；用无菌生理盐水纱布覆盖切口，用腹带轻轻包扎，与医师联系，立即送往手术室重新缝合；有肠管脱出者，切勿将其直接回纳腹腔，以免引起腹腔感染。

6.尿路感染

尿路感染常起自膀胱，若上行感染可引起肾盂肾炎。急性膀胱炎的主要表现为尿频、尿急、尿痛，伴或不伴排尿困难，一般无全身症状。急性肾盂肾炎多见于女性，主要表现为畏寒、发热、肾区疼痛等。

(1)常见原因：尿潴留、长期留置导尿管或反复多次导尿是术后尿路感染的常见原因。

(2)护理措施：①术前训练床上排尿。②指导患者术后自主排尿。③出现尿潴留及时处理，若残余尿量超过500 mL时，应严格按照无菌操作原则留置导尿管做持续引流。④鼓励患者多饮水，保持尿量在1 500 mL/d以上。⑤收集尿液并及时送检，根据尿培养及药物敏感试验结果选用有效抗生素控制感染。

7.肺部感染

肺部感染常发生在胸、腹部大手术后，特别是老年患者、长期吸烟、术前合并急、慢性呼吸道感染者。

(1)常见原因：术后呼吸运动受限、呼吸道分泌物积聚及排出不畅是引起术后肺部感染的主要原因。

(2)护理措施：①保持病室适宜温度(18~22 ℃)、湿度(50%~60%)，维持每天液体摄入量2 000~3 000 mL。②术后卧床期间鼓励患者每小时重复做深呼吸5~10次，帮助其翻身、叩背，促进气道内分泌物排出。③教会患者保护切口和进行有效咳嗽、咳痰的方法,用双手按住患者季肋部或切口两侧,限制胸部或腹部活动的幅度以保护切口,在深吸气后用力咳痰,并做间断深呼吸。④协助患者取半卧位,病情允许尽早下床活动。⑤痰液黏稠不易咳出者,予以雾化吸入。⑥遵医嘱应用抗生素及祛痰药物。

8.消化道并发症

常见急性胃扩张、肠梗阻等。腹腔手术后胃肠道功能的恢复往往需要一定时间。一般肠道功能的恢复从术后 12～24 小时开始,此时可闻及肠鸣音;术后 48～72 小时整个肠道蠕动可恢复正常,肛门排气、排便。

预防措施:①胃肠道手术前灌肠、留置胃管。②维持水、电解质和酸碱平衡,及早纠正低血钾、酸中毒等。③术后禁食、胃肠减压。④取半卧位,按摩腹部。⑤及早下床活动。

(五)心理护理

加强巡视,建立相互信任的护患关系,鼓励患者说出自身的想法,明确其所处的心理状态,给予适当的解释和安慰;满足其合理需要,提供有关术后康复、疾病恢复方面的知识,帮助患者缓解术后不适;告知其配合治疗与护理的要点,帮助患者建立疾病康复的信心,正确面对疾病及预后;鼓励患者提升生活自理能力。

(六)健康教育

1.休息与活动

保证充足的睡眠,活动量从小到大,一般出院后 2～4 周可从事一般性工作和活动。

2.康复锻炼

告知患者康复锻炼的知识,指导术后康复锻炼的具体方法。

3.饮食与营养

恢复期患者合理摄入均衡饮食,避免辛辣刺激食物。

4.用药指导

需继续治疗者,遵医嘱按时、按量服药,定期复查肝、肾功能。

5.切口处理

切口拆线后用无菌纱布覆盖 1～2 天,以保护局部皮肤。若开放性伤口出院者,向患者及家属交代门诊换药时间及次数。

6.复诊

告知患者恢复期可能出现的症状,有异常立即返院检查。一般手术后 1～3 个月门诊随访1 次,以评估和了解康复过程及切口愈合情况。

(穆盈盈)

第六章 精神科护理

第一节 心 境 障 碍

一、概述

心境障碍又称为情感性精神障碍,是以显著而持久的情感或心境改变为主要特征的一组精神障碍。临床上主要表现为情感异常高涨或低落,伴有相应的认知和行为改变,严重者可伴有精神病性症状,如幻觉、妄想等。大多数患者有反复发作的倾向,经治疗缓解后或发作期间精神症状基本正常,但部分患者可有残留症状或转为慢性。

临床上常见的心境障碍包括双相障碍、躁狂症、抑郁症及恶劣心境等几个类型。其中双相障碍具有躁狂和抑郁交替发作的临床特征,既往称为躁狂抑郁性精神病。躁狂症或抑郁症是指仅有躁狂或抑郁发作,习惯上称为单相躁狂或单相抑郁。临床上单相躁狂颇为少见,而抑郁症则比较常见。

流行病学调查显示,心境障碍是危害全人类身心健康的常见病,仅抑郁症而言,是世界范围内致残性疾病中的第四位,到2020年其患病率可能跃居世界第二位,危害仅次于缺血性心脏病。西方国家心境障碍的终身患病率一般为 3%~25%。世界卫生组织 2001 年报道显示,目前全球抑郁症的患病率为 3%~5%,单相抑郁的时点患病率男性人群为 1.9%,女性为 3.2%。远远高于我国报道的数字。

我国至今仍缺少有关心境障碍的最新全国性流行病学调查资料,目前仅有的是20年前的调查结果。根据 1982 年国内在 12 个地区开展的精神疾病的流行病学调查,心境障碍终身患病率为0.076%,时点患病率为 0.037%。1992 年又对上述的部分地区进行了复查,发现心境障碍的终身患病率为 0.083%,时点患病率为0.052%。另外,在 1982 年的同一次流行病学调查中发现抑郁性神经症(现称恶劣心境)的患病率为 0.311%,而且农村(0.412%)高于城市(0.209%)。

据 2003 年北京地区抑郁障碍流行病学调查结果显示,北京地区社区居民抑郁障碍的终身患病率为 6.87%,其中男性 5.01%,女性 8.46%,时点患病率为 3.31%,其中男性为2.45%,女性为

4.04%。

同一调查结果显示,北京 50 家综合医院抑郁障碍的现患病率为 5.2%、终身患病率为 8.2%;50 家综合医院住院患者"抑郁发作"的现患病率为 3.9%~5.0%,"重性抑郁障碍"的现患病率为 3.7%;50 家综合医院门诊患者抑郁症的现患病率为 2.2%~2.5%,"重性抑郁障碍"的现患病率为 2.1%。

二、病因与发病机制

心境障碍的病因目前尚不清楚,但疾病的发生与生物学因素和心理社会因素密切相关,是两者相互作用的结果。

(一)生物学因素

生物学因素包括遗传因素,神经生化因素,神经内分泌功能异常因素,免疫功能紊乱,脑电生理功能变化因素和脑结构及功能异常因素。

普遍认为,心境障碍具有明显的遗传倾向,家系研究发现,与患者血缘关系越近,患病率越高,一级亲属的患病率远高于其他亲属,先证者亲属患本病的概率是一般人的 10~30 倍。双生子研究发现,单卵双生子的同病率为 56.7%,而双卵双生子为 12.9%。

神经生物化学研究发现,心境障碍患者的 5-羟色胺功能活动降低;去甲肾上腺素代谢紊乱;抑郁症脑内多巴胺功能降低、躁狂症多巴胺功能增高。双相障碍患者血浆和脑积液中氨基丁酸水平下降。

神经内分泌研究发现,心境障碍患者有下丘脑-垂体-肾上腺轴(HPA 轴)活性增高,抑郁患者血浆皮质醇分泌过多;下丘脑-垂体-甲状腺轴功能低下。

神经免疫学研究发现,双相情感障碍患者的免疫功能紊乱。炎症机制在抑郁症的病理机制中起至关重要的作用。抑郁发作时炎症细胞因子水平增高,常见的免疫趋炎细胞因子包括白细胞介素(IL)1、2、3、6;肿瘤坏死因子;干扰素 α/β;快反应蛋白(如触珠蛋白、C 反应蛋白、$α_1$ 酸性糖蛋白)等;炎症细胞因子改变色氨酸代谢,色氨酸的神经毒性代谢产物(喹啉酸和犬尿酸)水平增高,导致神经细胞的损害,抑郁障碍的发生。

双相情感障碍的睡眠和脑电生理研究发现:抑郁患者常入睡困难、早醒、时睡时醒或睡眠过度;躁狂常出现睡眠要求减少;情感障碍与睡眠障碍关系密切;30%的心境障碍患者脑电图异常,睡眠脑电图,脑诱发电位等电生理研究也发现双相情感障碍患者存在明显异常。美国学者 AG Harvey 认为,睡眠和昼夜节律紊乱是双相情感障碍的核心症状,根据睡眠剥夺可触发躁狂复发、睡眠剥夺对第二天的情感控制产生不利影响的试验结果指出,睡眠和昼夜节律紊乱与双相情感障碍的心境发作、缓解不完全和复发风险密切相关。

神经影像学研究发现,心境障碍脑室扩大的发生率为2.5%~42%,而且,发现抑郁症患者左额叶局部脑血流量降低的程度与抑郁的严重程度呈正相关。

(二)心理社会因素

心理社会因素在心境障碍的发生、发展及转归中起着重要作用,尤其是抑郁症及恶劣心境中所起的作用更为重要。童年时期的亲子分离或分离威胁、不良的父母教养方式,以及成年后经历配偶、子女或父母亡故,婚姻不和谐,离婚,失业,严重躯体疾病,经济状况差等应激事件,均会明显增加心境障碍的发生率。

三、临床表现

(一)心境障碍的临床症状

心境障碍的临床症状主要表现为抑郁发作和躁狂发作,但也可以表现为既有躁狂又有抑郁症状的混合状态。

1.抑郁发作的主要症状

情绪低落(抑郁心境),兴趣减低,无助感,疲劳感、活力减退或丧失,思维迟缓,食欲减退、体重减轻,睡眠障碍,焦虑或激越症状,性欲改变,自杀观念、自杀企图与自杀,以及躯体不适症状、自主神经紊乱症状。严重抑郁发作时可出现的幻觉、妄想等症状。有学者将抑郁发作的症状简要归纳为所谓的"三低症状",即情绪低落、思维抑制和行为迟缓。

2.躁狂发作的主要症状

情绪高涨,思维奔逸,言语活动显著增多,行为鲁莽、草率、不计后果,睡眠需要减少,食欲及性欲亢进,以及冲动、易激惹、酗酒、滥用药物或性行为不检点。严重躁狂发作可出现的幻觉、妄想等精神症状。有学者将躁狂发作的症状归纳为所谓的"三高症状",即情感高涨或情绪易激惹、思维奔逸和言语行为增多。

3.混合发作(状态)的主要症状

混合发作(状态)的主要症状指躁狂症状和抑郁症状在一次发作中同时存在。通常在躁狂与抑郁快速转相时发生,患者既有躁狂,又有抑郁的表现。一般持续时间较短,多数较快转入躁狂相或抑郁相。混合发作临床上的躁狂和抑郁症状不典型,容易误诊为分裂情感障碍或精神分裂症。

(二)心境障碍的临床类型

关于心境障碍的临床分类,根据不同的学术观点和不同的分类标准有不同的分类体系。传统上,心境障碍可分为双相情感障碍和单相情感障碍两大类。

1.双相情感障碍

临床上既有躁狂发作又有抑郁发作,双相情感障碍又分为四种类型。

(1)双相Ⅰ型(躁狂发作严重,抑郁发作较轻)。

(2)双相Ⅱ型(抑郁发作严重,躁狂发作较轻)。

(3)双相混合状态(既有躁狂又有抑郁症状的发作)。

(4)快速循环发作(躁狂或抑郁发作快速转换为一周期、每年四个周期以上的循环发作)。

2.单相情感障碍

该障碍又分为单相抑郁和单相躁狂两类。

(1)单相躁狂临床上较少见,国外大多数学者认为只要有躁狂发作,就应视为双相情感障碍。

(2)单相抑郁又分为:①伴有突出焦虑症状的抑郁与焦虑混合性发作;②单纯抑郁发作;③反复发作的抑郁障碍;④恶劣心境,即持续和轻度的抑郁(所谓"抑郁性人格")。

应该注意,从每次抑郁发作的严重程度来看又可分为:①中度或重度抑郁发作;②伴有和不伴有躯体症状的抑郁发作;③如属重度抑郁发作,又可分为伴有和不伴有精神病性症状的抑郁发作两类。

(3)此外,在心境障碍的分类中,有一些分类名词虽未纳入正式的分类系统中,但临床上仍在广泛应用,这些分类名称对于选择适当的药物治疗、判断患者的预后仍有一般分类不可替代的优势。常见分类如下。①原发性/继发性情感障碍:继发于躯体(包括脑)疾病、其他精神障碍、药物等原因所致的情感障碍称为继发性情感障碍,非继发于这些原因的称为原发性情感障碍。②季节性情感障碍:以季节性抑郁较多见,主要发生在冬季,其诊断标准是必须在3年或更长的时间内有三次以上心境障碍发作,每年都起病于相同的90天内,缓解也发生在每年特定的90天内,季节性发作次数显著多于可能发生的非季节性发作。③内源性/反应性抑郁:直接由生物原因(内源性)或内在因素所致抑郁称为内源性抑郁,而直接由心理因素所致的抑郁称为反应性抑郁。④隐匿性抑郁:是一种以躯体不适和自主神经系统症状为主要表现,掩盖了抑郁症状的抑郁症。⑤心境恶劣:旧称为神经症性抑郁,是指病程持续两年以上、抑郁症状严重程度较轻的抑郁症。⑥双重抑郁:是指在心境恶劣持续发生的基础上叠加了一次抑郁发作的抑郁症。⑦更年期抑郁:是指发生于女性绝经后的抑郁发作,有时也可包括延续到更年期或在更年期复发的抑郁症。

四、诊断

抑郁症的诊断一般来说虽并不困难,但目前我国抑郁症的就诊率、诊出率低,漏诊率和误诊率高,尤其是在社区和综合性卫生机构。以抑郁症为例,北京地区抑郁障碍患者62.9%未就诊,31.39%在综合医院就诊,只有5.08%在专科医院就诊。国外报道,在初级卫生保健机构,每20位就医患者就有一位患抑郁症,而百名以上的抑郁患者,就诊于一位医师,大约有一半未能识别出是抑郁症,其中约20%会发展为慢性抑郁。至于双相情感障碍,情况更不乐观。有研究显示,双相情感障碍首发年龄多在15~20岁,而确诊在25~30岁,诊断延误10年左右,平均发作三次或经过三名精神科医师就诊才能明确诊断。其误诊率也高,约80%的双相情感障碍患者确诊前被误诊为其他精神障碍,如单相抑郁、精神分裂症、焦虑症和其他情感障碍[儿童的注意缺陷多动障碍、品行障碍、物质滥用伴发的情感障碍],其中主要是误诊为单相抑郁,临床上有50%~70%情感障碍的抑郁实为双相Ⅱ型的抑郁。单相和双相情感障碍抑郁之间的误诊会直接导致药物治疗方案的制定,影响疗效和疾病的预后,故应认真鉴别。

防止双相抑郁误诊,可从双相抑郁的症状特征、病史特征及提高对躁狂发作的识别三个方面进行鉴别。

在症状特征方面,首先考虑的是患者的发病年龄。发病年龄越早、25岁以前(高峰在15~19岁)首发的抑郁是双相抑郁障碍的可能性越大。另外,临床症状具有显著的心境不稳定、波动性大,如抑郁、焦虑、欣快、烦躁不安、紧张、激越、易激惹、冲动、愤怒、甚至狂暴等短暂发作(持续1~2天),多预示为双相抑郁。再者,抑郁发作伴不典型特征,如食欲亢进、体重增加、睡眠过多、伴精神病性特征,抑郁障碍频繁发作,一年内4次或4次以上。如发病急骤、频繁、缓解快,往往提示为双相抑郁。

在病史特征方面,有抗抑郁剂所致躁狂史;双相障碍家族史,特别是躁狂发作家族史,是双相抑郁的重要因素。

鉴别单双相情感障碍的另一个关键要点是提高对躁狂发作的识别意识。普遍认为,只要轻躁狂持续2~3天,就对双相抑郁的诊断具有价值;另外具有三项或三项以上轻躁狂症状的混合状态,70%为双相Ⅱ型抑郁;抗抑郁剂恶化病情而心境稳定剂治疗有效的抑郁应视为双相抑郁。

造成心境障碍诊出率低,误诊率高的状况,涉及多方面的因素。有关精神卫生知识的普及宣传不到位,公众对心境障碍的基本知识匮乏,不少患者由于病耻感作祟,回避就医,或由于将所患心境障碍伴发的躯体不适症状误认为其他疾病而就诊于非专科医院是诊出率低的重要因素。当然,各级医疗卫生机构、特别是社区医疗卫生机构的医护人员对心境障碍诊疗知识的不足是更为重要的原因。

在作出心境障碍诊断之前,应区别三种情况。首先,要分清患者当前的心境状态(比如抑郁)是正常情况下的不愉快体验,还是病态的抑郁;如果确定当前的心境状态是疾病,则要进一步区分此一病态是原发性情感障碍还是由躯体疾病、酒精或其他药物等因素所致的继发性情感障碍;最后,如果判断为原发性情感障碍,还应进一步判明是单相还是双相情感障碍。应该指出,要准确作出上述判断,可能涉及一系列复杂的鉴别诊断问题,对于社区卫生工作者,尤其是未经精神卫生专业培训的社区医师可能难以做到,故大多数心境障碍患者的鉴别诊断应由专科医疗机构的专业医师完成。

心境障碍的诊断主要根据病史、临床症状、病程及体格检查的结果进行综合分析判断来进行。当今,几乎所有关于心境障碍的诊断标准,均包括临床症状标准、病程标准和疾病严重程度标准三个纬度。只要患者的临床症状符合躁狂或抑郁发作的主要特征(如所谓"三高"或"三低"症状特征)、病程持续 1 或 2 周以上、严重影响患者的正常生活功能和社会功能就可以确立诊断。

至于患者临床症状和疾病的严重程度,或经过治疗后症状和疾病严重程度的变化,临床上除了根据临床经验判断以外,更普遍的方法是使用躁狂和抑郁的症状评定量表。如用于评定躁狂的 Young 氏躁狂评定量表,用于评定抑郁的汉密尔顿抑郁量表(HRSD)、Zung 氏抑郁量表、蒙哥马利抑郁和躁狂量表,以及用于门诊患者筛查轻躁狂患者的轻躁狂检查项目调查表(HCL-32)等。这些量表分为患者自评和他评两大类。如 Zung 氏抑郁量表是自评量表,主要用于自我评定抑郁症状,由 20 道陈述问句组成,每一句与抑郁的一个症状相关,按 1~4 级评分。20 个条目可归纳为情感障碍、躯体症状、精神运动性障碍和心理障碍四个因子。累计满分为 80,换算成指数,以反映抑郁的严重程度。HCL-32 量表是 32 项自测问卷,专门针对既往是否存在轻躁狂症状的门诊患者筛查轻躁狂之用。问卷答案采用"是"/"否"选项,选"是"评 1 分,"否"得 0 分,分值可提示患双相障碍的可能。有学者认为 14 分是一个界限。也有按不同等级的分值评估,如 7 分,10 分,14 分。有学者建议 HCL≥10 分就可能强烈提示双相障碍的潜在可能。

患者本人或其周围人、社区卫生工作者均可使用简单容易操作的自评量表对疑似的心境障碍进行评估,然后再由经过精神卫生专业培训的社区医师或专科医师进一步作出诊断。

五、治疗

如上所述,心境障碍是一种高患病率的慢性复发性精神疾病,具有临床现象复杂,共病现象多,自杀风险大,死亡率高等独特的临床特征。漏诊、误诊和不恰当的治疗将导致不良后果,严重影响预后,增加社会负担,故应引起高度重视,给予积极有效的治疗干预。

心境障碍的治疗应按照生物、心理和社会三位一体的医学模式,采取综合性的防治措施进行。针对任何一位心境障碍患者的治疗方案,均是按个体化的原则,以药物等生物治疗为基础,辅以认知行为等心理治疗和社区康复治疗、家庭治疗等综合性的治疗方案。

方案的实施应视病情的严重程度及患者的家庭和经济状况决定。但有以下情况者均应紧急送入专科医院治疗。①病情严重,有自杀、兴奋冲动、伤人毁物等症状者。②对通常的治疗疗效不良者或为难治病例。③诊断有困难者。④合并躯体疾病、人格障碍或心境障碍治疗与严重躯体疾病治疗相互间有严重干扰。⑤伴有精神病性症状、需要抗抑郁药物和电休克联合治疗者。⑥有高自杀危险的双相情感障碍抑郁发作的患者治疗期间需要严格监测血锂浓度者。

上述种类患者的病情得到控制后,病情处于缓解阶段的患者,可回归社区康复机构治疗或在家接受定期门诊治疗。

生物、心理和社会方面的具体治疗方法多种多样,应以个体化的原则、在认真权衡利弊、效益与风险的前提下进行选择。

(一)躁狂发作的药物治疗

1.躁狂发作药物治疗的原则

不少学者认为,只要有躁狂发作,就应视为双相情感障碍,因此,对躁狂发作应以心境稳定剂作为基础药物的联合治疗原则。心境稳定剂具有以下临床特征。①对躁狂和抑郁发作均具有治疗作用。②不会引起躁狂和抑郁转相。③防止频繁发作。④预防复发,降低复发率和自杀率。⑤某些心境稳定剂对混合型和循环发作型疗效好,如丙戊酸盐。

目前对双相情感障碍的治疗普遍存在的问题是未能将心境稳定剂作为基础的治疗药物,仍习惯性地以抗抑郁药治疗双相情感障碍的抑郁发作,以神经阻滞剂、特别是经典(第一代)抗精神病药物治疗双相情感障碍的躁狂发作。此一做法的弊病如下。①导致临床相转相。②诱导快速循环发作。③频繁转相或快速循环持续存在使疾病变成难治,自杀率升高,社会功能受损加重,医疗资源消耗明显增大。

2.治疗躁狂发作的常用药物

(1)心境稳定剂:常用的有锂盐(常用的是碳酸锂),丙戊酸盐(丙戊酸钠或丙戊酸镁),卡马西平,拉莫三嗪等。

(2)具有某些心境稳定剂特征的药物。苯二氮䓬类药物(常用的是罗拉西泮、氯硝西泮等)和非典型(第二代)抗精神病药(氯氮平、利培酮、奥氮平、喹硫平、齐拉西酮、阿立哌唑等)。

3.使用治疗躁狂发作药物的注意事项

关键问题是在选择药物时一定要认真权衡药物所致的效益与风险的关系,即认真评估被选药物可能产生的疗效与安全性和耐受性问题。

(1)锂盐:对双相情感障碍躁狂发作、抑郁发作均有效,用锂盐维持治疗可防止2/3的双相情感障碍患者复发,自杀率降低8倍。但锂盐治疗有效和安全的血药浓度范围十分狭窄(0.8～1.2 mmol/L),而且无论短期或长期使用,均有明显不良反应,包括震颤、体重增加、认知损害、多饮、多尿症等,还可能产生不可逆性中枢神经系统损害,胎儿畸形、甲状腺、胃肠道和肾功能问题。此外,超过正常的血锂浓度范围,很可能发生锂中毒而致命,故在服用锂盐治疗期间,应常规定期(每两周1次)检查血锂浓度。

(2)丙戊酸钠:能有效治疗躁狂发作,对混合发作和快速循环发作疗效优于锂盐,对预防复发疗效显著。对双相抑郁的疗效不显著,但有报道指出,双丙戊酸钠有减少抑郁复发的可能性,特别是病情严重的患者。不良反应有震颤、体重增加、镇静、脱发等,少数患者可发生胃肠道反应、胎儿畸形、肝脏损害、出血性胰腺炎等毒性作用。

(3)拉莫三嗪:是目前普遍认为仅对双相抑郁发作有效的心境稳定剂,对其他类型的双相障碍无明显疗效。其总体耐受性良好,但有严重变态反应的危险性,可出现皮疹、Stevens-Johnson综合征。

(4)卡马西平:对躁狂发作和某些双相抑郁可能有效,目前多作为预防治疗中的二线用药。其不良反应包括运动失调、认知迟钝、皮肤变态反应、胎儿畸形,白细胞减少症、肝脏毒性、胰腺炎、药动学交互作用等。

(二)抑郁发作的药物治疗

1.抑郁发作的药物治疗原则

(1)对于首次抑郁发作患者,社区医师的首要任务是在专科医院精神科医师的指导下,鉴别此类抑郁发作是双相抑郁还是单相抑郁。只有确定是单相抑郁发作,才能使用抗抑郁药物治疗。如确诊为双相抑郁,绝不能单独使用抗抑郁药,否则会导致躁狂发作,甚至导致快速循环发作等难治性临床状态。如若双相抑郁严重程度高,可以在使用心境稳定剂的基础上联合抗抑郁药物治疗,待抑郁症状缓解后,逐渐减少抗抑郁药物的剂量直至完全停药,但要保持心境稳定剂继续治疗。

(2)目前,抗抑郁药物种类繁多,各自有其不同的受体药理学和药代动力学特征,因而各自有不同的疗效和不良反应。因此,在选用抗抑郁药物时,社区医师应在专科医师的指导下,根据患者个体及其所患抑郁症的临床特点,认真权衡药物的疗效和可能发生的不良反应的关系,以取得满意的疗效,最大限度地减少不良反应,以提高患者对药物治疗的依从性。

(3)对于抑郁症的药物治疗一般以单一抗抑郁药物治疗为原则,不主张两种抗抑郁药物合并治疗,即使是难治性抑郁也应尽量避免两种、特别是两种药理结构和药理机制相同的抗抑郁药物联合使用,以防 5-羟色胺综合征等严重不良事件的发生。

2.治疗抑郁发作的常用药物

抗抑郁药物的种类繁多,至今所谓的经典和非经典两大类抗抑郁药其实各自又包括若干类药理结构和药理作用各不相同的药物。所谓的经典抗抑郁药包括三环类、单胺氧化酶抑制剂。非经典抗抑郁药包括选择性和非选择性两大类,以及非单胺能作用机制的新型抗抑郁药。上述各类抗抑郁药分别包括以下常用药物。

(1)三环类抗抑郁药常用的有阿米替林、马普替林、丙米嗪、氯米帕明和多虑平等。

(2)单胺氧化酶抑制剂主要代表药物是苯乙肼和反苯环丙胺,还有可逆性单胺氧化酶抑制剂吗氯贝胺。

(3)所谓选择性类抗抑郁药主要是指选择性 5-羟色胺再摄取抑制,常用的有氟西汀、氟伏沙明、帕罗西汀、舍曲林、西酞普兰和艾司西酞普兰。

(4)非选择性抗抑郁药常用的有安非他酮(去甲肾上腺素和多巴胺再摄取抑制剂)、奈法唑酮(5-羟色胺和肾上腺素再摄取抑制剂)、文拉法辛、度洛西汀和米那普仑(5-羟色胺和去甲肾上腺素再摄取抑制剂)、米氮平(去甲肾上腺素能和特异性 5-羟色胺能抗抑郁剂)、瑞波西汀(去甲肾上腺素抑制剂)。

非单胺能作用机制的新型抗抑郁药是新近投入使用的新型抗抑郁药。代表药物是阿戈美拉汀。此药兼有褪黑激素能激动剂和互补性 5-羟色胺 2c 拮抗剂的双重药理作用,通过逆转和纠正昼夜节律紊乱,恢复与正常昼夜节律同步化的效能发挥抗抑郁作用。常用剂量 25～50 mg/d。

3.使用抗抑郁药物的注意事项

不同种类的抗抑郁药物各自有其不同的药效学(受体药理学)和药代动力学特征,使其具有其独特的疗效和不同的不良反应特征。临床医师在选择用药时,除了根据患者及其所患抑郁症的临床特征选择用药外,还要根据候选药物的受体药理学和药代动力学特征认真权衡疗效和不良反应的关系作出合理的选择。避免由于药物选择不当,严重的不良反应导致患者对药物治疗依从性差,甚至中断用药而最终影响疗效和预后。

使用抗抑郁药物引起的"不良事件"有众多潜在原因,包括抑郁发作时的某些严重症状可能导致自杀等不良事件;药物的不良反应;药物间的相互作用;突然停药所致的停药综合征;抑郁症并发酒精滥用、吸毒等其他精神疾病,以及合并躯体疾病等。这些问题不仅存在于住院的抑郁患者,即使病情缓解出院后、继续在社区接受维持治疗的社区患者也可能有同样的问题。因此,社区医师必须密切观察,认真对待。

(1)三环类抗抑郁药治疗抑郁症有确切的疗效,但药物的不良反应明显,常表现在下列方面。①中枢神经系统方面:眩晕、头痛、震颤、镇静、嗜睡、失眠、认知损害、神经质、食欲缺乏、饱腹感等;心脏方面:直立性低血压、高血压、心传导阻滞、心动过速等。②自主神经系统方面:口干、尿潴留、视力模糊、发汗等;胃肠道方面:恶心、便秘、呕吐、消化不良、腹泻等。③泌尿生殖器方面:勃起障碍、射精困难、性感缺乏、持续勃起等;更为严重的是,三环类抗抑郁药过量服用,往往是致死性的,应加以严密防范。三环类抗抑郁药物的常用剂量范围一般在 150 mg/d 左右,视病情可增至200～250 mg/d。

(2)单胺氧化酶抑制剂应严格限制与含有酪胺的食物(如奶酪、啤酒等)合用,否则会导致严重高血压致死。但新近开发的可逆性单胺氧化酶抑制剂吗氯贝胺的这种可能性明显减少。

(3)选择性和非选择性类抗抑郁药疗效与三环类抗抑郁药相当,但其明显的优势是不良反应显著减少,大多数这类药物由于没有明显的抗胆碱能机制而不产生明显的镇静作用,且即使过量服用,也相对安全,其总体耐受性和安全性明显优越于三环类抗抑郁药。更大的优势是,此类药物摆脱了三环类抗抑郁药物复杂的剂量滴定过程,服药次数少,每天 1 次,有效治疗剂量范围窄,便于患者用药,因而近年来应用越来越广泛,大有逐渐部分替代三环类抗抑郁药物的趋势。但此类药物仍有不可忽视的不良反应,常见的有失眠、焦虑、激动不安、性功能障碍、恶心、呕吐、食欲减退、体重增加、头痛、出汗等。这些不良反应在不同种类的药物中有所侧重,在选择用药时应区别对待。此类药物的常用剂量:①氟西汀20～80 mg/d;帕罗西汀 20～50 mg/d;②舍曲林50～200 mg/d;氟伏沙明 50～300 mg/d;③西酞普兰 20～60 mg/d;米氮平15～45 mg/d;④文拉法辛 75～225 mg/d;艾司西酞普兰 10～20 mg/d。

六、心境障碍患者的护理

(一)临床护理

1.一般护理

(1)为躁狂患者提供舒适、安静的环境,减少激惹性因素,以减少其与他人的争吵、争辩。接触患者时,声音柔和、态度镇静,对其粗俗、淫秽语言要置若周围,合理而又能做到的要求,给予解决。利用分散注意力的方法,将其过盛的精力转移到有意义的活动中,如护士发药时让其提着水,约其为墙报写稿等。保证营养和水分的摄入,以补充其消耗。对因过度兴奋而无暇进食者,安排患者单独进食或是喂饭,必要时鼻饲。躁狂患者多半卫生料理较差,应按时督促。督促患者按时上床睡觉,对于极度兴奋者,也可进行保护性的约束。

(2)若为抑郁状态者,应安置于安静、舒适,而又易于观察的房间,接触患者时应关心、耐心、以诚恳的态度、亲切的语言,使其感到护士是在真心诚意地帮助他、接纳他。关心其饮食,数量要足够。耐心地劝、喂,实在不吃时再鼻饲。引导患者参加文体活动和力所能及的劳动,以转移其注意,减轻其抑郁。患者常因悲观消极而无心料理个人卫生,一定要督促,必要时协助其洗脸、理发、刮胡须、料理月经等。注意睡眠,经常检查危险品,以确保安全。

2.对症护理

(1)减轻患者兴奋和防止自伤、自杀是对症护理的重要任务。躁狂患者易与他人争辩,应及时将其分开。如有伤人毁物,可将其转至隔离房间,必要时给予保护性约束。保护时态度要和蔼,要说明情况,不要被其误认是对他的惩罚和报复。约束与解除约束最好由一护士执行。

(2)对抑郁患者,除及时治疗外,最重要的是加强监护以防止自伤和自杀。对这些患者,一定要热情、耐心、尊重、鼓励,扭转其自卑、自责等情绪,促使其恢复自信和希望,使其感受到生活的美好和价值。随时注意其情绪变化,切勿被突然的好转假象所迷惑,即便在恢复期,也不应放松警惕。节、假日值班人员少,早、晚工作人员疲惫时,更应提高警惕。

3.治疗护理

(1)锂盐是治疗和预防躁狂发作的有效药物,但由于其有效治疗剂量与中毒剂量接近,故观察应特别仔细,要按时遵照医嘱送检血锂化验,保证患者液体的补充。要熟悉锂中毒的早期表现。服用锂盐的患者,一旦出现嗜睡、口齿不清、步态不稳、意识障碍等,应先停服药物,然后再报告医师。

(2)电痉挛治疗既对躁狂的兴奋有效,更能清除抑郁患者的自杀意念和行为。电痉挛治疗前应禁食、水4小时以上,应解大、小便,除去发卡、义齿,备好氧气和必要的急救药品。通电时,应紧托患者下颌,固定两肩及四肢,背部中期胸段垫以沙袋,以防下颌脱臼和脊椎压缩性骨折。隔天治疗1次,8~12次为1个疗程。

(3)三环类、四环类抗抑郁药物和选择性5-羟色胺再摄取抑制剂,是当前治疗抑郁症的常用有效药物。但都需要在用药后2周左右方可见效。且不可因为已经治疗即放松警惕。用药期间可有口干、便秘等不良反应。如有严重不良反应,需立即报告医师。

(二)康复护理

本病缓解后,绝大多数患者精神活动完全正常,没有残留症状,预后比较好,但仍应定期门诊复查。以前曾经发病者,常担心再度复发。一般可服用锂盐预防躁狂的复发,至于对发病期间的言行,应引导其正确对待。少数迁延不愈者,应耐心劝解、安慰、疏导,改换其他类型的药物。对抑郁症患者,引导其克服自卑情绪,帮助他们端正认识,提高自我价值感,树立信心,以社会平等一员的资格,重返社会。

(董水晶)

第二节　网络成瘾症

一、疾病概述

网络成瘾症是由于反复使用网络,不断刺激中枢神经系统,引起神经内分泌紊乱,以精神症状、躯体症状、心理障碍为主要临床表现,从而导致社会功能活动受损的一组综合征,并产生耐受性和戒断反应。多发于青少年。男性多于女性,多发生在初次上网的1年以内,以聊天和网络游戏为主。网络成瘾对个体、家庭和社会产生一定负面影响。

(一)危害

1.生理方面的危害

(1)电磁辐射的危害:世界卫生组织通过大量的实证研究表明,电磁辐射有可能诱导细胞产生变异。生物体是细胞构成的,其遗传物质是DNA。母细胞复制子细胞就是DNA的复制传递及表达过程。因而细胞变异会导致神经系统、内分泌系统、免疫系统的失调及各功能器官的损害。

(2)对视力的危害:医学研究证实眼睛长时间的注视电脑屏幕,视网膜上的感光物质视红质消耗过多,若未能补充其合成物质维生素A和相关蛋白质,会导致视力下降、近视、眼睛疼痛、畏光、暗适应能力降低等眼疾,过度疲劳还会引起房水运行受阻,导致青光眼。干眼症甚至失明等。

(3)对神经内分泌系统的损害:神经系统是人类思维、认知交流、情感传递的主要通道。网络成瘾不仅会对神经系统产生不良的刺激,而且会引起神经系统功能的异化。由于上网时间过长,会使大脑神经中枢持续处于高度兴奋状态,引起肾上腺素水平异常增高,交感神经过度兴奋,血压升高,体内神经递质分泌紊乱。这些改变可以引起一系列复杂的生理生化的变化,尤其是自主神经功能紊乱(如紧张、神经衰弱),体内激素水平失衡,机体免疫功能降低,可能导致个体生长发育迟缓,还可能引发心血管疾病、胃肠神经性疾病、紧张性头痛、焦虑症、抑郁症等,甚至可导致猝死。

(4)对身体功能的损害:长时间的上网,而缺乏必要的锻炼会使人们进入一个亚健康状态。①电脑操作时所累及的主要部位是腰、颈、肩、肘、腕等,长时间的操作电脑而缺乏锻炼,容易导致脊椎增生,出现脊椎畸形、颈椎病、腰椎间盘突出、腕关节综合征、关节无菌性炎症等慢性病。②长时间的使用网络会引发依赖骨骼肌收缩,回流的下肢静脉的压力增高,而长时间的静脉管腔扩张会引起静脉瓣功能性关闭不全,最终发展为器质性功能不全。③由于操作电脑时总是保持相对固定的身体姿势和重复、机械的运动,强迫体位的比重越来越大,极易突发肌肉和骨骼系统的疾病,出现重力性脂肪分布异常,产生肥胖症。有些甚至出现视屏晕厥现象,伴有恶心、呕吐、大脑兴奋过度,严重者还会造成睡眠节律紊乱。④电脑发出的气体可以危害人体的呼吸系统,导致肺部疾病的发生。

2.心理方面的危害

(1)认知发展受阻:青春期时逻辑能力、空间能力及发散性创造思维能力高度发展的关键时期,青少年本来应该有着活跃的思维和丰富的想象力,但是过度使用网络却让他们失去了平衡和多元化发展思维的关键时期。由于网络活动信息交流途径的单一,认知方式的刻板导致神经系统突触链接的次数减少或停止,产生神经回路废用现象,这将直接影响青少年认知思维的全面发展,更甚者会产生信息焦虑综合征和物理时间知觉错乱。

(2)反应功能失调:网络成瘾的患者整天把自己的思想情感沉浸于媒介内容之中,视野狭窄,对未来漠不关心,极端自我内化。久而久之,会造成抑郁焦虑的心理,甚至发展成抑郁等各类神经症。使得情感反应功能发生严重倒错,甚至出现"零度情感"现象。

(3)人格异化:患者长期生活在这种虚拟的环境中,必然使现实生活中形成的人格特质发生变化。他们会按照网络虚拟行为模式去组织生活方式,规范行为,最终导致心理层面的模式化和网络人格的变异,如分裂型、癔症型、强迫型、自恋型、偏执型、依赖型、反社会型、表演型等人格。

(4)此外网络成瘾会导致患者学业荒废、工作无序、人际关系淡漠产生亲子冲突、情绪低落、思维迟缓、甚至产生自残和攻击的意念和行为,使人的社会性功能受到严重的损害。

3.公共社会方面的危害

（1）网络成瘾引发信任危机：网络空间是一个虚拟的数字社会,它很难形成像现实世界那样的社会规范,有很多行为也难以受到法律的明确约束。他们都以化名的形式上网,放纵自己的言行,忘却自己的社会责任,有的甚至任意说谎,伤害他人,从而丧失了道德感和责任感。久而久之,会使他们在现实生活中缺失真诚性而造成现实社会人际交往的混乱。

（2）网络成瘾引发网络犯罪：网络交往具有弱社会性和弱规范性的特征,他们自由自在、无所不为的网上行为特征使网络安全与犯罪问题凸显。

（3）网络成瘾引发道德沦丧：如因"网恋"而引发的婚外情,导致的家庭破裂和重组,有些网恋的双方在网上互相调情,后来证实是父女或是母子等。

（4）网络成瘾引发暴力犯罪：大多数网络成瘾的青少年没有经济来源,但因迷恋网络,又无法支付上网的费用,为弄钱上网而走上犯罪的道路。有关专家指出,目前网络成瘾症正在成为诱发青少年犯罪的重要因素。

据此,网络成瘾,或者网络病态,已成为一个世界性的社会问题,成千上万的人因此不能有正常的生活,成千上万的家庭也因此不能有正常的功能。所以,救治网络成瘾患者不仅是在拯救个人,也是在拯救社会。

（二）临床类型

网络成瘾症的类型可分为网络游戏成瘾;网络关系成瘾;网络色情成瘾;网络信息成瘾;网络交易成瘾等。其临床表现形式也多种多样,初期患者只是表现为对网络的精神依赖,之后就很容易发展成为躯体依赖。羞耻和隐瞒、回避是网瘾的根本特征。主要表现如下。

（1）患者随着反复使用网络,感觉阈限增高,对原有的上网行为不敏感,为了获得满足不断增加上网的时间和投入程度,即表现为耐受性增强。

（2）上网占据了患者整个思想与行为,表现为强烈的心理渴求与依赖。

（3）患者一旦停止或减少上网就会产生消极的情绪,表现出坐立不安、情绪波动、失眠、焦虑、双手颤抖、烦躁、食欲下降、注意力不集中、神情呆滞等症状,体现了戒断反应。

（4）对他人隐瞒迷恋网络的程度或因使用网络而放弃其他活动和爱好。

（5）在生理症状上,由于患者上网时间过长,会使大脑神经中枢持续处于高度兴奋状态,引起肾上腺素水平异常增高,交感神经过度兴奋,血压升高,体内神经递质分紊乱。

（6）精神症状与心理障碍认知的改变,思维迟缓,注意力不集中,自知力不完整。情感反应及行为活动的异常;包括淡漠僵化和情绪极不稳定,表现冲动、毁物等行为,甚至萌生自杀或攻击性意念和行为。

（7）社会功能的缺失孤僻、不合群、胆小沉默、不爱交往,社会活动兴趣减弱、进取心缺乏、意志薄弱等,甚至引发亲子冲突、人际交往受阻等。

以上症状并不单一存在,病情严重者可以继发或伴有焦虑、抑郁、强迫、恐惧、人格改变及精神分裂症样的症状。

（三）辅助检查

首先完善其他病因的检查,然后进一步完善实验室及其他检查实验室检查,对网络成瘾症并发症的诊断有着重要意义,根据疾病诊断的需要,进行必要的检查,如血、尿、大便、脑脊液等的检查,心电图、脑电图、超声波、核素及放射影像学检查等,心理测验和诊断量表也有一定的帮助。

(四)诊断要点

如果根据患者病史提示诊断该疾病并不困难,但是也需要排除其他疾病所致相同症状。

1.诊断标准

目前国际上没有明确统一的诊断标准,但是每个国家诊断的核心依据大致相同,国内较为认可的是师建国提出的网络瘾诊断标准,如下。

(1)自己诉说具有难以控制的强烈上网欲望,虽然努力自控,但还是欲罢不能。

(2)戒断症状,如果有一段时间减少或停止上网后就会明显地焦躁不安。

(3)每周上网 5 天以上,每次 4 小时以上。

(4)专注于思考或想象上网行为或有关情景。

(5)由于上网社会功能明显受损。

(6)上网的时间越来越长。

(7)企图缩短上网时间的努力总以失败告终。

如果在过去 12 个月内表现出以上 3 条相符就可以确诊为网络瘾。

2.中国网瘾评测标准

(1)前提条件:上网给青少年的学习、工作或现实中的人际交往带来不良影响。

(2)补充选项:总是想着去上网;每当网络的线路被掐断或由于其他原因不能上网时会感到烦躁不安、情绪低落或无所适从;觉得在网上比在现实生活中更快乐或更能实现自我。

在满足前提条件的基础上必须至少满足补充选项中的任意一个,才能判定该网民属于网瘾,这是目前国内常用的网瘾测评标准。

3.网瘾临床病症分级

(1)偶尔上网,对正常生活与学习基本没有什么负面影响。

(2)时间比第一项稍长,但基本上自己可以控制。

(3)自己有些控制不住,但在家长的提醒下可得以控制,对学习已经产生一定影响。

(4)开始对家长的限制有反感,逐步对学习失去兴趣。

(5)有时瞒着家属上网,并且用说谎的方式为自己掩饰,开始厌学。

(6)已产生对网络的依赖,一天不上网就不舒服。

(7)与父母有公开的冲突,亲子关系紧张,上网成了生活的主要目的。

(8)对父母的强烈厌倦,经常逃学,连续上网,通宵不归。并有其他很不理智的行为,如开始在家有暴力行为,敲打或毁坏东西等。

(9)不顾一切也要上网,若父母干涉,非打即骂,不但毫无亲情,甚至伤害亲人、逼父母分居或离婚。

(10)为了上网不惜走上犯罪的道路。

4.网瘾诊断量表

目前网络瘾的诊断也可以通过量表进行测量,常用的量表有网络成瘾倾向的检测量表、网络瘾的诊断量表、网络瘾严重程度的测定量表(表 6-1～表 6-3)。

本病主要通过鉴别致瘾原来与其他成瘾行为进行鉴别。

(五)治疗要点

网络成瘾症的治疗是需要多种治疗相结合的系统治疗,包括药物治疗,饮食治疗,物理治疗,心理治疗等。

表 6-1　网络成瘾倾向的检测量表

(1)如果你不上网冲浪你是否会感到烦躁不安?	是	否
(2)你是否原来只打算上网 15 分钟,但最终竟超过了 2 个小时?	是	否
(3)你每月的电话账单是否越来越长?	是	否

注:如果以上回答均为是,则肯定有网络成瘾倾向

表 6-2　网络瘾的诊断量表

(1)是否觉得上网已占据了你的身心?

(2)是否觉得只有不断增加上网的时间才能感到满足,从而使得上网的时间经常比预定的时间长?

(3)是否无法控制自己使用因特网的冲动?

(4)是否因在线线路被掐断或由于其他原因不能上网时感到焦躁不安或情绪低落?

(5)是否将上网作为解脱痛苦的唯一方法?

(6)是否对家人或亲人隐瞒迷恋因特网的程度?

(7)是否因迷恋因特网而面临失学、失业或失去家庭的危险?

(8)是否在支付高额上网费用时有所后悔,但第二天却依然忍不住还要上网?

注:如果有其中 4 项以上的表现肯定,且持续时间达 1 年以上,即为网瘾

表 6-3　网络严重程度的测定量表

仔细阅读每道题,然后划出适合你的分数:1.几乎不会;2.偶尔会;3.有时候;4.大多数时间;5.总是				
(1)你会发现上网时间常常超过原先计划的时间吗?	1	2	3	4
(2)你会不顾家事而将时间都用来上网吗?	1	2	3	4
(3)你会觉得上网时的兴奋感更胜于伴侣之间的亲密感吗?	1	2	3	4
(4)你常会在网上结交新朋友吗?	1	2	3	4
(5)你会因为上网费时间而受到他人的抱怨吗?	1	2	3	4
(6)你会因为上网费时间而产生学习和工作的困扰吗?	1	2	3	4
(7)你会不由自主地检查电子信箱吗?	1	2	3	4
(8)你会因为上网而使得工作表现或成绩不理想吗?	1	2	3	4
(9)当有人问你在网上做什么的时候,你会有所防卫和隐藏吗?	1	2	3	4
(10)你会因为现实生活纷扰不安而在上网后得到欣慰吗?	1	2	3	4
(11)再次上网前,你会迫不及待地想提前上网吗?	1	2	3	4
(12)你会觉得"少了网络,人生是黑白的吗"?	1	2	3	4
(13)当有人在你上网时打扰你,你会叫骂或是感觉受到妨碍吗?	1	2	3	4
(14)你会因为上网而牺牲晚上的睡眠时间吗?	1	2	3	4
(15)你会在离线时间对网络念念不忘或是一上网便充满"遐思"吗?	1	2	3	4
(16)你上网时会常常说"再过几分钟就好了"这句话吗?	1	2	3	4
(17)你尝试过欲缩减上网时间却无法办到的体验吗?	1	2	3	4
(18)你会试着隐瞒自己的上网时间吗?	1	2	3	4
(19)你会选择把时间花在网络上而不想与他人出去走走吗?	1	2	3	4
(20)你会因为没上网而心情郁闷、易怒、情绪不稳定,但一上网就百病全消吗?	1	2	3	4

评分标准:各题分数相加,得总分。得分 20～49 分:你是正常上网行为,虽然有时候你会多花了时间上网消遣,但仍有自我控制能力;得分 50～79 分:你正面临着来自网络的问题,虽然并未达到积重难返的地步,但是你还是应该正视网络带给你人生的全面冲击;得分 80～100 分:你的网络生涯已经到了引起严重生活问题的程度了,你恐怕需要很坚强的意志力,甚至需要求助于心理医师才能恢复正常了

1.药物治疗

在临床实践中,发现相当一部分网络成瘾的患者会伴有体内微量元素含量的异常及精神症状,如抑躁状态、焦虑症状、强迫症状、睡眠障碍等生理、心理问题。故患者可通过有效的药物使用来纠正患者神经内分泌紊乱和排除体内重金属物质的蓄积,改善所伴有的精神症状,中医补气、补血,调整体内的阴阳失衡,也可使患者恢复正常的身体状况。

2.饮食治疗

经过对人类的大脑的深入研究,人的精神行为除了与遗传因素和环境因素有关外,饮食结构对精神行为亦有一定的影响。如体内维生素 C 缺乏可引起抑郁症、孤僻、性格改变等精神障碍。因此针对网络成瘾患者调配适合他们营养状态的饮食,如牛奶、动物肝脏、玉米、绿叶蔬菜、鱼类、水果等。如香蕉可以更好地补充因上网带来的营养物质的缺乏及造成的精神行为的改变。此外多饮绿茶可以抵抗电脑的射线。

3.物理治疗

利用物理治疗仪参照中医穴位针灸刺激治疗;运用中医理论给予经络针灸给氧疗法。提高血氧含量,调节大脑供血等来缓解患者的自主神经功能紊乱症状。

4.心理治疗

心理治疗在网络成瘾症患者的治疗中很重要,但大多数患者是在家长的要求下,被迫接受治疗的。其对心理治疗的接受、顺从或抵触程度也各有不相同,缺乏治疗的积极动机,对治疗的过程和目标也缺乏认识;对言语性的治疗不感兴趣,部分存在的或完全不存在的自制力等是他们所共有的特性。因此,他们需要专业的心理治疗师根据他们各自不同的情况给予制定各自不同的治疗方案,并给予足够的耐心去解决他们各自的问题。

5.其他治疗

(1)家庭治疗:孩子戒除网瘾,父母也得改错。必须打破原来一味地打骂埋怨或者放纵溺爱,应该学会转移孩子的兴趣。

(2)内观疗法:是日本吉本伊信先生于 1937 年提出的一种源于东方文化的独特心理疗法。内观疗法的三个主题是他人为我所做的、我给他人的回报和我给他人带来的麻烦。内观者围绕这三个主题,把自己的一生分成若干年龄段进行回顾,对自己人生中的基本人际关系进行验证,从而彻底洞察自己的人际关系,改变自我中心意识。这种治疗方法有一定的效果。

(3)此外,临床心理学家奥尔扎克认为:网瘾治疗方案与治疗赌博和酗酒的方法类似,但是网络瘾患者面临着一大挑战,就是电脑已经成为日常生活的一部分,诱惑依然存在。他们必须学会有节制地使用电脑,就像饮食失调症患者必须学会为了生存而进食一样。

二、护理

网络成瘾患者的护理对护理人员的要求较高,它涉及多门学科,专业知识面广,患者心理依赖突出,应实行整体护理,另外还需配合医师和专业心理治疗师进行有针对性的护理干预,以提高网络成瘾患者在住院期间的康复护理质量。

(一)护理评估

进行生理、心理和社会状态评估的主要方法是客观检查、心理测评、访谈及心理和行为观察。

1.生理方面

(1)患者的营养发育是否正常,有无躯体疾病,以及健康史。

(2)患者的生活习惯,有无特殊嗜好,生活自理能力,个人卫生等。

(3)患者的生理功能方面,睡眠情况,二便情况等。

(4)患者的自主神经功能状态。

2.心理方面

(1)患者对住院的态度及合作程度。

(2)患者以前的应激水平,正常的应激能力的高低。

(3)患者对疾病的理解程度。

(4)患者的精神状态焦虑、抑郁、认知状态、情感反应等。

(5)患者对网络的认识程度。

3.社会功能方面

(1)患者的一般社会情况与同伴、家人的关系及社会适应能力。

(2)患者文化程度的高低、家属的文化程度,以及对患者的关心程度、教育方式等。

(3)患者网络成瘾后主要的心理社会问题。

(二)护理诊断

(1)幻觉妄想、焦虑抑郁、自卑:与网络依赖引起的认知改变、情感反应变化有关。

(2)潜在或现存的冲动行为:与网络依赖引起的认知改变、焦虑等情感反应有关。

(3)自知力不全或缺乏:与网络依赖引起的认知改变有关。

(4)潜在或现存的自伤自杀行为:与网络依赖引起羞耻和隐瞒、回避症状等有关。

(5)社会功能障碍:与网络依赖引起认知改变、情感反应变化、自知力不全或缺乏有关。

(6)有外走的危险:与网络依赖引起认知改变、情感反应变化有关。

(7)不合作:与网络依赖引起认知改变、自知力不全或缺乏有关。

(8)应激能力减退:与网络依赖引起的认知改变、焦虑等情感反应有关。

(9)网络依赖:与反复使用网络,所产生的精神依赖与躯体依赖有关。

(三)护理问题

(1)患者潜在或现存的营养不足,少食、偏食。

(2)睡眠障碍,失眠。

(3)生活自理能力下降或丧失。

(4)知识缺乏。

(四)护理目标

(1)患者能够摄入足够的营养,保证水、电解质的平衡。

(2)患者的睡眠状况改善。

(3)患者没有受伤,并能述说如何预防受伤。

(4)患者未因感知、思维过程改变出现意外,并能正确应对。

(5)患者能对疾病有恰当的认识和评价,适应环境的改变,焦虑和恐惧情绪减轻。

(6)患者生活应激能力逐步提高。

(7)患者维护健康的能力和信心得到提高。

(8)患者对网络的依赖程度下降。

(五)护理措施

1.生活安全护理

(1)提供良好的病房环境,安全、安静、卫生。

(2)做好日常生活护理,注意态度,建立良好的护患关系。

(3)注意对患者的安全教育,争取病友、家属的理解和支持。

(4)遵医嘱给予相关的治疗,并观察药物的治疗作用与不良反应。

2.心理护理

(1)患者心理依赖突出,应予整体认知疗法护理。

(2)年龄跨度大,护理措施应予以个性化实施。

(3)大部分患者为被动入院,抵触情绪较大,环境的改变也会加重患者的焦虑程度,是心理活动复杂化,应积极与患者进行语言或非语言的沟通。

(4)积极开展心理治疗与护理,协助患者根据个人能力和以往的经验培养其解决问题的能力。

(5)重视非语言性的沟通,因其对思想,情感交流有重要作用。

(6)经常深入的接触患者,了解病情的动态变化和心理活动。针对不同病情的患者采取不同的心理护理方法。

3.特殊护理

(1)大多数患者思想活跃,反应灵敏,但自律能力差,缺乏自理能力,因此应予进行社会行为技能的训练,包括生活、学习、工作能力与社交能力等方面,主要培养患者生活自理能力,建立个人卫生技能量表,如洗漱,洗衣、饮食、整理内务等活动。要求整理房间规范、整齐、培养患者的自立、责任感。

(2)通过工娱治疗和适当的健身训练,鼓励网瘾患者积极参与群体活动,扩大交往接触面,达到提高生活情趣、促进身心健康的目的。如听音乐、看电视、庆祝节日等,以及带有学习和竞技的参与性活动,如健身、球类、书画等,通过大量的体能训练过剩的能量得到宣泄释放,恢复健康的心理状态。

(3)组织其观看优秀的青春励志影片,共同探讨积极的话题,引导患者从积极的方面去思考和解决生活中的实际问题。

(4)网络成瘾的患者一旦脱离网络会产生不同程度的戒断反应,甚至伴有精神症状和冲动行为,必要时应予保护性约束和隔离,因病情具有突发性和暴发性。应避免强光、声音等刺激,经常巡视病房,预防自伤、自残、毁物等意外情况的发生。应避免患者接触可能产生伤害的刀叉,玻璃等锐利工具。外出活动应予患者适当的活动指导,防止肌肉拉伤。

(5)尽可能地创造一个社会性的体验学习环境,提高其应对现实问题的能力。

(六)护理评价

(1)患者的饮食生活规律。

(2)患者的独立生活能力增强。

(3)患者的精神状态,情感活动正常。

(4)患者未发生冲动行为。

(5)患者对网络的依赖性减弱或消失。

(七)健康指导

(1)指导患者以理智的态度严格控制网络使用时间。网上娱乐一天不要超过 2 小时,通常连续操作电脑 1 小时应休息 5～10 分钟,父母与患者共同签订一个协议,并使他们懂得人生的任何游戏也像网络游戏一样,是有规则的,遵守规则才能继续,从而达到预防网络成瘾的目的。

(2)以健全的心态进入网络。强化自我防范意识,增强抵御网上不良诱惑的心理免疫力。随时提醒自己上网的目的,在面对网络上纷繁复杂的信息时,有一个清醒的辨识。

(3)鼓励患者积极参加社会活动,逐步建立信任的、和谐的、支持的人际关系。保持正常而规律的生活,娱乐有度,不过于痴迷。每天应抽出时间与同学、同事、家人交流,感受亲情、友情。

(4)如果发现自己无法控制上网的冲动,要尽快借助周围的力量监督自己,从而获得支持和帮助,培养自己对家庭和社会的责任心。

(5)应对家属和患者同时进行指导,对患者作出行为界定,并与家属和患者达成共识。

三、预后及预防

(一)预后

网络成瘾症经过一段时间的系统治疗后,一般可以完全康复,但是需要家庭、社会、学校对患者的关注,加强警戒教育,并指导其正确的使用网络,避免再次成瘾。

(二)预防

青少年网络成瘾症的预防要以个人-家庭-社会总动员的模式:首先,自己要培养成熟的心理品质、积极自我的认知,培养自己的自尊自信及有效的压力管理能力,培养自己的沟通技巧及有效的时间管理能力;其次,对于家庭来说,良好的亲子沟通对于预防网瘾有着举足轻重的作用,根据他们的身心特征调整教养方式,和孩子有效的沟通帮助其规划人生,了解网络知识并言传身教,正确使用网络;第三,对于学校来说,应该构建多维的评价体系,丰富学校的主题活动,建立良好的师生关系,开展网络实践活动,正确的利用网络提高青少年的学习兴趣;而对于社会,我们应该建立完善的网络法规和监管制度,努力净化网络环境。总之,建立科学有效的预防策略已是迫在眉睫的首要任务。

(董水晶)

第三节　心理因素相关生理障碍

心理因素相关生理障碍是指一组在病因方面以心理社会因素为主要原因,临床表现上是以生理障碍为主要表现形式的一组疾病。随着社会的发展,生活、工作节律的加快,人们的生活方式发生着变化,心理因素相关生理障碍越发引起关注。

一、进食障碍

(一)疾病概述

进食障碍指以进食行为异常为显著特征的一组综合征,主要包括神经性厌食症、神经性贪食症和神经性呕吐。也有人将单纯性肥胖症和异食癖归入进食障碍。该综合征的临床特征容易识别,多见于青少年女性。

1.临床类型及表现

(1)神经性厌食:本病的主要临床表现通常起病于 10～30 岁,女性多见。本病可以急性、亚急性起病。若无系统化的治疗,以后多呈慢性持续状态,自然病程预后不良,导致多种心理、社会和躯体后果。即使参与治疗,患者阻抗较大。临床表现如下。①心理症状:对发胖有强烈恐惧、过分关注体形、即使明显影响健康也在所不惜。表现为患者主观上自觉过胖。除此核心症状之外,还可合并有其他精神症状,较常见的是抑郁、焦虑、强迫、恐惧等。部分患者具有突出的人格特征,如固执、完美主义倾向等。②节食行为:主动节制饮食,使体重显著减轻,或者使体重明显达不到生长发育阶段的要求。患者故意减少食量,避免进食有营养的食物,偏食低热量食物。加强减轻体重的效果。常过度运动、诱导呕吐、或使用泻药、利尿药物、食欲抑制剂。部分患者在饥饿感或自责、内疚感的驱使下,出现阵发性贪食症,继而又采取前述的各种减肥措施。③躯体症状和体征:出现饥饿、营养不良相关的全身代谢、内分泌紊乱,以及各种器官的功能障碍、形态学改变。常见的有轻到重度营养不良,体重低于正常,面色差,皮肤干燥、变薄、皮下脂肪消失、微循环差、水肿、毛发稀疏、低体温;怕冷肌肉瘦弱、下丘脑-垂体-性腺轴功能低下,副性特征减弱或不明显,性发育迟缓,女性闭经,低血压、心律不齐、心包积液消化功能减弱,胃炎、腹胀、便秘、肠梗阻等。④实验室检查:可见相应的微量元素低下,激素分泌减少,骨密度降低,脑代谢降低等。

(2)神经性贪食:本病是一种以反复发作性暴食及强烈的控制体重的先占观念为特征的综合征。作为进食障碍的一种类型,它可以是神经性厌食的延续,比神经性厌食常见。西方社会中女性的患病率估计为 2％～4％,约高出男性 10 倍;普通人群中的患病率约为 1％。虽然此病患者比神经性厌食症患者更愿意求助,但由于部分患者体重正常,且一些患者对贪食、暴食行为有羞耻感而不愿告诉他人,甚至在诊治与此相关的精神障碍或躯体疾病也不愿意告诉医师,贪食行为的识别率却较低。起病多见于青少年期,女性多见。临床表现如下。①暴食行为:患者经常在不连续的较短时间内过量进食,通常吃到十分难受为止。症状持续时间超过 3 个月。约一半的患者在出现暴食行为之前出现过短暂的或较长的厌食行为。②心理症状:暴食发作时感到对过量进食失去控制,对此感到内疚、恐惧、烦躁,害怕体重增加、身材发胖,继而有抵消进食效果的冲动。除此之外,可伴有其他精神症状,如抑郁、焦虑、强迫、恐惧;冲动控制不良、易怒、叛逆等。③补偿性减肥行为:常过度运动、诱导呕吐、或使用催吐药、泻药、利尿药、食欲抑制剂等。④躯体症状和体征:视减肥行为的不同效果,体重可以保持正常,也可以低于或高于正常。在低体重患者,也可以出现与饥饿、营养不良相关的代谢疾病。此外由于频繁的呕吐可能出现低钾、低氯性碱中毒的表现。

(3)神经性呕吐:是指一组自发或故意诱发反复呕吐的心理障碍。不影响下次进食的食欲,常与心情不快、紧张、内心冲突有关,无器质性病变。临床表现:①反复发生于进食后的呕吐(自发的或故意诱发的),呕吐物为刚吃进的食糜。②体重减轻不显著(体重保持在正常平均体重值的 80％ 以上)。③无害怕发胖和减轻体重的想法。④无导致呕吐的神经和躯体疾病。没有癔症症状。

2.辅助检查

(1)由于进食不良导致的营养不良可导致电解质紊乱和各种微量元素低下。

(2)地塞米松抑制试验呈阳性。

(3)CT 检查:可见不同程度的脑萎缩,可见骨密度改变等。

(4)激素分泌检查:可发现生长激素水平升高、性腺激素水平低下等,这些改变随着体重的回升而恢复正常。

(5)可出现代谢性碱中毒及其他各种异常,如贫血、低蛋白血症、电解质的紊乱、低血糖、各种激素水平的异常等。

3.诊断要点

(1)神经性厌食:本症的诊断必须符合下列条件。①体重保持在标准体重期望值的85%以下的水平,即体重减轻超过了期望体重的15%以上,或 Quetelet 体重指数为 17.5 或更低 [Quetelet 体重指数=体重千克数/(身高米数)^2]。②体重减轻是自己造成的,包括拒食"发胖食物",即下列一种或多种手段:自我引吐;自行导致的腹泻;过度运动;服用食物抑制剂。③有特异的精神病理形式的体像歪曲,表现为持续存在一种害怕发胖的无法抗拒的超价观念,患者强加给自己的一个较低的体重限度。④下丘脑-垂体-性腺轴广泛的内分泌障碍。在妇女表现为闭经;男性表现为性欲减退。下列情况也可以发生:生长激素及可的松水平升高,甲状腺素外周代谢变化及胰岛素分泌异常。⑤如果在青春期前发病,青春期发育会减慢甚至停滞。随着病情的恢复,青春期多可以正常度过。⑥症状至少已 3 个月,可有间歇发作的暴饮暴食。排除躯体疾病所致的体重减轻。

(2)神经性贪食:本症的诊断标准包括以下几点。①存在一种持续的难以控制的进食和渴求食物的优势观念,并且患者屈从于短时间内摄入大量食物的贪食发作。②至少用下列一种方法抵消食物的发胖作用:自我诱发呕吐;滥用泻药;间歇禁食;使用厌食剂、甲状腺素类制剂或利尿剂。如果是糖尿病患者,可能会放弃胰岛素治疗。③常有病理性怕胖。④常有神经性厌食既往史,两者间隔数月至数年不等。⑤发作性暴食至少每周两次,持续 3 个月。⑥排除神经系统器质性病变所致的暴食,及癫痫、精神分裂症等精神障碍继发的暴食。

(3)神经性呕吐:本症的诊断标准包括以下几点。①自发的或故意诱发的反复发生于进食后的呕吐,呕吐物为刚吃进的食物。②体重减轻不显著(体重保持在正常平均体重值的 80% 以上)。③可有害怕发胖或减轻体重的想法。④这种呕吐几乎每天发生,并至少已持续 1 个月。⑤排除躯体疾病导致的呕吐及癔症或神经症等。

4.治疗要点

治疗包括门诊和住院条件下的心理治疗和躯体治疗。最重要的治疗目的:①矫正核心病理信念,重建自我观念,改进情绪及行为调节能力。②患者愿意主动进食,停止异常进食及减肥行为,体重恢复到并维持在正常范围。③处理共病、并发症。④5 年内持续随访,预防复发。具体治疗方法如下。

(1)住院治疗:根据患者的疾病特点及患者的合作程度、个人的应对能力,制定适合个体的治疗方案,但是大部分含有进食行为管理、体重监测、个别心理治疗;家庭教育与家庭治疗;营养治疗,处理躯体并发症,必要时辅以精神药物治疗。

(2)心理治疗。①一般心理治疗:给予患者解释、疏泄、安慰、鼓励,帮助其了解与进食障碍相关的知识,并予以心理支持。②认知心理治疗:通过探讨和纠正患者的错误认知,可帮助患者正确认识自己的体像和疾病,从而消除心理冲突。③行为治疗:通过充分利用正强化和负强化的方法,调动患者自己的积极性,可以有效地改善清除行为,逐渐建立规律适量是饮食习惯,对短期内增加体重有一定治疗效果。

(3)家庭治疗:尽可能对患者家庭进行访谈,选择家庭干预方法,包括心理教育式家庭治疗、结构式家庭治疗、认知行为家庭治疗和系统式家庭治疗。

（4）药物治疗：药物治疗主要针对患者的抑郁，焦虑等情感症状，选用抗抑郁药、抗精神病药等。

（二）护理

1.护理评估

主要包括营养状况、生命体征、体重变化情况、饮食习惯和结构、节食情况、情绪状况、患者所认为的理想体重和对自身体形的看法、患者为减轻体重所进行的活动种类和量、患者对治疗的合作程度、患者与家属的关系，以及家属对疾病的知识和态度等。

2.护理诊断

（1）营养失调：营养摄入低于机体需要量，限制和/或拒绝进食，或存在消除行为有关。

（2）体液不足：体液不足与摄入不足或过度运动、自行吐泻行为导致消耗过大有关。

（3）应对无效：应对无效与感觉超负荷、支持系统不得力、对成长过程的变化缺乏心理准备有关。

（4）身体意向紊乱：身体意向紊乱与社会文化因素、心理因素导致对身体形象看法改变有关。

（5）活动无耐力：活动无耐力与饮食不当引起的能量供给不足有关。

（6）有感染的危险：感染与营养不良导致机体抵抗力下降有关。

3.护理问题

（1）家庭应对无效、妥协或无能：家庭应对无效、妥协或无能与家庭关系矛盾有关。

（2）患者心理应对无效：患者心理应对无效与患者的认知功能失控，心理平衡调节失控有关。

（3）患者的饮食习惯改变：患者的饮食习惯改变与患者自身体像认知功能障碍有关。

（4）患者对治疗依从性改变：患者对治疗依从性改变与患者的认知失控，心理冲突没有得到消除有关。

4.护理目标

（1）恢复正常营养状况。

（2）重建正常进食行为模式。

（3）纠正体像障碍，重组导致进食障碍发生的歪曲信念。

（4）掌握可行的应对策略，预防复发。

5.护理措施

（1）生理护理：①向患者讲解低体重的危害，并解释治疗目的，以取得患者配合。②评估患者达到标准体重和正常营养状态所需的热量，与营养师和患者一起制定饮食计划和体重增长计划，确定目标体重和每天应摄入的最低限度、热量，以及进食时间。③鼓励患者按照计划进食，并提供安静舒适的进食环境，鼓励患者自行选择食物种类，或提供适合患者口味的食物。④每天定时使用固定体重计测量患者体重，并密切观察和记录患者的生命体征、出入量、心电图、实验室检查结果（电解质、酸碱度、血红蛋白等），直至以上项目指标趋于平稳为止。⑤进食时和进食后需严密观察患者，以防患者采取引吐、导泻等清除行为。⑥其他生理护理问题，如贫血和营养不良导致的活动无耐力、体液不足、有感染的危险等，需采取相应护理常规。

（2）心理护理：①与患者建立相互信任的关系，向患者表示关心和支持，使患者有被接纳感。②评估患者对肥胖的感受和态度，鼓励患者表达对自己体像的看法，帮助患者认识其主观判断的错误。③帮助患者认识"完美"是不现实的，并通过正向反馈如表扬、鼓励等，帮助患者学会接受现实的自己。④帮助患者正确理解体形与食物的关系,帮助其认识营养相关问题,重建正常进食行为模式。⑤帮助患者识别引起逃避食物摄取行为的负性认知,如"进食导致肥胖""感到肥胖就是真的肥胖"等。指出其思维方式和信念是不合理的,并帮助患者学习以合理的信念思考问题。⑥教会患者处理应激事件的策略,使其掌握可行的应对策略,预防复发。⑦其他心理问题的护理,如有无抑郁、有无自杀的危险等,根据情况进行相应的心理护理。

(3)家庭干预:主要方法是指导家庭对患者的教育管理方法,提倡疏导而不是制约;指导家庭与患者之间加强沟通等。

6.护理评价

(1)患者营养状况是否改善,躯体并发症是否好转。

(2)患者能否遵从治疗计划。

(3)患者是否已建立健康的进食习惯。

(4)患者对形象的理解是否现实。

(5)患者家庭是否能够提供足够支持。

(6)患者是否已掌握有效可行的应对策略。

7.健康指导

(1)鼓励家属携带患者特别喜好的家庭制作的食品。

(2)避免饮咖啡(会降低食欲)和碳酸盐饮料(导致饱胀感)。

(3)限制过量活动,活动量以能增加营养物质的代谢和作用,以增加食欲为宜。

(4)告知患者家属摄入足够、均衡营养的重要性:高热量和高蛋白、足量维生素的食物可以促进体重增加和维持氮平衡。

(三)预后及预防

1.预后

神经性厌食症的病程变异较大,有的一次发作不久即完全缓解,但更多的则是迁延数年不愈。完全治愈的病例不多,部分患者症状有好转,但仍会持续存在体像障碍、进食障碍和心理问题。本病的死亡率为 $10\%\sim20\%$。

神经性贪食症呈慢性病程,症状可迁延数年。如无电解质紊乱或代谢低下等病症时对患者的生命没有严重伤害。约 30% 患者可完全缓解,40% 患者残留部分症状。

与进食障碍预后良好相关的因素有发病年龄小、病程短、不隐瞒症状、病前的心理社会适应情况较好、体重降低不太明显、对疾病的自我认识水平较高。预后不良的因素多是家庭矛盾突出,病前的心理社会适应情况差,社会经济水平低,体重降低过多,对疾病认识不足、有诱吐、服泻剂等清除行为,有强迫、焦虑、抑郁等症状。

2.预防

进食障碍的预防包括对社区加强知识宣教,尤其是目标人群如青春期、女性、学生等人群定期进行多途径的相关知识介绍。宣传体形美的正常标准和内涵、合理营养的必要性及过度消瘦的后果。

二、睡眠障碍

(一)疾病概述

睡眠是一种周期性、可逆的静息现象,它与醒觉交替进行,且与昼夜节律相一致。睡眠的调节系统和过程,是一种基于自主生理心理基础调节的,受环境、认知和心境影响的中枢多维神经网络调节系统和过程。精神科常见的睡眠障碍是各种心理社会因素引起的非器质性睡眠和觉醒障碍,包括失眠症、嗜睡症、发作性睡病、异常睡眠等。

1.临床类型及表现

(1)失眠症:是一种对睡眠的质和量持续相当长时间的不满意状况,是最常见的睡眠障碍。失眠症的临床表现主要为入睡困难、睡眠不深、易惊醒、自觉多梦、早醒、醒后不易再睡、醒后感到疲乏或缺乏清醒感。其中最常见的症状是难以入睡,其次是早醒和维持睡眠困难,如经常醒转、多梦、醒后不易再睡等。

(2)嗜睡症:是指不存在睡眠量不足的情况下出现白天睡眠过多,或醒来时达到完全觉醒状态的过渡时间延长的情况。本病的临床表现为白昼睡眠时间延长,醒转时要想达到完全的觉醒状态非常困难,醒转后常有短暂的意识模糊,呼吸及心率增快,常可伴有抑郁情绪。部分患者可有白天睡眠发作,发作前多有难以控制的困倦感,常影响工作、学习和生活,患者为此感到苦恼、焦虑。

(3)发作性睡病:又称为醒觉不全综合征,是一种原因不明的睡眠障碍,主要表现为长期警醒程度降低和不可抗拒的发作性睡眠。大多数患者有一种或几种附加症状,如猝倒症、睡前幻觉或睡瘫,如包括以上全部症状,则成为发作性睡病四联症。本病最基本的症状是白天有不可抗拒的短暂睡眠发作,发作时常在1~2分钟内进入睡眠状态,时间一般持续数分钟至数十分钟。睡眠发作前有不可抗拒的困倦感,部分患者可无发作先兆,从相对清醒状态突然陷入睡眠。发作性睡病可在任何活动中入睡。因此,睡眠发作的后果有时很严重。

(4)异常睡眠:是指在睡眠过程或觉醒过程中所发生的异常现象,包括神经系统、运动系统和认知过程的异常。分为3类:梦魇症、夜惊症和睡行症。①梦魇症:指在睡眠过程中被噩梦所惊醒,梦境内容通常涉及对生存、安全的恐惧事件,如被怪物追赶、攻击或是伤及自尊的事件。该症的一个显著特征是患者醒后对梦境中的恐惧内容能清晰回忆,伴有心跳加快和出汗,但患者能很快恢复定向力,处于清醒状态,部分患者难以再次入睡。患者白天可出现头昏、注意力不集中、易激惹,使工作生活能力受到影响。②睡惊症:是出现在夜间的极度恐惧和惊恐发作,伴有强烈的语言、运动形式和自主神经系统的高度兴奋状态。患者表现为睡眠中突然惊叫、哭喊、骚动或坐起,双目圆睁,表情恐惧,大汗淋漓,呼吸急促,心率增快,有时还伴有重复机械动作,有定向障碍,对他人问话、劝慰无反应,历时数分钟而醒转或继续安睡。患者若醒转,仅能对发作过程有片段回忆,次晨完全遗忘、且无梦境体验。③睡行症:俗称梦游症,是睡眠和觉醒现象同时存在的一种意识模糊状态。主要表现为患者在睡眠中突然起身下床徘徊数分钟至半小时或进食、穿衣出家门等,有的口中还念念有词,但口齿欠清,常答非所问,无法交谈。睡行时常表情茫然、双目凝视,难以唤醒,一般历时数分钟,少数持续0.5~1小时,继而自行上床或随地躺下入睡。次日醒后对所有经过不能回忆。

2.辅助检查

(1)了解睡眠障碍的最重要方法是应用脑电图多导联描记装置进行全夜睡眠过程的监测。因为睡眠不安和白天嗜睡的主诉有各种不同,而脑电图多导联描记对于准确诊断是必不可少的。各种量表测定,如夜间多相睡眠图、Epworth 睡眠量表(ESS)、多相睡眠潜伏期测定;夜间多相睡眠图最适用于评价内源性睡眠障碍如阻塞性睡眠呼吸暂停综合征和周期性腿动或经常性深睡状态如 REM 行为紊乱或夜间头动。对于失眠尤其是入睡困难为主的失眠的评价则无裨益。多相睡眠潜伏期测定常在夜间多相睡眠图后进行用于评价睡眠过度,该法常可发现发作性睡病中的日间过度睡眠和入睡初期的 REM 期。多相睡眠潜伏期测定应该在患者正常的清醒周期中进行,并随后观察一个正常的夜间睡眠。

(2)其他辅助检查:CT 及 MRI 等检查、血常规、血电解质、血糖、血尿素氮、心电图、腹部 B 超、胸透。

3.诊断要点

(1)失眠症。①症状标准:几乎以失眠为唯一症状,包括难以入睡、睡眠不深、多梦、早醒,或醒后不易再睡,醒后不适感、疲乏,或白天困倦等;具有失眠和极度关注失眠结果的优势观念。②严重标准:对睡眠数量、质量的不满引起明显的苦恼或社会功能受损。③病程标准:至少每周发生 3 次,并至少已 1 个月。④排除标准:排除躯体疾病或精神障碍症状导致的继发性失眠。如果失眠是某种躯体疾病或精神障碍(如神经衰弱、抑郁症)症状的一个组成部分,不另诊断为失眠症。

(2)嗜睡症。①症状标准:白天睡眠过多或睡眠发作;不存在睡眠时间不足;不存在从唤醒到完全清醒的时间延长或睡眠中呼吸暂停;无发作性睡病附加症状(猝倒、睡眠瘫痪、入睡前幻觉、醒前幻觉)。②严重标准:明显痛苦或影响社会功能。③病程标准:几乎每天发生,至少已一月。④排除标准:不是由于睡眠不足、药物、酒精、躯体疾病、某种精神障碍的症状组成部分。多导睡眠图检查:平均睡眠潜伏期<8 分及<2 次的入睡快眼动睡眠。

(3)发作性睡病:①嗜睡或突然感觉肌无力。②白天频繁小睡或突然进入睡眠,症状持续至少 3 个月。③猝倒发作。④相关症状还包括睡眠瘫痪、睡眠幻觉、自动行为、夜间频繁觉醒。⑤多导睡眠图证实下述一项以上:睡眠潜伏期<10 分钟;REM 睡眠潜伏期<20 分钟;多次小睡潜伏期试验平均潜伏期<5 分钟;出现两次或两次以上睡眠始发的 REM 睡眠。⑥HLA检测证实 DQB1:0602 或 DR2 阳性。⑦临床症状不能用躯体和精神方面疾病解释。⑧可以伴有其他睡眠障碍,如周期性肢体运动障碍、中枢性或外周性睡眠呼吸暂停,但不足以称为引起以上症状的主要原因。上述 8 项中如符合第②和第③两项,或符合①、④、⑤和⑦项,均可诊断。

(4)睡眠异常。①梦魇症:从夜间睡眠或午睡中惊醒,并能清晰和详细地回忆强烈恐惧的梦境,这些梦境通常危及生存、安全,或自尊,一般发生于后半夜的睡眠中;一旦从恐怖的梦境中惊醒,患者能迅速恢复定向和完全苏醒;患者感到非常痛苦。②睡惊症:反复发作地在一声惊恐性尖叫后从睡眠中醒来,不能与环境保持适当接触,并伴有强烈的焦虑、躯体运动,及自主神经功能亢进(如心动过速、呼吸急促及出汗等),持续 1~10 分钟,通常发生在睡眠初 1/3 阶段;对他人试图干涉夜惊发作的活动相对缺乏反应,若干涉几乎总是出现至少几分钟的定向障碍和持续动作;事后遗忘,即使能回忆,也极有限;排除器质性疾病(如痴呆、脑瘤、癫痫等)导致的继发性夜惊发作,也需排除热性惊厥;睡行症可与夜惊并存,此时应并列诊断。③睡行症:反复发作的睡眠中起床行走,发作时,睡行者表情茫然、目光呆滞,对他人的招呼或干涉行为相对缺乏反应,要使患者清醒相当困难;发作后自动回到床上继续睡觉或躺在地上继续睡觉;尽管在发作后的苏醒初期,可有短暂意识和定向障碍,但几分钟后,即可恢复常态,不论是即刻苏醒或次晨醒来均完全遗忘;不明显影响日常生活和社会功能;反复发作的睡眠中起床行走数分钟至半小时;排除器质性疾病(如痴呆、癫痫等)导致的继发性睡眠-觉醒节律障碍,但可与癫痫并存,应与癫痫性发作鉴别,排除癔症;睡行症可与夜惊并存,此时应并列诊断。

4.治疗要点

失眠症的治疗主张首先使用非药物治疗,并强调调节睡眠卫生和体育锻炼的重要性。一些研究表明,体育锻炼可以获得和某些药物相当的疗效。

(1)心理治疗:①支持性心理治疗是最基本最普遍的心理治疗措施,其内容包括给失眠者以关心与安慰,向他们解释失眠的性质,并宣讲睡眠卫生知识。②认知行为治疗是失眠心理干预的重要组成部分,其目的是改变使失眠持续存在的适应不良的认知行为活动,加强睡眠行为与卧床、睡眠时间和卧室周围的环境之间的联系,使患者睡在床上的时间比以前缩短并加强睡眠。③认知治疗方法是引导患者重新评估自己对失眠原因、失眠过程的症状体验和可能后果的看法的正确性,改变不良的潜在的认知过程以缓解心理上的困扰,纠正不良的睡眠习惯,最终改变睡眠模式。

(2)药物治疗:常用的改善睡眠药有苯二氮䓬类、巴比妥类和醛类镇静催眠药,以及中药等。但是进行药物治疗需要有药物治疗的指征:①期望立即控制症状。②失眠导致严重的功能受损。③非药物治疗疗效不满意。④其他医学情况得到治疗后失眠仍持续存在。

(二)护理

1.护理评估

了解失眠发生的时间、失眠的表现、失眠的原因、既往治疗情况和效果、患者对待失眠的态度和认识、患者的精神症状、心理状态及患者的躯体症状,如生命体征,是否有受伤史,应激原,睡眠习惯,工作状态等。

2.护理诊断

(1)睡眠形态紊乱:与社会心理因素刺激、焦虑、睡眠环境改变、药物影响等有关。

(2)疲乏:与失眠、异常睡眠引起的不适状态有关。

(3)焦虑:与睡眠形态紊乱有关。

(4)恐惧:与异常睡眠引起的幻觉、梦魇有关。

(5)绝望:与长期处于失眠或异常睡眠状态有关。

(6)个人应对无效:与长期处于失眠或异常睡眠有关。

3.护理问题

(1)社会功能受损:与长期睡眠习惯改变导致社会功能改变有关。

(2)情绪不稳定:与长期睡眠习惯改变导致心境改变有关。

(3)个人角色功能改变:与异常睡眠导致角色功能发挥受阻有关。

4.护理目标

(1)对于失眠症患者重建规律、有质量的睡眠模式。

(2)对于其他睡眠障碍患者要做到保证患者安全、减少发作次数、消除心理恐惧。

5.护理措施

(1)对失眠患者的护理:包括心理护理、睡眠知识宣教、用药指导等。

心理护理:①建立良好的护患关系,加强护患间的理解和沟通,了解患者深层次的心理问题。②帮助患者认识心理刺激、不良情绪对睡眠的影响,使患者学会自行调节情绪,正确面对心理因素,消除失眠诱因。③帮助患者了解睡眠的基本知识,如睡眠的生理规律、睡眠质量的高低不在于睡眠时间的长短等,引导患者认识睡眠,以正确的态度对待失眠,消除对失眠的顾虑,解除心理负担。

睡眠知识宣教:①生活规律,将三餐、睡眠、工作的时间尽量固定。②睡前避免易兴奋的活动,如看刺激紧张的电视节目、长久谈话等,避用浓茶、咖啡、可乐等兴奋剂。③白天多在户外活动,接受太阳光照。④睡前使用诱导放松的方法,包括腹式呼吸、肌肉松弛法等,使患者学会有意识地控制自身的心理生理活动,降低唤醒水平。⑤营造良好的睡眠环境:保持环境安静,空气流通,温湿度适宜,避免光线过亮等。⑥教会患者一些促进入睡的方法,如睡前喝杯热牛奶,听轻音乐等。

用药指导:指导患者按医嘱服药,并向患者讲解滥用药物的危害及正确用药的 5 个基本要点。①选择半衰期较短的药,并使用最低有效剂量,以减轻白天镇静作用。②间断给药(每周2～4 次)。③短期用药(连续用药不超过 4 周)。④缓慢停药,酌情减量。⑤用药不可同时饮酒,否则会增加药物成瘾的危险性。

(2)对其他睡眠障碍的护理:包括保证患者安全、消除心理恐惧、减少发作次数等。①保证患者安全:对家属和患者进行健康宣教,帮助其对该病的认识,增强他们的安全意识,以有效防范意外的发生。②消除心理恐惧:对患者和家属进行健康宣教,帮助他们认识该病的实质、特点及发生原因,以纠正其对该病的错误认识,消除恐惧、害怕心理。同时又要客观面对该病,做好终身带病生活的思想准备。③减少发作次数:帮助患者及家属认识和探索疾病的诱发因素,尽量减少可能诱使疾病发作的因素,如睡眠不足,饮酒等。另外,建立生活规律化,减少心理压力,避免过度疲劳和高度紧张,白天定时小睡等,都可使患者减少发作的次数。发作频繁者,可在医师指导下,服用相应药物,也可达到减少发作的目的。

6.护理评价

(1)患者睡眠是否改善。

(2)患者对其睡眠质量是否满意。

(3)患者睡眠过程中是否无安全意外发生。

(4)患者及家属对睡眠障碍的相关知识是否已了解。

7.健康指导

(1)生活要规律:指导睡眠障碍患者生活要规律,将三餐、睡眠、工作的时间尽量固定。①睡前避免易兴奋的活动,如看刺激紧张的电视节目、长久谈话等,避用浓茶、咖啡、可乐等兴奋剂。②白天应多在户外活动,接受太阳光照。③睡前使用诱导放松的睡眠方法,包括腹式呼吸、肌肉松弛法等,学会有意识地控制自身的心理生理活动,降低唤醒水平。④创造营造、良好的睡眠环境,保持环境安静,空气流通,温湿度适宜,避免光线过亮等。⑤教会患者一些促进入睡的方法,如睡前喝杯热牛奶,听轻音乐等。

(2)按医嘱服药:指导患者按医嘱服药,并向患者讲解滥用药物的危害及正确用药的 5 个基本要点,如下。①选择半衰期较短的药,并使用最低有效剂量,以减轻白天镇静作用。②间断给药(每周2～4 次)。③短期用药(连续用药不超过 4 周)。④缓慢停药,酌情减量。⑤用药不可同时饮酒,否则会增加药物成瘾的危险性。

(三)预后及预防

1.预后

睡眠与健康的关系历来受到人们的重视,对于各种原因引起的睡眠障碍,首先要针对原发因素进行处理,经过科学规范的治疗后一般预后良好。少数由于器质性所致的睡眠障碍预后较差。

2.预防

(1)首先要缓解精神过度的紧张。

(2)要纠正对睡眠的种种误解,消除对失眠的畏惧心理。

(3)要正确评价自己。

(4)客观看待外界事物,学会疏泄自己。

(5)可采用一些自我催眠措施。

(6)建立良好、规律的生活方式、适当锻炼。

三、性功能障碍

(一)疾病概述

性功能障碍是指个体不能有效地参与所期望的性活动,不能产生满意的性交所必需的生理反应和体会不到相应的快感。在人的一生中,约有 40% 的男性和 60% 的女性出现过性功能障碍。

1.临床类型及表现

(1)性欲障碍。①性欲减退:性欲减退是指成年人对性的渴望与兴趣下降,也称为性冷淡。患者主要表现为对性生活不感兴趣,无性交愿望,常导致夫妻关系紧张、婚姻危机甚至家庭破裂。②性厌恶:性厌恶是指对性生活的极度恐惧和不安。当患者想到或即将要与性伴侣发生性关系时,即产生负情绪,表现为紧张、不安、焦虑和恐惧,并采取回避行动,部分患者会有呕吐、恶心、心悸、大汗等现象。

(2)性兴奋障碍。①男性性激起障碍:表现为阴茎勃起障碍,也称为阳痿。②女性性激起障碍:表现为持续存在或反复出现阴道干燥,润滑性分泌液减少,缺乏主观的兴奋和快感,也称阴冷症。

(3)性高潮障碍。①早泄:指持续地发生性交时射精过早,在阴茎进入阴道之前、正当进入阴道时或进入不久或阴茎尚未充分勃起即发生射精,以致使性交双方都不能得到性快感或满足。②阴道痉挛:指性交时环绕阴道口外 1/3 部位的肌肉非自主性痉挛或收缩,使阴茎不能插入或引起阴道疼痛。

2.辅助检查

(1)实验室检查:包括血常规、尿常规、肝肾功能、血糖、尿糖,血脂、FSH、LH、睾酮、催乳素、雌二醇(E_2)、甲状腺刺激素、糖耐量试验,必要时需查染色体等。根据各项检查的临床意义,可以作出是否为内分泌勃起功能障碍或其他疾病所致勃起功能障碍的诊断。

(2)体格检查:除一般体检外,应重点了解心血管、神经、生殖系统及第二性征发育情况。①如有的人足背动脉搏动扪不清,但能触到胫后动脉搏动,提示阴茎动脉可能存在疾病。②神经系统要进行深反射、浅反射、自主神经反射检查,如怀疑为神经性勃起功能障碍,还应测定海绵体肌反射时间有无延长和尿路动力学检查。③外生殖器检查应观察阴茎的长度、大小和在疲软状态时有无畸形,注意有无包茎、包皮炎、阴茎头炎。阴茎部尿道下裂或会阴不尿道下裂若伴有痛性阴茎勃起,往往导致勃起功能障碍。④睾丸的大小与质地的检查。一般睾丸<6 mL 会明显影响睾酮的分泌,睾丸畸形或无睾症及第二性征发育不良,也可导致勃起功能障碍。⑤前列腺的大小、质地和有无结节的检查,以了解有无前列腺良性增生、炎症或肿瘤。

(3)特殊检查:①视听觉性刺激反应测定(VSS)、夜间阴茎勃起测试(NPT),以及观察快速严冬相睡眠期(REM),用以鉴别是心理性勃起功能障碍还是器质性勃起功能障碍。②球海绵体肌反射、骶髓延迟反射、躯体感觉诱发电位试验、尿流率、尿流动力学等试验,用以确定是否为神经性勃起功能障碍。③多普勒超声阴茎血压指数测定、阴茎海绵体灌流试验、阴茎海绵体造影、阴茎内动脉造影等,用以确定是否为血管性勃起功能障碍。

3.诊断要点

指一组与心理社会因素密切相关的性功能障碍。一般表现为对性活动缺乏兴趣或缺乏快感、没有能力体验或控制性欲高潮,或者患有某种妨碍有效性交的生理障碍(比如阴茎勃起失败、阴道不能润滑)。常见为性欲减退、阳痿、早泄、性乐高潮缺乏、阴道痉挛、性交疼痛等。可以同时存在一种以上的性功能障碍。

(1)症状标准:成年人不能进行自己所希望的性活动。

(2)严重标准:对日常生活或社会功能有所影响。

(3)病程标准:符合症状标准至少已 3 个月。

(4)排除标准:不是由于器质性疾病、药物、酒精及衰老所致的性功能障碍,也不是其他精神障碍症状的一部分。

4.治疗要点

(1)心理治疗:对起病与心理精神因数关系密切的患者,可对其实施心理治疗,包括夫妻治疗、认知行为治疗和精神分析治疗。夫妻治疗的主要任务是帮助夫妻增进感情,以减少对性生活的心理压力及对性交失败的担心。认知行为治疗可帮助患者增强对性行为的正确的正性感受和满意度,并消除负行为,建立新的适应行为。精神分析治疗主要是帮助患者找出导致其性欲下降的相关心理因素或心理创伤。

(2)药物治疗:如西地那非,但药物治疗对提高患者性功能的作用有限。抗抑郁药可提高部分患者的性欲,镇痛药可减轻性交疼痛。

(3)技术治疗:如抚摸性器官、身体接触等,此治疗方法可有效降低夫妻双方在性交全过程中可能出现的焦虑或担忧,使用于各种性功能障碍。

(二)护理

1.护理评估

由于多数患者羞于谈及性问题,因此在评估前首先要保证环境安静、私密,并征得患者同意,同时向患者保证谈话内容保密后,才进行评估。评估一般包括以下几方面内容。

(1)患者性生活的类型和质量:性生活方式、性交频率、是否获得过快感。

(2)患者既往和现有的性问题:性问题的表现、程度、持续时间。

(3)患者对现存性问题和潜在性问题的感受:患者是否担心、焦虑,是否存认为性问题影响自己的生活。

(4)患者的性观念:患者对性和性生活的认识水平。

(5)可能的影响因素:夫妻关系及情感,有无健康问题、压力、焦虑,童年生活经历及创伤情况。

(6)既往和目前的治疗情况:接受哪些治疗方法,效果如何。

2.护理诊断

(1)无效性生活形态:与害怕怀孕,对生活应激缺乏有效应对、与性伴侣关系紧张等因素有关。

(2)性功能障碍:指个体所经受的一种得不到满足和不愉快、不恰当的性功能改变的状态,与价值观冲出、对相关知识缺乏或误解、有过创伤经历等因素有关。

(3)焦虑:与长期不能获得满意性生活有关。

(4)个人应对无效:与性问题长期存在有关。

3.护理问题

(1)家庭功能受损:与个人生理方面与患者的性功能不良有关。

(2)情绪不稳定:与性功能障碍导致情绪改变有关。

(3)知识缺乏:与缺乏相关性科学知识有关。

4.护理目标

(1)患者能确认与性功能障碍有关的压力源。

(2)患者能建立有效的应对方式。

(3)患者能恢复满意的性生活。

5.护理措施

(1)评估患者的性生活史和对性生活的满意度,影响患者性功能的因素及患者对疾病的感受。

(2)探明患者的家庭环境、出生成长经历,找出引起其消极性态度如压抑、低自尊、内疚、恐惧或厌恶的原因。

(3)帮助患者理解生活压力与性功能障碍的关系。

(4)帮助患者确认影响其性功能的因素有哪些。

(5)与患者讨论如何改变其应对压力的方式,和怎样变通解决问题的方法。

(6)帮助患者寻找增加性生活满意度的方法,如自慰、在性生活前采取淋浴、相互爱抚等增加性生活情趣的技巧,以患者降低对性生活的焦虑恐惧,可有效提高性欲或消除性交疼痛。必要时向患者提供相关材料。

(7)了解患者的用药史和药物不良反应,确认性障碍是否是由药物所致。

(8)向患者讲解有关性解剖和性行为的基础知识,帮助患者正确认识和理解,以降低患者的无能感和焦虑程度。

(9)如患者紧张不安,不能有效参与性治疗时,可在治疗前向患者教授放松技巧。

(10)帮助患者认识其性欲的降低来自自己的心理因素,例如不愉快的回忆或者性配偶的行为特征,如动作粗暴、缺乏修饰等,使患者能有意识的避免这些因素对性生活带来的负性影响。

6.护理评价

(1)患者是否能够确认与性功能障碍有关的压力源。

(2)患者是否掌握有效的应对方式。

(3)患者是否恢复满意的性生活。

(4)患者是否正确认识和理解有关性和性功能的知识。

7.健康指导

(1)遇到烦恼忧伤,应冷静思考,不应长期背上精神负担,及时放松与调整紧张心态,缓和与消除焦虑不安的情绪。做一些自己喜欢的事情,如欣赏音乐、参加集体活动和阅读有益的书籍,或找家人亲友倾诉,心情反而会舒畅,性压抑也会逐渐消失。

(2)积极参加体育锻炼持续的、适当的体育锻炼和户外活动很有益处,坚持日常运动,可调节紧张的脑力劳动或神经体液失衡,如每天慢跑或散步 30 分钟。争取有规律的生活,保证充足的睡眠,积极减肥。

(3)避免不良生活习惯避免不健康的饮食习惯,减少应酬,避免酗酒,控制饮食,充分认识到戒烟的重要性和必要性。

(4)必要时应去医院,排除泌尿系统疾病,如慢性前列腺炎、附睾炎、尿道炎,或其他如内分泌疾病、各种全身性慢性疾病。

(三)预后及预防

1.预后

由于个体差异或病因不同,性功能障碍的预后也不尽相同,部分患者可自然缓解,多数患者有复发的可能,甚至终身患病。总病程受患者与性伴侣的关系及患者年龄的影响较大。

2.预防

增加对性相关知识的了解、加强体育锻炼、增加配偶间的沟通交流、积极治疗躯体疾病,减少服用对性功能有影响的药物等,均能有效预防性功能障碍的发生。

(董水晶)

第四节　偏执性精神障碍

一、概述

偏执性精神障碍又称妄想性障碍,旧称偏执状态、偏执狂、偏执性精神病,这是一种以系统妄想为突出临床特征的精神病性障碍。

偏执性精神障碍的诊断至今在精神病学者之间仍有很大分歧。有人认为不存在这种诊断,而将这类疾病划入精神分裂症,他们认为偏执性精神障碍与偏执型精神分裂症无本质区别,只是临床发展进程的快慢不同。也有的学者将这种精神障碍称为妄想痴呆,他们认为妄想痴呆为精神分裂症的一个特殊亚型。但是多数学者认为偏执性精神障碍应划入独立的疾病单元,因其与精神分裂症在起病年龄,遗传倾向、症状表现及转归方面都不同。近年来我国学者倾向于将偏执性精神障碍与精神分裂症区别开来。在 1984 年中华医学会精神疾病分类中列为独立疾病诊断单元。

此病病因未明,也未发现病理解剖学改变。起病年龄多在 30 岁以后。病前性格多具固执、主观、敏感、猜疑、好强等特征。一般认为本病是在个性缺陷的基础上遭受刺激而诱发。生活环境的改变如移民、服役、被监禁及社会隔绝状态,可能成为诱因。老年人中出现的感官功能缺陷如失聪、失明,也易伴发妄想症状。若有幻觉则历时短暂且不突出。病程多迁延,但较少引起精神衰退,人格保持完整。在不涉及妄想的情况下,一般无明显的其他心理方面的异常。

本组疾病不常见,中国内尚无确切统计数字。据国外统计,终身患病概率为 0.5%～1%。

二、病因

病因不明,可能是异质性的。遗传因素、人格特征及生活环境在发病中起一定的作用。本病患者患病前往往存在特定的个性缺陷,如主观、固执、敏感、多疑、高傲、自负和容易嫉妒等,面对社会常抱着不满的心理,当遭遇某种心理社会因素或内在冲突时将事实加以曲解或赋予特殊意义,认为他们是社会不公的牺牲品,错误地理解他人的举动和态度,把挫折和失败归因于社会和他人;不断地从环境中寻找可以理解其挫折和失败的线索和证据,而且仅选择和接受可以证明其妄想信念的一面,认为这些材料才是真的。患者逐渐将有关材料联系起来,在歪曲和误解的基础上发展成结构较为严密的妄想系统。

也有人认为偏执性精神障碍患者的基本信赖心没有得到发展。弗洛伊德(Freud)认为偏执症状来源于心理防御机制中的否认和投射。一个人不会有意识地承认自己的不足与不信任,但却把它投射到环境之中,怪罪于他人。弗洛伊德还认为同性恋愿望是偏执性思维的主要原因,其妄想是在无意识中否定其同性恋感情时产生的。但临床上发现偏执性精神病患者多不是同性恋者。按照巴甫洛夫学派的观点,这类人的神经系统具有抑制过程不足,兴奋过程亢进的特点。当遭遇挫折时,神经系统的兴奋过程就过度进展,在大脑皮质形成了病理惰性兴奋灶。这个“孤立性病灶”与异常牢固的情感体验和意图有关,并且由于他的兴奋性非常强烈,通过负诱导的机制在其周围出现广泛的抑制,阻滞了大脑皮质其他部分对它的影响,因而患者对自己的精神状态缺乏批判,从而形成系统的妄想。总之,该病的发病原因可能是个人素质因素和某些诱发因素相互影响、相互作用的结果。

三、临床表现

本组精神障碍发展缓慢,多不为周围人所察觉的特点是出现一种或一整套相互关联的妄想,妄想往往持久,有的持续终身。妄想的内容变异很大,常为被害妄想、疑病妄想、嫉妒妄想或夸大妄想等,有的与诉讼有关;有的坚信其身体畸形,或确信他人认为自己有异味或是同性恋等。典型病例缺乏其他精神病理改变,但可间断地出现抑郁症状,某些患者可出现短暂、片段的幻觉,如幻听、幻嗅、幻味等。通常中年起病,但有时可在成年早期发病(尤其是确信身体畸形的病例)。妄想的内容及出现时间常与患者的生活处境有关,如少数民族患者出现的被害妄想。除了与妄想或妄想系统直接相关的行为和态度外,情感、言语和行为均正常。

本类障碍主要有两大类主要表现:偏执狂和偏执状态(偏执性精神病)。偏执狂发病缓慢,且以系统妄想为主要症状,可伴有与系统妄想有关的情感和意向活动,人格保持较完整。妄想建立在与患者人格缺陷有关的一些错误判断或病理思考的基础上,条理分明,推理具备较好的逻辑性,内容不荒谬、不泛化,常不伴幻觉,患者坚信不疑,多见于40岁左右的中年人,男性占70%,脑力劳动者的发生率较高。偏执状态的妄想结构没有偏执狂那么系统,也不十分固定,有的可伴有幻觉,多于30～40岁起病,以女性较常见,未婚者居多。

以下列举一些特殊的偏执性精神障碍。

(一)被害狂

被迫害偏执狂较为常见,常常与夸大性偏执狂同时存在。患者在生活或工作中遭受挫折时,不但不能实事求是地检查和分析主观和客观原因,反而片面地把失败归咎于客观条件,坚信不疑地认为是他人在暗中捣鬼,有意陷害,以致疑窦丛生,捕风捉影,把周围发生的现象或他人的一言一行皆牵强附会地加以歪曲,认为这一切变化都是针对他的。在猜疑的基础上形成关系妄想和被害妄想,患者往往以反抗的态度进行斗争,尽管到处碰壁,也绝不妥协。经常向法院和公安机关控诉“迫害者”的罪行,要求伸张正义,保障自己的安全。患者在进行反“迫害”斗争时可能发生伤人或其他暴力行为。在分析他人为什么要加害于他时,有的患者会产生夸大妄想,也可以夸大妄想为主要症状,认为自己有特殊的才干,因而引起他人的嫉妒,遭到种种打击和陷害,这又加强了患者的被害妄想,因而不断的申诉和控告。夸大和被害交织在一起,相互影响。

(二)诉讼狂

诉讼狂也是偏执性精神障碍中较为多见的一个类型。患病前往往具有强硬、自负、固执己见,同时又很敏感、脆弱的人格缺陷。妄想的形成以好诉讼性人格障碍为前提,在某些生活事件的作用下,部分人由好诉讼性人格转为诉讼妄想,其间并无明显的界限。如果追溯妄想的形成,发现患者往往有委屈、失意、受到不公正待遇等生活经历。诉讼妄想一旦形成,患者不再怀疑自己行为、态度的正确性和合法性。患者坚持认为自己受到不公待遇、人身迫害、名誉受损、权利被侵犯等,而采用上访、信访、诉讼等手段。患者的陈述有逻辑性,层次分明,内容详尽,即使内容被查明不属实、诉讼被驳回,依然不肯罢休,坚持真理在自己手中,听不进他人的劝告,极不理智,不断夸大敌对面,从最初的所谓"对手"扩大至其他人、主管部门,甚至整个国家和社会,给相关人员和部门带来极大的麻烦。

(三)被钟情偏执狂

被钟情偏执狂多见于女性。患者坚信某一男性,而且通常是年龄较大社会地位较高的男性迷恋于她,便想尽办法追求和接近对方,甚至发展到不择手段的地步。这类妄想往往具有一个基本的公式:即是对方挑动了情网,他是唯一的,最爱我的人。患者带有一种超人的洞察力和少有的幸福感来留神对方的一举一动,将对方的一言一行都罗织进系统化妄想中,即使对方对己大发脾气,甚至辱骂、殴打,也不能减轻追求的狂热。患者往往反而认为这些只是对她的爱情的考验。很多病例的发展过程中常经历三个时期:希望、苦恼和怨恨。在怨恨的阶段,常常派生出主题意外的一些妄想,如怀疑有人在暗中破坏而派生的被害妄想。

(四)嫉妒狂

嫉妒狂患者坚信配偶或性伴侣对自己不忠,有外遇,常常千方百计地寻找配偶或性伴侣对自己不忠的证据,并由牵强附会、不可靠的证据得出不正确的结论,引证自己的结论。妄想常伴强烈的情感反应和相应的行为。常常对配偶或性伴侣进行质问,甚至拷打,得不到满意的答复时,往往采取跟踪监视,偷偷检查配偶或性伴侣的提包、抽屉、信件或手机,或偷偷打印对方的通话记录,试图找到可靠的证据,甚至在日常活动中限制其自由。严重者可发生暴力行为。此类患者具有潜在攻击伤害的风险。男性多于女性。

(五)夸大狂

夸大狂患者自命不凡,坚信自己才华出众,智慧超群,能力巨大,或声称有重大发明,或者自感精力充沛,思维敏捷,有敏锐的洞察力,能遇见未来等,到处炫耀自己的才华。

四、诊断与鉴别诊断

(一)诊断

该组精神障碍的诊断主要依靠完成的病史采集、可靠细致的临床评估,诊断时需排除伴有妄想的其他精神障碍,并对患者的危险度进行评定。严谨的诊断过程有如下几个环节。

1.全面调查

为了全面掌握患者情况,亲自调查有时十分必要,调查内容包括患者的一贯人格特征、有关的生活事件真相等。调查对象要包括涉及的各方面人员。尽可能收集患者的书面材料。

2.细致检查

精神检查的关键是让患者暴露想法,因此检查者要有足够耐心及精湛技巧,多用开放式的提问,不要当患者的想法一露头,马上转换话题,而应"一鼓气"询问追究到底。如果患者合作,明尼苏达多项人格测验有参考价值。

3.客观分析

医师要站在客观立场,利用调查所得材料及精神检查所见,用客观态度去进行分析。

4.完整记录

要把所发现的精神症状客观地、完整地、及时地记录下来,不要仅记录症状术语,一定要记录患者原话,这样才可能在发生诊断异议时经得起考验。

典型的临床症状是诊断本组精神障碍的最基本条件。一种或一整套相互关联的持久性妄想是最突出的或唯一的临床特征,妄想必须存在至少三个月,必须明确地为患者的个人观念,而非亚文化观念。可间断性地出现抑郁症状甚至完全的抑郁发作,但没有心境障碍时妄想仍持续存在。患者社会功能严重受损。

(二)鉴别诊断

1.精神分裂症

两者都以妄想为主要临床表现,人格都可相对保持完整,有些偏执型分裂症患者可以长时期地保持相对良好的社会适应功能,与荒谬妄想"和平共处",因此两者的鉴别主要是根据妄想的特点,还是根据人格及社会适应状况,在对待具体病例的诊断上,临床上常出现见仁见智现象。

根据传统的观点及近代的精神障碍分类与诊断标准,都认为偏执性精神障碍以系统妄想为主要症状,人格保持相对完整,社会适应良好,但患者对妄想的存在无自知力。这里所指系统妄想主要是指妄想的结构,至于妄想内容,虽大多有一定的现实联系,但夸大性、钟情性、虚构性妄想的内容可显得荒谬而不切实际,仍可出现在偏执性精神障碍的患者。下列特点倾向于偏执型分裂症诊断。①妄想的结构:不严密、支离破碎、推理荒谬、对象泛化。②幻觉的频度和内容:存在持久而频繁的幻觉(尤其是幻听),而且有与妄想联系的幻觉内容,为争议性、评论性、命令性幻听等。③存在思维形式障碍及被动体验。④情感和意志状态:相对淡漠和减退。

2.偏执性人格障碍

这两种精神障碍的鉴别核心取决于是否存在妄想。因后者是以结构严密的系统妄想为特征的精神病。偏执性人格障碍经常可有超价观念。偏执性人格障碍的超价观念与偏执性精神障碍的系统妄想,两者的形成都可能发现与其人格和个人经历有关,内容也反映现实生活中的遭遇,患者人格都保持相对协调,持续而不发生精神衰退,因此两者鉴别的难度极大,在临床工作与司法鉴定中两者发生误诊的情况经常发生,尤其多见把偏执性人格障碍误诊为偏执性精神障碍。

临床上最常出现判断混淆的是被害观念与被害妄想、嫉妒观念与嫉妒妄想,前者属于超价观念。很多发生判断失误的病例,其关键是只看表面,未能做到"透过现象看本质",即仅从患者的言行表现去进行判断。例如听患者说到"被人诬害""报复"等就以为就是被害妄想;又如发现有的人执意盘问配偶是否有外遇,并且出现跟踪、监视、检查等行为,以为就是嫉妒妄想,其实有些怀有嫉妒观念的人也可出现这些过火言行。如何做到"透过现象看本质",这就需要有细致、全面的精神检查过程,并结合客观调查进行分析,去发现是否存在不符合实际的推理,还是仅是言行上的过激、过火。对于这些推理的环节和依据了解得越深刻,越会使诊断结论更符合实际;反之,对病史的粗糙了解及不耐心的精神检查必然会使诊断陷入误区。

3.器质性精神障碍

本组障碍没有确凿的脑部疾病的证据。在部分器质性精神病也常可见到偏执症状,但他们往往有器质性证据,他们对自己周围发生的事情不能清楚地掌握了解,以致产生误解甚至猜疑,如有妄想也比较短暂和片段。

4.心境障碍

严重的抑郁症常会出现偏执症状,往往有情感低落、自罪与迟缓的表现,以及一系列生物学症状。如果情绪症状出现较早,且比偏执症状更重,那么抑郁时原发性的可能较大。躁狂症也可出现偏执症状,其妄想往往是夸大而不是被害。心境障碍多为发作性病程,社会功能虽明显受损,但治疗效果良好。

五、治疗及预后

偏执性精神障碍治疗较困难,且是一个系统的工程。首先,其妄想有一定的现实基础,不易为他人察觉;其次,患者缺乏自知力,不承认自己有精神障碍,拒绝接受治疗。即便接受治疗,疗效也很有限。一般情况下可以不治疗。但当患者在妄想的支配下出现激越行为、暴力行为或社会功能受到严重损害时必须采取积极的治疗,尽可能住院治疗。主动求医者甚少,多由家人陪伴来诊。

治疗时要建立良好的医患关系,因为患者不承认有病,所以与患者建立起良好的医患关系,取得患者的信任和合作是治疗成功的基础。治疗开始时可以先从非主要症状入手,如睡眠问题、情绪问题等,患者易于接受和配合,逐步过渡到核心症状的治疗。治疗原则是药物治疗和心理治疗相结合。良好的环境条件也有助于妄想改善。病程多呈持续性,有的可终身不愈;但老年后由于体力与精力日趋衰退,症状可有所缓解,个别患者经治疗缓解较彻底。

(一)药物治疗

目前尚无特异性有效药物。但药物治疗有利于稳定情绪、控制行为。当出现兴奋、激越或影响社会治安行为时,可采用低剂量抗精神病药物治疗。药物种类的选择没有特殊原则,应考虑药物的安全性,选用不良反应小的药物,易于被患者接受,也可提高治疗依从性。首选新型非典型抗精神病药。但药物治疗最大的障碍是患者不依从,必要时可使用长效针剂。使用长效针剂时一定要注意从小剂量开始,在证实不良反应可以耐受时再开始常规剂量治疗。

(二)心理治疗

心理治疗针对的不是妄想型体验,而是这种妄想体验的根源。如能早期治疗,可使一部分患者的妄想动摇,但多数情况下并不能缓解。尽管如此,心理治疗对患者是有益的,至少可帮助患者达到某种妥协,使患者的痛苦减轻,有些患者可变得对妄想能够忍受。心理治疗取得良好效果者少见。在具体的心理治疗过程中,从以下几个方面着手可能对患者有益。

1.建立一种治疗性的医患关系

建立一种治疗性的医患关系在这类患者中是相当困难的,患者对医师的猜疑,可能是医师也被列入其妄想的对象而拒绝与医师建立密切的关系。对待此类患者,医师应采取诚实开放的职业态度,避免过分的幽默和热情。不能操之过急,一个良好的关系的建立,可能需要很长的时间。

2.以同情的态度倾听患者所关注的问题

应容许患者有充分的时间来发泄他的委屈和不满。对和现实相关的内容尽可能加以核实,可在患者的同意下,安排和家人、朋友沟通。

3.纠正患者的偏执信念

在听取患者陈述后,不必认同和说服其改变信念。而应耐心地和患者分析在现实生活中出现类似问题时其他结论的可能性,长此以往,可能影响患者对事物的看法。

4.避免集体性的治疗

此类患者多具有高度的戒备心,在不具备信任的前提下,应尽量避免。以免患者的妄想扩大,加大治疗的难度。

对有危害社会行为者,应加以监护,必要时须较长时间的住院监护治疗,急性偏执性精神病的治疗效果较好,可用抗精神病药物的同时加用电休克治疗。电休克治疗对疾病严重期的妄想、幻觉往往可以取得良好的疗效。

六、偏执性精神病患者的护理

(一)临床护理

1.一般护理

与患者建立良好关系,以取得其信任,使患者对住在医院中有安全感,不至于使其感到医护人员是帮凶。照顾其饮食、睡眠。如对饭菜有疑,可让其自己挑选,或是让其自己去盛饭盛菜。

2.对症护理

偏执性精神患者,皆有敏感、多疑,凡事想的都多,故不要在患者面前低声耳语,以减少其疑心。对于患者的妄想,只听不表态,更不与其争辩谁是谁非,以减少患者的反感。如果患者自己对其妄想内容半信半疑,或是对妄想有所动摇而不坚信,则可以普遍常识或列举事实促其扭转。如果患者认为医护人员参与了对他们的迫害,是在扮演着帮凶的角色,这也无须表白,也不急于反驳。对患者的态度仍要热情、关心、认真、负责,除非患者有攻击行为,尽量不要约束。一旦对患者进行了约束,仍应按时观察、照顾。尽量做到谁保护,谁解除,以减少患者对给予约束的人产生敌对情绪。

3.治疗护理

按时给患者服药,一定要认真检查,确保药物服下,如有疑惑问题,应耐心解释。一旦发现妄想有所动摇,应列举事实,进行客观分析,帮助其扭转。

(二)康复护理

帮助患者改善人际关系,指出其性格上的缺陷,使其有所认识并逐步改正。鼓励其多参加集体活动。在日常生活中提倡相互帮助,相互交流,使其认识到信赖他人者也得到他人信赖,愿帮他人者也易得到他人帮助,减少其疑心、猜忌,以期更好地适应现实社会生活。

（董水晶）

第七章 心内科护理

第一节 原发性高血压

原发性高血压是以血压升高为主要临床表现但原因不明的综合征,通常简称为高血压。高血压是导致充血性心力衰竭、卒中、冠心病、肾衰竭、夹层动脉瘤的发病率和病死率升高的主要危险性因素之一,严重影响人们的健康和生活质量,是最常见的疾病,防治高血压非常必要。

一、血压分类和定义

目前,我国采用国际上统一的血压分类和标准,将 18 岁以上成人的血压按不同水平分类(表 7-1),高血压定义为收缩压≥18.7 kPa(140 mmHg)和/或舒张压≥12.0 kPa(90 mmHg),根据血压升高水平,又进一步将高血压分为 1、2、3 级。

表 7-1　血压的定义和分类(WHO/ISH)

类别	收缩压(mmHg)		舒张压(mmHg)
理想血压	<120	和	<80
正常血压	<130	和	<85
正常高值	130～139	或	85～89
高血压			
1 级(轻度)	140～159	或	90～99
亚组:临界高血压	140～149	或	90～94
2 级(中毒)	160～179	或	100～109
3 级(重度)	≥180	或	≥110
单纯收缩期高血压	≥140	和	<90
亚组:临界收缩期高血压	140～149	和	<90

当患者的收缩压和舒张压分属不同分类时,应当用较高的分类

二、病因

(一)遗传

高血压具有明显的家族性,父母均为高血压者其子女患高血压的概率明显高于父母均无高血压者的概率。约60%高血压患者可询问到有高血压家族史。

(二)饮食

膳食中钠盐摄入量与人群血压水平和高血压病患病率呈正相关。摄盐越多,血压水平和患病率越高,钾摄入量与血压呈负相关,限制钠补充钾可使高血压患者血压降低。钾的降压作用可能是通过促进排钠而减少细胞外液容量。有研究表明膳食中钙不足可使血压升高。大量研究显示高蛋白质摄入、饮食中饱和脂肪酸或饱和脂肪酸/不饱和脂肪酸比值较高、饮酒量过多都属于升压因素。

(三)精神

城市脑力劳动者高血压患病率超过体力劳动者,从事精神紧张度高的职业者发生高血压的可能性较大,长期生活在噪声环境中听力敏感性减退者患高血压也较多。高血压患者经休息后往往症状和血压可获得一定改善。

(四)肥胖

超重或肥胖是血压升高的重要危险因素。一般采用体重指数(BMI),即体重(kg)/身高(m)^2(以20~24为正常范围)。血压与BMI呈显著正相关。肥胖的类型与高血压发生关系密切,向心性肥胖者容易发生高血压,表现为腰围往往大于臀围。

(五)其他

服避孕药妇女容易出现血压升高。一般在终止服用避孕药后3~6个月血压常恢复正常。阻塞性睡眠呼吸暂停综合征(OSAS)是指睡眠期间反复发作性呼吸暂停。OSAS常伴有重度打鼾,患此病的患者常有高血压。

三、发病机制

原发性高血压的发病机制至今还没有一个完整统一的认识。目前认为高血压的发病机制集中在以下几个方面。

(一)交感神经系统活性亢进

已知反复的精神刺激与过度紧张可以引起高血压。长期处于应激状态如从事驾驶员、飞行员、等职业者高血压患病率明显增高。当大脑皮质兴奋与抑制过程失调时,交感神经和副交感神经之间的平衡失调,交感神经兴奋性增加,其末梢释放去甲肾上腺素、肾上腺素、多巴胺、血管升压素等儿茶酚胺类物质增多,从而引起阻力小动脉收缩增强使血压升高。

(二)肾素-血管紧张素-醛固酮系统(RAAS)激活经典的RAAS

肾小球旁细胞分泌的肾素,激活从肝脏产生的血管紧张素原转化为血管紧张素Ⅰ,然后再经肺循环中的血管紧张素转换酶(ACE)的作用转化为血管紧张素Ⅱ。血管紧张素Ⅱ作用于血管紧张素Ⅱ受体,有如下作用:①直接使小动脉平滑肌收缩,外周阻力增加。②刺激肾上腺皮质球状带,使醛固酮分泌增加,致使肾小管远端集合管的钠重吸收加强,导致水、钠潴留。③交感神经冲动发放增加使去甲肾上腺素分泌增加。以上作用均可使血压升高。近年来发现血管壁、心脏、脑、肾脏及肾上腺中也有RAAS的各种组成成分。局部RAAS各成分对心脏、血管平滑肌的作用,可能在高血压发生和发展中有更大影响,占有十分重要的地位。

(三)其他

细胞膜离子转运异常可使血管收缩反应性增强和平滑肌细胞增生与肥大,血管阻力增高;肾脏潴留过量摄入的钠盐,使体液容量增大,机体为避免心排血量增高使组织过度灌注,全身阻力小动脉收缩增强,导致外周血管阻力增高;胰岛素抵抗所致的高胰岛素血症可使电解质代谢发生障碍,还使血管对体内升压物质反应性增强,血液中儿茶酚胺水平增加,血管张力增高,从而使血压升高。

四、病理生理和病理解剖

高血压病的早期表现为全身细小动脉的间歇性痉挛,仅有主动脉壁轻度增厚,全身细小动脉和脏器无明显的器质性改变,患者多无明显症状。如病变持续,可导致许多脏器受累,最重要的是心、脑、肾组织的病变。

(一)心脏

心脏主要表现为左心室肥厚和扩大,病变晚期可导致心力衰竭。这种由高血压引起的心脏病称为高血压性心脏病。长期高血压还可引起冠状动脉粥样硬化。

(二)脑

由于脑细小动脉的长期硬化和痉挛,使动脉壁缺血、缺氧而通透性增高,容易形成微小动脉瘤,当血压突然升高时,微小动脉瘤破裂,从而发生脑出血。高血压可促使脑动脉发生粥样硬化,导致脑血栓形成。

(三)肾脏

细小动脉硬化引起的缺血使肾小球缺血、变性、坏死,继而纤维化及玻璃样变,并累及相应的肾小管,使之萎缩、消失,间质出现纤维化。因残存的肾单位越来越少,最终导致肾衰竭。

五、临床表现

(一)症状

大多数患者早期症状不明显,常见症状有头痛、头晕、耳鸣、眼花、乏力、心悸,还有的表现为失眠、健忘、注意力不集中、情绪易波动或发怒等。经常在体检或其他疾病就医检查时发现血压升高。血压升高常与情绪激动、精神紧张、体力活动有关,休息或去除诱因血压可下降。

(二)体征

血压受昼夜、气候、情绪、环境等因素影响波动较大。一般清晨起床活动后血压迅速升高,夜间血压较低;冬季血压较高,夏季血压较低;情绪不稳定时血压高;在医院或诊所血压明显增高,在家或医院外的环境中血压低。体检时可听到主动脉瓣区第二心音亢进、收缩期杂音,长期高血压时有心尖冲动明显增强、搏动范围扩大及心尖冲动左移体征,提示左心室增大。

(三)恶性或急进性高血压

表现为患者发病急骤,舒张压多持续在 17.3~18.7 kPa(130~140 mmHg)或更高。常有头痛、视力模糊或失明,视网膜可发生出血、渗出及视盘水肿,肾脏损害突出,持续蛋白尿、血尿及管型尿,病情进展迅速,如不及时治疗,易出现严重的脑、心、肾损害,发生脑血管意外、心力衰竭和尿毒症,最后多因尿毒症而死亡,但也可死于脑血管意外或心力衰竭。

六、并发症

(一)高血压危象

在情绪激动、精神紧张、过度劳累、寒冷等诱因作用下,小动脉发生强烈痉挛,血压突然急剧升高,收缩压可达 34.7 kPa(260 mmHg)、舒张压可达 16.0 kPa(120 mmHg)以上,影响重要脏器血液供应而出现危急症状。在高血压的早、中、晚期均可发生。患者出现头痛、恶心、呕吐、烦躁、心悸、出汗、视力模糊等征象,伴有椎-基底动脉、视网膜动脉、冠状动脉等累及的缺血表现。

(二)高血压脑病

高血压脑病发生在重症高血压患者,是指血压突然或短期内明显升高,由于过高的血压干扰了脑血管的自身调节机制,脑组织血流灌注过多造成脑水肿。出现中枢神经功能障碍征象。临床表现为弥漫性严重头痛、呕吐、烦躁、意识模糊、精神错乱、局灶性或全身抽搐,甚至昏迷。

(三)主动脉夹层

主动脉夹层指主动脉腔内的血液通过内膜的破口进入主动脉壁中层而形成的血肿,夹层分离突然发生时多数患者突感胸部疼痛,向胸前及背部放射,随夹层涉及范围而可以延至腹部、下肢及颈部。疼痛剧烈难以忍受,起病后即达高峰,呈刀割或撕裂样。突发剧烈的胸痛常误诊为急性心肌梗死。高血压是导致本病的重要因素。患者因剧痛而有休克外貌,焦虑不安、大汗淋漓、面色苍白、心率加速,从而使血压增高。

(四)其他

其他并发症可并发急性左心衰竭、急性冠脉综合征、脑出血、脑血栓形成、腔隙性脑梗死、慢性肾衰竭等。

七、辅助检查

(一)测量血压

定期测量血压是早期诊断高血压和评估严重程度的主要方法,采用经验证合格的水银柱或电子血压计,测量安静休息坐位时上臂肱动脉处血压,必要时还应测量平卧位和站立位血压。但须在未服用降压药物情况下的不同时间测量 3 次血压,才能确诊。对偶有血压超出正常值者,需定期重复测量后确诊。通常在医疗单位或家中随机测血压的方式不能可靠地反映血压的波动和在休息、日常活动状态下的情况。近年来,24 小时动态血压监测已逐渐应用于临床及高血压的防治工作上。一般监测的时间为 24 小时,测压时间间隔为 15~30 分钟,可较为客观和敏感地反映患者的实际血压水平,可了解血压的昼夜变化节律性和变异性,估计靶器官损害与预后,比随机测血压更为准确。动态血压监测的参考标准正常值:24 小时低于 17.3/10.7 kPa(130/80 mmHg),白天低于 18.0/11.3 kPa(135/85 mmHg),夜间低于 16.7/10.0 kPa(125/75 mmHg)。正常血压波动夜间 2~3 时处于血压最低,清晨迅速上升,上午 6~10 时和下午 4~8 时出现两个高峰,尔后缓慢下降。高血压患者的动态血压曲线也类似,但波动幅度较正常血压时大。

(二)体格检查

除常规检查外还有身高,体重,双上肢血压,颈动脉及上下肢动脉搏动情况,颈、腹部血管有无杂音,腹主动脉搏动,肾增大,眼底等的情况。

(三)尿液检查

通过肉眼观察尿的颜色、透明度、有无血尿；测比重、pH、糖和蛋白含量，并做镜下检验。尿比重降低(<1.010)提示肾小管浓缩功能障碍。正常尿液 pH 为 5～7，原发性醛固酮增多症尿呈酸性。

(四)血生化检查

空腹血糖、血钾、肌酐、尿素氮、尿酸、胆固醇、甘油三酯、低密度脂蛋白、高密度脂蛋白等。

(五)超声心动图

超声心动图能更为可靠地诊断左心室肥厚，测定计算所得的左心室重量指数(LVMI)，是一项反映左心室肥厚及其程度的较为准确的指标，与病理解剖的相关性和符合率好。超声心动图还可评价高血压患者的心功能，包括左心室射血分数、收缩功能、舒张功能。

(六)眼底检查

眼底检查可见血管迂曲，颜色苍白，反光增强，动脉变细，视网膜渗出、出血、视盘水肿等。眼底改变可反映高血压的严重程度，分为 4 级：Ⅰ级，动脉出现轻度硬化、狭窄、痉挛、变细；Ⅱ级，视网膜动脉中度硬化、狭窄，出现动脉交叉压迫，静脉阻塞；Ⅲ级，动脉中度以上狭窄伴局部收缩，视网膜有棉絮状渗出、出血和水肿；Ⅳ级，出血或渗出物伴视盘水肿。高血压眼底改变与病情的严重程度和预后密切相关。

(七)胸透或胸片、心电图

胸透或胸片、心电图对诊断高血压及评估预后都有帮助。

八、治疗

(一)目的

治疗目的是通过降压治疗使高血压患者的血压达标，以期最大限度地降低心脑血管发病和死亡的总危险。

(二)降压目标值

一般高血压人群降压目标值<18.7/12.0 kPa(140/90 mmHg)；高血压高危患者(糖尿病及肾病)降压目标值<17.3/10.7 kPa(130/80 mmHg)；老年收缩期性高血压的降压目标值：收缩压18.7～20.0 kPa(140～150 mmHg)，舒张压<12.0 kPa(90 mmHg)但不低于 8.7～9.3 kPa(65～70 mmHg)，舒张压降得过低可能抵消收缩压下降得到的好处。

(三)非药物治疗

非药物治疗主要是改善生活方式，改善生活方式对降低血压和心脑血管危险的作用已得到广泛认可，所有患者都应采用，这些措施包括以下几点。

1.戒烟

吸烟所致的危害是使高血压并发症如心肌梗死、脑卒中和猝死的危险性显著增加，加重脂质代谢紊乱，降低胰岛素敏感性，降低内皮细胞依赖性血管扩张效应，并降低或抵消降压治疗的疗效。戒烟对心脑血管的良好益处，任何年龄组均可显示。

2.减轻体重

超重 10％以上的高血压患者体重减少 5 kg，血压便有明显降低，体重减轻亦可增加降压药物疗效，对改善糖尿病、胰岛素抵抗、高脂血症和左心室肥厚等均有益。

3.减少过多的酒精摄入

戒酒和减少饮酒可使血压显著降低,适量饮酒仍有明显加压反应者应戒酒。

4.适当运动

适当运动有利于改善胰岛素抵抗和减轻体重,提高心血管调节能力,稳定血压水平。较好的运动方式是低或中等强度的运动,可根据年龄及身体状况选择,中老年高血压患者可选择步行、慢跑、上楼梯、骑车等,一般每周 3～5 次,每次 30～60 分钟。运动强度可采用心率监测法,运动时心率不应超过最大心率(180 或 170 次/分)的 60%～85%。

5.减少钠盐的摄入量、补充钙和钾盐

膳食中约大部分钠盐来自烹调用盐和各种腌制品,所以应减少烹调用盐及腌制品的食用,每人每天食盐量摄入应少于 2.4 g(相当于氯化钠 6 g)。通过食用含钾丰富的水果如香蕉、橘子和蔬菜如油菜、香菇、大枣等,增加钾的摄入。喝牛奶补充钙的摄入。

6.多食含维生素丰富的食物

多吃水果和蔬菜,减少食物中饱和脂肪酸的含量和脂肪总量。

7.减轻精神压力,保持心理平衡

长期精神压力和情绪忧郁是降压治疗效果欠佳的重要原因,亦可导致高血压。应对患者作耐心的劝导和心理疏导,鼓励其参加社交活动、户外活动等。

(四)降压药物治疗对象

高血压 2 级或以上患者≥21.3/13.3 kPa(160/100 mmHg);高血压合并糖尿病、心、脑、肾靶器官损害患者;血压持续升高 6 个月以上,改善生活方式后血压仍未获得有效控制者。从心血管危险分层的角度,高危和极高危患者应立即开始使用降压药物强化治疗。中危和低危患者则先继续监测血压和其他危险因素,之后再根据血压状况决定是否开始药物治疗。

(五)降压药物治疗

1.降压药物分类

现有的降压药种类很多,目前常用降压药物可归纳为以下几大类(表 7-2):利尿剂、β 受体阻滞剂、钙通道阻滞剂、血管紧张素转换酶抑制剂和血管紧张素Ⅱ受体阻滞剂、α 受体阻滞剂。

表 7-2　常用降压药物名称、剂量及用法

药物种类	药名	剂量	用法(每天)
利尿剂	氢氯噻嗪	12.5～25 mg	1～3 次
	呋塞米	20 mg	1～2 次
	螺内酯	20 mg	1～3 次
β 受体阻滞剂	美托洛尔	12.5～50 mg	2 次
	阿替洛尔	12.5～25 mg	1～2 次
钙通道阻滞剂	硝苯地平控释片	30 mg	1 次
	地尔硫䓬缓释片	90～180 mg	1 次
血管紧张素转换酶抑制剂	卡托普利	25～50 mg	2～3 次
	依那普利	5～10 mg	1～2 次
血管紧张素Ⅱ受体阻滞剂	缬沙坦	80～160 mg	1 次
	伊贝沙坦	150 mg	1 次
α 受体阻滞剂	哌唑嗪	0.5～3 mg	2～3 次
	特拉唑嗪	1～8 mg	1 次

2.联合用药

临床实际使用降压药时,由于患者心血管危险因素状况、并发症、靶器官损害、降压疗效、药物费用及不良反应等,都可能影响降压药的具体选择。任何药物在长期治疗中均难以完全避免其不良反应,联合用药可使不同的药物互相取长补短,有可能减轻或抵消某些不良反应。联合用药可减少单一药物剂量,提高患者的耐受性和依从性。现在认为,2 级高血压≥21.3/13.3 kPa(160/100 mmHg)患者在开始时就可以采用两种降压药物联合治疗,有利于血压在相对较短的时间内达到目标值。比较合理的两种降压药联合治疗方案:利尿剂与 β 受体阻滞剂;利尿剂与 ACEI 或血管紧张素受体阻滞剂(ARB);二氢吡啶类钙通道阻滞剂与 β 受体阻滞剂;钙通道阻滞剂与 ACEI 或 ARB,α 受体阻滞剂和 β 受体阻滞剂。必要时也可用其他组合,包括中枢作用药如 α_2 受体激动剂、咪哒唑啉受体调节剂,以及 ACEI 与 ARB;国内研制了多种复方制剂,如复方降压片、降压0 号等,以当时常用的利舍平、双肼屈嗪(血压达静)、氢氯噻嗪为主要成分,因其有一定降压效果,服药方便且价格低廉而广泛使用。

九、护理

(一)一般护理

1.休息

早期高血压患者可参加工作,但不要过度疲劳,坚持适当的锻炼,如骑自行车、跑步、做体操及打太极拳等。要有充足的睡眠,保持心情舒畅,避免精神紧张和情绪激动,消除恐惧、焦虑、悲观等不良情绪。晚期血压持续增高,伴有心、肾、脑病时应卧床休息。关心体贴患者,使其精神愉快,鼓励患者树立战胜疾病的信心。

2.饮食

饮食方面应给低盐、低脂肪、低热量饮食,以减轻体重。因为摄入总热量太大超过消耗量,多余的热量转化为脂肪,身体就会发胖,体重增加,提高血液循环的要求,必定提高血压。鼓励患者多食水果、蔬菜、戒烟、控制饮酒、咖啡、浓茶等刺激性饮料。少吃胆固醇含量多的食物,对服用排钾利尿剂的患者应注意补充含钾高的食物如蘑菇、香蕉、橘子等。肥胖者应限制热能摄入,控制体重在理想范围之内。

3.病房环境

病房环境应整洁、安静、舒适、安全。

(二)对症护理及病情观察护理

1.剧烈头痛

当出现剧烈头痛伴恶心、呕吐,常为血压突然升高、高血压脑病,应立即让患者卧床休息,并测量血压及脉搏、心率、心律,积极协助医师采取降压措施。

2.呼吸困难、发绀

呼吸困难、发绀是高血压引起的左心衰竭所致,应立即给予舒适的半卧位,及时给予氧气吸入。按医嘱应用洋地黄治疗。

3.心悸

严密观察脉搏、心率、心律变化并做记录。安静休息,严禁下床,并安慰患者消除紧张情绪。

4.水肿

晚期高血压伴心肾衰竭时可出现水肿。护理中注意严格记录出入量,限制钠盐和水分摄入。

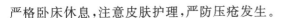
严格卧床休息,注意皮肤护理,严防压疮发生。

5.昏迷、瘫痪

昏迷、瘫痪是晚期高血压引起脑血管意外所引起。应注意安全护理,防止患者坠床、窒息、肢体烫伤等。

6.病情观察护理

对血压持续增高的患者,应每天测量血压 2～3 次,并做好记录,必要时测立、坐、卧位血压,掌握血压变化规律。如血压波动过大,要警惕脑出血的发生。如在血压急剧增高的同时,出现头痛、视物模糊、恶心、呕吐、抽搐等症状,应考虑高血压脑病的发生。如出现端坐呼吸、喘憋、发绀、咳粉红色泡沫痰等,应考虑急性左心衰竭的发生。出现上述各种表现时均应立即送医院进行紧急救治。另外,在变换体位时也应动作缓慢,以免发生意外。有些降压药可引起水、钠潴留。因此,需每天测体重,准确记录出入量,观察水肿情况,注意保持出入量的平衡。

(三)用药观察与护理

1.用药原则

终身用药,缓慢降压,从小剂量开始逐步增加剂量,即使血压降至理想水平后,也应服用维持量,老年患者服药期间改变体位要缓慢,以免发生意外,合理联合用药。

2.药物不良反应观察

使用噻嗪类和襻利尿剂时应注意血钾、血钠的变化;用 β 受体阻滞剂应注意其抑制心肌收缩力、心动过缓、房室传导时间延长、支气管痉挛、低血糖、血脂升高的不良反应;钙通道阻滞剂硝苯地平的不良反应有头痛、面红、下肢水肿、心动过速;血管紧张素转换酶抑制剂可有头晕、乏力、咳嗽、肾功能损害等不良反应。

(四)心理护理

患者多表现有易激动、焦虑及抑郁等心理特点,而精神紧张、情绪激动、不良刺激等因素均与高血压密切相关。因此,对待患者应耐心、亲切、和蔼、周到。根据患者特点,有针对性地进行心理疏导。同时,让患者了解控制血压的重要性,帮助患者训练自我控制的能力,参与自身治疗护理方案的制定和实施,指导患者坚持长期的饮食、药物、运动治疗,将血压控制在接近正常的水平,以减少对靶器官的进一步损害,定期复查。

十、出院指导

(一)饮食调节指导

强调高血压患者要以低盐、低脂肪、低热量、低胆固醇饮食为宜;少吃或不吃含饱和脂肪的动物脂肪,多食含维生素的食物,多摄入富含钾、钙的食物,食盐量应控制在 3～5 g/d,严重高血压病患者的食盐量控制在 1～2 g/d。饮食要定量、均衡、不暴饮暴食;同时适当地减轻体重,有利于降压。戒烟和控制酒量。

(二)休息和锻炼指导

高血压患者的休息和活动应根据患者的体质、病情适当调节,病重体弱者,应以休息为主。随着病情好转,血压稳定,每天适当从事一些工作、学习、劳动将有益身心健康;还可以增加一些适宜的体能锻炼,如散步、慢跑、打太极拳、做体操等有氧活动。患者应在运动前了解自己的身体状况,以此来决定自己的运动种类、强度、频度和持续时间。注意规律生活,保证充足的休息和睡眠,对于睡眠差、易醒、早醒者,可在睡前饮热牛奶 200 mL,或用 40～50 ℃温水泡足 30 分钟,或选择自己喜爱的放松精神情绪的音乐协助入睡。总之,要注意劳逸结合,养成良好的生活习惯。

(三)心理健康指导

高血压病的发病机制是除躯体因素外,心理因素占主导地位,强烈的焦虑、紧张、愤怒及压抑常为高血压病的诱发因素,因此教会患者自我调节和自我控制能力是关键。护士要鼓励患者保持豁达、开朗愉快的心境和稳定的情绪,培养广泛的爱好和兴趣。同时指导家属为患者创造良好的生活氛围,避免引起患者情绪紧张、激动和悲哀等不良刺激。

(四)血压监测指导

建议患者自行购买血压计,随时监测血压。指导患者和家属正确测量血压的方法,监测血压、做好记录,复诊时对医师加减药物剂量会有很好的参考依据。

(五)用药指导

由于高血压是一种慢性病,需要长期的、终身的服药治疗,而这种治疗要患者自己或家属配合进行,所以患者及家属要了解服用的药物种类及用药剂量、用药方法、药物的不良反应、服用药物的最佳时间,以便发挥药物的最佳效果和减少不良反应。出现不良反应,要及时报告主诊医师,以便调整药物及采取必要的处理措施。切不可血压降下来就停药,血压上升又服药,血压反复波动,对健康极为不利。由于这类患者大多是年纪较大,容易遗忘服药,可建议患者在家中醒目之处做标记,以起到提示作用。对血压显著增高多年的患者,血压不宜下降过快,因为患者往往不能适应,并可导致心、脑、肾血液的供应不足而引起脑血管意外,如使用可引起明显直立性低血压药物时,应向患者说明平卧起立或坐位起立时,动作要缓慢,以免血压突然下降,出现晕厥而发生意外。

(六)按时就医

服完药出现血压升高或过低;血压波动大;出现眼花、头晕、恶心呕吐、视物不清、偏瘫、失语、意识障碍、呼吸困难、肢体乏力等情况时立即到医院就医。如病情危重,可求助"120"急救中心。

(刘 苏)

第二节 继发性高血压

继发性高血压是指继发于其他疾病或原因的高血压,也称为症状性高血压,只占人群高血压的 5%~10%。血压升高仅是这些疾病的一个临床表现。继发性高血压的临床表现、并发症和后果与原发性高血压相似。继发性高血压的原发病可以治愈,而原发病治愈之后高血压症状也随之消失,而延误诊治又可产生各种严重并发症,故需及时早期诊断,早期治疗继发性高血压是非常重要的。继发性高血压的主要病因有以下几点。①肾脏病变:如急慢性肾小球肾炎、慢性肾盂肾炎、肾动脉狭窄、糖尿病性肾小球肾炎、先天遗传性肾病、红斑狼疮、多囊肾及肾积水等。②大血管病变:如肾动脉粥样硬化、肾动脉痉挛、肾动脉先天性异常、动脉瘤等大血管畸形(先天性主动脉缩窄)、多发性大动脉炎等。③妊娠高血压综合征疾病:多发生于妊娠晚期,严重时要终止妊娠。④内分泌性病变:如嗜铬细胞瘤、原发性醛固酮增多症、皮质醇增多症等。⑤脑部疾病:如脑瘤、脑部创伤、颅内压升高等。⑥药源性因素:如长期口服避孕药、器官移植长期应用激素等。

下面叙述常见的继发性高血压。

一、肾实质性高血压

(一)病理生理

发生高血压主要和肾脏病变导致钠水排泄障碍、产生高血容量状态及肾脏病变可能促使肾性升压物质分泌增加有关。

(二)临床表现

1.急性肾小球肾炎

急性肾小球肾炎多见于青少年,有急性起病及链球菌感染史,有发热、血尿、水肿史。

2.慢性肾小球肾炎

慢性肾小球肾炎与原发性高血压伴肾功能损害者区别不明显,但有反复水肿史、贫血、血浆蛋白低、蛋白尿出现早而血压升高相对轻,眼底病变不明显。

3.糖尿病肾病

无论是1型糖尿病或是2型糖尿病,均可发生肾损害而有高血压,肾小球硬化。肾小球毛细血管增厚为主要的病理改变。早期肾功能正常,仅有微量清蛋白尿,血压也可能正常,伴随病情发展,出现明显蛋白尿及肾功能不全而诱发血压升高。

4.慢性肾盂肾炎

患者既往有急性尿路感染病史,出现尿急、尿痛、尿频症状,尿常规可见白细胞,尿细菌培养阳性,一般肾盂肾炎不引起血压升高,当肾功能损害程度重时,可以出现高血压症状,肾衰竭。

(三)治疗

同原发性高血压及相关疾病治疗。

二、肾动脉狭窄性高血压

(一)病理生理

发生高血压主要是肾动脉主干及分支狭窄,造成肾实质缺血,及肾素-血管紧张素-醛固酮系统、激肽释放酶-激肽-前列腺素系统的升压、降压作用失衡,即可出现高血压症状。在我国由于肾动脉狭窄引起的高血压病患者中,大动脉炎占70%,纤维肌性发育不良占20%、动脉粥样硬化仅占5%。可为单侧或双侧性。

(二)临床表现

患者多为中青年女性,多无高血压家族史;高血压的病程短,进展快,多呈恶性高血压表现;一般降压治疗反应差,本病多有舒张压中、重度升高,腹部及腰部可闻及血管性杂音,眼底呈缺血性改变。大剂量断层静脉肾盂造影,放射性核素肾图有助于诊断,肾动脉造影可明确诊断。

(三)治疗

治疗手段包括手术、经皮肾动脉成形术和药物治疗。手术治疗包括血流重建术、肾移植术、肾切除术。经皮穿刺肾动脉成形术是治疗肾动脉狭窄的主要方法,其成功率达80%~90%;创伤小,疗效好,为首选治疗方法。使用降压药物时,选药原则同原发性高血压。但对一般降压药物反应不佳。ACEI有降压效果,但可能使肾小球滤过率进一步降低,使肾功能不全恶化。钙通道阻滞剂有降压作用,并不明显影响肾功能。

三、嗜铬细胞瘤

(一)病理生理

嗜铬细胞瘤是肾上腺髓质或交感神经节等内皮组织嗜铬细胞的肿瘤的通称。最早发现的肿瘤在肾上腺,后来在交感神经元组织中也发现了具有相同生物特性的肿瘤。肾上腺部位的嗜铬细胞瘤产生肾上腺素和去甲肾上腺素,二者通过兴奋细胞膜的肾上腺素能 α 和 β 受体而发生效能,从而引起血压升高,以及其他心血管和代谢改变。

(二)临床表现

血压波动明显,阵发性血压增高伴心动过速、头痛、出汗、面色苍白等症状,严重时可有心律失常、心绞痛、急性心力衰竭、脑卒中等。发作时间一般为数分钟至数小时,多为诱发因素引起,如体位改变、情绪波动、触摸肿瘤部位等。对一般降压药物无效,或高血压伴血糖升高,代谢亢进等表现者应疑及本病。在血压增高期测定血与尿中儿茶酚胺及其代谢产物香草基杏仁酸(VMA)测定有助于诊断,酚苄明试验(10 mg,每天 3 次),3 天内血压降至正常,对诊断有价值。B 超、CT、MRT 检查可发现并确定肿瘤的部位及形态,大多数嗜铬细胞瘤为良性,可做手术切除,效果好,约 10% 嗜铬细胞瘤为恶性,肿瘤切除后可有多处转移灶。

(三)治疗

手术治疗为首选的治疗方法。只有临床上确诊为恶性嗜铬细胞瘤已转移,或患者不能耐受手术时,才行内科治疗。

四、原发性醛固酮增多症

(一)病理生理

肾上腺皮质增生或肿瘤分泌过多醛固酮所致。过量分泌的醛固酮通过其水、钠潴留效应导致高血压。水、钠潴留使细胞外液容量明显增加,故心排血量增多引起血压升高。最初,高血压是容量依赖性的,血压升高与钾丢失同时存在。随着病程延长,长期细胞内钠浓度升高和细胞内低钾直接导致血管平滑肌收缩,使外周血管阻力升高,逐渐出现阻力性高血压。

(二)临床表现

临床上以长期高血压伴顽固的低钾血症为特征,可有肌无力、周期性瘫痪、烦渴、多尿、室性期前收缩及其他室性心律失常,心电图可有明显 U 波、Q-T 间期延长等表现。血压多为轻、中度增高。实验室检查有低钾血症、高钠血症、代谢性碱中毒,血浆肾素活性降低,尿醛固酮排泄增多等。螺内酯试验阳性,具有诊断价值。

(三)治疗

大多数原发性醛固酮增多症是由单一肾上腺皮质腺瘤所致,手术切除是最好的治疗方法,术前应控制血压,纠正低钾。药物治疗,尤其适用于肾上腺皮质增生引起的特发性醛固酮增多症,可做肾上腺大部切除术,但效果差,一般需用药物治疗。常用药物有螺内酯、钙通道阻滞剂、糖皮质激素等。

五、皮质醇增多症

(一)病理生理

肾上腺皮质肿瘤或增生分泌糖皮质激素过多所致,又称为库欣综合征,为促肾上腺皮质激素

(ACTH)过多或肾上腺病变所致。此外,长期大量应用糖皮质激素治疗某种病可引起医源性类库欣综合征;患者本身垂体肾上腺皮质受到抑制、功能减退,一旦停药或遭受应激,可发生肾上腺功能低下。

(二)临床表现

除高血压外,尚有向心性肥胖,满月脸,多毛,皮肤细薄而有紫纹,血糖增高等特征性表现。实验室检查24小时尿中17-羟皮质类固醇或17-酮皮质类固醇增多、地塞米松抑制试验及促肾上腺皮质激素兴奋试验阳性有助于诊断。颅内蝶鞍X线检查,肾上腺CT放射性碘化胆固醇肾上腺扫描可用于病变定位诊断。

(三)治疗

皮质醇增多症病因复杂,治疗方法也各不相同。已知的病因有垂体性库欣病、肾上腺瘤、肾上腺癌、不依赖于ACTH双侧肾上腺增生、异位ACTH综合征等。治疗方法涉及手术、放疗及药物治疗。

六、主动脉缩窄

(一)病理生理

多数为先天性血管畸形,少数为多发性大动脉炎所引起高血压。

(二)临床表现

上肢血压增高,而下肢血压不高或降低,呈上肢血压高于下肢的反常现象,腹主动脉、股动脉及其他下肢动脉搏动减弱或不能触及,右肩胛间区、腋部可有侧支循环动脉的搏动和杂音或腹部听诊有血管杂音。检查胸部X线摄影可显示左心室扩大迹象,主动脉造影可明确诊断。

(三)治疗

对缓解期慢性期患者考虑外科手术治疗,急性期的可应用甲氨蝶呤和糖皮质激素,要密切监测血压,另外抗血栓应用阿司匹林对症治疗,应用扩血管及降压药。

七、妊娠高血压疾病

妊娠高血压疾病(旧称妊高征),平均发病率为9.2%,是造成母婴围生期发病和死亡的重要原因之一。

(一)病理生理

妊娠高血压疾病基本病变为全身小动脉痉挛,导致全身脏器血流不畅,微循环供血不足,组织缺血缺氧,血管痉挛和血压升高导致血管内皮功能紊乱和损害,前列腺素合成减少,血栓素产生增多。结果血小板和纤维蛋白原等物质通过损伤处沉积在血管内皮下,进一步使管腔狭窄,加重组织缺血、缺氧,又刺激血管收缩,使周围循环阻力增大,血压进一步升高。

(二)临床表现

妊娠高血压疾病常于妊娠20周后开始发病,以血压升高、蛋白尿及水肿为特征。表现为体重增加过多,每周增加>0.5 kg,经休息水肿不消退,后出现高血压。病情继续发展出现先兆子痫、子痫。重度妊娠高血压疾病血管病变明显,可导致重要脏器损害,出现严重并发症。妊娠高血压疾病时血细胞比容<35%,血小板计数<100×10^9/L(10万/mm³),呈进行性下降,白/球比例倒置;重度妊娠高血压疾病可出现溶血。妊娠高血压疾病主要应与慢性高血压或肾脏病合并妊娠相鉴别。

(三)治疗

1.一般治疗

注意休息,轻症无须住院,中、重度患者应入院治疗。保证足够睡眠及思想放松。休息、睡眠时取左侧卧位,少食盐及刺激性食物,戒酒。保证能量供应及足够蛋白质;对于中、重度患者每4小时测1次血压,密切注意血压变化。

2.药物治疗

轻度患者适当服用镇静药物,如地西泮、苯巴比妥等,以保证休息。一般不用降压药物和解痉药。中度患者,硫酸镁是首选解痉药,硫酸镁血浓度治疗量为 2～3 mmol/L,>3.5 mmol/L 时膝腱反射消失,>7.5 mmol/L 时可出现心跳呼吸停止。由于硫酸镁的中毒量和治疗量很接近,因此使用时应严防中毒。妊娠高血压疾病当血压>22.0/15.0 kPa(165/113 mmHg)时,可能引起孕产妇脑血管意外、视网膜剥脱、胎盘灌流减少和胎盘早剥等。因此降压治疗是重要措施之一。应避免血压下降过快、过低而影响胎盘灌流导致胎儿缺血缺氧。对重度妊娠高血压疾病的心力衰竭伴水肿,可疑早期急性肾衰竭、子痫和脑水肿者,可应用快速利尿剂和 20％甘露醇脱水降颅内压。

3.扩容治疗

重度妊娠高血压疾病时因小动脉痉挛导致血容量相对不足,因此扩容应在解痉治疗的基础上进行。

八、护理措施及出院指导

参阅原发性高血压有关护理部分。

(刘　苏)

第三节　心　绞　痛

一、稳定型心绞痛

稳定型心绞痛是在冠状动脉狭窄的基础上,冠状动脉供血不足引起的心肌急剧的、暂时的缺血缺氧综合征。临床特点为阵发性胸骨后或心前区压榨性疼痛,常发生于劳力性心肌负荷增加时,持续数分钟,休息或用硝酸酯制剂后消失,其临床表现在 1～3 个月内相对稳定。

(一)病因与发病机制

最常见的病因为冠状动脉粥样硬化。其他病因最常见为重度主动脉瓣狭窄或关闭不全,肥厚型心肌病、先天性冠状动脉畸形等亦可是本病病因。

心肌能量的产生依赖大量的氧气供应。心肌对氧的依赖性最强,耗氧量为 9 mL/(min · 100 g),高居人体其他器官之首。生理条件下,心肌细胞从冠状动脉血中摄取氧的能力也最强,可摄取血氧含量的 65％～75％,接近于最大摄取量,因此,当心肌需氧量增加时,心肌细胞很难再从血液中摄取更多的氧,而只能依靠增加冠状动脉血流储备来满足心肌需氧量的增加。正常情况下,冠状循环储备能力很强,如剧烈体力活动时,冠状动脉扩张可通过使其血流量增加到静息时的 6～

7倍,即使在缺氧状态下,也能使血流量增加4~5倍。然而在病理条件下(如冠状动脉狭窄),冠状循环储备能力下降,冠状动脉供血与心肌需血之间就会发生矛盾,即冠状动脉血流量不能满足心肌的代谢需要,此时就会引起心肌缺血缺氧,诱发心绞痛。

动脉粥样硬化斑块导致冠状动脉狭窄,冠状动脉扩张性减弱,血流量减少。当冠状动脉管腔狭窄<50%时,心肌血供基本不受影响,即血液供应尚能满足心肌平时的需要,则无心肌缺血症状,各种心脏负荷试验也无阳性表现。然而当至少一支主要冠状动脉管腔狭窄>75%时,静息时尚可代偿,但当心脏负荷突然增加(如劳累、激动、左心衰竭等)时,则心肌耗氧量增加,而病变的冠状动脉不能充分扩张以供应足够的血液和氧气,即可引起心绞痛发作。此种心肌缺血为"需氧增加性心肌缺血",而且粥样硬化斑块稳定,冠状动脉对心肌的供血量相对比较恒定。这是大多数稳定型心绞痛的发病机制。

疼痛产生的原因:产生疼痛的直接原因可能是在缺血缺氧的情况下,心肌内积聚过多的代谢产物如乳酸、丙酮酸、磷酸等酸性物质或类激肽多肽类物质,刺激心脏内自主神经的传入纤维末梢,经胸1~5交感神经节和相应的脊髓段,传至大脑,即可产生疼痛感觉。这种痛觉可反映在与自主神经进入水平相同脊髓段的脊神经所分布的区域——胸骨后和两臂的前内侧与小指,尤其是在左侧,而多不在心脏部位。有人认为,在缺血区内富有神经分布的冠状血管的异常牵拉或收缩,也可直接产生疼痛冲动。

(二)病理生理和病理解剖

患者在心绞痛发作之前,常有血压增高、心率增快、肺动脉压和肺毛细血管压增高的变化,反映心脏和肺的顺应性减低。发作时可有左心室收缩力和收缩速度降低、射血速度减慢、左心室收缩压下降、每搏输出量和心排血量降低、左心室舒张末期压和血容量增加等左心室收缩和舒张功能障碍的病理生理变化。左心室壁可呈收缩不协调或部分心室壁有收缩减弱的现象。

粥样硬化可累及冠状动脉任何一支,其中以左前降支受累最为多见,病变也最为严重,其次是右冠状动脉、左回旋支和左主干。血管近端的病变较远端为重,主支病变较分支为重。粥样硬化斑块多分布在分支血管开口处,且常为偏心性,呈新月形。

冠状动脉造影显示,稳定型心绞痛患者中,有1支、2支或3支冠状动脉腔径减少>70%者各占25%左右,左主干狭窄占5%~10%,无显著狭窄者约占15%;而在不稳定型心绞痛患者中,单支血管病变约占10%,2支血管病变占20%,3支血管病变占40%,左主干病变约占20%,无明显血管梗阻者占10%,而且病变常呈高度狭窄、偏心性狭窄、表面毛糙或充盈缺损等。冠状动脉造影未发现异常的心绞痛患者,可能是因为冠状动脉痉挛、冠状动脉内血栓自发性溶解、微循环灌注障碍或造影检查时未识别,也可能与血红蛋白与氧的离解异常、交感神经过度活动、儿茶酚胺分泌过多或心肌代谢异常等有关。

(三)临床表现

1.症状

心绞痛以发作性胸痛为主要临床表现,疼痛的特点为以下几点。

(1)部位:典型心绞痛的部位是在胸骨体上中段之后或左前胸,范围有手掌大小甚至横贯前胸,界限不很清楚;可以放射到颈部、咽部、颌部、上腹部、肩背部、左臂及左手指,也可以放射至其他部位。非典型者可以表现在胸部以外的其他部位如上腹部、咽部、颈部等。疼痛每次发作的部位往往是相似的。

(2)性质:常呈紧缩感、绞榨感、压迫感、烧灼感、胸闷或窒息感、沉重感,有的只表现为胸部不适、乏力或气短,主观感觉个体差异较大,但一般不会是针刺样疼痛。疼痛发作时,患者往往被迫停止原来的活动,直至症状缓解。

(3)持续时间:疼痛呈阵发性发作,持续数分钟,一般不会超过10分钟,也不会转瞬即逝或持续数小时。疼痛可数天或数周发作一次,亦可1天内发作多次。

(4)诱因:疼痛常由体力劳动(如快步行走、爬坡等)或情绪激动(如愤怒、焦急、过度兴奋等)所诱发,饱食、寒冷、吸烟、贫血、心动过速和休克等亦可诱发。疼痛多发生于劳力或激动当时而不在其之后。典型的心绞痛常在相似的条件下发生,但有时同样的劳力只在早晨而不在下午引起心绞痛,可能与晨间疼痛阈值较低有关。

(5)缓解方式:一般停止诱发活动后疼痛即可缓解,舌下含硝酸甘油也能在2~5分钟内(很少超过5分钟)使之缓解。

2.体征

体检常无明显异常。心绞痛发作时可有心率增快、血压升高、焦虑、出汗等;有时可闻及第四心音、第三心音或奔马律,心尖部收缩期杂音(是乳头肌缺血性功能失调引起二尖瓣关闭不全所致),第二心音逆分裂;偶闻双肺底湿啰音。

3.分级

参照加拿大心血管学会(CCS)分级标准,将稳定型心绞痛严重程度分为4级。

(1)Ⅰ级:一般体力活动如行走和上楼等不引起心绞痛,但紧张、剧烈或持续用力可引起心绞痛发作。

(2)Ⅱ级:日常体力活动稍受限制,快步行走或上楼、登高、饭后行走或上楼、寒冷或风中行走、情绪激动等可发作心绞痛,或仅在睡醒后数小时内发作,在正常情况下以一般速度平地步行200 m以上或登一层以上的楼梯受限。

(3)Ⅲ级:日常体力活动明显受限,在正常情况下以一般速度平地步行100~200 m或登一层楼梯时可发作心绞痛。

(4)Ⅳ级:轻微活动或休息时即可出现心绞痛症状。

(四)辅助检查

1.实验室检查

基本检查包括空腹血糖(必要时查糖耐量试验)、血脂和血红蛋白等;胸痛较明显者需查心肌坏死标志物;冠状动脉造影前还需查尿常规、肝肾功能、电解质、肝炎相关抗原、人类免疫缺陷病毒(HIV)及梅毒血清试验等;必要时检查甲状腺功能。

2.心电图检查

(1)静息心电图:约半数心绞痛患者的心电图在正常范围。可有陈旧性心肌梗死或非特异性ST-T改变,有时出现房室或束支传导阻滞或室性、房性期前收缩等心律失常。不常见的隐匿性的心电图表现为U波倒置。与既往心电图作比较,可提高心电图的诊断准确率。

(2)心绞痛发作时心电图:95%的患者于心绞痛时出现暂时的缺血性ST段移位。因心内膜下心肌更容易发生缺血,故常见心内膜下心肌缺血的导联ST段压低>0.1 mV,发作缓解后恢复;有时出现T波倒置。平时有T波持续倒置者,心绞痛发作时可变为直立(称为"假性正常化")。T波改变反映心肌缺血的特异性不如ST段,但与平时心电图比较则有助于诊断。

(3)心电图负荷试验:运动负荷试验最为常用,运动可增加心脏负荷以激发心肌缺血。运动方式主要有分级踏板或蹬车。

（4）心电图连续监测：常用方法是让患者佩带慢速转动的记录装置，以两个双极胸导联（现可同步12导联）连续记录并自动分析24小时心电图（动态心电图），然后在显示屏上快速回放并进行人机对话选段记录，最后打印综合报告。动态心电图可发现ST-T改变和各种心律失常，出现时间可与患者的活动情况和症状相对照。胸痛发作时心电图显示缺血性ST-T改变有助于心绞痛的诊断。

3.超声心动图

超声心动图可以观察心腔大小、心脏结构、室壁厚度和心肌功能状态，根据室壁运动异常，可判断心肌缺血和陈旧性梗死区域。稳定型心绞痛患者的静息超声心动图大都无异常表现，负荷超声心动图有助于识别心肌缺血的范围和程度。

4.血管内超声和冠状动脉内多普勒血流描记

血管内超声是近年来应用于临床的一种高分辨率检查手段，可作为冠状动脉造影更进一步的确诊手段。

5.多层螺旋X线计算机断层显像

多层螺旋X线计算机断层显像可进行冠状动脉三维重建，能较好应用于冠心病的诊断。

（五）内科治疗

1.一般治疗

心绞痛发作时立刻休息，症状一般在停止活动后即可消除。平时应尽量避免各种诱发因素如过度体力活动、情绪激动、饱餐、便秘等。调节饮食，特别是进食不宜过饱，避免油腻饮食，忌烟酒。调整日常生活与工作量；减轻精神负担；治疗高血压、糖尿病、贫血、甲状腺功能亢进症等相关疾病。

2.硝酸酯类

该类药物可扩张冠状动脉、降低血流阻力、增加冠状循环血流量；同时能扩张周围血管，减少静脉回流，降低心室容量、心腔内压力、心排血量和血压，减低心脏前后负荷和心肌需氧量，从而缓解心绞痛。患有青光眼、颅内压增高、低血压者不宜应用本类药物。

硝酸甘油：心绞痛发作时应用，0.3～0.6 mg舌下含化，可迅速被唾液溶解而吸收，1～2分钟开始起效，作用持续约30分钟。对约92%的患者有效，其中76%在3分钟内见效。

3.β受体阻滞剂（美托洛尔）

阻断拟交感胺类的刺激作用，减慢心率、降低血压，减弱心肌收缩力和降低心肌耗氧量，从而缓解心绞痛发作。

4.钙通道阻滞剂[盐酸地尔硫䓬片（合心爽）、硝苯地平]

本类药物能抑制Ca^{2+}进入细胞和心肌细胞兴奋-收缩耦联中Ca^{2+}的作用，因而可抑制心肌收缩，减少心肌氧耗；扩张冠状动脉，解除冠状动脉痉挛，改善心肌供血。

5.抗血小板药物

若无特殊禁忌，所有患者均应服用阿司匹林。

6.调脂药物

调脂药物在治疗冠状动脉粥样硬化中起重要作用，他汀类制剂可使动脉粥样硬化斑块消退，并可改善血管内皮细胞功能。

7.代谢类药物

曲美他嗪通过调节心肌能源底物，抑制脂肪酸氧化，促进葡萄糖氧化，优化心肌能量代谢，能改善心肌缺血及左心室功能,缓解心绞痛,而不影响血流动力学。

8.中医中药治疗

目前以"活血化淤"法(常用丹参、红花、川芎、蒲黄、郁金、丹参滴丸或脑心通等)、"芳香温通"法(常用苏合香丸、苏冰滴丸、宽胸丸或保心丸等)及"祛痰通络"法(如通心络)最为常用。此外,针刺或穴位按摩治疗也可能有一定疗效。

二、不稳定型心绞痛

不稳定型心绞痛是指稳定型劳力性心绞痛以外的缺血性胸痛,包括初发型劳力性心绞痛、恶化型劳力性心绞痛,以及各型自发性心绞痛。不稳定型心绞痛通常认为是介于稳定型心绞痛与急性心肌梗死之间的一种临床状态。

(一)病因与发病机制

与稳定型劳力性心绞痛的差别在于当冠状动脉粥样硬化斑块不稳定时,易发生斑块破裂或出血、血小板聚集或血栓形成或冠状动脉痉挛致冠状动脉内张力增加,均可使心肌的血氧供应突然减少,心肌代谢产物清除障碍,引起心绞痛发作。此种心肌缺血为"供氧减少性心肌缺血",是引起大多数不稳定型心绞痛的原因。虽然这种心绞痛也可因劳力负荷增加而诱发,但劳力终止后胸痛并不能缓解。

(二)临床表现

1.症状

不稳定型心绞痛的胸痛部位和性质与稳定型心绞痛相似,但通常程度更重,持续时间较长,患者偶尔从睡眠中痛醒。以下线索有助于不稳定型心绞痛的诊断。

(1)诱发心绞痛的体力活动阈值突然或持久地降低。

(2)心绞痛发生的频率、严重程度和持续时间增加或延长。

(3)出现静息性或夜间性心绞痛。

(4)胸痛放射至附近或新的部位。

(5)发作时伴有新的相关特征,如出汗、恶心、呕吐、心悸或呼吸困难等。

(6)原来能使疼痛缓解的方式只能暂时或不完全性地使疼痛缓解。

2.体征

体征可有一过性第三心音或第四心音,重症者可有肺部啰音或原有啰音增加、心动过缓或心动过速,或因二尖瓣反流引起的收缩期杂音。若疼痛发作期间发生急性充血性心力衰竭和低血压提示预后较差。

3.分级

依据心绞痛严重程度将不稳定型心绞痛分为3级。

(1)Ⅰ级:初发性、严重性或加剧性心绞痛,指心绞痛发生在就诊前2个月内,无静息时疼痛,每天发作3次或以上,或稳定型心绞痛的心绞痛发作更频繁或更严重,持续时间更长,或诱发体力活动的阈值降低。

(2)Ⅱ级:静息型亚急性心绞痛,指就诊前1个月内发生过1次或多次静息型心绞痛,但近48小时内无发作。

(3)Ⅲ级:静息型急性心绞痛,指在48小时内有1次或多次静息型心绞痛发作。

(三)内科治疗

不稳定型心绞痛是严重的、具有潜在危险性的疾病,随时可能发展为急性心肌梗死,因此应引起高度重视。对疼痛发作频繁或持续不缓解,以及高危患者应立即住院治疗。

1.一般治疗

(1)急性期宜卧床休息,消除心理负担,保持环境安静,必要时给予小剂量镇静药和抗焦虑药物。

(2)有呼吸困难、发绀者应给氧吸入,维持血氧饱和度达到90%以上。

(3)积极诊治可能引起心肌耗氧量增加的疾病,如感染、发热、急性胃肠道功能紊乱、甲状腺功能亢进症、贫血、心律失常和原有心力衰竭的加重等。

(4)必要时应重复检测心肌坏死标志物,以排除急性心肌梗死。

2.硝酸酯类制剂

在发病最初 24 小时的治疗中,静脉内应用硝酸甘油有利于较恒定地控制心肌缺血发作;对已用硝酸酯药物和 β 受体阻滞剂等作为标准治疗的患者,静脉应用硝酸甘油能减少心绞痛的发作次数。初始用量 $5\sim10~\mu g/min$,持续滴注,每 $3\sim10$ 分钟增加 $10~\mu g/min$,直至症状缓解或出现明显不良反应如头痛或低血压[收缩压 <12.0 kPa(90 mmHg)或比用药前下降 4.0 kPa(30 mmHg)]。目前推荐静脉用药症状消失 24 小时后,改用口服制剂或皮肤贴剂。持续静脉应用硝酸甘油 $24\sim48$ 小时即可出现药物耐受。

3.β 受体阻滞剂

可用于所有无禁忌证的不稳定型心绞痛患者,并应及早开始应用,口服剂量要个体化,使患者安静时心率 $50\sim70$ 次/分。

4.钙通道阻滞剂

钙通道阻滞剂能有效地减轻心绞痛症状,尤其用于治疗变异型心绞痛疗效最好。

5.抗凝制剂(肝素和低分子肝素)

静脉注射肝素治疗不稳定型心绞痛是有效的,推荐剂量为先给予肝素 80 U/kg 静脉注射,然后以18 U/(kg·h)的速度静脉滴注维持,治疗过程中需注意开始用药或调整剂量后 6 小时测定部分激活凝血酶时间(APTT),并调整用量,使 APTT 控制在 $45\sim70$ 秒。低分子肝素与普通肝素相比,可以只根据体重调节皮下用量,而不需要实验室监测;疗效肯定,使用方便。

6.抗血小板制剂

(1)阿司匹林类制剂:阻断血小板聚集,防止血栓形成,抑制血管痉挛。阿司匹林可降低不稳定型心绞痛患者的死亡率和急性心肌梗死的发生率,除了短期效应外,长期服用也是有益的。用量每天 $75\sim325$ mg。小剂量阿司匹林的胃肠道不良反应并不常见,对该药过敏、活动性消化性溃疡、局部出血和出血体质者则不宜应用。

(2)二磷酸腺苷(ADP)受体拮抗剂:氯吡格雷是新一代血小板 ADP 受体抑制剂,可抑制血小板内 Ca^{2+} 活性,抑制血小板之间纤维蛋白原桥的形成,防止血小板聚集,作用强于阿司匹林,即可单用于阿司匹林不能耐受者,也可与阿司匹林联合应用。常用剂量每天 75 mg,必要时先给予负荷量 300 mg,2 小时后达有效血药浓度。本药不良反应小,作用快,不需要复查血常规。

7.血管紧张素转换酶(ACE)抑制剂

冠心病患者均能从 ACE 抑制剂治疗中获益,合并糖尿病、心力衰竭或左心室收缩功能不全的高危患者应该使用 ACE 抑制剂。临床常用制剂:卡托普利、依那普利。

8.调脂制剂

他汀类药物能有效降低胆固醇和低密度脂蛋白胆固醇(LDL-C),并因此降低心血管事件;同时他汀类还有延缓斑块进展、稳定斑块和抗炎等有益作用。常用他汀制剂:洛伐他汀、辛伐他汀。在应用他汀类药物时,应严密监测转氨酶及肌酸激酶等生化指标,及时发现药物可能引起的肝脏损害和疾病。

三、心绞痛的护理

(一)一般护理

1.休息与活动

保持适当的体力活动,以不引起心绞痛为度,一般不需卧床休息。但心绞痛发作时立即停止活动,卧床休息,协助患者取舒适体位;不稳定型心绞痛者,应卧床休息。缓解期可逐渐增加活动量,应尽量避免各种诱发因素如过度体力活动、情绪激动、饱餐等,冬天注意保暖。

2.饮食

饮食原则为低盐、低脂低胆固醇、高维生素、易消化饮食。宣传饮食保健的重要性,进食不宜过饱,保持大便通畅、戒烟酒、肥胖者控制体重。

(二)对症护理及病情观察护理

1.缓解疼痛

心绞痛发作时指导患者停止活动,卧床休息;立即舌下含服硝酸甘油,必要时静脉滴注;吸氧;疼痛严重者给予哌替啶 50~100 mg 肌内注射;护士观察胸痛的部位、性质、程度、持续时间,严密监测血压、心率、心律、脉搏及心电图变化并嘱患者避免引起心绞痛的诱发因素。

2.防止发生急性心肌梗死

指导患者避免心肌梗死的诱发因素,观察心肌梗死的先兆,如心绞痛发作频繁且加重、休息及含服硝酸甘油不能缓解及有无心律失常等。

3.积极去除危险因素

治疗高血压、高血脂、糖尿病等与冠心病有关的疾病。定期复查心电图、血糖、血脂。

(三)用药观察与护理

注意药物疗效及不良反应。心绞痛发作给予硝酸甘油舌下含服后1~2分钟起作用,若服药后3~5分钟仍不缓解,可再服1片。不良反应有头晕、头胀痛、头部跳动感、面红、心悸等,偶有血压下降,因此第1次用药患者宜平卧片刻,必要时吸氧。对于心绞痛发作频繁或含服硝酸甘油效果差的患者应警惕心肌梗死的发生,遵医嘱静脉滴注硝酸甘油,监测血压及心率变化及心电图的变化。静脉滴注硝酸酯类掌握好用药浓度和输液速度,并嘱患者及家属切不可擅自行调节滴速,以免造成低血压。部分患者用药后可出现面部潮红、头部胀痛、头昏、心动过速、心悸等不适,应告诉患者是由于药物导致血管扩张造成的,以解除其顾虑。第一次用药时,患者宜平卧片刻。β受体阻滞剂有减慢心率的不良反应,二度或以上房室传导阻滞者不宜应用。

(四)心理护理

心绞痛发作时患者常感到焦虑,而焦虑能增强交感神经兴奋性,增加心肌需氧量,加重心绞痛,因此心绞痛发作时专人守护消除紧张、焦虑、恐惧情绪,避免各种诱发因素;指导患者正确使用心绞痛发作期及预防心绞痛的药物;若心绞痛发作较以往频繁、程度加重、用硝酸甘油无效,应立即来医院就诊,警惕急性心肌梗死发生。

（五）出院指导

（1）合理安排休息与活动,活动应循序渐进,以不引起心绞痛为原则。避免重体力劳动、精神过度紧张的工作或过度劳累。

（2）指导患者遵医嘱正确用药,学会观察药物的作用和不良反应。

（3）教会心绞痛时的自救护理:立即就地休息,含服随身携带的硝酸甘油,可重复应用;若心绞痛频繁发作或持续不缓解及时到医院就诊。

（4）防止心绞痛再发作应避免各种诱发因素如过度体力活动、情绪激动、饱餐、便秘等,并积极减少危险因素如戒烟,选择低盐、低脂低胆固醇、高维生素、易消化饮食,维持理想体重;治疗高血压、高血脂、糖尿病等与冠心病有关的疾病。

（刘　苏）

第四节　心 律 失 常

一、疾病概述

（一）概念和特点

心律失常是指心脏冲动频率、节律、起源部位、传导速度或激动次序的异常。按其发生原理可分为冲动形成异常和冲动传导异常两大类。按照心律失常发生时心率的快慢,可分为快速性与缓慢性心律失常两大类。

心律失常可发生在没有明确心脏病或其他原因的患者。心律失常的后果取决于其对血流动力学的影响,可从心律失常对心、脑、肾灌注的影响来判断。轻者患者可无症状,一般表现为心悸,但也可出现心绞痛、气短、晕厥等症状。心律失常持续时间不一,有时仅持续数秒、数分,有时可持续数天以上,如慢性心房颤动。

（二）相关病理生理

正常生理状态下,促成心搏的冲动起源于窦房结,并以一定的顺序传导于心房与心室,使心脏在一定频率范围内发生有规律的搏动。如果心脏内冲动的形成异常和/或传导异常,使整个心脏或其一部分的活动变为过快、过慢或不规则,或者各部分活动的程序发生紊乱,即形成心律失常。心律失常有多种不同的发生机制,如折返、自律性改变、触发活动和平行收缩等。然而,由于条件限制,目前能直接对人在体内心脏研究的仅限于折返机制,临床检查尚不能判断大多数心律失常的电生理机制。产生心律失常的电生理机制主要包括冲动发生异常、冲动传导异常及触发活动。

（三）主要病因与诱因

1.器质性心脏病

心律失常可见于各种器质性心脏病,其中以冠心病、心肌病、心肌炎和风湿性心脏病为多见,尤其在发生心力衰竭或急性心肌梗死时。

2.非心源性疾病

几乎其他系统疾病均可引发心律失常,常见的有内分泌失调、麻醉、低温、胸腔或心脏手术、中枢神经系统疾病及自主神经功能失调等。

3.酸碱失衡和电解质紊乱

各种酸碱代谢紊乱、钾代谢紊乱可使传导系统或心肌细胞的兴奋性、传导性异常而引起心律失常。

4.理化因素和中毒

电击可直接引起心律失常甚至死亡,中暑、低温也可导致心律失常。某些药物可引起心律失常,其机制各不相同,洋地黄、奎尼丁、氨茶碱等直接作用于心肌,洋地黄、夹竹桃、蟾蜍等通过兴奋迷走神经,拟肾上腺素药、三环类抗抑郁药等通过兴奋交感神经,可溶性钡盐、棉酚、排钾性利尿剂等引起低钾血症,窒息性毒物则引起缺氧诱发心律失常。

5.其他

发生在健康者的心律失常也不少见,部分病因不明。

(四)临床表现

心律失常的诊断大多数要靠心电图,但相当一部分患者可根据病史和体征作出初步诊断。详细询问发作时的心率快慢,节律是否规整,发作起止与持续时间,发作时是否伴有低血压、昏厥、心绞痛或心力衰竭等表现,及既往发作的诱因、频率和治疗经过,有助于心律失常的诊断,同时要对患者全身情况、既往治疗情况等进行全面的了解。

(五)辅助检查

1.心电图检查

心电图检查是诊断心律失常最重要的一项无创性检查技术。应记录 12 导联心电图,并记录清楚显示 P 波导联的心电图长条以备分析,通常选择 V_1 导联或 Ⅱ 导联。必要时采用动态心电图,连续记录患者24 小时的心电图。

2.运动试验

患者在运动时出现心悸,可做运动试验协助诊断。运动试验诊断心律失常的敏感性不如动态心电图。

3.食管心电图

解剖上左心房后壁毗邻食管,因此,插入食管电极导管并置于心房水平时,能记录到清晰的心房电位,并能进行心房快速起搏或程序电刺激。

4.心腔内电生理检查

心腔内电生理检查是将几根多电极导管经静脉和/或动脉插入,放置在心腔内的不同部位辅以 8 通道以上多导生理仪,同步记录各部位电活动,包括右心房、右心室、希氏束、冠状静脉窦(反映左心房、左心室电活动)。其适应证包括:①窦房结功能测定。②房室与室内传导阻滞。③心动过速。④不明原因晕厥。

5.三维心脏电生理标测及导航系统

三维心脏电生理标测及导航系统(三维标测系统)是近年来出现的新的标测技术,能够减少X 线曝光时间,提高消融成功率,加深对心律失常机制的理解。

(六)窦性心律失常治疗原则

(1)若患者无心动过缓有关的症状,不必治疗,仅定期随诊观察。对于有症状的病窦综合征患者,应接受起搏器治疗。

(2)心动过缓-心动过速综合征患者发作心动过速,单独应用抗心律失常药物治疗可能加重心动过缓。应用起搏治疗后,患者仍有心动过速发作,可同时应用抗心律失常药物。

(七)房性心律失常治疗原则

1.房性期前收缩

无须治疗。当有明显症状或因房性期前收缩触发室上行心动过速时,应给予治疗。治疗药物包括普罗帕酮、莫雷西嗪或β受体阻滞剂。

2.房性心动过速

(1)积极寻找病因,针对病因治疗。

(2)抗凝治疗。

(3)控制心室率。

(4)转复窦性心律。

3.心房扑动

(1)药物治疗:减慢心室率的药物包括β受体阻滞剂、钙通道阻滞剂(维拉帕米、地尔硫草)或洋地黄制剂(地高辛、毛花苷 C)。转复心房扑动的药物包括ⅠA(如奎尼丁)或ⅠC(如普罗帕酮)类抗心律失常药,如心房扑动患者合并冠心病、充血性心力衰竭等时,不用ⅠA或ⅠC类药物,应选用胺碘酮。

(2)非药物治疗:直流电复律是终止心房扑动最有效的方法。其次食管调搏也是转复心房扑动的有效方法。射频消融可根治心房扑动。

(3)抗凝治疗:持续性心房扑动的患者,发生血栓栓塞的风险明显增高,应给予抗凝治疗。

4.心房颤动

应积极寻找心房颤动的原发疾病和诱发因素,进行相应处理。

治疗:①抗凝治疗;②转复并维持窦性心律;③控制心室率。

(八)房室交界区性心律失常治疗原则

1.房室交界区性期前收缩

通常无须治疗。

2.房室交界区性逸搏与心律

一般无须治疗,必要时可起搏治疗。

3.非阵发性房室交界区性心动过速

主要针对病因治疗。洋地黄中毒引起者可停用洋地黄,可给予钾盐、利多卡因或β受体阻滞剂治疗。

4.与房室交界区相关的折返性心动过速

急性发作期应根据患者的基础心脏状况、既往发作的情况及对心动过速的耐受程度做出适当处理。

主要药物治疗如下述。

(1)腺苷与钙通道阻滞剂:为首选。起效迅速,不良反应为胸部压迫感、呼吸困难、面部潮红、窦性心动过缓、房室传导阻滞等。

(2)洋地黄与β受体阻滞剂:静脉注射洋地黄可终止发作。对伴有心功能不全患者仍作为首选。β受体阻滞剂也能有效终止心动过速,选用短效β受体阻滞剂较合适如艾司洛尔。

(3)普罗帕酮 1～2 mg/kg 静脉注射。

(4)其他:食管心房调搏术、直流电复率等。

预防复发:是否需要给予患者长期药物预防,取决于发作的频繁程度及发作的严重性。药物的选择可依据临床经验或心内电生理试验结果。

5.预激综合征

对于无心动过速发作或偶有发作但症状轻微的预激综合征患者的治疗,目前仍存有争议。如心动过速发作频繁伴有明显症状,应给予治疗。治疗方法包括药物和导管消融。

(九)室性心律失常治疗原则

1.室性期前收缩

首先应对患者室性期前收缩的类型、症状及其原有心脏病变做全面的了解;然后,根据不同的临床状况,决定是否给予治疗、采取何种方法治疗及确定治疗的终点。

2.室性心动过速

一般遵循的原则:有器质性心脏病或有明确诱因应首先给予针对性治疗;无器质性心脏病患者发生非持续性短暂室速,如无症状或无血流动力学影响,处理的原则与室性期前收缩相同;持续性室性发作,无论有无器质性心脏病,应给予治疗。

3.心室扑动与颤动

快速识别心搏骤停、高声呼救、进行心肺复苏,包括胸外按压、开放气道、人工呼吸、除颤、气管插管、吸氧、药物治疗等。

(十)心脏传导阻滞治疗原则

1.房室传导阻滞

应针对不同病因进行治疗。一度与二度Ⅰ型房室阻止心室率不太慢者,无须特殊治疗。二度Ⅱ型与三度房室阻滞如心室率显著缓慢,伴有明显症状或血流动力学障碍,甚至 Adams-Strokes综合征发作者,应给予起搏治疗。

2.室内传导阻滞

慢性单侧束支阻滞的患者如无症状,无须接受治疗。双分支与不完全性三分支阻滞有可能进展为完全性房室传导阻滞,但是否一定发生及何时发生均难以预料,不必常规预防性起搏器治疗。急性前壁心肌梗死发生双分支、三分支阻滞、或慢性双分支、三分支阻滞,伴有晕厥或阿斯综合征发作者,则应及早考虑心脏起搏器治疗。

二、护理评估

(一)一般评估

心律失常患者的生命体征,发作间歇期无异常表现。发作期则出现心悸、气短、不敢活动,心电图显示心率过快、过慢、不规则或暂时消失而形成窦性停搏。

(二)身体评估

发作时体格检查应着重于判断心律失常的性质及心律失常对血流动力学状态的影响。听诊心音了解心室搏动率的快、慢和规则与否,结合颈静脉搏动所反映的心房活动情况,有助于作出心律失常的初步鉴别诊断。缓慢(<60 次/分)而规则的心率为窦性心动过缓,快速(>100 次/分)而规则的心率常为窦性心动过速。窦性心动过速较少超过 160 次/分,心房扑动伴 2:1 房室传导时心室率常固定在 150 次/分左右。不规则的心律中以期前收缩为最常见,快而不规则者以心房颤动或心房扑动、房速伴不规则房室传导阻滞为多。心律规则而第一心音强弱不等(大炮音),尤其是伴颈静脉搏动间断不规则增强(大炮波),提示房室分离,多见于完全性或室速。

(三)心理-社会评估

心律失常患者常有焦虑、恐惧等负性情绪,护理人员应做好以下几点:①帮助患者认识到自己的情绪反应,承认自己的感觉,指导患者使用放松术。②安慰患者,告诉患者较轻的心律失常通常不会威胁生命。有条件时安排单人房间,避免与其他焦虑患者接触。③经常巡视病房,了解患者的需要,帮助其解决问题,如主动给患者介绍环境,耐心解答有关疾病的问题等。

(四)辅助检查结果的评估

1.心电图(ECG)检查

心律失常发作时的心电图记录是确诊心律失常的重要依据。应记录12导联心电图,包括较长的Ⅱ或V_1导联记录。注意P和QRS波形态、P-QRS关系、P-P、P-R与R-R间期,判断基本心律是窦性还是异位。通过逐个分析提早或延迟心搏的性质和来源,最后判断心律失常的性质。

2.动态心电图

对心律失常的检出率明显高于常规心电图,尤其是对易引起猝死的恶性心律失常的检出尤为有意义。对心律失常的诊断优于普通心电图。

3.运动试验

运动试验可增加心律失常的诊断率和敏感性,是对ECG很好的补充,但运动试验有一定的危险性,需严格掌握禁忌证。

4.食管心电图

食管心电图是食管心房调搏最佳起搏点判定的可靠依据,更能在心律失常的诊断与鉴别诊断方面起到特殊而独到的作用。食管心电图与心内电生理检查具有高度的一致性,为导管射频消融术根治阵发性室上性心动过速(PSVT)提供可靠的分型及定位诊断。亦有助于不典型的预激综合征患者确立诊断。

5.心腔内电生理检查

心腔内电生理检查为有创性电生理检查,除能确诊缓慢性和快速性心律失常的性质外,还能在心律失常发作间隙应用程序电刺激方法判断窦房结和房室传导系统功能,诱发室上性和室性快速性心律失常,确定心律失常起源部位,评价药物与非药物治疗效果,以及为手术、起搏或消融治疗提供必要的信息。

(五)常用药物治疗效果的评估

(1)治疗缓慢性心律失常:一般选用增强心肌自律性和/或加速传导的药物,如拟交感神经药、迷走神经抑制药或碱化剂(摩尔乳酸钠或碳酸氢钠)。护理评估:①服药后心悸、乏力、头晕、胸闷等临床症状有无改善。②有无不良反应发生。

(2)治疗快速性心律失常:选用减慢传导和延长不应期的药物,如迷走神经兴奋剂、拟交感神经药间接兴奋迷走神经或抗心律失常药物。护理评估:①用药后的疗效,有无严重不良反应发生。②药物疗效不佳时,考虑电转复或射频消融术治疗,并做好术前准备。

(3)临床上抗心律失常药物繁多,药物的分类主要基于其对心肌的电生理学作用。治疗缓慢性心律失常的药物,主要提高心脏起搏和传导功能,如肾上腺素类药物(肾上腺素、异丙肾上腺素),拟交感神经药如阿托品、山莨菪碱,β受体兴奋剂如多巴胺类、沙丁胺醇等。

(4)及时就诊的指标:①心动过速发作频繁伴有明显症状如低血压、休克、心绞痛、心力衰竭或晕厥等。②出现洋地黄中毒症状。

三、主要护理诊断/问题

(一)活动无耐力

与心律失常导致心悸或心排血量减少有关。

(二)焦虑

与心律失常反复发作,对治疗缺乏信心有关。

(三)有受伤的危险

与心律失常引起的头晕、晕厥有关。

(四)潜在并发症

心力衰竭、脑栓塞、猝死。

四、护理措施

(一)体位与休息

当心律失常发作导致胸闷、心悸、头晕等不适时采取高枕卧位、半卧位或其他舒适体位,尽量避免左侧卧位,以防左侧卧位时感觉到心脏搏动而加重不适。有头晕、晕厥发作或曾有跌倒病史者应卧床休息。保证患者充分的休息与睡眠,必要时遵医嘱给予镇静药。

(二)给氧

伴呼吸困难、发绀等缺氧表现时,给予氧气吸入,2~4 L/min。

(三)饮食

控制膳食总热量,以维持正常体重为度,40 岁以上者尤应预防发胖。一般以体重指数(BMI)20~24 为正常体重。或以腰围为标准,一般以女性≥80 cm,男性≥85 cm 为超标。超重或肥胖者应减少每天进食的总热量,以低脂(30%)、低胆固醇(200 mg/d)膳食,并限制酒及糖类食物的摄入。严禁暴饮暴食。以免诱发心绞痛或心肌梗死。合并高血压或心力衰竭者,应同时限制钠盐。避免摄入刺激性食物如咖啡、浓茶等,保持大便通畅。

(四)病情观察

严密进行心电监测,出现异常心律变化,如 3~5 次/分的室性期前收缩或阵发性室性心动过速,窦性停搏、二度Ⅱ型或三度房室传导阻滞等,立即通知医师。应将急救药物备好,需争分夺秒地迅速给药。有无心悸、胸闷、胸痛、头晕、晕厥等。检测电解质变化,尤其是血钾。

(五)用药指导

接受各种抗心律失常药物治疗的患者,应在心电监测下用药,以便掌握心律的变化情况和观察药物疗效。密切观察用药反应,严密观察穿刺局部情况,谨防药物外渗。皮下注射给予抗凝溶栓及抗血小板药时,注意更换注射部位,避免按摩,应持续按压 2~3 分钟。严格按医嘱给药,避免食用影响药物疗效的食物。用药前、中、后注意心率、心律、PR 间期、QT 间期等的变化,以判断疗效和有无不良反应。

(六)除颤的护理

持续性室性心动过速患者,应用药物效果不明显时,护士应密切配合医师将除颤器电源接好,检查仪器性能是否完好,备好电极板,以便及时顺利除颤。对于缓慢型心律失常患者,应用药物治疗后仍不能增加心率,且病情有所发展或反复发作阿斯综合征时,应随时做好安装人工心脏起搏器的准备。

(七)心理护理

向患者说明心律失常的治疗原则,介绍介入治疗如心导管射频消融术或心脏起搏器安置术的目的及方法,以消除患者的紧张心理,使患者主动配合治疗。

(八)健康教育

1.疾病知识指导

向患者及家属讲解心律失常的病因、诱因及防治知识。

2.生活指导

指导患者劳逸结合,生活规律,保证充足的休息与睡眠。无器质性心脏病者应积极参加体育锻炼。保持情绪稳定,避免精神紧张、激动。改变不良饮食习惯,戒烟、酒、避免浓茶、咖啡、可乐等刺激性食物。保持大便通畅,避免排便用力而加重心律失常。

3.用药指导

嘱患者严格按医嘱按时按量服药,说明所用药物的名称、剂量、用法、作用及不良反应,不可随意增减药物的剂量或种类。

4.制订活动计划

评估患者心律失常的类型及临床表现,与患者及家属共同制订活动计划。对无器质性心脏病的良性心律失常患者,鼓励其正常工作和生活,保持心情舒畅,避免过度劳累。窦性停搏、二度Ⅱ型或三度房室传导阻滞、持续性室速等严重心律失常患者或快速心室率引起血压下降者,应卧床休息,以减少心肌耗氧量。卧床期间加强生活护理。

5.自我监测指导

教会患者及家属测量脉搏的方法,心律失常发作时的应对措施及心肺复苏术,以便于自我检测病情和自救。对安置心脏起搏器的患者,讲解自我监测与家庭护理方法。

6.及时就诊的指标

(1)当出现头晕、气促、胸闷、胸痛等不适症状。

(2)复查心电图发现异常时。

五、护理效果评估

(1)患者及家属掌握自我监测脉搏的方法,能复述疾病发作时的应对措施及心肺复苏术。

(2)患者掌握发生疾病的诱因,能采取相应措施尽可能避免诱因的发生。

(3)患者心理状态稳定,养成正确的生活方式。

(4)患者未发生猝死或发生致命性心律失常时能得到及时发现和处理。

(刘　苏)

第五节　心脏瓣膜病

心脏瓣膜病是指心脏瓣膜存在结构和/或功能异常,是一组重要的心血管疾病。瓣膜开放使血流向前流动,瓣膜关闭则可防止血液反流。瓣膜狭窄,使心腔压力负荷增加;瓣膜关闭不全,使心腔容量负荷增加。这些血流动力学改变可导致心房或心室结构改变或功能异常,最终表现出心力衰竭、心律失常等临床表现。病变可累及一个或多个瓣膜。临床上以二尖瓣最常受累,其次为主动脉瓣。

风湿炎症导致的瓣膜损害称为风湿性心脏病,简称风心病。随着生活及医疗条件的改善,风湿性心脏病的人群患病率正在下降,但我国瓣膜性心脏病仍以风湿性心脏病最为常见。另外,黏液性变性及老年瓣膜钙化退行性改变所致的心脏瓣膜病日益增多。不同病因易累及的瓣膜也不一样,风湿性病心脏病患者中二尖瓣最常受累,其次是主动脉瓣;而老年退行性变瓣膜病以主动脉瓣膜病最为常见,其次是二尖瓣。在我国,二尖瓣狭窄90%以上为风湿性,风心病二尖瓣狭窄多见于20～40岁的青中年人,2/3为女性。本节主要介绍二尖瓣狭窄与二尖瓣关闭不全,主动脉瓣狭窄与主动脉关闭不全。

一、二尖瓣狭窄

(一)概念和特点

二尖瓣狭窄最常见的病因是风湿热,急性风湿热后至少需2年形成明显二尖瓣狭窄,通常需要5年以上的时间,故风湿性二尖瓣狭窄一般在40～50岁发病。女性患者居多约占2/3。

(二)相关病理生理

正常二尖瓣口面积4～6 cm^2,瓣口面积减小至1.5～2.0 cm^{2}属轻度狭窄;1.0～1.5 cm^{2}属中度狭窄;<1.0 cm^{2}属重度狭窄。

风湿性二尖瓣狭窄的基本病理变化为瓣叶和腱索的纤维化和挛缩,瓣叶交界面相互粘连,这些病变使瓣膜位置下移,严重者呈漏斗状,致瓣口狭窄,限制瓣膜活动和开放,瓣口面积缩小,血流受阻。

(三)主要病因及诱因

风湿热是二尖瓣狭窄的主要病因,是由A组β溶血性链球菌咽峡炎导致的一种反复发作的急性或慢性全身性结缔组织炎症。

(四)临床表现

1.症状

一般二尖瓣中度狭窄(瓣口面积<1.5 cm^2)始有临床症状。

(1)呼吸困难:是最常见的早期症状,常因劳累、情绪激动、妊娠、感染或快速性心房颤动时最易被诱发。随狭窄加重,可出现静息时呼吸困难、夜间阵发性呼吸困难、和端坐呼吸。

(2)咳嗽:多为干咳无痰或泡沫痰,并发感染时咳黏液样或脓痰。

(3)咯血:可有痰中带血或血痰,突然大咯血常见于严重二尖瓣狭窄早期。伴有突发剧烈胸痛者要注意肺梗死。

(4)其他:少数患者可有声音嘶哑、吞咽困难、血栓栓塞等。

2.体征

重度狭窄者患者呈"二尖瓣面容"口唇及双颧发绀。心前区隆起;心尖部可触及舒张期震颤;典型体征是心尖部可闻及局限性、低调、隆隆样的舒张中晚期杂音。

3.并发症

常见的并发症有心房颤动、急性肺水肿、血栓栓塞、右心衰竭、感染性心内膜炎、肺部感染等。

（五）辅助检查

1.X 线检查

二尖瓣轻度狭窄时,X 线表现可正常。中、重度狭窄而致左心房显著增大时,心影呈梨形。

2.心电图

左心房增大,可出现"二尖瓣型 P 波",P 波宽度＞0.12 秒伴切迹。QRS 波群示电轴右偏和右心室肥厚。

3.超声心动图

M 型超声示二尖瓣前叶活动曲线 EF 斜率降低,双峰消失,前后叶同向运动,呈"城墙样"改变。二维超声心动图可显示狭窄瓣膜的形态和活动度,测量瓣膜口面积。彩色多普勒血流显像可实时观察二尖瓣狭窄的射流。经食管超声心动图有利于左心房附壁血栓的检出。

（六）治疗原则

1.一般治疗

(1)有风湿活动者,应给予抗风湿治疗。长期甚至终身应用苄星青霉素 120 万 U,每 4 周肌内注射 1 次,每次注射前常规皮试。

(2)呼吸困难者减少体力活动,限制钠盐摄入,口服利尿剂,避免和控制诱发急性肺水肿的因素。

(3)无症状者避免剧烈活动,每 6～12 个月门诊随访。

2.并发症治疗

(1)心房颤动:急性快速心房颤动时,要立即控制心室率;可先注射洋地黄类药物如去乙酰毛花苷注射液(毛花苷 C),效果不满意时,可静脉注射硫氮䓬酮或艾司洛尔。必要时电复律。慢性心房颤动患者应争取介入或者外科手术解决狭窄。对于心房颤动病史＜1 年,左心房内径＜60 mm 且窦房结或房室结功能障碍者,可考虑电复律或药物复律。

(2)急性肺水肿:处理原则与急性左心衰竭所致的肺水肿相似。

(3)预防栓塞:若无抗凝禁忌,可长期服用华法林。

二、二尖瓣关闭不全

（一）概念和特点

二尖瓣关闭不全常与二尖瓣狭窄同时存在,亦可单独存在。二尖瓣的组成包括四个部分:瓣叶、瓣环、腱索和乳头肌,其中任何一个发生结构异常或功能失调,均可导致二尖瓣关闭不全。

（二）相关病理生理

风湿性炎症引起的瓣叶僵硬、变性、瓣缘卷缩、连接处融合及腱索融合缩短,使心室收缩时两瓣叶不能紧密闭合。

（三）主要病因及诱因

风湿性瓣叶损害最常见,占二尖瓣关闭不全的 1/3,女性为多。任何病因引起左心室增大、瓣环退行性变及钙化均可造成二尖瓣关闭不全。腱索先天性异常、自发性断裂。冠状动脉灌注不足可引起乳头肌缺血、损伤、坏死、纤维化和功能障碍。

二尖瓣关闭不全的主要病理生理变化,是左心室每搏喷出的血流一部分反流入左心房,使前向血流减少,同时使左心房负荷和左心室舒张期负荷增加,从而引起一系列血流动力学变化。

(四)临床表现

1.症状

轻度二尖瓣关闭不全可终身无症状,或仅有轻微劳力性呼吸困难,严重反流时有心排血量减少,突出症状是疲劳无力,肺淤血的症状如呼吸困难出现较晚。

2.体征

心尖冲动明显,向左下移位。心尖区可闻及全收缩期高调吹风样杂音,向左腋下和左肩胛下区传导。

3.并发症

与二尖瓣狭窄相似,相对而言,感染性心内膜炎较多见,而体循环栓塞较少见。

(五)辅助检查

1.X线检查

慢性重度狭窄常见左心房、左心室增大;左心衰竭时可见肺淤血和间质性肺水肿征。

2.心电图

慢性重度二尖瓣关闭不全,主要为左心房肥厚心电图表现,部分有左心室肥厚和非特异性ST-T改变,少数有右心室肥厚征,心房颤动常见。

3.超声心动图

M型超声和二维超声心动图不能确定二尖瓣关闭不全。脉冲多普勒超声和彩色多普勒血流显像可在二尖瓣左心房侧探及明显收缩期反流束,确诊率几乎达到100%,且可半定量反流程度。二维超声可显示二尖瓣结构的形态特征,有助于明确病因。

4.其他

放射性核素心室造影、左心室造影有助于评估反流程度。

(六)治疗原则

1.内科治疗

内科治疗包括预防风湿活动和感染性心内膜炎,针对并发症治疗,一般为术前过渡措施。

2.外科治疗

外科治疗为恢复瓣膜关闭完整性的根本措施,包括瓣膜修补术和人工瓣膜置换术。

三、主动脉瓣狭窄

(一)概念和特点

主动脉瓣狭窄指主动脉瓣病变引起主动脉瓣开放受限、狭窄,导致左心室到主动脉内的血流受阻。风湿性主动脉瓣狭窄大多伴有关闭不全或二尖瓣病变。

(二)相关病理生理

风湿性炎症导致瓣膜交界处粘连融合,瓣叶纤维化、僵硬、钙化和挛缩畸形,引起主动脉瓣狭窄。

正常成人主动脉瓣口面积≥3.0 cm²,当瓣口面积减少一半时,收缩期仍无明显跨瓣压差;当瓣口面积≤1.0 cm²时,左心室收缩压明显升高,跨瓣压差显著。主动脉瓣狭窄使左心室射血阻力增加,左心室向心性肥厚,室壁顺应性降低,引起左心室舒张末压进行性升高,左心房代偿性肥厚。最终因心肌缺血和纤维化等导致左心衰竭。

(三)主要病因及诱因

主动脉瓣狭窄的病因有 3 种,即先天性病变、退行性变和炎症性病变。单纯性主动脉瓣狭窄,多为先天性或退行性变,极少数为炎症性,且男性多见。

(四)临床表现

1.症状

早期可无症状,直至瓣口面积≤1.0 cm² 时才出现与每搏输出量减少及脉压增大有关的心悸、心前区不适、头部静脉强烈搏动感等。心绞痛、晕厥和心力衰竭是典型主动脉瓣狭窄的常见三联征。晚期并发左心衰竭时,可出现不同程度的心源性呼吸困难。

2.体征

心界向左下扩大,心尖区可触及收缩期抬举样搏动。第一心音正常,胸骨左缘第 3、4 肋间可闻及高调叹气样舒张期杂音。典型心脏杂音在胸骨右缘第 1～2 肋间可听到粗糙响亮的射流性杂音,向颈部传导。

3.并发症

心律失常、心力衰竭常见,感染性心内膜炎、体循环栓塞、心脏性猝死少见。

(五)辅助检查

1.X 线检查

左心房轻度增大,75％～85％的患者可呈现升主动脉扩张。

2.心电图

轻度狭窄者心电图正常,中度狭窄者可出现 QRS 波群电压增高伴轻度 ST-T 改变,重度狭窄者可出现左心室肥厚伴劳损和左心房增大。

3.超声心动图

二维超声心动图可见主动脉瓣瓣叶增厚、回声增强提示瓣叶钙化。瓣叶收缩期开放幅度减小(＜15 mm)开放速度减慢。彩色多普勒超声心动图上可见血流于瓣口下方加速形成五彩镶嵌的射流,连续多普勒可测定心脏及血管内的血流速度。

(六)治疗原则

1.内科治疗

内科治疗是预防感染性心内膜炎,无症状者无须治疗,定期随访。

2.外科治疗

凡出现临床症状者均应考虑手术治疗。如经皮主动脉瓣成形、置换术;直视下主动脉瓣分离术、人工瓣膜置换术。

四、主动脉瓣关闭不全

(一)概念和特点

主动脉瓣关闭不全主要由主动脉瓣膜本身病变、主动脉根部疾病所致。根据发病情况又分急性、慢性 2 种。

(二)相关病理生理

约 2/3 的主动脉瓣关闭不全为风心病所致。由于风湿性炎性病变使瓣叶纤维化、增厚、缩短、变形,影响舒张期瓣叶边缘对合,可造成关闭不全。

主动脉瓣反流引起左心室舒张期末容量增加,使每搏容量增加和主动脉收缩压增加,而有效每搏血容量降低。左心室心肌重量增加使心肌氧耗增多,主动脉舒张压降低使冠状动脉血流减少,两者引起心肌缺血、缺氧,促使左心室心肌收缩功能降低,直至发生左心衰竭。

(三)主要病因及诱因

1.急性主动脉瓣关闭不全

(1)感染性心内膜炎。

(2)胸部创伤致升主动脉根部、瓣叶支持结构和瓣叶破损或瓣叶脱垂。

(3)主动脉夹层血肿使主动脉瓣环扩大,瓣叶或瓣环被夹层血肿撕裂。

(4)人工瓣膜撕裂等。

2.慢性主动脉瓣关闭不全

(1)主动脉瓣本身病变:①风湿性心脏病。②先天性畸形。③感染性心内膜炎。④主动脉瓣退行性变。

(2)主动脉根部扩张:①Marfan综合征。②梅毒性主动脉炎。③其他病因,如高血压性主动脉环扩张、特发性升主动脉扩张、主动脉夹层形成、强直性脊柱炎、银屑病性关节炎等。

(四)临床表现

1.症状

(1)急性主动脉瓣关闭不全:轻者可无症状,重者可出现呼吸困难、不能平卧、全身大汗、频繁咳嗽、咳白色或粉红色泡沫痰,更严重者出现烦躁不安、神志模糊,甚至昏迷。

(2)慢性主动脉瓣关闭不全:可在较长时间无症状。随反流量增大,出现与每搏输出量增大有关的症状,如心悸、心前区不适、头颈部强烈波动感等。

2.体征

(1)急性主动脉瓣关闭不全:可出现面色灰暗、唇甲发绀、脉搏细数、血压下降等休克表现。二尖瓣提前关闭致使第一心音减弱或消失;肺动脉高压时可闻及肺动脉瓣区第二心音亢进,常可闻及病理性第三心音和第四心音。由于左心室舒张压急剧增高,主动脉和左心室压力阶差急剧下降,因而舒张期杂音柔和、短促、低音调。肺部可闻及哮鸣音,或在肺底闻及细小水泡音,严重者满肺均有水泡音。

(2)慢性主动脉瓣关闭不全:①面色苍白,头随心搏摆动,心尖冲动向左下移位,心界向左下扩大。心底部、胸骨柄切迹、颈动脉可触及收缩期震颤。颈动脉搏动明显增强。②第一心音减弱,主动脉瓣区第二心音减弱或消失;心尖区可闻及第三心音。③主动脉瓣区可闻及高调递减型叹气样舒张早期杂音,坐位前倾位呼气末明显,向心尖区传导。④周围血管征,如点头征、水冲脉、股动脉枪击音和毛细血管波动征,听诊器压迫股动脉可闻及双期杂音。

3.并发症

感染性心内膜炎、室性心律失常、心力衰竭常见。

(五)辅助检查

1.X线检查

急性主动脉瓣关闭不全者左心房稍增大,常有肺淤血和肺水肿表现。慢性者左心室明显增大,升主动脉结扩张,即靴形心。

2.心电图

急性主动脉瓣关闭不全者常见窦性心动过速和非特异性ST-T改变。慢性者常见左心室肥厚劳损伴电轴左偏,如有心肌损害,可出现心室内传导阻滞,房性和室性心律失常。

3.超声心动图

M 型超声显示舒张期二尖瓣前叶快速高频的振动,二维超声可显示主动脉关闭时不能合拢。多普勒超声显示主动脉瓣下方(左心室流出道)探及全舒张期反流。

(六)治疗原则

1.内科治疗

(1)急性者一般为术前准备过渡措施,包括吸氧、镇静、多巴胺、血管活性药物等,应及早考虑外科治疗。

(2)慢性者无症状且左心功能正常者,无须治疗,但需随访。随访内容包括临床症状、超声检查左心室大小和左心室射血分数。预防感染性心内膜炎及风湿活动。

2.外科治疗

(1)急性者在降低肺静脉压、增加新排血量、稳定血流动力学的基础上,实施人工瓣膜置换术或主动脉瓣膜修复术。

(2)慢性者应在不可逆的左心室功能不全发生之前进行,原发性主动脉关闭不全,主要采用主动脉瓣置换术;继发性主动脉瓣关闭不全,可采用主动脉瓣成形术;部分病例可行瓣膜修复术。

五、护理评估

(一)一般评估

(1)有无风湿活动,体温在正常范围。

(2)饮食及活动等日常生活是否受影响。

(3)能否平卧睡眠。

(二)身体评估

(1)是否呈现"二尖瓣面容"。

(2)呼吸困难及其程度。

(3)心尖区是否出现明显波动,是否出现颈静脉曲张、肝颈回流征阳性、肝大、双下肢水肿等右心衰竭表现。

(4)二尖瓣狭窄特征性的杂音,为心尖区舒张中晚期低调的隆隆样杂音,呈递增型、局限、左侧卧位明显,运动或用力呼气可使其增强,常伴舒张期震颤。

(5)栓塞的危险因素:定期做超声心动图,注意有无心房、心室扩大机附壁血栓。尤其是有无心房颤动,或长期卧床。

(三)心理-社会评估

患者能否保持良好心态,避免精神刺激、控制情绪激动,家属对患者的照顾与理解,能否协助患者定期复查,均有利于控制和延缓病情进展。

(四)辅助检查结果的评估

1.X 线检查

左心房增大不明显,无肺淤血和肺水肿表现。

2.心电图

有无窦性心动过速和非特异性 ST-T 改变及左心室肥厚劳损伴电轴左偏。

3.超声心动图

有无舒张期二尖瓣前叶快速高频的振动,主动脉瓣下方是否探及全舒张期反流。

(五)常用药物治疗效果的评估

(1)能否遵医嘱使用苄星青霉素(长效青霉素),预防感染性心内膜炎。

(2)能否坚持抗风湿药物治疗,不出现风湿活动表现,如皮肤环形红斑、皮下结节、关节红肿及疼痛不适等。

(3)餐后服用阿司匹林,不出现胃肠道反应、牙龈出血、血尿、柏油样便等。

六、主要护理诊断/问题

(一)体温过高

与风湿活动、并发感染有关。

(二)有感染的危险

与机体抵抗力下降有关。

(三)潜在并发症

感染性心内膜炎、心律失常、猝死。

七、护理措施

(一)体温过高的护理

(1)每4小时测体温一次,注意观察热型,以帮助诊断。

(2)休息与活动:卧床休息,限制活动量,以减少机体消耗。

(3)饮食:给予高热量、高蛋白、高维生素的清淡易消化饮食。

(4)用药护理:遵医嘱给予抗生素及抗风湿治疗。

(二)并发症的护理

1.心力衰竭的护理

(1)避免诱因,如预防和控制感染、纠正心律失常、避免劳累和情绪激动等。

(2)监测生命体征,评估患者有无呼吸困难、乏力、食欲减退、少尿等症状,检查有无肺部啰音、肝大、下肢水肿等体征。

2.栓塞的护理

(1)评估栓塞的危险因素:查阅超声心动图、心电图报告,看有无异常。

(2)休息与活动:左心房内有巨大附壁血栓者,应绝对卧床休息。病情允许时鼓励并协助患者翻身、活动下肢、按摩及用温水泡脚,或下床活动。

(3)遵医嘱给予药物如抗心律失常、抗血小板聚集的药物。

(4)密切观察有无栓塞的征象,一旦发生,立即报告医师,给予抗凝或溶栓等处理。

(三)健康教育

1.疾病知识指导

告知患者及家属本病的病因及病程进展特点。避免居住环境潮湿、阴暗等不良条件,保持室内空气流通、温暖、干燥,阳光充足。适当活动,避免剧烈运动或情绪激动,加强营养、提高机体抵抗力,预防和控制风湿活动。注意防寒保暖,预防上呼吸道感染。

2.用药指导与病情检测

告知患者遵医嘱坚持用药的重要性,说明具体药物的使用方法。定期门诊复查。

3.心理指导

鼓励患者树立信心,做好长期与疾病做斗争的心理准备,育龄妇女应该避孕,征得配偶及家属的支持与配合。

4.及时就诊的指标

(1)出现明显乏力、胸闷、心悸等症状,休息后不好转。

(2)出现腹胀、食欲缺乏、下肢水肿等不适。

(3)长期服用地高辛者,出现脉搏增快(＞120 次/分)或减慢(＜60 次/分)、尿量减少、体重增加等异常时。

八、护理效果评估

(1)保持健康的生活方式,严格控制风湿活动,预防感冒。

(2)遵医嘱坚持长期用药,避免药物不良反应。

(3)患者无呼吸困难症状出现或急性左心衰竭致急性肺水肿时,可咯粉红色泡沫样痰。

(4)做到预防及早期治疗各种感染能按医嘱用药,定期门诊复查。

（刘　苏）

第八章　呼吸内科护理

第一节　支气管哮喘

支气管哮喘是一种慢性气管炎症性疾病,其支气管壁存在以肥大细胞、嗜酸性粒细胞和 T 细胞为主的炎性细胞浸润,可经治疗缓解或自然缓解。本病多发于青少年,儿童多于成人,城市多于农村。近年的流行病学显示,哮喘的发病率或死亡率均有所增加,我国哮喘发病率为 1‰～2‰。支气管哮喘的病因较为复杂,大多在遗传因素的基础上,受到体内外多种因素激发而发病,并反复发作。

一、临床表现

(一)症状和体征

典型的支气管哮喘,发作前多有鼻痒、打喷嚏、流涕、咳嗽、胸闷等先兆症状,进而出现呼气性的呼吸困难伴喘鸣,患者被迫呈端坐呼吸,咳嗽、咳痰。发作持续几十分钟至数小时后自行或经治疗缓解。此为速发性哮喘反应。迟发性哮喘反应时,患者气管呈持续高反应性状态,上述表现更为明显,较难控制。

少数患者可出现哮喘重度或危重度发作,表现为重度呼气性呼吸困难、焦虑,烦躁、端坐呼吸、大汗淋漓、嗜睡或意识模糊,经应用一般支气管扩张药物不能缓解。此类患者不及时救治,可危及生命。

(二)辅助检查

1.血液检查

嗜酸性粒细胞、血清总免疫球蛋白 E(IgE)及特异性免疫球蛋白 E 均可增高。

2.胸部 X 线检查

哮喘发作期由于肺脏充气过度,肺部透亮度增高,合并感染时可见肺纹理增多及炎症阴影。

3.肺功能检查

哮喘发作期有关呼气流速的各项指标,如第一秒用力呼气容积(FEV)、最大呼气流速峰值

(PEF)等均降低。

二、治疗原则

本病的防治原则是去除病因、控制发作和预防发作。控制发作应根据患者发作的轻重程度,抓住解痉、抗炎两个主要环节,迅速控制症状。

(一)解痉

哮喘轻、中度发作时,常用氨茶碱稀释后静脉注射或加入液体中静脉滴注。根据病情吸入或口服 β_2 受体激动剂。常用的 β_2 受体激动剂气雾吸入剂有特布他林、喘乐宁、沙丁胺醇等。

哮喘重度发作时,应及早静脉给予足量氨茶碱及琥珀酸氢化可的松或甲泼尼龙琥珀酸钠,待病情得到控制后再逐渐减量,改为口服泼尼松龙,或根据病情吸入糖皮质激素,应注意不宜骤然停药,以免复发。

(二)抗感染

肺部感染的患者,应根据细菌培养及药敏结果选择应用有效抗生素。

(三)稳定内环境

及时纠正水、电解质及酸碱失衡。

(四)保证气管通畅

痰多而黏稠不易咳出或有严重缺氧及二氧化碳潴留者,应及时行气管插管吸出痰液,必要时行机械通气。

三、护理

(一)一般护理

(1)将患者安置在清洁、安静、空气新鲜、阳光充足的房间,避免接触变应原,如花粉、皮毛、油烟等。护理操作时防止灰尘飞扬。喷洒灭蚊蝇剂或某些消毒剂时要转移患者。

(2)患者哮喘发作呼吸困难时,应给予适宜的靠背架或过床桌,让患者伏桌而坐,以帮助呼吸,减少疲劳。

(3)给予营养丰富的易消化的饮食,多食蔬菜、水果,多饮水。同时注意保持大便通畅,减少因用力排便所致的疲劳。严禁食用与患者发病有关的食物,如鱼、虾、蟹等,并协助患者寻找变应原。

(4)危重期患者应保持皮肤清洁干燥,定时翻身,防止褥疮发生。因大剂量使用糖皮质激素,应做好口腔护理,防止发生口腔炎。

(5)哮喘重度发作时,由于大汗淋漓,呼吸困难甚至有窒息感,所以患者极度紧张、烦躁、疲倦。要耐心安慰患者,及时满足患者需求,缓解紧张情绪。

(二)观察要点

1.观察哮喘发作先兆

如患者主诉有鼻、咽、眼部发痒及咳嗽、流鼻涕等黏膜过敏症状时,应及时报告医师采取措施,减轻发作症状,尽快控制病情。

2.观察药物毒副作用

氨茶碱 0.25 g 加入 25%～50% 葡萄糖注射液 20 mL 中静脉推注,时间要在 5 分钟以上,因浓度过高或推注过快可使心肌过度兴奋而产生心悸、惊厥、血压骤降等严重反应。使用时要现配现用,静脉滴注时,不宜和维生素 C、促皮质激素、去甲肾上腺素、四环素类等配伍。糖皮质激素类药物久用可引起钠潴留、血钾降低、消化道溃疡病、高血压、糖尿病、骨质疏松、停药反跳等,须加强观察。

3.根据患者缺氧情况调整氧流量

一般为 3～5 L/min。保持气体充分湿化,氧气湿化瓶每天更换、消毒,防止医源性感染。

4.观察痰液黏稠度

哮喘发作患者由于过度通气,出汗过多,因而身体丢失水分增多,致使痰液黏稠形成痰栓,阻塞小支气管,导致呼吸不畅,感染难以控制。应通过静脉补液和饮水补足水分和电解质。

5.严密观察有无并发症

如自发性气胸、肺不张、脱水、酸碱失衡、电解质紊乱、呼吸衰竭、肺性脑病等并发症。监测动脉血气、生化指标,如发现异常需及时对症处理。

6.注意呼吸频率、深浅幅度和节律

重度发作患者喘鸣音减弱乃至消失,呼吸变浅,神志改变,常提示病情危急,应及时处理。

(三)家庭护理

1.增强体质,积极防治感染

平时注意增加营养,根据病情做适量体力活动,如散步、做简易操、打太极拳等,以提高机体免疫力。当感染发生时应及时就诊。

2.注意防寒避暑

寒冷可引起支气管痉挛,分泌物增加,同时感冒易致支气管及肺部感染。因此,冬季应适当提高居室温度,秋季进行耐寒锻炼防治感冒,夏季避免大汗,防止痰液过稠不易咳出。

3.尽量避免接触变应原

患者应戒烟,尽量避免到人员众多、空气污浊的公共场所。保持居室空气清新,室内可安装空气净化器。

4.防止呼吸肌疲劳

坚持进行呼吸锻炼。

5.稳定情绪

一旦哮喘发作,应控制情绪,保持镇静,及时吸入支气管扩张气雾剂。

6.家庭氧疗

家庭氧疗又称缓解期氧疗,对于患者的病情控制,存活期的延长和生活质量的提高有着重要意义。家庭氧疗时应注意氧流量的调节,严禁烟火,防止火灾。

7.缓解期处理

哮喘缓解期的防治非常重要,对于防止哮喘发作及恶化,维持正常肺功能,提高生活质量,保持正常活动量等均具有重要意义。哮喘缓解期患者,应坚持吸入糖皮质激素,可有效控制哮喘发作,吸入色甘酸钠和口服酮替酚亦有一定的预防哮喘发作的作用。

(于　梅)

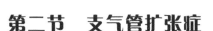

第二节 支气管扩张症

支气管扩张症是指直径＞2 mm 的支气管由于管壁的肌肉和弹性组织破坏引起的慢性异常扩张。临床特点为慢性咳嗽、咳大量脓性痰和/或反复咯血。患者常有童年麻疹、百日咳或支气管肺炎等病史。随着人民生活条件的改善,麻疹、百日咳疫苗的预防接种,以及抗生素的应用,本病发病率已明显降低。

一、病因及发病机制

(一)支气管-肺组织感染和支气管阻塞

支气管-肺组织感染和支气管阻塞是支气管扩张的主要病因。感染和阻塞症状相互影响,促使支气管扩张的发生和发展。其中婴幼儿期支气管-肺组织感染是最常见的病因,如婴幼儿麻疹、百日咳、支气管肺炎等。

由于儿童支气管较细,易阻塞,且管壁薄弱,反复感染破坏支气管壁各层结构,尤其是平滑肌和弹性纤维的破坏削弱了对管壁的支撑作用。支气管炎使支气管黏膜充血、水肿、分泌物阻塞管腔,导致引流不畅而加重感染。支气管内膜结核、肿瘤、异物引起管腔狭窄、阻塞,也是导致支气管扩张的原因之一。由于左下叶支气管细长,且受心脏血管压迫引流不畅,容易发生感染,故支气管扩张左下叶比右下叶多见。肺结核引起的支气管扩张多发生在上叶。

(二)支气管先天性发育缺陷和遗传因素

此类支气管扩张较少见,如巨大气管-支气管症、Kartagener 综合征(支气管扩张、鼻窦炎和内脏转位)、肺囊性纤维化、先天性丙种球蛋白缺乏症等。

(三)全身性疾病

目前已发现类风湿关节炎、Crohn 病、溃疡性结肠炎、系统性红斑狼疮、支气管哮喘等疾病可同时伴有支气管扩张;有些不明原因的支气管扩张患者,其体液免疫和/或细胞免疫功能有不同程度的异常,提示支气管扩张可能与机体免疫功能失调有关。

二、临床表现

(一)症状

1.慢性咳嗽、大量脓痰

痰量与体位变化有关。晨起或夜间卧床改变体位时,咳嗽加剧、痰量增多。痰量多少可估计病情严重程度。感染急性发作时,痰量明显增多,每天可达数百毫升,外观呈黄绿色脓性痰,痰液静置后出现分层的特征:上层为泡沫;中层为脓性黏液;下层为坏死组织沉淀物。合并厌氧菌感染时痰有臭味。

2.反复咯血

50%～70%的患者有程度不等的反复咯血,咯血量与病情严重程度和病变范围不完全一致。大量咯血最主要的危险是窒息,应紧急处理。部分发生于上叶的支气管扩张,引流较好,痰量不多或无痰,以反复咯血为唯一症状,称为"干性支气管扩张"。

3.反复肺部感染

其特点是同一肺段反复发生肺炎并迁延不愈。

4.慢性感染中毒症状

反复感染者可出现发热、乏力、食欲减退、消瘦、贫血等,儿童可影响发育。

(二)体征

早期或干性支气管扩张多无明显体征,病变重或继发感染时在下胸部、背部常可闻及局限性、固定性湿啰音,有时可闻及哮鸣音;部分慢性患者伴有杵状指(趾)。

三、辅助检查

(一)胸部 X 线检查

早期无异常或仅见患侧肺纹理增多、增粗现象。典型表现是轨道征和卷发样阴影,感染时阴影内出现液平面。

(二)胸部 CT 检查

管壁增厚的柱状扩张或成串成簇的囊状改变。

(三)纤维支气管镜检查

有助于发现患者出血的部位,鉴别腔内异物、肿瘤或其他支气管阻塞原因。

四、诊断要点

根据患者有慢性咳嗽、大量脓痰、反复咯血的典型临床特征,以及肺部闻及固定而局限性的湿啰音,结合儿童时期有诱发支气管扩张的呼吸道病史,一般可作出初步临床诊断。胸部影像学检查和纤维支气管镜检查可进一步明确诊断。

五、治疗要点

治疗原则是保持呼吸道引流通畅,控制感染,处理咯血,必要时手术治疗。

(一)保持呼吸道通畅

1.药物治疗

祛痰药及支气管舒张药具有稀释痰液、促进排痰作用。

2.体位引流

对痰多且黏稠者作用尤其重要。

3.经纤维支气管镜吸痰

若体位引流排痰效果不理想,可经纤维支气管镜吸痰及生理盐水冲洗痰液,也可局部注入抗生素。

(二)控制感染

控制感染是支气管扩张急性感染期的主要治疗措施。应根据症状、体征、痰液性状,必要时参考细菌培养及药物敏感试验结果选用抗菌药物。

(三)手术治疗

对反复呼吸道急性感染或大咯血,病变局限在一叶或一侧肺组织,经药物治疗无效,全身状况良好的患者,可考虑手术切除病变肺段或肺叶。

六、常用护理诊断

(一)清理呼吸道无效
咳嗽、大量脓痰、肺部湿啰音与痰液黏稠和无效咳嗽有关。

(二)有窒息的危险
与痰多、痰液黏稠或大咯血造成气道阻塞有关。

(三)营养失调
乏力、消瘦、贫血、发育迟缓与反复感染导致机体消耗增加,以及患者食欲缺乏、营养物质摄入不足有关。

(四)恐惧
精神紧张、面色苍白、出冷汗与突然或反复大咯血有关。

七、护理措施

(一)一般护理
1.休息与环境

急性感染或咯血时应卧床休息,大咯血患者需绝对卧床,取患侧卧位。病室内保持空气流通,维持适宜的温、湿度,注意保暖。

2.饮食护理

提供高热量、高蛋白、高维生素饮食,发热患者给予高热量流质或半流质饮食,避免冰冷、油腻、辛辣食物诱发咳嗽。鼓励患者多饮水,每天 1 500 mL 以上,以稀释痰液。指导患者在咳痰后及进食前后用清水或漱口液漱口,保持口腔清洁,促进食欲。

(二)病情观察
观察痰液量、颜色、性质、气味和与体位的关系,记录 24 小时痰液排出量;定期测量生命体征,记录咯血量,观察咯血的颜色、性质及量;病情严重者需观察有无窒息前症状,发现窒息先兆,立即向医师汇报并配合处理。

(三)对症护理
1.促进排痰

(1)指导有效咳嗽和正确的排痰方法。

(2)采取体位引流者需依据病变部位选择引流体位,使病肺居上,引流支气管开口向下,利于痰液流出。一般于饭前 1 小时进行。引流时可配合胸部叩击,提高引流效果。

(3)必要时遵医嘱选用祛痰药或 β_2 受体激动剂喷雾吸入,扩张支气管、促进排痰。

2.预防窒息

(1)痰液排除困难者,鼓励多饮水或雾化吸入,协助患者翻身、拍背或体位引流,以促进痰液排除,减少窒息发生的危险。

(2)密切观察患者的表情、神志、生命体征,观察并记录痰液的颜色、量与性质,及时发现和判断患者有无发生窒息的可能。如患者突然出现烦躁不安、神志不清,面色苍白或发绀、出冷汗、呼吸急促、咽喉部明显的痰鸣音,应警惕窒息的发生,并及时通知医师。

(3)对意识障碍、年老体弱、咳嗽咳痰无力、咽喉部明显的痰鸣音、神志不清者、突然大量呕吐物涌出等高危者,立即做好抢救准备,如迅速备好吸引器、气管插管或气管切开等用物,积极配合抢救工作。

(四)心理护理

病程较长,咳嗽、咳痰、咯血反复发作或逐渐加重时,患者易产生焦虑、沮丧情绪。护士应多与其交谈,讲明支气管扩张反复发作的原因及治疗进展,帮助患者树立战胜疾病的信心,缓解焦虑不安情绪。咯血时医护人员应陪伴、安慰患者,帮助情绪稳定,避免因情绪波动加重出血。

(五)健康教育

1.疾病知识指导

帮助患者及家属了解疾病发生、发展与治疗、护理过程。与其共同制订长期防治计划。宣传防治百日咳、麻疹、支气管肺炎、肺结核等呼吸道感染的重要性;及时治疗上呼吸道慢性病灶;避免受凉,预防感冒;戒烟、减少刺激性气体吸入,防止病情恶化。

2.生活指导

讲明加强营养对机体康复的作用,使患者能主动摄取必需的营养素,以增强机体抗病能力。鼓励患者参加体育锻炼,建立良好的生活习惯,劳逸结合,以维护心、肺功能状态。

3.用药指导

向患者介绍常用药物的用法和注意事项,观察疗效及不良反应。指导患者及家属学习和掌握有效咳嗽、胸部叩击、雾化吸入和体位引流的方法,以利于长期坚持,控制病情的发展;了解抗生素的作用、用法和不良反应。

4.自我监测指导

定期复查。嘱患者按医嘱服药,教患者学会观察药物的不良反应。教会患者识别病情变化的征象,观察痰液量、颜色、性质、气味和与体位的关系,并记录 24 小时痰液排出量。如有咯血、窒息先兆,立即前往医院就诊。

(于　梅)

第三节　肺　炎

一、概述

肺炎是指终末气道、肺泡和肺间质的炎症,可由病原微生物、理化因素、免疫损伤、过敏及药物所致。细菌性肺炎是最常见的肺炎,也是最常见的感染性疾病之一。尽管新的强效抗生素不断投入应用,但其发病率和死亡率仍很高,其原因可能有社会人口老龄化、吸烟人群的低龄化、伴有基础疾病、免疫功能低下,加之病原体变迁、医院获得性肺炎发病率增加、病原学诊断困难、抗生素的不合理使用导致细菌耐药性增加和部分人群贫困化加剧等因素有关。

(一)分类

肺炎可按解剖、病因或患病环境加以分类。

1.解剖分类

(1)大叶性(肺泡性)肺炎:为肺实质炎症,通常并不累及支气管。病原体先在肺泡引起炎症,经肺泡间孔(Cohn)向其他肺泡扩散,导致部分或整个肺段、肺叶发生炎症改变。致病菌多为肺炎链球菌。

(2)小叶性(支气管)肺炎:指病原体经支气管入侵,引起细支气管、终末细支气管和肺泡的炎症。病原体有肺炎链球菌、葡萄球菌、病毒、肺炎支原体及军团菌等。常继发于其他疾病,如支气管炎、支气管扩张、上呼吸道病毒感染及长期卧床的危重患者。

(3)间质性肺炎:以肺间质炎症为主,病变累及支气管壁及其周围组织,有肺泡壁增生及间质水肿。可由细菌、支原体、衣原体、病毒或肺孢子菌等引起。

2.病因分类

(1)细菌性肺炎:如肺炎链球菌、金黄色葡萄球菌、甲型溶血性链球菌、肺炎克雷伯杆菌、流感嗜血杆菌、铜绿假单胞菌、棒状杆菌、梭形杆菌等引起的肺炎。

(2)非典型病原体所致肺炎:如支原体、军团菌和衣原体等。

(3)病毒性肺炎:如冠状病毒、腺病毒、呼吸道合胞病毒、流感病毒、麻疹病毒、巨细胞病毒、单纯疱疹病毒等。

(4)真菌性肺炎:如白念珠菌、曲霉、放射菌等。

(5)其他病原体所致的肺炎:如立克次体(如 Q 热立克次体)、弓形虫(如鼠弓形虫)、寄生虫(如肺包虫、肺吸虫、肺血吸虫)等。

(6)理化因素所致的肺炎:如放射性损伤引起的放射性肺炎、胃酸吸入、药物等引起的化学性肺炎等。

3.患病环境分类

由于病原学检查阳性率低,培养结果滞后,病因分类在临床上应用较为困难,目前多按肺炎的获得环境分成两类,有利于指导经验治疗。

(1)社区获得性肺炎(community acquired pneumonia,CAP)是指在医院外罹患的感染性肺实质炎症,也称院外肺炎,包括具有明确潜伏期的病原体感染而在入院后平均潜伏期内发病的肺炎。常见致病菌为肺炎链球菌、流感嗜血杆菌、卡他莫拉菌和非典型病原体。

(2)医院获得性肺炎(hospital acquired pneumonia,HAP)简称医院内肺炎,是指患者入院时既不存在,也不处于潜伏期,而于入院 48 小时后在医院(包括老年护理院、康复院等)内发生的肺炎,也包括出院后 48 小时内发生的肺炎。无感染高危因素患者的常见病原体依次为肺炎链球菌、流感嗜血杆菌、金黄色葡萄球菌、铜绿假单胞菌、大肠埃希菌、肺炎克雷伯杆菌等;有感染高危因素患者的常见病原体依次为金黄色葡萄球菌、铜绿假单胞菌、肠杆菌属、肺炎克雷伯杆菌等。

(二)病因及发病机制

正常的呼吸道免疫防御机制(支气管内黏液-纤毛运载系统、肺泡巨噬细胞防御的完整性等)使气管隆凸以下的呼吸道保持无菌。肺炎的发生主要由病原体和宿主两个因素决定。如果病原体数量多、毒力强和/或宿主呼吸道局部和全身免疫防御系统损害,即可发生肺炎。病原体可通过空气吸入、血行播散、邻近感染部位蔓延、上呼吸道定植菌的误吸引起社区获得性肺炎。医院获得性肺炎还可通过误吸胃肠道的定植菌(胃食管反流)和通过人工气道吸入环境中的致病菌引起。

二、肺炎链球菌肺炎

肺炎链球菌肺炎或称肺炎球菌肺炎,是由肺炎链球菌或称肺炎球菌所引起的肺炎,占社区获得性肺炎的半数以上。通常急骤起病,以高热、寒战、咳嗽、血痰及胸痛为特征。X 线胸片呈肺段或肺叶急性炎性实变,近年来因抗菌药物的广泛使用,致使本病的起病方式、症状及 X 线改变均不典型。

肺炎链球菌为革兰氏染色阳性球菌,多成双排列或短链排列。有荚膜,其毒力大小与荚膜中的多糖结构及含量有关。根据荚膜多糖的抗原特性,肺炎链球菌可分为 86 个血清型。成人致病菌多属 1～9 及 12 型,以第 3 型毒力最强,儿童则多为 6、14、19 及 23 型。肺炎链球菌在干燥痰中能存活数月,但在阳光直射 1 小时或加热至 52 ℃ 10 分钟即可杀灭,对石炭酸等消毒剂亦甚敏感。机体免疫功能正常时,肺炎链球菌是寄居在口腔及鼻咽部的一种正常菌群,其带菌率常随年龄、季节及免疫状态的变化而有差异。机体免疫功能受损时,有毒力的肺炎链球菌入侵人体而致病。肺炎链球菌除引起肺炎外,少数可发生菌血症或感染性休克,老年人及婴幼儿的病情尤为严重。

本病以冬季与初春多见,常与呼吸道病毒感染相伴行。患者常为原先健康的青壮年或老年与婴幼儿,男性较多见。吸烟、痴呆、慢性支气管炎、支气管扩张、充血性心力衰竭、慢性病患者,以及免疫抑制宿主均易受肺炎链球菌侵袭。肺炎链球菌不产生毒素,不引起原发性组织坏死或形成空洞。其致病力是由于有高分子多糖体的荚膜对组织的侵袭作用,首先引起肺泡壁水肿,出现白细胞与红细胞渗出,含菌的渗出液经肺泡间孔(Cohn)向肺的中央部分扩展,甚至累及几个肺段或整个肺叶,因病变开始于肺的外周,故叶间分界清楚,易累及胸膜,引起渗出性胸膜炎。

病理改变有充血期、红肝变期、灰肝变期及消散期。表现为肺组织充血水肿,肺泡内浆液渗出及红、白细胞浸润,白细胞吞噬细菌,继而纤维蛋白渗出物溶解、吸收,肺泡重新充气。在肝变期病理阶段实际上并无确切分界,经早期应用抗菌药物治疗,此种典型的病理分期已很少见。病变消散后肺组织结构多无损坏,不留纤维瘢痕。极个别患者肺泡内纤维蛋白吸收不完全,甚至有成纤维细胞形成,形成机化性肺炎。老年人及婴幼儿感染可沿支气管分布(支气管肺炎)。若未及时使用抗菌药物,5％～10％的患者可并发脓胸,10％～20％的患者因细菌经淋巴管、胸导管进入血液循环,可引起脑膜炎、心包炎、心内膜炎、关节炎和中耳炎等肺外感染。

(一)护理评估

1.健康史

肺炎的发生与细菌的侵入和机体防御能力的下降有关。吸入口咽部的分泌物或空气中的细菌、周围组织感染的直接蔓延、菌血症等均可成为细菌入侵的途径;吸烟、酗酒、年老体弱、长期卧床、意识不清、吞咽和咳嗽反射障碍、慢性或重症患者、长期使用糖皮质激素或免疫抑制剂、接受机械通气及大手术者均可因机体防御机制降低而继发肺炎。注意询问患者起病前是否存在机体抵抗力下降、呼吸道防御功能受损的因素,了解患者既往的健康状况。

2.身体状况

发病前常有受凉、淋雨、疲劳、醉酒、病毒感染史,多有上呼吸道感染的前驱症状。

(1)主要症状:起病多急骤,高热、寒战,全身肌肉酸痛,体温通常在数小时内升至 39～40 ℃,高峰在下午或傍晚,或呈稽留热,脉率随之增速。可有患侧胸部疼痛,放射到肩部或腹部,咳嗽或深呼吸时加剧。痰少,可带血或呈铁锈色,食欲锐减,偶有恶心、呕吐、腹痛或腹泻,易被误诊为急腹症。

(2)护理体检:患者呈急性病容,面颊绯红,鼻翼翕动,皮肤灼热、干燥,口角及鼻周有单纯疱疹;病变广泛时可出现发绀。有败血症者,可出现皮肤、黏膜出血点,巩膜黄染。早期肺部体征无明显异常,仅有胸廓呼吸运动幅度减小,叩诊稍浊,听诊可有呼吸音减低及胸膜摩擦音。肺实变时叩诊浊音、触觉语颤增强并可闻及支气管呼吸音。消散期可闻及湿啰音。心率增快,有时心律不齐。重症患者有肠胀气,上腹部压痛多与炎症累及膈胸膜有关。重症感染时可伴休克、急性呼吸窘迫综合征及神经精神症状,表现为神志模糊、烦躁、呼吸困难、嗜睡、谵妄、昏迷等。累及脑膜时有颈抵抗及出现病理性反射。

本病自然病程大致1~2周。发病5~10天,体温可自行骤降或逐渐消退;使用有效的抗菌药物后可使体温在1~3天内恢复正常。患者的其他症状与体征亦随之逐渐消失。

(3)并发症:肺炎链球菌肺炎的并发症近年来已很少见。严重败血症或毒血症患者易发生感染性休克,尤其是老年人。表现为血压降低、四肢厥冷、多汗、发绀、心动过速、心律失常等,而高热、胸痛、咳嗽等症状并不突出。其他并发症有胸膜炎、脓胸、心包炎、脑膜炎和关节炎等。

3.实验室及其他检查

(1)血常规检查:血白细胞计数$(10\sim20)\times10^9/L$,中性粒细胞多在80%以上,并有核左移,细胞内可见中毒颗粒。年老体弱、酗酒、免疫功能低下者的白细胞计数可不增高,但中性粒细胞的百分比仍增高。

(2)痰直接涂片做革兰氏染色及荚膜染色镜检:发现典型的革兰氏染色阳性、带荚膜的双球菌或链球菌,即可初步作出病原诊断。

(3)痰培养:24~48小时可以确定病原体。痰标本送检应注意器皿洁净无菌,在抗菌药物应用之前漱口后采集,取深部咳出的脓性或铁锈色痰。

(4)聚合酶链反应(PCR)检测及荧光标记抗体检测:可提高病原学诊断率。

(5)血培养:10%~20%患者合并菌血症,故重症肺炎应做血培养。

(6)细菌培养:如合并胸腔积液,应积极抽取积液进行细菌培养。

(7)X线检查:早期仅见肺纹理增粗,或受累的肺段、肺叶稍模糊。随着病情进展,肺泡内充满炎性渗出物,表现为大片炎症浸润阴影或实变影,在实变阴影中可见支气管充气征,肋膈角可有少量胸腔积液。在消散期,X线显示炎性浸润逐渐吸收,可有片状区域吸收较快,呈现"假空洞"征,多数病例在起病3~4周才完全消散。老年患者肺炎病灶消散较慢,容易出现吸收不完全而成为机化性肺炎。

4.心理-社会评估

肺炎起病多急骤,短期内病情严重,加之高热和全身中毒症状明显,患者及家属常深感不安。当出现严重并发症时,患者会表现出忧虑和恐惧。

(二)主要护理诊断及医护合作性问题

1.体温过高

与肺部感染有关。

2.气体交换受损

与肺部炎症、痰液黏稠等引起呼吸面积减少有关。

3.清理呼吸道无效

与胸痛、气管、支气管分泌物增多、黏稠及疲乏有关。

4.疼痛

胸痛与肺部炎症累及胸膜有关。

5.潜在并发症

感染性休克。

(三)护理目标

体温恢复正常范围;患者呼吸平稳,发绀消失;症状减轻呼吸道通畅;疼痛减轻,感染控制未发生休克。

(四)护理措施

1.一般护理

(1)休息与环境:保持室内空气清新,病室保持适宜的温、湿度,环境安静、清洁、舒适。限制患者活动,限制探视,避免因谈话过多影响体力。要集中安排治疗和护理活动,保证足够的休息,减少耗氧量,缓解头痛、肌肉酸痛、胸痛等症状。

(2)体位:协助或指导患者采取合适的体位。对有意识障碍患者,如病情允许可取半卧位,增加肺通气量;或侧卧位,以预防或减少分泌物吸入肺内。为促进肺扩张,每2小时变换体位1次,减少分泌物淤积在肺部而引起并发症。

(3)饮食与补充水分:给予高热量、高蛋白质、高维生素、易消化的流质或半流质饮食,以补充高热引起的营养物质消耗。宜少食多餐,避免压迫膈肌。若有明显麻痹性肠梗阻或胃扩张,应暂时禁食,遵医嘱给予胃肠减压,直至肠蠕动恢复。鼓励患者多饮水(1~2 L/d),来补充发热、出汗和呼吸急促所丢失的水分,并利于痰液排出。轻症者无须静脉补液,脱水严重者可遵医嘱补液,补液有利于加快毒素排泄和热量散发,尤其是食欲差或不能进食者。心脏病或老年人应注意补液速度,过快过多易导致急性肺水肿。

2.病情观察

监测患者神志、体温、呼吸、脉搏、血压和尿量,并做好记录。尤其应注意密切观察体温的变化。观察有无呼吸困难及发绀,及时适宜给氧。重点观察儿童、老年人、久病体弱者的病情变化,注意是否伴有感染性休克的表现。观察痰液颜色、性状和量,如肺炎球菌肺炎呈铁锈色,葡萄球菌肺炎呈粉红色乳状,厌氧菌感染者痰液多有恶臭等。

3.对症护理

(1)高热的护理。

(2)咳嗽、咳痰的护理:协助和鼓励患者有效咳嗽、排痰,及时清除口腔和呼吸道内痰液、呕吐物。痰液黏稠不易咳出时,在病情允许情况下可扶患者坐起,给予拍背,协助咳痰,遵医嘱应用祛痰药及超声雾化吸入,稀释痰液,促进痰的排出。必要时吸痰,预防窒息。吸痰前,注意告知病情。

(3)气急发绀的护理:监测动脉血气分析值,给予吸氧,提高血氧饱和度,改善发绀,增加患者的舒适度。氧流量一般为每分钟4~6 L,若为慢性阻塞性肺疾病患者,应给予低流量低浓度持续吸氧。注意观察患者呼吸频率、节律、深度等变化,皮肤色泽和意识状态有无改变,如果病情恶化,准备气管插管和呼吸机辅助通气。

(4)胸痛的护理:维持患者舒适的体位。患者胸痛时,常随呼吸、咳嗽加重,可采取患侧卧位,在咳嗽时可用枕头等物夹紧胸部,必要时用宽胶布固定胸廓,以降低胸廓活动度,减轻疼痛。疼痛剧烈者,遵医嘱应用镇痛、止咳药,缓解疼痛和改善肺通气,如口服可待因。此外可用物理止痛和中药止痛擦剂。物理止痛,如按摩、针灸、经皮肤电刺激止痛穴位或局部冷敷等,可降低疼痛的敏感性。中药经皮肤吸收,无创伤,且发挥药效快,对轻度疼痛效果好。中药止痛擦剂具有操作简便、安全、毒副作用小,无药物依赖现象等优点。

(5)其他:鼓励患者经常漱口,做好口腔护理。口唇疱疹者局部涂液体石蜡或抗病毒软膏,防止继发感染。烦躁不安、谵妄、失眠者酌情使用地西泮或水合氯醛,禁用抑制呼吸的镇静药。

4.感染性休克的护理

(1)观察休克的征象:密切观察生命体征、实验室检查和病情的变化。发现患者神志模糊、烦躁、发绀、四肢湿冷、脉搏细数、脉压变小、呼吸浅快、面色苍白、尿量减少(每小时少于 30 mL)等休克早期症状时,及时报告医师,采取救治措施。

(2)环境与体位:应将感染性休克的患者安置在重症监护室,注意保暖和安全。取仰卧中凹位,抬高头胸部 20°,抬高下肢约 30°,有利于呼吸和静脉回流,增加心排血量。尽量减少搬动。

(3)吸氧:应给高流量吸氧,维持动脉氧分压在 8.0 kPa(60 mmHg)以上,改善缺氧状况。

(4)补充血容量:快速建立两条静脉通路,遵医嘱给予右旋糖酐或平衡液以维持有效血容量,降低血液的黏稠度,防止弥散性血管内凝血。随时监测患者一般情况、血压、尿量、尿比重、血细胞比容等;监测中心静脉压,作为调整补液速度的指标,中心静脉压<0.5 kPa(5 cmH_2O)可放心输液,达到 1.0 kPa(10 cmH_2O)应慎重。以中心静脉压不超过 1.0 kPa(10 cmH_2O)、尿量每小时在 30 mL 以上为宜。补液不宜过多过快,以免引起心力衰竭和肺水肿。若血容量已补足24 小时尿量仍<400 mL、尿比重<1.018 时,应及时报告医师,注意是否合并急性肾衰竭。

(5)纠正酸中毒:有明显酸中毒可静脉滴注 5% 的碳酸氢钠,因其配伍禁忌较多,宜单独输入。随时监测和纠正电解质和酸碱失衡等。

(6)应用血管活性药物的护理:遵医嘱应用血管活性药物,如多巴胺、间羟胺(阿拉明),滴注过程中应注意防止液体溢出血管外,引起局部组织坏死和影响疗效。可应用输液泵单独静脉输入血管活性药物,根据血压随时调整滴速,维持收缩压在 12.0～13.3 kPa(90～100 mmHg),保证重要器官的血液供应,改善微循环。

(7)对因治疗:应联合、足量应用强有力的广谱抗生素控制感染。

(8)病情转归观察:随时监测和评估患者意识、血压、脉搏、呼吸、体温、皮肤、黏膜、尿量的变化,判断病情转归。如患者神志逐渐清醒、皮肤及肢体变暖、脉搏有力、呼吸平稳规则、血压回升、尿量增多,预示病情已好转。

5.用药护理

遵医嘱及时使用有效抗感染药物,注意观察药物疗效及不良反应。

(1)抗菌药物治疗:一经诊断即应给予抗菌药物治疗,不必等待细菌培养结果。首选青霉素 G,用药途径及剂量视病情轻重及有无并发症而定:对于成年轻症患者,可用 240 万 U/d,分 3 次肌内注射,或用普鲁卡因青霉素每 12 小时肌内注射 60 万 U。病情稍重者,宜用青霉素 G 240 万～480 万 U/d,分次静脉滴注,每 6～8 小时 1 次;重症及并发脑膜炎者,可增至 1 000 万～3 000 万 U/d,分 4 次静脉滴注。对青霉素过敏者或耐青霉素或多重耐药菌株感染者,可用呼吸氟喹诺酮类、头孢噻肟或头孢曲松等药物,多重耐药菌株感染者可用万古霉素、替考拉宁等。药物治疗 48～72 小时后应对病情进行评价,治疗有效表现为体温下降、症状改善、白细胞计数逐渐降低或恢复正常等。如用药 72 小时后病情仍无改善,需及时报告医师并做相应处理。

(2)支持疗法:患者应卧床休息,注意补充足够蛋白质、热量及维生素。密切监测病情变化,注意防止休克。剧烈胸痛者,可酌情用少量镇痛药,如可待因 15 mg。不用阿司匹林或其他解热药,以免过度出汗、脱水及干扰真实热型,导致临床判断错误。鼓励饮水每天 1～2 L,轻症患者不需常规静脉输液,确有失水者可输液,保持尿比重在 1.020 以下,血清钠保持在 145 mmol/L 以下。中等或重症患者[PaO_2<8.0 kPa(60 mmHg)或有发绀]应给氧。若有明显麻痹性肠梗阻

或胃扩张,应暂时禁食、禁饮和胃肠减压,直至肠蠕动恢复。烦躁不安、谵妄、失眠者酌用地西泮 5 mg 或水合氯醛 1~1.5 g,禁用抑制呼吸的镇静药。

(3)并发症的处理:经抗菌药物治疗后,高热常在 24 小时内消退,或数天内逐渐下降。若体温降而复升或 3 天后仍不降者,应考虑肺炎链球菌的肺外感染,如脓胸、心包炎或关节炎等。持续发热的其他原因尚有耐青霉素的肺炎链球菌(PRSP)或混合细菌感染、药物热或并存其他疾病。肿瘤或异物阻塞支气管时,经治疗后肺炎虽可消散,但阻塞因素未除,肺炎可再次出现。10%~20%肺炎链球菌肺炎伴发胸腔积液者,应酌情取胸液检查及培养以确定其性质。若治疗不当,约 5%并发脓胸,应积极排脓引流。

6.心理护理

患病前健康状态良好的患者会因突然患病而焦虑不安;病情严重或患有慢性基础疾病的患者则可能出现消极、悲观和恐慌的心理反应。要耐心给患者讲解疾病的有关知识,解释各种症状和不适的原因,讲解各项诊疗、护理操作目的、操作程序和配合要点,使患者清楚大部分肺炎治疗、预后良好。询问和关心患者的需要,鼓励患者说出内心感受,与患者进行有效的沟通。帮助患者去除不良心理反应,树立治愈疾病的信心。

7.健康指导

(1)疾病知识指导:让患者及家属了解肺炎的病因和诱因,有皮肤疖、痈、伤口感染、毛囊炎、蜂窝织炎时应及时治疗。避免受凉、淋雨、酗酒和过度疲劳,特别是年老体弱和免疫功能低下者,如糖尿病、慢性肺病、慢性肝病、血液病、营养不良、艾滋病等。天气变化时随时增减衣服,预防上呼吸道感染。可注射流感或肺炎免疫疫苗,使之产生免疫力。

(2)生活指导:劝导患者要注意休息,劳逸结合,生活有规律。保证摄取足够的营养物质,适当参加体育锻炼,增强机体抗病能力。对有意识障碍、慢性病、长期卧床者,应教会家属注意帮助患者经常改变体位、翻身、拍背,协助并鼓励患者咳出痰液,有感染征象时及时就诊。

(3)出院指导:出院后需继续用药者,应指导患者遵医嘱按时服药,向患者介绍所服药物的疗效、用法、疗程、不良反应,不能自行停药或减量。教会患者观察疾病复发症状,如出现发热、咳嗽、呼吸困难等不适表现时,应及时就诊。告知患者随诊的时间及需要准备的有关资料,如 X 线胸片等。

(五)护理评价

患者体温恢复正常;能进行有效咳嗽,痰容易咳出,显示咳嗽次数减少或消失,痰量减少;休克发生时及时发现并给予及时的处理。

三、其他类型肺炎

(一)葡萄球菌肺炎评估

葡萄球菌肺炎是由葡萄球菌引起的急性肺部化脓性炎症。葡萄球菌的致病物质主要是毒素与酶,具有溶血、坏死、杀白细胞和致血管痉挛等作用。其致病力可用血浆凝固酶来测定,阳性者致病力较强,是化脓性感染的主要原因。但其他凝固酶阴性的葡萄球菌亦可引起感染。随着医院内感染的增多,由凝固酶阴性葡萄球菌引起的肺炎也不断增多。

医院获得性肺炎中,葡萄球菌感染占 11%~25%。常发生于有糖尿病、血液病、艾滋病、肝病或慢性阻塞性肺疾病等原有基础疾病者。若治疗不及时或不当,死亡率甚高。

1.临床表现

起病多急骤,寒战、高热,体温高达 39～40 ℃,胸痛,咳大量脓性痰,带血丝或呈脓血状。全身肌肉和关节酸痛,精神萎靡,病情严重者可出现周围循环衰竭。院内感染者常起病隐袭,体温逐渐上升,咳少量脓痰。老年人症状可不明显。

早期可无体征,晚期可有双肺散在湿啰音。病变较大或融合时可出现肺实变体征。但体征与严重的中毒症状和呼吸道症状不平行。

2.实验室及其他检查

(1)血常规:白细胞计数及中性粒细胞显著增加,核左移,有中毒颗粒。

(2)细菌学检查:痰涂片可见大量葡萄球菌和脓细胞,血、痰培养多为阳性。

(3)X 线检查:胸部 X 线显示短期内迅速多变的特征,肺段或肺叶实变,可形成空洞,或呈小叶状浸润,可有单个或多个液气囊腔,2～4 周后完全消失,偶可遗留少许条索状阴影或肺纹理增多等。

3.治疗要点

治疗原则为早期清除原发病灶,强有力的抗感染治疗,加强支持疗法,预防并发症。通常首选耐青霉素酶的半合成青霉素或头孢菌素,如苯唑西林、头孢呋辛等。对甲氧西林耐药株(MRSA)可用万古霉素、替考拉宁等治疗。疗程 2～3 周,有并发症者需 4～6 周。

(二)肺炎支原体肺炎评估

肺炎支原体肺炎是由肺炎支原体引起的呼吸道和肺部的急性炎症。常同时有咽炎、支气管炎和肺炎。肺炎支原体是介于细菌和病毒之间,兼性厌氧、能独立生活的最小微生物。健康人吸入患者咳嗽、打喷嚏时喷出的口鼻分泌物可感染,即通过呼吸道传播。病原体通常吸附宿主呼吸道纤毛上皮细胞表面,不侵入肺实质,抑制纤毛活动和破坏上皮细胞。其致病性可能与患者对病原体及其代谢产物的变态反应有关。

支原体肺炎占非细菌性肺炎的 1/3 以上,或各种原因引起的肺炎的 10%。以秋冬季发病较多,可散发或小流行,患者以儿童和青年人居多,婴儿间质性肺炎亦应考虑本病的可能。

1.临床表现

通常起病缓慢,潜伏期 2～3 周,症状主要为乏力、咽痛、头痛、咳嗽、发热、食欲缺乏、肌肉酸痛等。多为刺激性咳嗽,咳少量黏液痰,发热可持续 2～3 周,体温恢复正常后可仍有咳嗽。偶伴有胸骨后疼痛。

可见咽部充血、颈部淋巴结肿大等体征。肺部可无明显体征,与肺部病变的严重程度不相称。

2.实验室及其他检查

(1)血常规:血白细胞计数正常或略增高,以中性粒细胞为主。

(2)免疫学检查:起病 2 周后,约 2/3 的患者冷凝集试验阳性,滴度效价＞1∶32,尤以滴度逐渐升高更有价值。约半数患者对链球菌 MG 凝集试验阳性。还可评估肺炎支原体直接检测、支原体 IgM 抗体、免疫印迹法和聚合酶链反应(PCR)等检查结果。

(3)X 线检查:肺部可呈多种形态的浸润影,呈节段性分布,以肺下野为多见,有的从肺门附近向外伸展。3～4 周后病变可自行消失。

3.治疗要点

肺炎支原体肺炎首选大环内酯类抗生素,如红霉素。疗程一般为 2～3 周。

(三)病毒性肺炎评估

病毒性肺炎评估是由上呼吸道病毒感染,向下蔓延所致的肺部炎症。常见病毒为甲型流感病毒、乙型流感病毒、腺病毒、副流感病毒、呼吸道合胞病毒和冠状病毒等。患者可同时受一种以上病毒感染,气道防御功能降低,常继发细菌感染。病毒性肺炎为吸入性感染,常有气管-支气管炎。呼吸道病毒通过飞沫与直接接触而迅速传播,可暴发或散发流行。

病毒性肺炎约占需住院的社区获得性肺炎的 8%,大多发生于冬春季节。密切接触的人群或有心肺疾病者、老年人等易受感染。

1.临床表现

一般临床症状较轻,与支原体肺炎症状相似。起病较急,发热、头痛、全身酸痛、乏力等较突出。有咳嗽、少痰或白色黏液痰、咽痛等症状。老年人或免疫功能受损的重症患者,可表现为呼吸困难、发绀、嗜睡、精神萎靡,甚至并发休克、心力衰竭和呼吸衰竭,严重者可发生急性呼吸窘迫综合征。

本病常无显著的胸部体征,病情严重者有呼吸浅速、心率增快、发绀、肺部干湿性啰音。

2.实验室及其他检查

(1)血常规:白细胞计数正常、略增高或偏低。

(2)病原体检查:呼吸道分泌物中细胞核内的包涵体可提示病毒感染,但并非一定来自肺部。需进一步评估下呼吸道分泌物或肺活检标本培养是否分离出病毒。

(3)X线检查:可见肺纹理增多,小片状或广泛浸润。病情严重者,显示双肺呈弥漫性结节浸润,而大叶实变及胸腔积液者不多见。

3.治疗要点

病毒性肺炎以对症治疗为主,板蓝根、黄芪、金银花、连翘等中药有一定的抗病毒作用。对某些重症病毒性肺炎应采用抗病毒药物,如选用利巴韦林(病毒唑)、阿昔洛韦(无环鸟苷)等。

(四)真菌性肺炎评估

肺部真菌感染是最常见的深部真菌病。真菌感染的发生是机体与真菌相互作用的结果,最终取决于真菌的致病性、机体的免疫状态及环境条件对机体与真菌之间关系的影响。广谱抗生素、糖皮质激素、细胞毒药物及免疫抑制剂的广泛使用,人免疫缺陷病毒(HIV)感染和艾滋病增多使肺部真菌感染的机会增加。

真菌多在土壤中生长,孢子飞扬于空气中,极易被人体吸入而引起肺真菌感染(外源性),或使机体致敏。引起过敏表现为支气管哮喘的过敏性肺泡炎。有些真菌为寄生菌,如念珠菌和放线菌,当机体免疫力降低时可引起感染。静脉营养疗法的中心静脉插管如留置时间过长。白念珠菌能在高浓度葡萄糖中生长,引起念珠菌感染中毒症。空气中到处有曲霉属孢子,在秋冬及阴雨季节。储藏的谷草发热霉变时更多。若大量吸入可能引起急性气管-支气管炎或肺炎。

1.临床表现

真菌性肺炎多继发于长期应用抗生素、糖皮质激素、免疫抑制剂、细胞毒药物或因长期留置导管、插管等诱发,其症状和体征无特征性变化。

2.实验室及其他检查

(1)真菌培养:其形态学辨认有助于早期诊断。

(2)X线检查:可表现为支气管肺炎、大叶性肺炎、弥漫性小结节及肿块状阴影和空洞。

3.治疗要点

真菌性肺炎目前尚无理想的药物,两性霉素 B 对多数肺部真菌仍为有效药物,但由于其不良反应较多,使其应用受到限制。其他药物尚有氟胞嘧啶、米康唑、酮康唑、制霉菌素等也可选用。

(五)重症肺炎评估

目前重症肺炎还没有普遍认同的标准,各国诊断标准不一,但都注重肺部病变的范围、器官灌注和氧合状态。我国制定的重症肺炎标准:①意识障碍。②呼吸频率>30 次/分。③PaO_2<8.0 kPa(60 mmHg),PO_2/FiO_2 < 300,需行机械通气治疗。④血压 < 12.0/8.0 kPa(90/60 mmHg)。⑤胸片显示双侧或多肺叶受累,或入院 48 小时内病变扩大≥50%。⑥少尿:尿量每小时<20 mL,或每 4 小时<80 mL,或急性肾衰竭需要透析治疗。

(于 梅)

第四节 慢性阻塞性肺疾病

慢性阻塞性肺疾病(chronic obstructive pulmonary disease,COPD)是一种以不完全可逆性气流受限为特征,呈进行性发展的肺部疾病。COPD 是呼吸系统疾病中的常见病和多发病,由于其患病人数多,死亡率高,社会经济负担重,已成为一个重要的公共卫生问题。在世界范围内,COPD 的死亡率居所有死因的第四位。根据世界银行/世界卫生组织发表的研究,至 2020 年COPD 将成为世界疾病经济负担的第五位。在我国,COPD 同样是严重危害人民群体健康的重要慢性呼吸系统疾病,1992 年对我国北部及中部地区农村 102 230 名成人调查显示,COPD 约占15 岁以上人群的 3%,近年来对我国 7 个地区 20 245 名成年人进行调查,COPD 的患病率占40 岁以上人群的 8.2%,患病率之高是十分惊人的。

COPD 与慢性支气管炎及肺气肿密切相关。慢性支气管炎是指气管、支气管黏膜及其周围组织的慢性、非特异性炎症。如患者每年咳嗽、咳痰达 3 个月以上,连续两年或以上,并排除其他已知原因的慢性咳嗽,即可诊断为慢性支气管炎。阻塞性肺气肿(简称肺气肿)是指肺部终末细支气管远端气腔出现异常持久的扩张,并伴有肺泡壁和细支气管的破坏而无明显肺纤维化。当慢性支气管炎和/或肺气肿患者肺功能检查出现气流受限并且不能完全可逆时,可视为 COPD。如患者只有慢性支气管炎和/或肺气肿,而无气流受限,则不能视为 COPD,而视为 COPD 的高危期。支气管哮喘也具有气流受限。但支气管哮喘是一种特殊的气道炎症性疾病,其气流受限具有可逆性,它不属于 COPD。

一、护理评估

(一)病因及发病机制

确切的病因不清,可能与下列因素有关。

1.吸烟

吸烟是最危险的因素。国内外的研究均证明吸烟与慢性支气管炎的发生有密切关系,吸烟者慢性支气管炎的患病率比不吸烟者高 2～8 倍,吸烟时间越长,量越大,COPD 患病率越高。烟草中的多种有害化学成分,可损伤气道上皮细胞使巨噬细胞吞噬功能降低和纤毛运动减退;黏液分泌增加,使气道净化能力减弱;支气管黏膜充血水肿、黏液积聚,而易引起感染。慢性炎症及吸烟刺激黏膜下感受器,引起支气管平滑肌收缩,气流受限。烟草、烟雾还可使氧自由基增多,诱导中性粒细胞释放蛋白酶,抑制抗蛋白酶系统,使肺弹力纤维受到破坏,诱发肺气肿形成。

2.职业性粉尘和化学物质

职业性粉尘及化学物质,如烟雾、变应原、工业废气及室内污染空气等,浓度过大或接触时间过长,均可导致与吸烟无关的COPD。

3.空气污染

大气污染中的有害气体(如二氧化硫、二氧化氮、氯气等)可损伤气道黏膜,并有细胞毒作用,使纤毛清除功能下降,黏液分泌增多,为细菌感染创造条件。

4.感染

感染是COPD发生发展的重要因素之一。长期、反复感染可破坏气道正常的防御功能,损伤细支气管和肺泡。主要病毒为流感病毒、鼻病毒和呼吸道合胞病毒等;细菌感染以肺炎链球菌、流感嗜血杆菌、卡他莫拉菌及葡萄球菌为多见,支原体感染也是重要因素之一。

5.蛋白酶-抗蛋白酶失衡

蛋白酶对组织有损伤和破坏作用;抗蛋白酶对弹性蛋白酶等多种蛋白酶有抑制功能。在正常情况下,弹性蛋白酶与其抑制因子处于平衡状态。其中α_1-抗胰蛋白酶(α_1-AT)是活性最强的一种。蛋白酶增多和抗蛋白酶不足均可导致组织结构破坏产生肺气肿。

6.其他

机体内在因素,如呼吸道防御功能及免疫功能降低、自主神经功能失调、营养、气温的突变等都可能参与COPD的发生、发展。

(二)病理生理

COPD的病理改变主要为慢性支气管炎和肺气肿的病理改变。COPD对呼吸功能的影响,早期病变仅局限于细小气道,表现为闭合容积增大。病变侵入大气道时,肺通气功能明显障碍;随肺气肿的日益加重,大量肺泡周围的毛细血管受膨胀的肺泡挤压而退化,使毛细血管大量减少,肺泡间的血流量减少,导致通气与血流比例失调,使换气功能障碍。由通气和换气功能障碍引起缺氧和二氧化碳潴留,进而发展为呼吸衰竭。

(三)健康史

询问患者是否存在引起慢性支气管炎的各种因素,如感染、吸烟、大气污染、职业性粉尘和有害气体的长期吸入、过敏等;是否有呼吸道防御功能及免疫功能降低、自主神经功能失调等。

(四)身体状况

1.主要症状

(1)慢性咳嗽:晨间起床时咳嗽明显,白天较轻,睡眠时有阵咳或排痰。随病程发展可终身不愈。

(2)咳痰:一般为白色黏液或浆液性泡沫痰,偶可带血丝,清晨排痰较多。急性发作伴有细菌感染时,痰量增多,可有脓性痰。

(3)气短或呼吸困难:早期仅在体力劳动或上楼等活动时出现,随着病情发展逐渐加重,日常活动甚至休息时也感到气短。是COPD的标志性症状。

(4)喘息和胸闷:重度患者或急性加重时出现喘息,甚至静息状态下也感气促。

(5)其他：晚期患者有体重下降，食欲减退等全身症状。

2.护理体检

早期可无异常，随疾病进展慢性支气管炎病例可闻及干啰音或少量湿啰音。有喘息症状者可在小范围内出现轻度哮鸣音。肺气肿早期体征不明显，随疾病进展出现桶状胸，呼吸活动减弱，触觉语颤减弱或消失；叩诊呈过清音，心浊音界缩小或不易叩出，肺下界和肝浊音界下移，听诊心音遥远，两肺呼吸音普遍减弱，呼气延长，并发感染时，可闻及湿啰音。

3.COPD严重程度分级

根据第一秒用力呼气容积占用力肺活量的百分比（$FEV_1/FVC\%$）、第一秒用力呼气容积占预计值百分比（$FEV_1\%$预计值）和症状对COPD的严重程度作出分级。

Ⅰ级：轻度，$FEV_1/FVC<70\%$、$FEV_1 \geqslant 80\%$预计值，有或无慢性咳嗽、咳痰症状。

Ⅱ级：中度，$FEV_1/FVC<70\%$、50%预计值$\leqslant FEV_1<80\%$预计值，有或无慢性咳嗽、咳痰症状。

Ⅲ级：重度，$FEV_1/FVC<70\%$、30%预计值$\leqslant FEV_1<50\%$预计值，有或无慢性咳嗽、咳痰症状。

Ⅳ级：极重度，$FEV_1/FVC<70\%$、$FEV_1<30\%$预计值或$FEV_1<50\%$预计值，伴慢性呼吸衰竭。

4.COPD病程分期

COPD按病程可分为急性加重期和稳定期，前者指在短期内咳嗽、咳痰、气短和/或喘息加重、脓痰量增多，可伴发热等症状；稳定期指咳嗽、咳痰、气短症状稳定或轻微。

5.并发症

COPD可并发慢性呼吸衰竭、自发性气胸、慢性肺源性心脏病。

(五)实验室及其他检查

1.肺功能检查

肺功能检查是判断气流受限的主要客观指标，对COPD诊断、严重程度评价、疾病进展、预后及治疗反应等有重要意义。第一秒用力呼气容积（FEV_1）占用力肺活量（FVC）的百分比（$FEV_1/FVC\%$）是评价气流受限的敏感指标。第一秒用力呼气容积（FEV_1）占预计值百分比（$FEV_1\%$预计值）是评估COPD严重程度的良好指标。当$FEV_1/FVC<70\%$及$FEV_1<80\%$预计值者，可确定为不能完全可逆的气流受限。FEV_1的逐渐减少，大致提示肺部疾病的严重程度和疾病进展的阶段。

肺气肿呼吸功能检查示残气量增加，残气量占肺总量的百分比增大，最大通气量低于预计值的80%；第一秒时间肺活量常$<60\%$；残气量占肺总量的百分比增大，往往$>40\%$；对阻塞性肺气肿的诊断有重要意义。

2.胸部X线检查

早期胸片可无变化，可逐渐出现肺纹理增粗、紊乱等非特异性改变，肺气肿的典型X线表现为胸廓前后径增大，肋间隙增宽，肋骨平行，膈低平。两肺透亮度增加，肺血管纹理减少或有肺大疱征象。X线检查对COPD诊断特异性不高。

3.动脉血气分析

早期无异常，随病情进展可出现低氧血症、高碳酸血症、酸碱平衡失调等，用于判断呼吸衰竭的类型。

4.其他

COPD 合并细菌感染时,血白细胞计数增高,核左移。痰培养可能检出病原菌。

(六)心理、社会评估

COPD 由于病程长、反复发作,每况愈下,给患者带来较重的精神和经济负担,出现焦虑、悲观、沮丧等心理反应,甚至对治疗丧失信心。病情一旦发展到影响工作,会导致患者心理压力增加,生活方式发生改变,甚至因无法工作而感到孤独。

二、主要护理诊断及医护合作性问题

(一)气体交换受损

气体交换受损与气道阻塞、通气不足、呼吸肌疲劳、分泌物过多和肺泡呼吸有关。

(二)清理呼吸道无效

清理呼吸道无效与分泌物增多而黏稠、气道湿度减低和无效咳嗽有关。

(三)低效性呼吸形态

低效性呼吸形态与气道阻塞、膈肌变平及能量不足有关。

(四)活动无耐力

活动无耐力与疲劳、呼吸困难、氧供与氧耗失衡有关。

(五)营养失调,低于机体需要量

营养失调,低于机体需要量与食欲降低、摄入减少、腹胀、呼吸困难、痰液增多关。

(六)焦虑

焦虑与健康状况的改变、病情危重、经济状况有关。

三、护理目标

患者痰能咳出,喘息缓解;活动耐力增强;营养得到改善;焦虑减轻。

四、护理措施

(一)一般护理

1.休息和活动

患者采取舒适的体位,晚期患者宜采取身体前倾位,使辅助呼吸肌参与呼吸。发热、咳喘时应卧床休息,视病情安排适当的活动量,活动以不感到疲劳、不加重症状为宜。室内保持合适的温湿度,冬季注意保暖,避免直接吸入冷空气。

2.饮食护理

呼吸功的增加可使热量和蛋白质消耗增多,导致营养不良。应制订出高热量、高蛋白、高维生素的饮食计划。正餐进食量不足时,应安排少量多餐,避免餐前和进餐时过多饮水。餐后避免平卧,有利于消化。为减少呼吸困难,保存能量,患者饭前至少休息 30 分钟。每天正餐应安排在患者最饥饿、休息最好的时间。指导患者采用缩唇呼吸和腹式呼吸减轻呼吸困难。为促进食欲,提供给患者舒适的就餐环境和喜爱的食物,餐前及咳痰后漱口,保持口腔清洁;腹胀的患者应进软食,细嚼慢咽。避免进食产气的食物,如汽水、啤酒、豆类、马铃薯和胡萝卜等;避免易引起便秘的食物,如油煎食物、干果、坚果等。如果患者通过进食不能吸收足够的营养,可应用管喂饮食或全胃肠外营养。

(二)病情观察

观察咳嗽、咳痰的情况,痰液的颜色、量及性状,咳痰是否顺畅;呼吸困难的程度,能否平卧,与活动的关系,有无进行性加重;患者的营养状况、肺部体征及有无慢性呼吸衰竭、自发性气胸、慢性肺源性心脏病等并发症产生。监测动脉血气分析和水、电解质、酸碱平衡情况。

(三)氧疗的护理

呼吸困难伴低氧血症者,遵医嘱给予氧疗。一般采用鼻导管持续低流量吸氧,氧流量1~2 L/min。对COPD慢性呼吸衰竭者提倡进行长期家庭氧疗(LTOT)。LTOT为持续低流量吸氧它能改变疾病的自然病程,改善生活质量。LTOT是指一昼夜吸入低浓度氧15小时以上,并持续较长时间,使$PaO_2 \geq 8.0$ kPa(60 mmHg),或SaO_2升至90%的一种氧疗方法。LTOT指征:①$PaO_2 \leq 7.3$ kPa(55 mmHg)或$SaO_2 \leq 88\%$,有或没有高碳酸血症。②PaO_2 7.3~8.0 kPa(55~60 mmHg)或$SaO_2 < 88\%$,并有肺动脉高压、心力衰竭所致的水肿或红细胞增多症(血细胞比容>0.55)。LTOT对血流动力学、运动耐力、肺生理和精神状态均会产生有益的影响,从而提高COPD患者的生活质量和生存率。

COPD患者因长期二氧化碳潴留,主要靠缺氧刺激呼吸中枢,如果吸入高浓度的氧,反而会导致呼吸频率和幅度降低,引起二氧化碳潴留。而持续低流量吸氧维持$PaO_2 \geq 8.0$ kPa(60 mmHg),既能改善组织缺氧,也可防止因缺氧状态解除而抑制呼吸中枢。护理人员应密切注意患者吸氧后的变化,如观察患者的意识状态、呼吸的频率及幅度、有无窒息或呼吸停止和动脉血气复查结果。氧疗有效指标:患者呼吸困难减轻、呼吸频率减慢、发绀减轻、心率减慢、活动耐力增加。

(四)用药护理

1.稳定期治疗用药

(1)支气管舒张药:短期应用以缓解症状,长期规律应用预防和减轻症状。常选用β_2肾上腺素受体激动剂、抗胆碱药、氨茶碱或其缓(控)释片。

(2)祛痰药:对痰不易咳出者可选用盐酸氨溴索或羧甲司坦。

2.急性加重期的治疗用药

除使用支气管舒张药和对低氧血症者进行吸氧外,应根据病原菌类型及药物敏感情况合理选用抗生素治疗。如给予β内酰胺类/β内酰胺酶抑制剂;第二代头孢菌素、大环内酯类或喹诺酮类。如出现持续气道阻塞,可使用糖皮质激素。

3.遵医嘱用药

遵医嘱应用抗生素,支气管舒张药,祛痰药物,注意观察疗效及不良反应。

(五)呼吸功能锻炼

COPD患者需要增加呼吸频率来代偿呼吸困难,这种代偿多数是依赖于辅助呼吸肌参与呼吸,即胸式呼吸,而非腹式呼吸。然而胸式呼吸的有效性要低于腹式呼吸,患者容易疲劳。因此,护理人员应指导患者进行缩唇呼气、腹式呼吸、膈肌起搏(体外膈神经电刺激)、吸气阻力器等呼吸锻炼,以加强胸、膈呼吸肌肌力和耐力,改善呼吸功能。

1.缩唇呼吸

缩唇呼吸的技巧是通过缩唇形成的微弱阻力来延长呼气时间,增加气道压力,延缓气道塌陷。患者闭嘴经鼻吸气,然后通过缩唇(吹口哨样)缓慢呼气,同时收缩腹部。吸气与呼气时间比为 1∶2 或 1∶3。缩唇大小程度与呼气流量,以能使距口唇 15～20 cm 处,与口唇等高点水平的蜡烛火焰随气流倾斜又不至于熄灭为宜。

2.膈式或腹式呼吸

患者可取立位、平卧位或半卧位,两手分别放于前胸部和上腹部。用鼻缓慢吸气时,膈肌最大程度下降,腹肌松弛,腹部凸出,手感到腹部向上抬起。呼气时用口呼出,腹肌收缩,膈肌松弛,膈肌随腹腔内压增加而上抬,推动肺部气体排出,手感到腹部下降。

另外,可以在腹部放置小枕头、杂志或书锻炼腹式呼吸。如果吸气时,物体上升,证明是腹式呼吸。缩唇呼吸和腹式呼吸每天训练 3～4 次,每次重复 8～10 次。腹式呼吸需要增加能量消耗,因此指导患者只能在疾病恢复期如出院前进行训练。

(六)心理护理

COPD 患者因长期患病,社会活动减少、经济收入降低等方面发生的变化,容易形成焦虑和压抑的心理状态,失去自信,躲避生活。也可由于经济原因,患者可能无法按医嘱常规使用某些药物,只能在病情加重时应用。医护人员应详细了解患者及其家庭对疾病的态度,关心体贴患者,了解患者心理、性格、生活方式等方面发生的变化,与患者和家属共同制订和实施康复计划,定期进行呼吸肌功能锻炼、合理用药等,减轻症状,增强患者战胜疾病的信心;对表现焦虑的患者,教会患者缓解焦虑的方法,如听轻音乐、下棋、做游戏等娱乐活动,以分散注意力,减轻焦虑。

(七)健康指导

1.疾病知识指导

使患者了解 COPD 的相关知识,识别和消除使疾病恶化的因素,戒烟是预防 COPD 的重要且简单易行的措施,应劝导患者戒烟;避免粉尘和刺激性气体的吸入;避免和呼吸道感染患者接触,在呼吸道传染病流行期间,尽量避免去人群密集的公共场所。指导患者要根据气候变化,及时增减衣物,避免受凉感冒。学会识别感染或病情加重的早期症状,尽早就医。

2.康复锻炼

使患者理解康复锻炼的意义,充分发挥患者进行康复的主观能动性,制订个体化的锻炼计划,选择空气新鲜、安静的环境,进行步行、慢跑、气功等体育锻炼。在潮湿、大风、严寒气候时,避免室外活动。教会患者和家属依据呼吸困难与活动之间的关系,判断呼吸困难的严重程度,以便合理的安排工作和生活。

3.家庭氧疗

对实施家庭氧疗的患者,护理人员应指导患者和家属做到以下几点。

(1)了解氧疗的目的、必要性及注意事项;注意安全,供氧装置周围严禁烟火,防止氧气燃烧爆炸;吸氧鼻导管需每天更换,以防堵塞,防止感染;氧疗装置定期更换、清洁、消毒。

(2)告诉患者和家属宜采取低流量(氧流量 1～2 L/min 或氧浓度 25%～29%)吸氧,且每天吸氧的时间不宜少于 10 小时,因夜间睡眠时,部分患者低氧血症更为明显,故夜间吸氧不宜间断;监测氧流量,防止随意调高氧流量。

4.心理指导

引导患者适应慢性病并以积极的心态对待疾病,培养生活乐趣,如听音乐、培养养花种草等爱好,以分散注意力,减少孤独感,缓解焦虑、紧张的精神状态。

五、护理评价

氧分压和二氧化碳分压维持在正常范围内;能坚持药物治疗;能演示缩唇呼吸和腹式呼吸技术;呼吸困难发作时能采取正确体位,使用节能法;清除过多痰液,保持呼吸道通畅;使用控制咳嗽方法;增加体液摄入;减少症状恶化;根据身高和年龄维持正常体重;减少急诊就诊和入院的次数。

(于 梅)

第九章 消化内科护理

第一节 反流性食管炎

反流性食管炎是指胃、十二指肠内容物反流入食管所引起的食管黏膜炎症、糜烂、溃疡和纤维化等病变,甚至引起咽喉、气道等食管以外的组织损害。其发病男性多于女性,男女比例为(2～3):1,发病率为1.92%。随着年龄的增长,食管下段括约肌收缩力的下降,胃、十二指肠内容物自发性反流,而使老年人反流性食管炎的发病率有所增加。

一、病因与发病机制

(一)抗反流屏障削弱

食管下括约肌是指食管末端3～4 cm长的环形肌束。正常人静息时压力为1.3～4.0 kPa (10～30 mmHg),为一高压带,防止胃内容物反流入食管。由于年龄的增长,机体老化导致食管下括约肌的收缩力下降引起食物反流。一过性食管下括约肌松弛也是反流性食管炎的主要发病机制。

(二)食管清除作用减弱

正常情况下,一旦发生食物的反流,大部分反流物通过1～2次食管自发和继发性的蠕动性收缩将食管内容物排入胃内,即容量清除,剩余的部分则由唾液缓慢地中和。老年人食管蠕动缓慢和唾液产生减少,影响了食管的清除作用。

(三)食管黏膜屏障作用下降

反流物进入食管后,可以凭借食管上皮表面黏液、不移动水层和表面HCO_3^-、复层鳞状上皮等构成上皮屏障,以及黏膜下丰富的血液供应构成的后上皮屏障,发挥其抗反流物对食管黏膜损伤的作用。随着机体老化,食管黏膜逐渐萎缩,黏膜屏障作用下降。

二、护理评估

(一)健康史

询问患者的饮食结构及习惯、有无长期服用药物史。

（二）身体评估

1.反流症状

反酸、反食、反胃（指胃内容物在无恶心和不用力的情况下涌入口腔）、嗳气等，多在餐后明显或加重，平卧或躯体前屈时易出现。

2.反流物引起的刺激症状

胸骨后或剑突下烧灼感、胸痛、吞咽困难等。常由胸骨下段向上伸延，常在餐后 1 小时出现，平卧、弯腰或腹压增高时可加重。反流物刺激食管痉挛导致胸痛，常发生在胸骨后或剑突下。严重时可为剧烈刺痛，可放射到后背、胸部、肩部、颈部、耳后，有的酷似心绞痛的特点。

3.其他症状

咽部不适，有异物感、棉团感或堵塞感，可能与酸反流引起食管上段括约肌压力升高有关。

4.并发症

（1）上消化道出血：因食管黏膜炎症、糜烂及溃疡可以导致上消化道出血。

（2）食管狭窄：食管炎反复发作致使纤维组织增生，最终导致瘢痕性狭窄。

（3）Barrett 食管：在食管黏膜的修复过程中，食管-贲门交界处 2 cm 以上的食管鳞状上皮被特殊的柱状上皮取代，称为 Barrett 食管。Barrett 食管发生溃疡时，又称 Barrett 溃疡。Barrett食管是食管癌的主要癌前病变，其腺癌的发生率较正常人高 30～50 倍。

（三）辅助检查

1.内镜检查

内镜检查是反流性食管炎最准确、最可靠的诊断方法，能判断其严重程度和有无并发症，结合活检可与其他疾病相鉴别。

2.24 小时食管 pH 监测

应用便携式 pH 记录仪在生理状态下对患者进行 24 小时食管 pH 连续监测，可提供食管是否存在过度酸反流的客观依据。在进行该项检查前 3 天，应停用抑酸药与促胃肠动力的药物。

3.食管吞钡 X 线检查

对不愿意接受或不能耐受内镜检查者行该检查。严重患者可发现阳性 X 线征。

（四）心理社会状况

反流性食管炎长期持续存在，病情反复、病程迁延，因此患者会出现食欲减退，体重下降，导致患者心情烦躁、焦虑；合并消化道出血时会使患者紧张、恐惧。应注意评估患者的情绪状态及对本病的认知程度。

三、常见护理诊断及问题

（一）疼痛

与胃食管黏膜炎性病变有关。

（二）营养失调：低于机体需要量

与害怕进食、消化吸收不良等有关。

（三）有体液不足的危险

与合并消化道出血引起活动性体液丢失、呕吐及液体摄入量不足有关。

（四）焦虑

与病情反复、病程迁延有关。

(五)知识缺乏

缺乏对反流性食管炎病因和预防知识的了解。

四、诊断要点与治疗原则

(一)诊断要点

临床上有明显的反流症状,内镜下有反流性食管炎的表现,食管过度酸反流的客观依据即可作出诊断。

(二)治疗原则

以药物治疗为主,对药物治疗无效或发生并发症者可做手术治疗。

1.药物治疗

目前多主张采用递减法,即开始使用质子泵抑制剂加促胃肠动力药,迅速控制症状,待症状控制后再减量维持。

(1)促胃肠动力药:目前主要常用的药物是西沙必利。常用量为每次 5～15 mg,每天 3～4 次,疗程 8～12 周。

(2)抑酸药:①H_2 受体拮抗剂:西咪替丁 400 mg、雷尼替丁 150 mg、法莫替丁 20 mg,每天 2 次,疗程 8～12 周。②质子泵抑制剂(PPI):奥美拉唑 20 mg、兰索拉唑 30 mg、泮托拉唑 40 mg、雷贝拉唑 10 mg 和埃索美拉唑 20 mg,1 天 1 次,疗程 4～8 周。③抗酸药:仅用于症状轻、间歇发作的患者作为临时缓解症状用。反流性食管炎有并发症或停药后很快复发者,需要长期维持治疗。H_2 受体拮抗剂、西沙必利、PPI 均可用于维持治疗,其中以 PPI 效果最好。维持治疗的剂量因患者而异,以调整至患者无症状的最低剂量为合适剂量。

2.手术治疗

手术为不同术式的胃底折叠术。手术指征:①严格内科治疗无效。②虽经内科治疗有效,但患者不能忍受长期服药。③经反复扩张治疗后仍反复发作的食管狭窄。④确证由反流性食管炎引起的严重呼吸道疾病。

3.并发症的治疗

(1)食管狭窄:大部分狭窄可行内镜下食管扩张术治疗。扩张后予以长程 PPI 维持治疗可防止狭窄复发。少数严重瘢痕性狭窄需行手术切除。

(2)Barrett 食管:药物治疗是预防 Barrett 食管发生和发展的重要措施,必须使用 PPI 治疗及长期维持。

五、护理措施

(一)一般护理

为减少平卧时及夜间反流可将床头抬高 15～20 cm。避免睡前 2 小时内进食,白天进餐后亦不宜立即卧床。应避免食用使食管下括约肌压力降低的食物和药物,如高脂肪、巧克力、咖啡、浓茶及硝酸甘油、钙通道阻滞剂等。应戒烟及禁酒。减少一切影响腹压增高的因素,如肥胖、便秘、紧束腰带等。

(二)用药护理

遵医嘱给予药物治疗,注意观察药物的疗效及不良反应。

1.H₂ 受体拮抗剂

药物应在餐中或餐后即刻服用,若需同时服用抗酸药,则两药应间隔 1 小时以上。若静脉给药应注意控制速度,过快可引起低血压和心律失常。西咪替丁对雄性激素受体有亲和力,可导致男性乳腺发育、阳痿及性功能紊乱,应做好解释工作。该药物主要通过肾排泄,用药期间应监测肾功能。

2.质子泵抑制剂

奥美拉唑可引起头晕,应嘱患者用药期间避免开车或做其他必须高度集中注意力的工作。兰索拉唑的不良反应包括荨麻疹、皮疹、瘙痒、头痛、口苦、肝功能异常等,轻度不良反应不影响继续用药,较严重时应及时停药。泮托拉唑的不良反应较少,偶可引起头痛和腹泻。

3.抗酸药

该药在饭后 1 小时和睡前服用。服用片剂时应嚼服,乳剂给药前应充分摇匀。

抗酸剂应避免与奶制品、酸性饮料及食物同时服用。

(三)饮食护理

(1)指导患者有规律地定时进餐,饮食不宜过饱,选择营养丰富,易消化的食物。避免摄入过咸、过甜、过辣的刺激性食物。

(2)制订饮食计划:与患者共同制订饮食计划,指导患者及家属改进烹饪技巧,增加食物的色、香、味,刺激患者食欲。

(3)观察并记录患者每天进餐次数、量、种类,以了解其摄入营养素的情况。

六、健康指导

(一)疾病知识的指导

向患者及家属介绍本病的有关病因,避免诱发因素。保持良好的心理状态,平时生活要有规律,合理安排工作和休息时间,注意劳逸结合,积极配合治疗。

(二)饮食指导

指导患者加强饮食卫生和饮食营养,养成有规律的饮食习惯;避免过冷、过热、辛辣等刺激性食物及浓茶、咖啡等饮料;嗜酒者应戒酒。

(三)用药指导

根据病因及病情进行指导,嘱患者长期维持治疗,介绍药物的不良反应,如有异常及时复诊。

(蒋　丽)

第二节　胃　炎

胃炎是指不同病因所致的胃黏膜炎症,通常包括上皮损伤、黏膜炎症反应和细胞再生 3 个过程,是最常见的消化道疾病之一。

一、急性胃炎

急性胃炎是由多种病因引起的急性胃黏膜炎症,内镜检查可见胃黏膜充血、水肿、出血、糜烂及浅表溃疡等一过性病变。临床上,以急性糜烂出血性胃炎最常见。

(一)病因与发病机制

1.药物

最常引起胃黏膜炎症的药物是非甾体抗炎药,如阿司匹林、吲哚美辛等,可破坏胃黏膜上皮质,引起黏膜糜烂。

2.急性应激

严重的重要脏器衰竭、严重创伤、大手术、大面积烧伤、休克甚至精神心理因素等引起的急性应激,导致胃黏膜屏障破坏和 H^+ 弥散进入黏膜,引起胃黏膜糜烂和出血。

3.其他

酒精具有亲脂性和溶脂能力,高浓度酒精可直接破坏胃黏膜屏障。某些急性细菌或病毒感染、胆汁和胰液反流、胃内异物及肿瘤放疗后的物理性损伤,可造成胃黏膜损伤引起上皮细胞损害、黏膜出血和糜烂。

(二)临床表现

1.症状

轻者大多无明显症状;有症状者主要表现为非特异性消化不良的表现。上消化道出血是该病突出的临床表现。

2.体征

上腹部可有不同程度的压痛。

(三)辅助检查

1.实验室检查

大便潜血试验呈阳性。

2.内镜检查

纤维胃镜检查是诊断的主要依据。

(四)治疗要点

治疗原则是去除致病因素和积极治疗原发病。药物引起者,立即停药。急性应激者,在积极治疗原发病的同时,给予抑制胃酸分泌的药物。发生上消化道大出血时,按上消化道出血处理。

(五)护理措施

1.休息与活动

注意休息,减少活动。急性应激致病者应卧床休息。

2.饮食护理

定时、规律进食,少食多餐,避免辛辣刺激性食物。

3.用药指导

指导患者遵医嘱慎用或禁用对胃黏膜有刺激作用的药物,并指导患者正确服用抑酸剂、胃黏膜保护剂等药物。

二、慢性胃炎

慢性胃炎是由各种病因引起的胃黏膜慢性炎症。其发病率在各种胃病中居首位。

（一）病因与发病机制

1.幽门螺杆菌感染

幽门螺杆菌感染被认为是慢性胃炎最主要的病因。

2.饮食和环境因素

饮食中高盐和缺乏新鲜蔬菜、水果与发生慢性胃炎相关。幽门螺杆菌可增加胃黏膜对环境因素损害的易感性。

3.物理及化学因素

物理及化学因素可削弱胃黏膜的屏障功能,使其易受胃酸-胃蛋白酶的损害。

4.自身免疫

由于壁细胞受损,机体产生壁细胞抗体和内因子抗体,使胃酸分泌减少乃至缺失,还可影响维生素 B_{12} 吸收,导致恶性贫血。

5.其他因素

慢性胃炎与年龄相关。

（二）临床表现

1.症状

70％～80％的患者可无任何症状,部分患者表现为非特异性的消化不良,症状常与进食或食物种类有关。

2.体征

体征多不明显,有时上腹部轻压痛。

（三）辅助检查

1.实验室检查

胃酸分泌正常或偏低。

2.幽门螺杆菌检测

可通过侵入性和非侵入性方法检测。

3.胃镜及胃黏膜活组织检查

胃镜及胃黏膜活组织检查是诊断慢性胃炎最可靠的方法。

（四）治疗要点

治疗原则是消除病因、缓解症状、控制感染、防治癌前病变。

1.根除幽门螺杆菌感染

对幽门螺杆菌感染引起的慢性胃炎,尤其在活动期,目前多采用三联疗法,即一种胶体铋剂或一种质子泵抑制剂加上两种抗菌药物。

2.根据病因给予相应处理

若因非甾体抗炎药引起,应停药并给予抑酸剂或硫糖铝;若因胆汁反流,可用氢氧化铝凝胶来吸附,或予以硫糖铝及胃动力药物以中和胆盐,防止反流。

3.对症处理

有胃动力学改变者,可服用多潘立酮、西沙必利等;自身免疫性胃炎伴有恶性贫血者,遵医嘱肌内注射维生素 B_{12}。

（五）护理措施

1.一般护理

（1）休息与活动：急性发作或伴有消化道出血时应卧床休息，并可用转移注意力、做深呼吸等方法来减轻焦虑、缓解疼痛。病情缓解时，进行适当的运动和锻炼，注意避免过度劳累。

（2）饮食护理：以高热量、高蛋白、高维生素及易消化的饮食为原则，宜定时定量、少食多餐、细嚼慢咽，避免摄入过咸、过甜、过冷、过热及辛辣刺激性食物。

2.病情观察

观察患者消化不良症状，腹痛的部位及性质，呕吐物和粪便的颜色、量及性状等，用药前后患者的反应。

3.用药护理

注意观察药物的疗效及不良反应。

（1）慎用或禁用阿司匹林、吲哚美辛等对胃黏膜有刺激的药物。

（2）胶体铋剂：枸橼酸铋钾宜在餐前半小时用吸管吸入服用。部分患者服药后出现便秘和大便呈黑色，停药后可自行消失。

（3）抗菌药物：服用阿莫西林前应询问患者有无青霉素过敏史，应用过程中注意有无迟发性变态反应。甲硝唑可引起恶心、呕吐等胃肠道反应。

4.症状、体征的护理

腹部疼痛或不适者，避免精神紧张，采取转移注意力、做深呼吸等方法缓解疼痛；或用热水袋热敷胃部，以解除痉挛，减轻腹痛。

5.健康指导

（1）疾病知识指导：向患者及家属介绍本病的相关病因和预后，避免诱发因素。

（2）饮食指导：指导患者加强饮食卫生和营养，规律饮食。

（3）生活方式指导：指导患者保持良好的心态，生活要有规律，合理安排工作和休息时间，劳逸结合。

（4）用药指导：指导患者遵医嘱服药，如有异常及时就诊，定期门诊复查。

（周金波）

第三节　慢性胰腺炎

慢性胰腺炎是一种伴有胰实质进行性毁损的慢性炎症，我国以胆石症为常见原因，国外则以慢性酒精中毒为主要病因。慢性胰腺炎可伴急性发作，称为慢性复发性胰腺炎。由于本病临床表现缺乏特异性，可为腹痛、腹泻、消瘦、黄疸、腹部肿块、糖尿病等，易被误诊为消化性溃疡、慢性胃炎、胆管疾病、肠炎、消化不良、胃肠神经症等。本病虽发病率不高，但近年来有逐步增高的趋势。

一、病因

慢性胰腺炎的发病因素与急性胰腺炎相似，主要有胆管系统疾病、酒精、腹部外伤、代谢和内分泌障碍、营养不良、高钙血症、高脂血症、血管病变、血色病、先天性遗传性疾病、肝脏疾病及免疫功能异常等。

二、临床表现

慢性胰腺炎的症状繁多且无特异性。典型病例可出现五联症,即上腹疼痛、胰腺钙化、胰腺假性囊肿、糖尿病及脂肪泻。但是同时具备上述五联症的患者较少,临床上常以某一或某些症状为主要特征。

(一)腹痛

腹痛为最常见症状,见于 60%～100% 的病例,疼痛常剧烈,并持续较长时间。一般呈钻痛或钝痛,绞痛少见。多局限于上腹部,放射至季肋下,半数以上病例放射至背部。疼痛发作的频度和持续时间不一,一般随着病变的进展,疼痛期逐渐延长,间歇期逐渐变短,最后整天腹痛。在无痛期,常有轻度上腹部持续隐痛或不适。

痛时患者取坐位,膝屈曲,压迫腹部可使疼痛部分缓解,躺下或进食则加重(这种体位称为胰体位)。

(二)体重减轻

是慢性胰腺炎常见的表现,见于 3/4 以上病例。主要由于患者担心进食后疼痛而减少进食所致。少数患者因胰功能不全、消化吸收不良或糖尿病而有严重消瘦,经过补充营养及助消化剂后,体重减轻往往可暂时好转。

(三)食欲减退

常有食欲欠佳,特别是厌油类或肉食。有时食后腹胀、恶心和呕吐。

(四)吸收不良

吸收不良表现疾病后期,胰脏丧失 90% 以上的分泌能力,可引起脂肪泻。患者有腹泻,大便量多、带油滴、恶臭。由于脂肪吸收不良,临床上也可出现脂溶性维生素缺乏症状。碳水化合物的消化吸收一般不受影响。

(五)黄疸

少数病例可出现明显黄疸(血清胆红素高达 20 mg/dL),由胰腺纤维化压迫胆总管所致,但更常见假性囊肿或肿瘤的压迫所致。

(六)糖尿病症状

约 2/3 的慢性胰腺炎病例有葡萄糖耐量降低,半数有显性糖尿病,常出现于反复发作腹痛持续几年以后。当糖尿病出现时,一般均有某种程度的吸收不良存在。糖尿病症状一般较轻,易用胰岛素控制。偶可发生低血糖、糖尿病酸中毒、微血管病变和肾病变。

(七)其他

少数病例腹部可扪及包块,易误诊为胰腺肿瘤。个别患者呈抑郁状态或有幻觉、定向力障碍等。

三、并发症

慢性胰腺炎的并发症甚多,一些与胰腺炎有直接关系,另一些则可能是病因(如酒精)作用的后果。

(一)假性囊肿

见于 9％～48％ 的慢性胰腺炎患者。多数为单个囊肿。囊肿大小不一,表现多样。假性囊肿内胰液泄漏至腹腔,可引起胰性无痛性腹水,呈隐匿起病,腹水量甚大,内含高活性淀粉酶。

巨大假性囊肿,压迫胃肠道,可引起幽门或十二指肠近端狭窄,甚至压迫十二指肠空肠交接处和横结肠,引起不全性或完全性梗阻。假性囊肿破入邻近脏器可引起内瘘。囊肿内胰酶腐蚀囊肿壁内小血管可引起囊肿内出血,如腐蚀邻近大血管,可引起消化道出血或腹腔内出血。

(二)胆管梗阻

8％～55％ 的慢性胰腺炎患者发生胆总管的胰内段梗阻,临床上有无黄疸不定。有黄疸者中罕有需手术治疗者。

(三)其他

酒精性慢性胰腺炎可合并存在酒精性肝硬化。慢性胰腺炎患者好发口腔、咽、肺、胃和结肠癌。

四、实验室检查

(一)血清和尿淀粉酶测定

慢性胰腺炎急性发作时血尿淀粉酶浓度和 Cam/Ccr 比值可一过性地增高。随着病变的进展和较多的胰实质毁损,在急性炎症发作时可不合并淀粉酶升高。测定血清胰型淀粉酶同工酶(Pam)可作为反映慢性胰腺炎时胰功能不全的试验。

(二)葡萄糖耐量试验

可出现糖尿病曲线。有报道慢性胰腺炎患者中 78.7％ 试验阳性。

(三)胰腺外分泌功能试验

在慢性胰腺炎时有 80％～90％ 病例胰外分泌功能异常。

(四)吸收功能试验

最简便的是做粪便脂肪和肌纤维检查。

(五)血清转铁蛋白放射免疫测定

慢性胰腺炎血清转铁蛋白明显增高,特别对酒精性钙化性胰腺炎有特异价值。

五、护理

(一)体位

协助患者卧床休息,选择舒适的卧位。有腹膜炎者宜取半卧位,利于引流和使炎症局限。

(二)饮食

脂肪对胰腺分泌具有强烈的刺激作用并可使腹痛加剧。因此,一般以适量的优质蛋白、丰富的维生素、低脂无刺激性半流质或软饭为宜,如米粥、藕粉、脱脂奶粉、新鲜蔬菜及水果等。每天脂肪供给量应控制在 20～30 g,避免粗糙、干硬、胀气及刺激性食物或调味品。少食多餐、禁止饮酒。对伴糖尿病患者,应按糖尿病饮食进餐。

(三)疼痛护理

绝对禁酒、避免进食大量肉类饮食、服用大剂量胰酶制剂等均可使胰液与胰酶的分泌减少,缓解疼痛。护理中应注意观察疼痛的性质、部位、程度及持续时间,有无腹膜刺激征。协助取舒适卧位以减轻疼痛。适当应用非麻醉性镇痛剂,如阿司匹林、吲哚美辛、布洛芬、对乙酰氨基酚等非团体抗炎药。对腹痛严重,确实影响生活质量者,可酌情使用麻醉性镇痛剂,但应避免长期使用,以免导致患者对药物产生依赖性。给药 20～30 分钟须评估并记录镇痛药物的效果及不良反应。

(四)维持营养需要量

蛋白-热量营养不良在慢性胰腺炎患者是非常普遍的。进餐前 30 分钟为患者镇痛,以防止餐后腹痛加剧,使患者惧怕进食。进餐时胰酶制剂同食物一起服用,可以保证酶和食物适当混合,取得满意效果。同时,根据医嘱及时给予静脉补液,保证热量供给,维持水、电解质、酸碱平衡。严重的慢性胰腺炎患者和中至重度营养不良者,在准备手术阶段应考虑提供肠外或肠内营养支持。护理上需加强肠内、外营养液的输注护理,防止并发症。

(五)心理护理

因病程迁延,反复疼痛、腹泻等症状,患者常有消极悲观的情绪反应,对手术及预后的担心常引起焦虑和恐惧。护理上应关心患者,采用同情、安慰、鼓励法与患者沟通,稳定患者情绪,讲解疾病知识,帮助患者树立战胜疾病的信心。

（毛红梅）

第四节　炎症性肠病

炎症性肠病是一种病因不明的肠道慢性非特异性炎症性疾病,包括溃疡性结肠炎(ulcerative colitis,UC)和克罗恩病(Crohn′s disease,CD)。一般认为,UC 和 CD 是同一疾病的不同亚类,组织损伤的基本病理过程相似,但可能由于致病因素不同,发病的具体环节不同,最终导致组织损害的表现不同。

一、溃疡性结肠炎

UC 是一种病因不明的直肠和结肠慢性非特异性炎症性疾病。病变主要位于大肠的黏膜与黏膜下层。主要症状有腹泻、黏液脓血便和腹痛,病程漫长,病情轻重不一,常反复发作。本病多见于 20～40 岁,男女发病率无明显差别。

(一)病理

病变主要位于直肠和乙状结肠,可延伸到降结肠,甚至整个结肠。病变一般仅限于黏膜和黏膜下层,少数重症者可累及肌层。活动期黏膜呈弥漫性炎症反应,可见水肿、充血与灶性出血,黏膜脆弱,触之易出血。由于黏膜与黏膜下层有炎性细胞浸润,大量中性粒细胞在肠腺隐窝底部聚集,形成小的隐窝脓肿。当隐窝脓肿融合破溃,黏膜即出现广泛的浅小溃疡,并可逐渐融合成不规则的大片溃疡。结肠炎症在反复发作的慢性过程中,大量新生肉芽组织增生,常出现炎性息肉。黏膜因不断破坏和修复,丧失其正常结构,并且由于溃疡愈合形成瘢痕,黏膜肌层与肌层增厚,使结肠变形缩短,结肠袋消失,甚至出现肠腔狭窄。少数患者有结肠癌变,以恶性程度较高的未分化型多见。

(二)临床分型

临床上根据本病的病程、程度、范围和病期进行综合分型。

1.根据病程经过分型

(1)初发型:无既往史的首次发作。

(2)慢性复发型:最多见,发作期与缓解期交替。

(3)慢性持续型:病变范围广,症状持续半年以上。

(4)急性暴发型:少见,病情严重,全身毒血症状明显,易发生大出血和其他并发症。

上述后 3 型可相互转化。

2.根据病情程度分型

(1)轻型:多见,腹泻每天 4 次以下,便血轻或无,无发热、脉速,贫血轻或无,血沉正常。

(2)重型:腹泻频繁并有明显黏液脓血便,有发热、脉速等全身症状,血沉加快、血红蛋白下降。

(3)中型:介于轻型和重型之间。

3.根据病变范围分型

可分为直肠炎、直肠乙状结肠炎、左半结肠炎、全结肠炎及区域性结肠炎。

4.根据病期分型

可分为活动期和缓解期。

(三)临床表现

起病多数缓慢,少数急性起病,偶见急性暴发起病。病程长,呈慢性经过,常有发作期与缓解期交替,少数症状持续并逐渐加重。

1.症状

(1)消化系统表现:主要表现为腹泻与腹痛。①腹泻为最主要的症状,黏液脓血便是本病活动期的重要表现。腹泻主要与炎症导致大肠黏膜对水钠吸收障碍及结肠运动功能失常有关。粪便中的黏液或黏液脓血,为炎症渗出和黏膜糜烂及溃疡所致。排便次数和便血程度可反映病情程度,轻者每天排便 2~4 次,粪便呈糊状,可混有黏液、脓血,便血轻或无,重者腹泻每天可达10 次以上,大量脓血,甚至呈血水样粪便。病变限于直肠和乙状结肠的患者,偶有腹泻与便秘交替的现象,此与病变直肠排空功能障碍有关。②腹痛,轻者或缓解期患者多无腹痛或仅有腹部不适,活动期有轻或中度腹痛,为左下腹的阵痛,亦可涉及全腹。有疼痛-便意-便后缓解的规律,大多伴有里急后重,为直肠炎症刺激所致。若并发中毒性巨结肠或腹膜炎,则腹痛持续且剧烈。③其他症状可有腹胀、食欲缺乏、恶心、呕吐等。

(2)全身表现:中、重型患者活动期有低热或中等度发热,高热多提示有并发症或急性暴发型。重症患者可出现衰弱、消瘦、贫血、低清蛋白血症、水和电解质平衡紊乱等表现。

(3)肠外表现:本病可伴有一系列肠外表现,包括口腔黏膜溃疡、结节性红斑、外周关节炎、坏疽性脓皮病、虹膜睫状体炎等。

2.体征

患者呈慢性病容,精神状态差,重者呈消瘦贫血貌。轻者仅有左下腹轻压痛,有时可触及痉挛的降结肠和乙状结肠。重症者常有明显腹部压痛和鼓肠。若有反跳痛、腹肌紧张、肠鸣音减弱等应注意中毒性巨结肠和肠穿孔等并发症。

(四)护理

1.护理目标

患者大便次数减少,便质正常;腹痛缓解,营养改善,体重恢复,未发生并发症,焦虑减轻。

2.护理措施

(1)一般护理。①休息与活动:在急性发作期或病情严重时均应卧床休息,缓解期适当休息,注意劳逸结合。②合理饮食:指导患者食用质软、易消化、少纤维素又富含营养、有足够热量的食物,以利于吸收、减轻对肠黏膜的刺激并供给足够的热量,以维持机体代谢的需要。避免食用冷饮、水果、多纤维的蔬菜及其他刺激性食物,忌食牛乳和乳制品。急性发作期患者,应进流质或半流质饮食,病情严重者应禁食,按医嘱给予静脉高营养,以改善全身状况。应注意给患者提供良好的进餐环境,避免不良刺激,以增进患者食欲。

(2)病情观察:观察患者腹泻的次数、性质,腹泻伴随症状,如发热、腹痛等,监测粪便检查结果。严密观察腹痛的性质、部位及生命体征的变化,以了解病情的进展情况,如腹痛性质突然改变,应注意是否发生大出血、肠梗阻、中毒性巨结肠、肠穿孔等并发症。观察患者进食情况,定期测量患者的体重,监测血红蛋白、血清电解质和清蛋白的变化,了解营养状况的变化。

(3)用药护理:遵医嘱给予柳氮磺吡啶、糖皮质激素、免疫抑制剂等治疗,以控制病情,使腹痛缓解。注意药物的疗效及不良反应,如应用柳氮磺吡啶时,患者可出现恶心、呕吐、皮疹、粒细胞减少及再生障碍性贫血等。应嘱患者餐后服药,服药期间定期复查血常规,应用糖皮质激素者,要注意激素不良反应,不可随意停药,防止反跳现象,应用硫唑嘌呤或巯嘌呤时患者可出现骨髓抑制的表现,应注意监测白细胞计数。

(4)心理护理:安慰鼓励患者,向患者解释病情,使患者以平和的心态应对疾病,自觉地配合治疗。

(5)健康指导。①心理指导:由于病情反复发作,迁延不愈,常给患者带来痛苦,尤其是排便次数的增加,给患者的精神和日常生活带来很多困扰,易产生自卑、忧虑,甚至恐惧心理。应鼓励患者以平和的心态应对疾病,积极配合治疗。②指导患者合理饮食及活动:指导患者食用质软、易消化、少纤维素又富含营养、有足够热量的食物,避免食用冷饮、水果、多纤维的蔬菜及其他刺激性食物,忌食牛乳和乳制品。在急性发作期或病情严重时均应卧床休息,缓解期适当休息,注意劳逸结合。③用药指导:嘱患者坚持治疗,不要随意更换药物或停药。教会患者识别药物的不良反应,出现异常症状要及时就诊,以免耽搁病情。

3.护理评价

患者腹泻、腹痛缓解,营养改善,体重恢复。

二、克罗恩病

CD是一种病因尚不十分清楚的胃肠道慢性炎性肉芽肿性疾病。病变多见于末段回肠和邻近结肠,但从口腔至肛门各段消化道均可受累,呈节段性或跳跃式分布。临床上以腹痛、腹泻、体重下降、腹块、瘘管形成和肠梗阻为特点,可伴有发热等全身表现,以及关节、皮肤、眼、口腔黏膜等肠外损害。本病有终身复发倾向,重症患者迁延不愈,预后不良。

(一)病理

病变表现为同时累及回肠末段与邻近右侧结肠者,只涉及小肠者,局限在结肠者。病变可涉及口腔、食管、胃、十二指肠,但少见。

大体形态上,克罗恩病特点:①病变呈节段性或跳跃性,而不呈连续性。②黏膜溃疡早期呈鹅口疮样溃疡,随后溃疡增大、融合,形成纵行溃疡和裂隙溃疡,将黏膜分割呈鹅卵石样外观。③病变累及肠壁全层,肠壁增厚变硬,肠腔狭窄。

组织学上,克罗恩病的特点:①非干酪性肉芽肿,由类上皮细胞和多核巨细胞构成,可发生在肠壁各层和局部淋巴结。②裂隙溃疡,呈缝隙状,可深达黏膜下层甚至肌层。③肠壁各层炎症,伴固有膜底部和黏膜下层淋巴细胞聚集、黏膜下层增宽、淋巴管扩张及神经节炎等。肠壁全层病变致肠腔狭窄,可发生肠梗阻。溃疡穿孔引起局部脓肿,或穿透至其他肠段、器官、腹壁,形成内瘘或外瘘。肠壁浆膜纤维素渗出、慢性穿孔均可引起肠粘连。

(二)临床分型

区别本病不同临床情况,有助全面估计病情和预后,制定治疗方案。

1.临床类型

依疾病行为分型,可分为狭窄型(以肠腔狭窄所致的临床表现为主)、穿通型(有瘘管形成)和非狭窄非穿通型(炎症型)。各型可有交叉或互相转化。

2.病变部位

参考影像和内镜结果确定,可分为小肠型、结肠型、回结肠型。如消化道其他部分受累亦应注明。

3.严重程度

根据主要临床表现的程度及并发症计算 CD 活动指数(CDAI),用于疾病活动期与缓解期区分、病情严重程度估计(轻、中、重度)和疗效评定。

(三)临床表现

起病大多隐匿、缓渐,从发病早期症状出现至确诊往往需数月至数年。病程呈慢性,长短不等的活动期与缓解期交替,有终身复发倾向。少数急性起病,可表现为急腹症,酷似急性阑尾炎或急性肠梗阻。腹痛、腹泻和体重下降三大症状是本病的主要临床表现。但本病的临床表现复杂多变,这与临床类型、病变部位、病期及并发症有关。

1.消化系统表现

(1)腹痛:为最常见症状。多位于右下腹或脐周,间歇性发作,常为痉挛性阵痛伴肠鸣。常于进餐后加重,排便或肛门排气后缓解。腹痛的发生可能与进餐引起胃肠反射或肠内容物通过炎症、狭窄肠段,引起局部肠痉挛有关。体检常有腹部压痛,部位多在右下腹。腹痛亦可由部分或完全性肠梗阻引起,此时伴有肠梗阻症状。出现持续性腹痛和明显压痛,提示炎症波及腹膜或腹腔内脓肿形成。全腹剧痛和腹肌紧张,提示病变肠段急性穿孔。

(2)腹泻:亦为本病常见症状,主要由病变肠段炎症渗出、蠕动增加及继发性吸收不良引起。腹泻先是间歇发作,病程后期可转为持续性。粪便多为糊状,一般无脓血和黏液。病变涉及下段结肠或肛门直肠者,可有黏液血便及里急后重。

(3)腹部包块:见于 10%～20%患者,由于肠粘连、肠壁增厚、肠系膜淋巴结肿大、内瘘或局部脓肿形成所致。多位于右下腹与脐周。固定的腹块提示有粘连,多已有内瘘形成。

(4)瘘管形成:是克罗恩病的特征性临床表现,因透壁性炎性病变穿透肠壁全层至肠外组织或器官而成。瘘分内瘘和外瘘,前者可通向其他肠段、肠系膜、膀胱、输尿管、阴道、腹膜后等处,后者通向腹壁或肛周皮肤。肠段之间内瘘形成可致腹泻加重及营养不良。肠瘘通向的组织与器官因粪便污染可致继发性感染。外瘘或通向膀胱、阴道的内瘘均可见粪便与气体排出。

(5)肛门周围病变:包括肛门周围瘘管、脓肿形成及肛裂等病变,见于部分患者,有结肠受累者较多见。有时这些病变可为本病的首发或突出的临床表现。

2.全身表现

(1)发热:为常见的全身表现之一,与肠道炎症活动及继发感染有关。间歇性低热或中度热常见,少数呈弛张高热伴毒血症。少数患者以发热为主要症状,甚至较长时间不明原因发热之后才出现消化道症状。

(2)营养障碍:由慢性腹泻、食欲减退及慢性消耗等因素所致。主要表现为体重下降,可有贫血、低蛋白血症和维生素缺乏等表现。青春期前患者常有生长发育迟滞。

3.肠外表现

本病肠外表现与溃疡性结肠炎的肠外表现相似,但发生率较高,据我国统计报道以口腔黏膜溃疡、皮肤结节性红斑、关节炎及眼病为常见。

(四)护理

1.护理目标

患者腹泻、腹痛缓解,营养改善,体重恢复,无并发症。

2.护理措施

(1)一般护理。①休息与活动:在急性发作期或病情严重时均应卧床休息,缓解期适当休息,注意劳逸结合。必须戒烟。②合理饮食:一般给高营养低渣饮食,适当给予叶酸、维生素 B_{12} 等多种维生素。重症患者酌情使用要素饮食或全胃肠外营养,除营养支持外还有助诱导缓解。

(2)病情观察:观察患者腹泻的次数、性质,腹泻伴随症状,如发热、腹痛等,监测粪便检查结果。严密观察腹痛的性质、部位,以及生命体征的变化,测量患者的体重,监测血红蛋白、血清电解质和清蛋白的变化,了解营养状况的变化。

(3)用药护理:遵医嘱腹痛、腹泻可使用抗胆碱能药物或止泻药,合并感染者静脉途径给予广谱抗生素。给予柳氮磺吡啶、糖皮质激素、免疫抑制剂等治疗,以控制病情,使腹痛缓解。注意避免药物的不良反应,如应嘱患者餐后服药,服药期间定期复查血常规,不可随意停药,防止反跳现象等。

(4)心理护理:向患者解释病情,使患者树立战胜疾病信心,自觉地配合治疗。

(5)健康指导。①疾病知识指导:指导患者合理休息与活动,戒烟,食用质软、易消化、少纤维素又富含营养、有足够热量的食物,避免食用冷饮、水果、多纤维的蔬菜及其他刺激性食物,忌食牛乳和乳制品。②安慰鼓励患者:使患者树立信心,积极地配合治疗。③用药指导:嘱患者坚持服药并了解药物的不良反应,病情有异常变化要及时就诊。

3.护理评价

患者腹泻、腹痛缓解,无发热、营养不良,体重增加。

(雷永彩)

第十章　普外科护理

第一节　普外科基础护理技术

一、备皮

(一)目的

(1)术前去除患者手术区域毛发和污垢。

(2)预防切口感染。

(二)评估

1.评估患者

(1)两人核对医嘱。

(2)核对床号、姓名、病历号和腕带(请患者自己说出床号和姓名)。

(3)评估患者病情、意识状态和配合能力。

(4)评估患者手术部位皮肤情况。

(5)了解患者病情、诊断和手术名称。

(6)告知患者备皮的目的和过程,取得患者配合。

2.评估环境

安静整洁、宽敞明亮、室温适宜,有隔离帘或屏风。

(三)操作前准备

1.人员准备

仪表整洁,符合要求。洗手,戴口罩。

2.物品准备

(1)方法一:传统剃毛备皮。治疗车上层放置一次性中单、备皮刀、棉签、温肥皂水、汽油和快速手消毒剂。以上物品符合要求,均在有效期内。治疗车下层放置生活垃圾桶、医疗废物桶。

(2)方法二:电动剃刀备皮。治疗车上层放置一次性中单、小型剪刀、电动剃刀、棉签、温肥皂

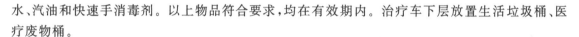

水、汽油和快速手消毒剂。以上物品符合要求,均在有效期内。治疗车下层放置生活垃圾桶、医疗废物桶。

(四)操作程序

1.传统剃毛备皮

(1)携用物推车至患者床旁,核对床号、姓名、病历号和腕带(请患者自己说出床号和姓名)。

(2)备皮部位垫一次性中单,暴露备皮部位。

(3)用温肥皂水浸湿毛发,涂擦备皮范围。

(4)绷紧皮肤,用备皮刀剃除备皮范围内的毛发。

(5)需要时用棉签蘸取汽油清洁肚脐。

(6)检查备皮部位毛发是否剃除干净,皮肤有无损伤。

(7)嘱患者术前沐浴,换干净病号服。

(8)撤除一次性中单,整理用物,洗手。

2.电动剃刀备皮

(1)携用物推车至患者床旁,核对床号、姓名、病历号和腕带(请患者自己说出床号和姓名)。

(2)备皮部位垫一次性中单,暴露备皮部位。

(3)用剪刀轻轻剪去备皮范围的稠密毛发。

(4)用温肥皂水浸湿毛发,涂擦备皮范围。

(5)绷紧皮肤,用电动剃刀剃去备皮范围残余毛发。

(6)需要时用棉签蘸取汽油清洁肚脐。

(7)检查备皮部位毛发是否剃除干净,皮肤有无损伤。

(8)嘱患者术前沐浴,换干净病号服。

(9)撤除一次性中单,整理用物,洗手。

(五)注意事项

(1)注意保暖,尽可能少暴露患者。

(2)备皮刀应锐利,与皮肤表面成45°,切忌刮破皮肤。

(3)皮肤松弛的地方应将皮肤绷紧,以免损伤皮肤。

(4)备皮范围应符合手术要求。

二、腹带包扎

(一)目的

减轻腹部伤口张力,固定腹部引流管,减轻伤口疼痛。临床主要用于剖腹手术后或创伤、腹壁疝加压包扎等。

(二)评估

1.评估患者

(1)两人核对医嘱。

(2)核对床号、姓名、病历号和腕带(请患者自己说出床号和姓名)。

(3)评估患者合作程度、腹围大小;患者腹部皮肤、伤口敷料、伤口渗出、引流管及造口位置;患者是否有腹带包扎经历、对操作的耐受水平。

(4)告知患者腹带包扎的目的和过程,取得患者配合。

2.评估环境

安静整洁、宽敞明亮、室温适宜,有隔离帘或屏风。

(三)操作前准备

1.人员准备

仪表整洁,符合要求。洗手,戴口罩。

2.物品准备

治疗车上层放置依患者腹围选用的腹带、快速手消毒剂。以上物品符合要求,均在有效期内。

(四)操作程序

(1)核对床号、姓名、病历号和腕带(请患者自己说出床号和姓名)。

(2)如病情允许,协助患者取平卧位。

(3)将腹带穿过患者腰部,平铺于床上。

(4)两侧腹带条,一条压一条左右交替包扎患者腹部。

(5)将最后两根腹带条贴紧腹部打结并整理平整。

(6)快速手消毒剂消毒双手,推车回治疗室。

(7)洗手。

(五)注意事项

(1)腹带包扎松紧适宜,松紧以可伸进一指为宜,如松脱或移位及时整理。

(2)腹带打结时避开伤口、引流管和造口部位。

(3)引流管从腹带条间穿出,避免在腹带内打折。

三、胃肠减压

(一)目的

(1)解除或者缓解肠梗阻所致的症状。

(2)进行胃肠道手术的术前准备,以减少胃肠胀气。

(3)术后吸出胃肠内气体和胃内容物,减轻腹胀,减少缝线张力和伤口疼痛,促进伤口愈合,改善胃肠壁血液循环,促进消化功能的恢复。

(4)通过对胃肠减压吸出物的判断,可观察病情变化和协助诊断。

(二)评估

1.评估患者

(1)两人核对医嘱。

(2)核对床号、姓名、病历号和腕带(请患者自己说出床号和姓名)。

(3)评估患者病情,意识状态、合作程度,有无插胃管经历。

(4)告知患者胃肠减压的目的和方法、注意事项和配合要点,以取得患者合作。

(5)有义齿或戴眼镜者操作前应取下,妥善放置。

(6)对于昏迷患者,若家属在床旁,可向其家属解释,以获得支持。

(7)使用光源充足的手电筒检查患者鼻腔状况,包括鼻腔黏膜有无肿胀、炎症,有无鼻中隔偏曲和息肉等,既往有无鼻部疾病,鼻呼吸是否通畅。

2.评估环境

安静整洁、宽敞明亮。有隔离帘或屏风。墙壁负压吸引装置完好,保证有效负压。

(三)操作前准备

1.人员准备

仪表整洁,符合要求。洗手,戴口罩。

2.物品准备

治疗车上层放置清洁盘内放 50 mL 注射器、一次性胃管 2 根、清洁治疗巾 1 块、压舌板、无菌棉签、胶布、治疗碗(内放清洁纱布数块和镊子 1 把)、治疗碗(内盛温开水)、听诊器、弯盘(内放消毒液状石蜡纱布、无齿止血钳 1 把、安全别针 1 个)、手电筒,治疗盘外放置快速手消毒剂。胃肠减压装置一套。以上物品符合要求,均在有效期内。治疗车下层放置医疗废物桶、生活垃圾桶。

(四)操作程序

1.胃肠减压

(1)携用物推车至患者床旁,核对床号、姓名、病历号和腕带(请患者自己说出床号和姓名)。如戴眼镜或义齿,应取下妥善放置。

(2)协助患者取坐位或平卧位,无法坐起者取右侧卧位,头颈部自然伸直。颌下铺治疗巾,将弯盘置于口角。清洁鼻腔,将用过的棉签弃于医疗废物桶内。

(3)备胶布 2～3 条。将胃管和 50 mL 注射器(针头放入锐器桶)放入弯盘内,外包装弃于生活垃圾桶内。

(4)测量胃管插入长度,并做一标记,方法为自前额发际至剑突的距离,或自鼻尖经耳垂至胸骨剑突处的距离。或者参照胃管上刻度,保证胃管前端达到胃内,一般成人插入长度为 45～55 cm。

(5)检查胃管是否通畅。用液状石蜡纱布润滑胃管前段。用止血钳夹闭胃管的末端。

(6)一手持纱布托住胃管,另一手持镊子夹住胃管前段,沿选定的一侧鼻孔缓缓插入鼻腔至 10～15 cm(咽喉部),嘱患者做吞咽动作,同时顺势将胃管轻轻插入至预定长度。插管过程中患者出现剧烈恶心、呕吐,应暂停插管,深呼吸,胃管插入不畅时,嘱患者张口,检查胃管是否盘在口咽部。

(7)昏迷患者插管:插管前先协助患者去枕、头向后仰,当胃管插入约 15 cm 时,左手将患者头部托起,使下颌靠近胸骨柄,将胃管缓缓插入至预定长度。

(8)验证胃管是否在胃内:①用注射器抽吸,见胃内容物。②向胃管内注入 10 mL 空气,用听诊器在左上腹部听到气过水声。③将胃管末端放入盛水治疗碗内,无气泡溢出。

(9)证实后将胃管末端封帽盖好,用胶布固定胃管于鼻翼两侧和面颊部。

(10)正确连接并用安全别针妥善固定负压装置及引流管,负压吸力不可过强,以免堵塞管口和损伤胃黏膜。

(11)撤除颌下铺巾,患者取舒适体位,整理用物。

(12)快速手消毒剂消毒双手,推车回治疗室,按医疗废物分类处理原则清理用物。

(13)洗手,记录。

2.停止胃肠减压

(1)根据医嘱决定停止胃肠减压。

(2)抬高床头取半卧位,铺治疗巾于颌下,弯盘置于患者口角旁。先关闭负压吸引装置,将吸引装置与胃管分离,用止血钳夹闭胃管的末端并放于弯盘内。

(3)戴手套,轻轻揭去固定胃管的胶布,用纱布包裹贴近鼻孔处的胃管,嘱患者深呼吸,在患者呼气时拔管,边拔管边用纱布擦拭胃管,到咽喉处快速拔除。

(4)脱去手套,用棉签清洁患者鼻腔,擦净胶布痕迹,协助患者取舒适卧位。

(5)按医疗废物分类处理原则处理用物,洗手。

(五)注意事项

(1)护患之间进行有效的沟通,可以减轻插入胃管时给患者和家属带来的心理压力。

(2)插管时动作轻柔,避免损伤食管黏膜。

(3)普通胃管每周更换 1 次,硅胶胃管每月更换 1 次。妥善固定管路,防止导管移位或脱出。

(4)留置胃管期间禁止饮水和进食,应加强患者的口腔护理,保持口腔清洁。

(5)观察引流物的颜色、性质、量,并记录 24 小时引流总量。

(6)胃肠减压期间,注意观察患者水、电解质和胃肠功能恢复情况。

四、外科洗胃

(一)目的

(1)减轻胃黏膜水肿,预防感染,解除幽门梗阻。

(2)减轻潴留物对胃黏膜的刺激。

(3)手术或某些检查前的准备,如胃部、食管下段、十二指肠手术前。

(二)评估

1.评估患者

(1)两人核对医嘱。

(2)核对床号、姓名、病历号和腕带(请患者或家属说出床号和姓名)。

(3)评估患者病情、医疗诊断、意识状况及生命体征。

(4)评估患者口鼻黏膜有无损伤,有无活动义齿,有无误吸风险。

(5)评估患者心理状态及对洗胃的耐受能力、合作程度、知识水平、既往经验等。

(6)告知患者操作目的、方法、注意事项和配合要点。

2.评估环境

安静整洁,宽敞明亮,隔离帘或屏风。墙壁负压吸引装置完好,保证有效负压。

(三)操作前准备

1.人员准备

仪表整洁,符合要求。洗手,戴口罩。

2.物品准备

治疗车上层放置无菌洗胃包(内有胃管、一次性洗胃器、镊子、纱布、无菌手套 1 副)、无齿止血钳 1 把、一次性中单、治疗巾、量杯、水温计、压舌板、弯盘、棉签、50 mL 注射器、听诊器、手电筒、液状石蜡、快速手消毒剂,必要时备张口器、牙垫、舌钳。以上物品符合要求,均在有效期内。洗胃液(遵医嘱准备,一般为温生理盐水 500～1 000 mL)。治疗车下层放置医疗垃圾桶、生活垃圾桶、锐器桶。

(四)操作程序

1.插胃管

步骤同"三、胃肠减压操作程序"(1)～(13)。

2.灌注洗胃液

(1)接注射器于胃管末端,先回抽,见有内容物抽出,再连接洗胃器注入洗胃液。遵医嘱缓慢灌注,灌注毕,再次用注射器抽取 20 mL 温开水冲洗胃管,将胃管尾端的封帽盖好,取下治疗巾放于治疗车下层,将胃管盘好放于患者胸前兜内。

(2)观察病情并询问有无不适,告知注意事项,整理床单位。

(3)快速手消毒剂消毒双手,推车回治疗室,按垃圾分类处理原则处理用物。

(4)洗手,书写护理记录单。

3.抽吸洗胃液

(1)用注射器抽取 20 mL 温开水冲洗胃管,将胃管接于有效负压的负压吸引装置上,根据患者病情及主诉调节负压量,抽吸完毕,将胃管尾端的封帽盖好,取下一次性中单放于治疗车下层,将胃管盘好放于患者胸前口袋内。

(2)快速手消毒剂消毒双手,推车回治疗室,按垃圾分类处理原则处理用物。洗手,向医师汇报吸出胃内容物颜色、性状及出入液量。遵医嘱再次洗胃或停止洗胃。书写护理记录单。

4.停止洗胃

(1)核对医嘱和患者床号、姓名、病历号和腕带(请患者自己说出床号和姓名)。

(2)抬高床头取半卧位。

(3)戴手套,弯盘置于患者口角旁,轻轻揭去固定胃管的胶布,用纱布包裹贴近鼻孔处的胃管,嘱患者深呼吸,在患者呼气时拔管,边拔管边用纱布擦拭胃管,到咽喉处快速拔除。将胃管盘绕在纱布中,置于弯盘内。

(4)脱去手套,用棉签清洁患者鼻腔,擦净胶布痕迹,协助患者取舒适卧位。

(5)按医疗废物分类处理原则处理用物,洗手。

(五)注意事项

(1)洗胃过程中应随时观察患者的面色、生命体征、意识,倾听患者主诉。

(2)护患之间进行有效沟通,可以减轻插入胃管时给患者和家属带来的心理压力。

(3)插管时动作轻柔,避免损伤食管黏膜。

(4)插管过程中,若插入不畅时,应检查胃管是否盘在口中;若插管中途,患者出现呛咳、呼吸困难、发绀等情况,表示误入气管,应立即拔出。

(5)每次洗胃前应检查并确定胃管是否在胃内,并注意灌注速度、温度、容量;每次鼻饲量不超过 1 000 mL。

(6)长期洗胃者,每天进行口腔护理,普通胃管每周更换 1 次,硅胶胃管每月更换 1 次。妥善固定管路,防止导管移位或脱出。

五、肠内营养管饲

(一)目的

(1)不能经口进食的患者,从肠内营养管饲通路灌入流质食物。

(2)保证患者摄入足够的营养、水分和药物。

(3)本操作适用于鼻胃管,鼻胃、肠管及空肠造瘘患者的管饲。

(二)评估

1.评估患者

(1)两人核对医嘱。

(2)核对床号、姓名、病历号和腕带(请患者或家属说出床号和姓名)。

(3)评估患者合作程度,营养状况。

(4)评估患者肠内营养管饲通路情况,输注方式,有无误吸风险。

(5)评估患者有无腹部不适及腹泻、便秘等并发症。

(6)告知患者操作目的及过程,取得患者配合。

2.评估环境

安静整洁、宽敞明亮;关闭门窗,室温适宜,有隔离帘或屏风。

(三)操作前准备

1.人员准备

仪表整洁,符合要求。洗手,戴口罩。

2.物品准备

治疗车上层放置清洁治疗盘(内有 50 mL 注射器 1 个、营养管、无菌手套 1 副)、肠内营养液、营养泵、生理盐水或温开水、营养泵固定架。以上物品符合要求,均在有效期内。治疗车下层放置医疗垃圾桶,生活垃圾桶。

(四)操作程序

(1)携用物推车至患者床旁,核对床号、姓名、病历号和腕带(请患者或家属说出床号和姓名)。

(2)给予肠内营养:①如病情允许,协助患者取半卧位。②将营养泵管与肠内营养液连接并排气后,将泵管安装入肠内营养泵内,另一端与肠内营养管饲通路连接。③用适量温开水冲洗肠内营养管。④打开肠内营养泵,调节流速和输入总量,开始输注。

(3)输注中冲管:①泵入营养液过程中,每 4 小时冲管一次。②冲管时先暂停肠内营养泵。③抽取 10～20 mL 生理盐水或温开水。④打开肠内营养管给药口帽,反折肠内营养管近端,脉冲式冲入冲管液。⑤关闭肠内营养管给药口帽,重新启动肠内营养泵。

(4)结束肠内营养:①关闭肠内营养泵,撤除肠内营养液和营养管。②向肠内营养管饲通路注入 10～20 mL 生理盐水或温开水。③封闭肠内营养管饲通路,并妥善固定。④评价肠内营养管饲通路是否通畅、有无脱出。⑤观察患者是否有腹胀、腹泻、呕吐、电解质紊乱。

(五)注意事项

(1)如需自行配制营养液,应现用现配,粉剂应搅拌均匀,配制后的营养液放置在冰箱冷藏,24 小时内用完。

(2)妥善固定管路,防止导管移位或脱出。

(3)肠内营养液温度、输注速度适宜,浓度从低到高。

(4)留置鼻胃管患者要保持鼻腔、口腔清洁,对胃或肠造口的患者保持造口周围皮肤干燥、清洁。

(5)经肠内营养管饲通路给药前后应用温水冲管,药片应充分研碎、溶解稀释后注入,注入不同药物之间应冲管,尽量给予液态药物。

六、引流袋更换

(一)目的

(1)引流气体、液体(消化液、腹腔液、胆汁、伤口渗出液)至体外,降低局部压力,减少粘连,促进愈合。

(2)监测、治疗。

(二)评估

1.评估患者

(1)两人核对医嘱。

(2)核对患者床号、姓名、病历号和腕带(请患者自己说出床号和姓名)。

(3)评估患者病情、年龄、意识状态和合作程度。

(4)告知患者留置引流管的目的、时间和引流管的位置和种类。

(5)评估引流液的量、颜色和性质。

(6)评估伤口处敷料有无渗血、渗液。

(7)评估患者和家属对引流管相关知识的知晓度。

2.评估环境

安静整洁、宽敞明亮;关闭门窗,室温适宜,有隔离帘或屏风。

(三)操作前准备

1.人员准备

仪表整洁,符合要求。洗手,戴口罩。

2.物品准备

治疗车上层放置安尔碘、准备好的输液盘、引流袋、无齿止血钳、无菌纱布、一次性手套、管路标识、一次性中单、快速手消毒剂。无菌棉签、透明胶贴、量杯。以上物品符合要求,均在有效期内。治疗车下层放置医疗废物桶、生活垃圾桶。

(四)操作程序

(1)携用物推车至患者床旁,核对床号、姓名、病历号和腕带(请患者自己说出床号和姓名)。

(2)协助患者半卧位或平卧位。

(3)充分暴露引流管,将一次性中单置于引流管下方。

(4)戴手套,用纱布包裹引流管上段6~10 cm处,用止血钳夹在纱布上,分离引流管。

(5)由内向外消毒引流管口与外周,将新的引流袋与引流管相连,松开止血钳,观察引流情况,确认通畅,固定引流袋。

(6)脱去手套,弃至医疗黄色垃圾桶内。

(7)撤出引流袋外包装,整理床单位。

(8)再次核对患者床号和姓名,快速手消毒剂消毒双手,用黑记号笔在引流袋上记录引流袋名称、换袋日期和时间,贴好管路标识。

(9)推车回治疗室,按医疗废物分类处理原则处理用物。

(10)洗手,记录引流液的颜色、性质、量,切口或引流口周围皮肤。

(五)注意事项

(1)消毒方法正确,严格无菌操作。

(2)检查和挤压管道方法正确,保持引流通畅。

(3)注意观察引流液的颜色、性质、量,引流口周围皮肤情况。

(4)保持引流袋低于引流部位,妥善固定,避免引流管扭曲、打折、滑脱。

(5)若更换带有负压的引流袋,注意保证引流袋的负压状态,负压压力适中。

七、T管引流

(一)目的

(1)引流胆汁和减压,防止因胆汁排出受阻导致胆总管内压力增高。

(2)引流残余结石,使胆管内残余结石,尤其是泥沙样结石通过 T 管排出体外。

(3)支撑胆管,防止胆总管切口瘢痕狭窄、管腔变小、粘连狭窄等。

(4)观察引流液的性状、颜色和量。

(5)经 T 管溶石或造影等。

(二)评估

1.评估患者

(1)两人核对医嘱。

(2)评估患者床号、姓名、病历号和腕带(请患者自己说出床号和姓名)。

(3)观察患者的巩膜和胸口皮肤,评估患者黄疸消退情况;评估伤口引流情况,观察引流液的性状、颜色和量。

(4)告知患者 T 管引流护理的目的、方法、注意事项,以取得患者的配合。

2.评估环境

安静整洁,宽敞明亮。

(三)操作前准备

1.人员准备

仪表整洁,符合要求。洗手,戴口罩。

2.物品准备

治疗车上层放置安尔碘、准备好的输液盘、引流袋、无齿止血钳、无菌纱布、一次性手套、管路标识、一次性中单、快速手消毒剂。无菌棉签、透明胶贴、量杯。以上物品符合要求,均在有效期内。治疗车下层放置医疗废物桶、生活垃圾桶。

(四)操作程序

(1)携用物推车至患者床旁,核对患者床号、姓名、病历号和腕带(请患者自己说出床号和姓名)。

(2)T 管更换引流袋:步骤同"引流袋更换"。

(3)T 管拔管:T 管引流出的胆汁色泽正常,且引流量逐渐减少,可在术后 10～14 天试行夹管 1～2 天;夹管期间应注意病情观察,若患者无发热、腹痛、黄疸等症状,可经 T 管做胆管造影,如造影无异常发现,持续开放 T 管引流造影剂 24 小时以上,如胆管通畅无结石或其他病变,再次夹管 2～3 天,患者无不适即可拔管。拔管后残余窦道用凡士林纱布填塞,1～2 天内自行闭合。若胆管造影发现有结石残留,则需保留 T 管 6 周以上,再做取石或其他处理。

(五)注意事项

1.防止牵拉

将 T 管妥善固定于腹壁,不可固定于床单,以防翻身活动时牵拉造成管道脱出。

2.加强观察

观察并记录 T 管引流出胆汁的颜色、量和性状。胆汁过多,提示胆管下端有梗阻的可能;胆汁浑浊,应考虑结石残留或胆管炎症未被控制。

3.保持引流通畅

防止引流管扭曲、折叠、受压。引流液中有血凝块、絮状物、泥沙样结石时要经常挤捏,防止管道堵塞。必要时用生理盐水低压冲洗或用 50 mL 注射器负压抽吸,用力适宜以防胆管出血。

4.预防感染

长期带管者,定期更换引流袋。引流管口周围皮肤以无菌纱布覆盖,保持局部干燥,防止胆汁浸润皮肤引起炎症反应。平卧时引流管的远端不可高于腋中线,坐位、站立或行走时不可高于腹部手术切口,以防胆汁逆流引起感染。

八、腹腔冲洗

(一)目的

(1)对腹腔进行机械清洗技术,彻底清除腹腔内坏死组织、渗液、积血和脓液。

(2)减少腹腔内细菌数量,去除毒性物质。

(3)减少肠粘连和脓肿的形成因素,降低伤口感染率和死亡率。

(二)评估

1.评估患者

(1)两人核对医嘱。

(2)核对患者床号、姓名、病历号和腕带(请患者自己说出床号和姓名)。

(3)评估患者身体状态及腹腔引流管的状态。

(4)告知患者腹腔冲洗的目的、方法、注意事项和配合要点,以取得患者的合作。

2.评估环境

安静整洁、宽敞明亮;关闭门窗,室温适宜,有隔离帘或屏风。

(三)操作前准备

1.人员准备

仪表整洁,符合要求。洗手,戴口罩。

2.物品准备

治疗车上层放置治疗盘(内置无菌手套、治疗巾、生理盐水 1 000 mL、输液器、棉签、安尔碘)、腹腔冲洗标识、快速手消毒剂。以上物品符合要求,均在有效期内。治疗车下层放置医疗废物桶、生活垃圾桶、量杯。

(四)操作程序

(1)携用物推车至患者床旁,核对床号、姓名、病历号和腕带(请患者自己说出床号和姓名)。

(2)协助患者取舒适卧位,暴露腹腔引流管置管。

(3)悬挂冲洗液,标识清楚。

(4)铺无菌治疗巾,戴无菌手套。

(5)消毒引流管旁置管,连接冲洗液。

(6)冲洗完毕,快速手消毒剂消毒双手,整理床单位。

(7)推车回治疗室,清理用物。

(8)洗手。

(五)注意事项

(1)保持引流管处敷料干燥,保护引流管处皮肤。

(2)腹腔冲洗的管路应与输液管路区别标识,切勿混淆。

(3)如连接负压吸引,保持通畅,避免压力过大。

九、肠造口袋更换

(一)目的

(1)收集排泄物,避免渗漏。

(2)保持造口周围皮肤清洁、完整。

(3)清洗造口周围皮肤或造口黏膜,减轻异味,增加舒适。

(4)观察及处理造口并发症。

(二)评估

1.评估患者

(1)两人核对医嘱,核对患者床号、姓名、病历号,了解患者年龄、手术日期、造口位置和类型。

(2)核对患者床号、姓名、病历号和腕带(请患者自己说出床号和姓名)。

(3)评估患者意识、病情、自理情况、合作程度、心理状态、家庭支持和经济状况。

(4)评估患者对造口护理方法和知识的掌握程度。

(5)解释操作目的和方法,指导患者配合方法。

2.评估造口

(1)评估造口位置、高度、形状、大小、颜色、是否水肿。

(2)评估造口袋的种类、稳固性、渗漏情况。

(3)造口袋内容物的颜色、性质、量、气味,是否排气。

(4)造口周围皮肤情况、并发症情况。

3.评估环境

安静整洁、宽敞明亮、室温适宜;门窗关闭,隔离帘或屏风保护隐私。

(三)操作前准备

1.人员准备

仪表整洁,符合要求。洗手,戴口罩。

2.物品准备

治疗车上层放置治疗盘(内置盐水棉球或纱布、棉签、一次性换药包、一次性治疗巾、弯头剪刀、造口袋、夹子、一次性手套、造口量尺、卫生纸、造口粉、防漏膏、皮肤保护膜)、快速手消毒剂。以上物品符合要求,均在有效期内。治疗车下层放置医疗废物桶、生活垃圾桶、量杯。

(四)操作程序

(1)携用物推车至患者床旁,核对床号、姓名、病历号和腕带(请患者自己说出床号和姓名)。

(2)协助患者取舒适卧位,拉隔帘保护患者隐私,注意保暖。

(3)合理暴露造口部位,注意保暖。

(4)打开治疗巾及换药盘,将打开的两个换药盘放于身旁。

(5)揭除旧造口袋和造口底盘:一手固定造口底盘周围皮肤,一手由上向下分离造口底盘,观察内容物,弃置医疗垃圾桶。

(6)盐水棉球或纱布清洁造口及周围皮肤,并观察周围皮肤及造口的情况。用纱布擦拭干净周围皮肤。

(7)用造口量尺测量造口的大小、形状。

(8)修剪造口底盘,必要时可涂防漏膏、保护膜(造口底盘裁剪的大小一般比造口大 2～3 mm,太大会造成粪水性皮炎,太小会造成黏膜受损或缺血)。

(9)撕去粘贴面上的纸,按照造口位置粘贴造口底盘,安装造口袋并夹闭造口袋下端开口。安装完毕后按压底盘 3～5 分钟。

(10)快速手消毒剂消毒双手,整理床单位,协助患者取舒适卧位,开窗通风。

(11)推车回治疗室,按要求整理用物。

(12)洗手,按要求书写护理记录。

(五)注意事项

(1)更换造口袋时注意造口与伤口距离,保护伤口,并防止造口袋内容物排出污染伤口。

(2)揭除造口袋和造口底盘时注意保护皮肤,防止皮肤损伤;粘贴造口底盘前应保证造口周围皮肤干燥。

(3)造口底盘与造口黏膜之间保持适当空隙。

(4)教会患者观察造口周围皮肤的血运情况,指导患者使用造口护理附件用品前阅读产品说明书。

(5)避免做增加腹压的运动,以免形成造口旁疝。

十、换药

(一)目的

(1)观察伤口的情况和变化。

(2)为患者更换伤口敷料,保持伤口清洁。

(3)预防、控制伤口感染,促进伤口愈合。

(二)评估

1.评估患者

(1)两人核对医嘱。

(2)核对患者床号、姓名、病历号和腕带(请患者自己说出床号和姓名)。

(3)了解患者病情、意识状态和配合能力。

(4)向患者解释操作目的和过程,取得患者配合。

(5)观察、了解伤口局部情况。

2.评估环境

安静整洁,宽敞明亮,温度适宜,保护患者隐私。关闭门窗,隔离帘或屏风,30 分钟内无人打扫。

（三）操作前准备

1.人员准备

仪表整洁,符合要求。洗手,戴口罩。

2.物品准备

治疗车上层放置无菌换药包(内放有无菌镊子、无菌剪刀、75%乙醇棉球、生理盐水棉球、无菌弯盘),根据伤口情况准备所需的无菌敷料,一次性治疗巾,胶布,快速手消毒剂。以上物品符合要求,均在有效期内。治疗车下层放置医疗废物桶、生活垃圾桶。

（四）操作程序

(1)携用物推车至患者床旁,核对患者床号、姓名、病历号和腕带(请患者自己说出床号和姓名)。

(2)协助患者改变体位,使之充分暴露伤口。铺一次性治疗巾于伤口下,放弯盘在治疗巾上。

(3)正确揭开创面敷料。揭敷料的原则是由外向里,要轻柔;手取外层敷料,用镊子取内层敷料;有粘连时,应湿敷后再揭;注意观察伤口情况。敷料置于弯盘内,用后放置治疗车下。

(4)消毒。①清洁伤口:75%乙醇棉球由创缘从内向外擦拭两遍。②感染伤口:75%乙醇棉球从外周向创缘擦拭切口周围皮肤两遍。

(5)创面用生理盐水棉球清洁,吸净分泌物或脓液。

(6)覆盖无菌纱布,分泌物多时加棉垫,胶布妥善固定敷料。

(7)快速手消毒剂消毒双手。按医疗废物分类处理原则处理用物。

(8)洗手,脱口罩。

(9)记录操作时间和伤口情况。

（五）注意事项

(1)严格执行无菌操作原则。

(2)体位要求是安全、舒适、便于操作、暴露伤口、保暖,同时注意保护患者的隐私。

(3)包扎伤口时要保持良好血液循环,不可固定太紧,包扎肢体时应从身体远端到近端,促进静脉回流。

(4)高度污染的伤口(气性坏疽、破伤风等)必须进行床旁隔离,包括穿隔离衣、物品单放、垃圾单独处理、做好器械消毒、做好手卫生、避免交叉感染。

(5)告知患者注意保持伤口敷料清洁干燥,敷料潮湿时应当及时更换。

（李荣荣）

第二节　甲状腺疾病

甲状腺分左、右两叶,覆盖并附着于甲状软骨下方的器官两侧,中间以峡部相连,由内、外两层被膜包裹,手术时分离甲状腺即在此两层被膜之间进行。在甲状腺背面、两层被膜的间隙内,一般附有4个甲状旁腺。成人甲状腺重约30 g,正常者进行颈部检查时,既不能清楚地看到,也不易摸到甲状腺。由于甲状腺借外层被膜固定于气管和环状软骨上,还借两叶上极内侧的悬韧带悬吊于环状软骨,所以做吞咽动作时,甲状腺随之上下移动,临床上常以此鉴别颈部肿块是否与甲状腺有关(图10-1)。

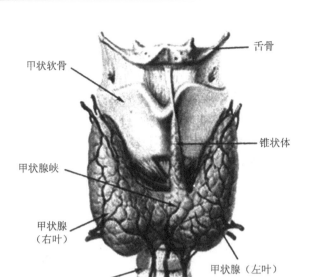

图 10-1　甲状腺的解剖结构

甲状腺的血液供应非常丰富,主要来自两侧的甲状腺上、下动脉。甲状腺有 3 条主要静脉,即甲状腺上、中、下静脉。甲状腺的淋巴液汇入颈深淋巴结。甲状腺的神经支配来自迷走神经,其中,喉返神经穿行于甲状腺下动脉的分支之间,支配声带运动,喉上神经的内支(感觉支)分布于喉黏膜,外支(运动支)支配环甲肌,与甲状腺上动脉贴近走行,使声带紧张。

甲状腺有合成、贮存和分泌甲状腺素的功能。甲状腺素的主要作用:①加快全身细胞利用氧的效能,加速蛋白质、糖类和脂肪的分解,全面增高人体的代谢,增加热量的产生。②促进人体的生长发育,在出生后影响脑与长骨的生长、发育。

一、单纯性甲状腺肿

(一)概述

单纯甲状腺肿发病率为 5%,甚至更高,女性好发,缺碘是主要原因。由于离海远的山区饮水和食物中含碘量低,发病者较多,故常称为地方性甲状腺肿。在缺乏碘而仍需甲状腺功能维持身体需要的前提下,垂体前叶促甲状腺激素的产生就增加,导致甲状腺代偿性肿大。病变早期为弥漫性肿大,随着增生和再生反复出现,会出现结节;晚期部分腺泡坏死、出血、囊性变、纤维化、钙化等,可出现质地不等、大小不一的结节,称为结节性甲状腺肿。

除甲状腺素的合成原料碘缺乏之外,当机体对甲状腺激素的需要量较正常增高,或其他原因导致甲状腺素合成和分泌障碍时,也会引起甲状腺肿大。前者常见于青春期、妊娠期、绝经期、创伤或感染患者;后者原因众多,可以是大脑皮质-下丘脑-垂体前叶-甲状腺系统任意环节的失调。与地方性甲状腺肿的主要不同是,后者往往腺体肿大很突出,并多发生在地方性甲状腺肿的流行区。

(二)护理评估

1.健康史

评估时应询问患者的年龄、月经史、生育史、创伤感染情况和居住史,如是否居住于远离海的山区,以及饮食习惯。如是否不吃海带、紫菜等海产品,或者有海产品过敏或禁忌史。据报道,卷心菜、花生、菠菜、大豆、豌豆、萝卜等食物可抑制甲状腺素的合成,经常大量进食,亦能导致甲状腺肿大。

2.临床表现

局部表现为主,颈部增粗,颈前肿块。一般无全身症状,基础代谢率正常。甲状腺可有不同程度的肿大,早期两侧呈弥漫性肿大,表面光滑,质地软,可随吞咽上下移动;随后可触及单个或多个结节,增长缓慢。较大腺体压迫周围器官或组织出现压迫症状,可表现为呼吸困难、气管软化、声音嘶哑或吞咽困难。胸骨后甲状腺肿易压迫气管和食管。

3.辅助检查

(1)甲状腺摄^{131}I率测定:缺碘性甲状腺肿可出现摄碘量增高,但吸碘高峰一般正常。

(2)B超检查:有助于发现甲状腺内囊性、实质性或混合性多发结节的存在。

(3)颈部 X 线检查:可发现不规则的胸骨后甲状腺肿及钙化的结节,还能确定有无气管受压、移位及狭窄的程度。

(4)细针穿刺细胞学检查:病变性质可疑时,可行细针穿刺细胞学检查以确诊。

(三)护理问题

1.焦虑

与疾病、担心手术预后等因素有关。

2.知识缺乏

缺乏进食加碘食盐或含碘丰富的食品的有关知识。

3.疼痛

与手术引起的组织损伤有关。

(四)护理目标

(1)患者紧张情绪缓解或减轻,积极配合手术。

(2)患者能够叙述相关知识。

(3)患者疼痛减轻或消失。

(五)护理措施

1.一般护理

(1)皮肤的准备:男性患者刮胡须,女性患者发髻低需要理发。

(2)胃肠道的准备:术前禁食 8~12 小时,禁水 4~6 小时。

(3)体位训练:术前指导患者进行头颈过伸位的训练。

2.心理护理

针对患者术前紧张和担心手术预后进行心理护理。

(1)讲解手术的必要性。

(2)讲解此手术为外科中等手术,手术医师经验丰富。

(3)讲解手术及麻醉方式。

(4)讲解过于紧张会影响手术的进行及麻醉效果。

(5)请手术已经康复的患者与之交流经验、体会。

(6)调动社会支持体系,给患者予以协助和鼓励。

3.术后护理

术后护理主要针对术后并发症。

(1)出血:术后48小时内出现,表现为颈部迅速肿大、呼吸困难、烦躁不安,甚至窒息;伤口渗血或出血。护理如下:①预防术后出血。适当加压包扎伤口敷料。予以半坐卧位,减轻术后颈部切口张力。避免大声说话、剧烈咳嗽,以免伤口裂开、出血。术后6小时内进食温凉流质、半流质饮食,避免进过热饮食,减少伤口部位充血。②观察伤口渗血情况及颈后有无渗血;观察患者呼吸情况,有无呼吸困难;观察患者颈部情况,有无颈部肿大。床旁备气管切开包,如发生出血,应立即剪开缝线,消除积血,必要时送手术室止血。

(2)呼吸困难和窒息:表现为颈部压迫感、紧缩感或梗阻感,还可表现为进行性呼吸困难、呼吸费力、烦躁、发绀及气管内痰鸣音。护理如下:①术后24~48小时严密观察病情变化。每2小时测量血压、脉搏、呼吸1次,观察伤口敷料及引流管引流液的情况,尤应注意颈部敷料有无渗血。②预防术后出血。适当加压包扎伤口敷料。予以半坐卧位,减轻术后颈部切口张力。避免大声说话、剧烈咳嗽,以免伤口裂开出血。术后6小时内进食温凉流质、半流质饮食,避免进过热饮食,减少伤口部位充血。③保持呼吸道通畅。指导患者有效咳嗽、排痰的方法并示范,即先深吸一口气,然后用手按压伤口处,快速用力将痰咳出,但避免剧烈咳嗽,以免伤口裂开。痰液黏稠不易排出时,给予雾化吸入,每天2~3次,并协助患者翻身叩背,促进痰液排出。④及时处理:发现患者有颈部紧缩感和压迫感、呼吸困难、烦躁不安、心动加速、发绀时,应立即检查伤口。如果是出血引起,立即就地松开敷料,剪开缝线,敞开切口,迅速去除血肿;如血肿清除后患者呼吸仍无改善,则应立即施行气管切开,并给予吸氧;待患者情况好转后,再送手术室进行进一步检查、止血和其他处理。⑤术前常规在床旁准备气管切开包和抢救药品。⑥手术后如近期出现呼吸困难,宜先试行插管,插管失败后再做气管切开。

(3)喉返神经损伤:可分暂时性(2/3以上的患者是暂时性损伤)和持久性损伤两种,评估患者有无声音嘶哑、失声。如果症状出现,注意给予安慰和解释,减轻其恐惧和焦虑,使其积极配合治疗。同时,应用促进神经功能恢复的药物,结合理疗、针灸,促进声带功能的恢复(暂时性损伤可在术后几周内恢复功能)。注意声带的休息,避免不必要的谈话。在后期要多与患者交流,并要求患者尽量用简短的语言回答或点头,亦可使用写字板,鼓励患者自己说出来,提高其自信心,促进声带功能的恢复。

(4)喉上神经损伤:喉上神经外支损伤可引起环甲肌瘫痪,使声带松弛,患者发音产生变化,常感到发音弱、音调低、无力、缺乏共振,最大音量降低。喉上神经内支损伤可使咽喉黏膜的感觉丧失,易引起误咽,尤其是喝水时出现呛咳。要指导患者取坐位进食,或进半固体饮食。一般理疗后可恢复。

(5)甲状旁腺功能减退:可出现低血钙,表现为面部、口唇周围及手、足针刺感及麻木感或强直感,还可表现为畏光、复视、焦虑、烦躁不安。重者可有面肌和手足阵发性痛性痉挛,甚至喉肌、膈肌痉挛,出现呼吸困难和窒息。血清钙低于正常。但只要有一个良好的甲状旁腺保留下来,就可维持甲状旁腺的正常功能,故临床上出现严重的手足抽搐者并不多见。其发生率与甲状腺手术范围及以往手术次数直接相关。如果出现症状,护理上需注意以下事项:①限制含磷较高的食物,如牛奶、瘦肉、蛋类、鱼类。②症状轻者可口服葡萄糖酸钙2~4g,每天3次,2~3周损伤的甲状旁腺代偿性增生,症状消失;症状较重者或长期不能恢复者加服维生素D,每天50 000~100 000 U,促进钙在肠道中的吸收。口服二氢速固醇油剂,有提高血清钙含量的特殊作用,从而降低神经肌肉的应激性,效果较好。③抽搐发作:注意患者安全,医护人员不要用手强力按压患者以制止抽搐发作,避免受伤。

4.健康教育

(1)在甲状腺肿流行地区推广加碘食盐:告知居民勿因价格低廉而购买和食用不加碘食盐。日常烹调使用加碘食盐,每 10～20 kg 食盐中均匀加入碘化钾或碘化钠 1 g 即可满足人体每天的需碘量。

(2)告知患者碘是甲状腺素合成的必需成分:食用高碘含量食品有助于增加体内甲状腺素的合成,改善甲状腺肿大症状。鼓励进食海带、紫菜等含碘丰富的海产品。

二、甲状腺功能亢进

(一)概述

1.病因

甲状腺功能亢进的原因尚未完全明了,目前多认为它是一种自身免疫性疾病。此外,情绪、应激等因素也被认为对其发病有重要影响。

2.分类

(1)原发性甲状腺功能亢进(Graves 病、突眼性甲状腺肿或者毒性甲状腺肿):最常见,多发于 20～40 岁,女性较男性发病率高。甲状腺呈弥漫性肿大、对称,有突眼征。

(2)继发性甲状腺功能亢进:少见,多发于 40 岁以上,甲状腺肿大呈结节性、不对称性,一般无突眼。

(3)高功能腺瘤是继发性甲状腺功能亢进的特殊类型:少见,多为单发,无突眼。

(二)护理评估

1.健康史

(1)患者的年龄、性别。

(2)患者是否有情绪急躁、容易激动、失眠、两手颤动、怕热、多汗、食欲亢进而体重减轻、消瘦、心悸、胸闷、脉快有力(每分钟脉率在 100 次以上,休息和睡眠时快)、月经失调等症状。

(3)是否进行过甲状腺手术或者放疗。

(4)甲状腺功能亢进的药物治疗情况。

(5)患者及其家属对疾病的认识及心理反应。

2.临床表现

(1)代谢率增高的表现:食欲亢进、食量大,但出现消瘦、体重下降;多汗、不耐热;紧张、神经过敏、手细颤;心律失常和心悸;皮肤毛发柔弱,易脱落;腹泻。

(2)性格的改变:烦躁易激惹。情绪波动大,可表现为时而兴奋,时而抑郁。言语及动作速度加快。

(3)心血管系统功能改变:患者主诉心悸、心慌。脉快有力,多在每分钟 100 次以上,休息和睡眠时亦快。脉压增大,常>5.3 kPa(40 mmHg)。脉率增快和脉压的增大为重要临床表现,可作为判断病情程度和治疗效果的重要标志。

(4)内分泌紊乱:月经失调、不孕、早产等。

(5)眼征:瞬目减少,辐辏运动减弱,眼球内聚困难。突眼征:由于液体积聚在眼眶,球后水肿,造成眼球突出,但并非必然存在。突眼的严重程度与甲状腺功能亢进的严重程度无明显关系。继发于结节性甲状腺肿的甲状腺功能亢进患者多无突眼征。通常治疗不会改善。

3.辅助检查

(1)基础代谢率测定:基础代谢率＝脉率＋脉压－111。基础代谢率正常为±10％,增高至＋20％～＋30％为轻度甲状腺功能亢进,＋30％～＋60％为中度甲状腺功能亢进,＋60％以上为重度甲状腺功能亢进。

(2)甲状腺摄碘率的测定:给受试者一定剂量的放射性^{131}I,再探测甲状腺摄取^{131}I的程度,可以判断甲状腺的功能状态。正常甲状腺24小时摄碘量为人体总量的30％～40％,如果在2小时内甲状腺的摄碘量超过了人体总量的25％,或在24小时内超过了人体总量的50％,且吸碘高峰提前出现,都提示有甲状腺功能亢进。注意如果患者在近2个月内吃含碘较高的食物,如海带、紫菜或服用含碘药物如甲状腺素片、复方碘溶液等,需停药2个月才能做试验,否则影响检测效果。

(3)血清T_3、T_4测定:甲状腺功能亢进时T_3可高出正常值4倍左右,T_4高出正常2.5倍。

(4)B超:甲状腺呈弥漫性或结节性肿大。

(5)心电图:显示心动过速或心房颤动,P波和T波改变。

(三)护理问题

(1)焦虑:与担心疾病及手术预后等因素有关。

(2)活动无耐力:与代谢率增高、氧的供应不能满足机体需要有关。

(3)睡眠形态紊乱:与无法耐受炎热、大汗或性情急躁等因素有关。

(4)营养失调,低于机体需要量:与代谢率增高有关。

(5)疼痛:与手术引起的组织损伤有关。

(6)潜在并发症:出血、呼吸困难或窒息、喉返神经损伤、喉上神经损伤、甲状旁腺损伤、甲状腺危象等。

(四)护理目标

(1)患者紧张情绪缓解或减轻,积极配合手术。

(2)患者活动能力逐渐增强,能满足自我护理要求或患者日常需求得到满足。

(3)患者能得到充足的休息和睡眠。

(4)患者甲状腺功能亢进症状得到控制,体重增加。

(5)患者疼痛减轻或消失。

(6)患者病情变化能够被及时发现和处理。

(五)护理措施

1.一般护理

(1)皮肤的准备:男性患者刮胡须,女性患者发髻低需要理发。

(2)胃肠道的准备:术前禁食8～12小时,禁水4～6小时。

(3)体位训练:术前指导患者进行头颈过伸位的训练。

(4)术前药物准备。用药目的是降低甲状腺功能和基础代谢率,控制甲状腺功能亢进症状,减轻甲状腺肿大及充血。先使用硫氧嘧啶类抗甲状腺药物,待基础代谢率正常后加用碘剂,适用于重度甲状腺功能亢进患者。硫氧嘧啶类药物主要抑制甲状腺素分泌,但能使甲状腺肿大、充血。加用碘剂可以抑制甲状腺素的释放,并能使腺体缩小、变硬,减少充血,利于手术。常用碘剂为饱和碘化钾熔液或鲁哥氏染色液。服用方法:①增量法,常用的碘剂是复方碘化钾溶液,每天

3次,第1天每次由3滴开始,逐日每次递增1滴,至每次16滴为止。然后,维持此剂量至手术。②恒量法:10滴,每天3次;4～5滴,每天3次。给予抗甲状腺药物和碘剂时,多需2～3周或以上方可手术。为缩短术前准备时间,目前常给普萘洛尔口服,替代抗甲状腺药物和碘剂做药物准备。

用药注意事项:①硫氧嘧啶类药物的突出不良反应是白细胞和粒细胞减少。当发现患者有咽痛、发热、皮疹等主诉或症状时,应及时与医师联系,进一步检查分析是否需要停药。②服用碘剂时要将碘溶液滴在水、果汁、牛奶里,并用吸管饮用,以减少碘液的不良味道和对黏膜的刺激及牙齿的损害。切忌将浓的碘剂直接滴入口腔,以免灼伤口腔黏膜,刺激口腔和胃黏膜引起恶心、呕吐、食欲缺乏等,且要强调一定要按剂量服用。③碘剂不能单独治疗甲状腺功能亢进,仅用于手术前的准备。因为碘剂只能抑制甲状腺激素的释放,而不能抑制其合成。因此,一旦停药,贮存于甲状腺滤泡内的甲状腺球蛋白分解,大量甲状腺激素释放到血液,使甲状腺功能亢进症状加重。④使用普萘洛尔的禁忌证为心脏束支传导阻滞、支气管哮喘。因此,使用普萘洛尔的患者应监测心率。发现心率低于60次/分时,应及时提醒医师停药。

2.心理护理

针对术前紧张和担心手术预后进行心理护理。多与患者交谈,消除患者的顾虑和恐惧心理,向患者讲解甲状腺功能亢进是一种可治愈的良性疾病。安排通风良好、安静的休息环境,指导患者减少活动,适当卧床,以免体力消耗。限制探视,避免过多外来刺激,使患者情绪稳定。

3.术后并发症的护理

(1)出血:术后48小时内出现,表现为颈部迅速肿大、呼吸困难、烦躁不安,甚至窒息;伤口渗血或出血。护理如下。①预防术后出血:适当加压包扎伤口敷料。给予半坐卧位,减轻术后颈部切口张力。避免大声说话、剧烈咳嗽,以免伤口裂开出血。术后6小时内进食温凉流质、半流质饮食,避免进过热饮食,减少伤口部位充血。②观察伤口:观察伤口渗血情况及颈后有无渗血;观察患者呼吸情况,有无呼吸困难;观察患者颈部情况,有无颈部肿大。如发生出血,应立即剪开缝线,清除积血,必要时送手术室止血。③观察伤口引流管颜色、性质、量,并准确记录。如有异常,及时通知主管医师。

(2)呼吸困难和窒息:表现为颈部压迫感、紧缩感或梗阻感,还可表现为进行性呼吸困难、呼吸费力、烦躁、发绀及气管内痰鸣音。护理如下。①观察病情:术后24～48小时严密观察病情变化,每2小时测量血压、脉搏、呼吸1次,观察伤口敷料及引流管引流液的情况,尤其应注意颈部敷料有无渗血。②预防术后出血:适当加压包扎伤口敷料。给予半坐卧位,减轻术后颈部切口张力。避免大声说话、剧烈咳嗽,以免伤口裂开出血。术后6小时内进食温凉流质、半流质饮食,避免进过热饮食,减少伤口部位充血。③保持呼吸道通畅:指导患者有效咳嗽、排痰的方法并示范,即先深吸一口气,然后用手按压伤口处,快速用力将痰咳出,但避免剧烈咳嗽,以免伤口裂开。痰液黏稠不易排出时,给予雾化吸入,每天2～3次,并协助患者翻身叩背,促进痰液排出。④及时处理:发现患者有颈部紧缩感和压迫感、呼吸困难、烦躁不安、心动加速、发绀时,应立即检查伤口。如果是出血引起,立即就地松开敷料,剪开缝线,敞开切口,迅速去除血肿;如血肿清除后患者呼吸仍无改善,则应立即施行气管切开,并给予吸氧;待患者情况好转后,再送手术室进行进一步检查止血和其他处理。⑤术前常规在床旁准备气管切开包和抢救药品。⑥手术后如近期出现呼吸困难,宜先试行插管,插管失败后再做气管切开。

(3)喉返神经损伤:可分暂时性(2/3以上的患者是暂时性损伤)和持久性损伤两种,评估患者有无声音嘶哑、失声。如果症状出现,注意给予安慰和解释,减轻其恐惧和焦虑,使其积极配合治疗。同时,应用促进神经功能恢复的药物,结合理疗、针灸,促进声带功能的恢复(暂时性损伤可在术后几周内恢复功能)。注意声带的休息,避免不必要的谈话。在后期要多与患者交流,并要求患者尽量用简短的语言回答或点头;亦可使用写字板,鼓励患者自己说出来,提高其自信心,促进声带功能的恢复。

(4)喉上神经损伤:可引起环甲肌瘫痪,使声带松弛,患者发音产生变化,常感到发音弱、音调低、无力、缺乏共振,最大音量降低。喉上神经内支损伤可使咽喉黏膜的感觉丧失,易引起误咽,尤其是喝水时出现呛咳。要指导患者取坐位进食,或进半固体饮食。一般理疗后可恢复。

(5)甲状旁腺功能减退:可出现低血钙,表现为面部、口唇周围及手、足针刺感及麻木感或强直感,还可表现为畏光、复视、焦虑、烦躁不安。重者可有面肌和手足阵发性痛性痉挛,甚至喉肌、膈肌痉挛,出现呼吸困难和窒息。查血清钙低于正常。但只要有一个良好的甲状旁腺保留下来,就可维持甲状旁腺的正常功能,故临床上出现严重的手足抽搐者并不多见。其发生率与甲状腺手术范围及以往手术次数直接相关。如果出现症状,护理上需注意以下事项:①限制含磷较高的食物,如牛奶、瘦肉、蛋类、鱼类。②症状轻者可口服葡萄糖酸钙 2~4 g,每天 3 次,2~3 周损伤的甲状旁腺代偿性增生,症状消失;症状较重者或长期不能恢复者加服维生素 D,每天 50 000~100 000 U,促进钙在肠道中的吸收。口服二氢速固醇油剂,有提高血清钙含量的特殊作用,从而降低神经肌肉的应激性,效果最好。③抽搐发作时,注意患者安全,医护人员不要用手强力按压患者制止抽搐发作,避免受伤。

(6)甲状腺危象:原因尚不清楚。表现为术后 12~36 小时内出现高热、脉快且弱(>120 次/分)、烦躁、谵妄,甚至昏迷,常伴恶心、呕吐。如果症状出现,要及时处理:①物理或药物降温,必要时可用冬眠药,使其体温维持在 37 ℃左右。②吸氧:减轻组织缺氧。③静脉输入大量葡萄糖溶液:降低循环血液中的甲状腺激素水平。④烦躁不安、谵妄者,注意患者安全,防止外伤。⑤遵医嘱用药:口服复方碘化钾溶液3~5 mL。紧急时用 10%碘化钠溶液 5~10 mL 加入10%葡萄糖溶液 500 mL 中静脉滴注;氢化可的松每天200~400 mg,分次静脉滴注,拮抗应激;利舍平1~2 mg,肌内注射或普萘洛尔 5 mg 加入 10%葡萄糖溶液 100 mL 中静脉滴注,以降低周围组织对儿茶酚胺的反应。镇静药常用苯巴比妥 100 mg 或冬眠合剂Ⅱ号半量,肌内注射,6~8 小时 1 次;右心衰竭者加用洋地黄制剂。⑥提供心理支持,减轻恐惧和焦虑,促进症状缓解。

4.健康教育

(1)用药指导:说明甲状腺功能亢进术后继续服药的重要性并督促执行。教会患者正确服用碘剂的方法,如将碘剂滴在饼干、面包等固体食物上,一并服下,以保证剂量准确。

(2)复诊指导:嘱咐出院患者定期至门诊复查,了解甲状腺的功能,出现心悸、手足震颤、抽搐等情况时,及时就诊。

三、甲状腺腺瘤

(一)概述

甲状腺腺瘤是最常见的甲状腺良性肿瘤,多见于 40 岁以下的女性,病理上可分为滤泡状和乳头状囊性腺瘤两种,前者较常见。乳头状囊性腺瘤少见,不易与乳头状腺癌区别。腺瘤周围有完整的包膜。

(二)护理评估

1.健康史

(1)患者的年龄。

(2)肿物生长速度。

(3)有无压迫症状。①压迫气管:导致呼吸困难。②压迫食管:可致吞咽困难。③压迫静脉:表现为面部淤血、发绀、水肿、浅表静脉曲张。④压迫神经:喉返神经受压,可引起声带麻痹、声音嘶哑。

2.临床表现

多为单发,表面光滑、边界清,随吞咽上下活动,多无不适,生长缓慢。肿块较大时可有压迫症状。多为实性,部分为囊性,当囊壁血管破裂发生囊内出血时,肿块迅速增大,伴局部胀痛。

3.辅助检查

(1)颈部 B 超:用来测定甲状腺肿物的大小及其与周围组织的关系。

(2)穿刺细胞学检查:用以明确甲状腺肿块的性质。

(三)护理问题

(1)焦虑:与担心手术及预后有关。

(2)疼痛:与手术引起的组织损伤有关。

(四)护理目标

(1)患者紧张情绪缓解或减轻,积极配合手术。

(2)患者疼痛减轻或消失。

(五)护理措施

1.术前护理

(1)皮肤的准备:男性患者刮胡须,女性患者发髻低需要理发。

(2)胃肠道的准备:术前禁食 8～12 小时,禁水 4～6 小时。

(3)体位训练:术前指导患者进行头颈过伸位的训练。

2.心理护理

针对患者术前紧张和手术预后进行心理护理。

(1)讲解手术的必要性,若不进行手术治疗,则有恶变的可能。

(2)讲解此手术为外科中等手术,手术医师经验丰富。

(3)讲解手术及麻醉方式。

(4)讲解过于紧张影响手术的进行及麻醉效果。

(5)请手术已经康复的患者与之交流经验体会。

(6)调动社会支持体系给患者予以协助和鼓励。

3.术后护理

同单纯性甲状腺肿术后护理。

4.健康教育

术后多做吞咽动作,防止颈前肌粘连;伤口拆线后适当进行颈部运动,防止瘢痕挛缩。定期门诊复查。

四、甲状腺癌

(一)概述

甲状腺癌是最常见的甲状腺恶性肿瘤,发病率因国家和地区而不同,在我国约占全身恶性肿瘤的1%,近年来有增长趋势,女性多见。发病年龄不同于一般肿瘤多发于老年人的特点,此病从儿童到老年人都可发生,青壮年占大多数。

(二)护理评估

1.健康史

(1)患者的性别、年龄。

(2)肿物生长速度。

(3)有无压迫症状:呼吸困难、吞咽困难、声音嘶哑、面部淤血、发绀、水肿、浅表静脉曲张等。

2.临床表现

肿块特点是质硬、不规则、边界不清,随吞咽活动度差。局部淋巴结转移时伴有颈部淋巴结肿大。晚期常因压迫邻近组织(如喉返神经、气管、食管、交感神经节)而出现相应的压迫症状。

3.辅助检查

(1)颈部B超检查:用来测定甲状腺肿物的大小及其与周围组织的关系。

(2)放射性同位素扫描:多为冷结节或凉结节。

(3)CT/MRI检查:能更清楚地定位病变范围及淋巴结转移灶。

(4)穿刺细胞学检查:用以明确甲状腺肿块的性质。

4.心理社会因素

近期有无心理应激,如家庭生活、工作等方面。

(三)护理问题

(1)焦虑:与甲状腺肿块性质不明、担心手术及预后有关。

(2)知识缺乏:缺乏甲状腺手术术前、术后康复知识。

(四)护理目标

(1)患者焦虑减轻,舒适感增加,积极配合治疗。

(2)患者能够叙述相关知识。

(五)护理措施

1.一般护理

(1)皮肤的准备:男性患者刮胡子,女性患者发髻低需要理发。

(2)胃肠道的准备:术前禁食8~12小时,禁水4~6小时。

(3)体位训练:术前指导患者进行头颈过伸位的训练。

2.心理护理

针对患者术前紧张和担心手术预后进行心理护理。

(1)讲解手术的必要性,若不进行手术治疗,则病情有恶化的可能。

(2)讲解此手术为外科中等手术,手术医师经验丰富。

(3)讲解手术及麻醉方式。

(4)讲解过于紧张影响手术的进行及麻醉效果。

(5)请手术已经康复的患者与之交流经验体会。

(6)调动社会支持体系,给患者予以协助和鼓励。

3.术后护理

除不会发生甲状腺危象外,其余同甲状腺功能亢进术后护理。

4.健康教育

(1)甲状腺全部切除的患者需终身服用甲状腺制剂以满足机体对甲状腺素的需要。常用的甲状腺制剂有甲状腺素片、左甲状腺素等。要使患者了解不正确的用药可导致严重心血管并发症。指导患者:①每天按时服药。②出现心慌、多汗、急躁或畏寒、乏力、精神萎靡不振、嗜睡、食欲减退等体内甲状腺激素过多或过少表现时,应及时就诊,以便调整剂量。③不随意自行停药或变更剂量。④随年龄变化,药物剂量有可能需要调整,故最好至少每年到医院复查1次。

(2)不同病理类型的甲状腺癌患者的预后有明显差异,乳头状腺癌恶性程度低,预后较好。指导患者调整心态,积极配合后续治疗。

五、甲状腺结节

(一)概述

甲状腺结节是指在甲状腺内出现的肿块,临床上是一种常见疾病,可由甲状腺各种疾病引起,因而怎样区分结节的良、恶性,对如何选择治疗方案有其重要意义。儿童时期出现的甲状腺结节50%为恶性。发生于年轻男性的单发结节,也应警惕恶性的可能。如果患者突然出现甲状腺结节,且短期内发展较快,则恶性的可能性较大,但有些早已存在的乳头状囊性腺瘤,因重体力劳动或剧烈咳嗽而发生囊内出血时,短期内可迅速增大,应加以区分,后者病变局部常有胀痛感。

(二)护理评估

1.健康史

(1)患者的性别、年龄。

(2)结节生长速度。

(3)有无压迫症状。

2.临床表现

甲状腺单个孤立结节比多个结节的恶性机会大。触诊时,良性腺瘤表面平滑,质地较软,随吞咽移动度大;而腺癌常表面不平整,质地较韧,随吞咽移动度较小,可同时触及颈部肿大的淋巴结。有时腺癌结节很小,而同侧已有肿大的淋巴结。

3.辅助检查

(1)核素扫描:单个冷结节恶性的可能性较大;温结节多为良性腺瘤,癌的概率较小;热结节则几乎为良性。

(2)B超检查:能测定甲状腺结节大小及数目,可区分甲状腺结节为实质性肿块、囊肿或囊实性,因此,可弥补放射性核素扫描检查的不足。如扫描为冷结节、超声检查为囊性者,则恶性的可能性大大减低。此外,还可经超声定位指导针吸活检。

(3)穿刺细胞学检查:是明确甲状腺结节性质的有效方法。细胞学检查结果阴性,则90%为良性。

(三)护理问题

(1)焦虑:与担心甲状腺肿块性质、预后等因素有关。

(2)疼痛:与手术引起的组织损伤有关。

（四）护理目标

（1）患者焦虑减轻,舒适感增加,积极配合治疗。

（2）患者疼痛减轻或消失。

（五）护理措施

1.一般护理

（1）皮肤的准备:男性患者刮胡子,女性患者发髻低需要理发。

（2）胃肠道的准备:术前禁食 8～12 小时,禁水 4～6 小时。

（3）体位训练:术前指导患者进行头颈过伸位的训练。

2.心理护理

针对患者术前紧张和担心手术预后进行心理护理。

（1）讲解手术的必要性,若不进行手术治疗,病情有恶化的可能。

（2）讲解此手术为外科中等手术,手术医师经验丰富。

（3）讲解手术及麻醉方式。

（4）讲解过于紧张影响手术的进行及麻醉效果。

（5）请手术已经康复的患者与之交流经验体会。

（6）调动社会支持体系,给患者予以协助和鼓励。

3.术后护理

同甲状腺功能亢进术后护理。

4.健康教育

良性肿瘤的健康教育同甲状腺腺瘤,恶性肿瘤的健康教育同甲状腺癌。

（六）最新进展

近年来,随着腔镜手术技能的不断成熟及腔镜手术器械的不断发展,腔镜技术在甲状腺外科中已被广泛使用,如腔镜甲状腺肿物切除术、一侧腺叶切除术或甲状腺大部分切除术,甚至甲状腺全切除合并颈中央区淋巴结清扫术等。这些术式与传统开放的甲状腺手术相比,其术后并发症并无增多,且具有手术损伤小、恢复快、住院时间短,以及除颈入路途径外,术后在身体暴露部位不留下手术瘢痕、能达到较满意的美容效果等优点。

1.腔镜甲状腺手术概况

Gagner 等成功进行了首例腔镜甲状旁腺部分切除术;Huscher 等报道了腔镜甲状腺腺叶切除术。两者手术的成功和所取得的满意的美容效果,为腔镜甲状腺手术的开发和推广奠定了基础。从此以后,腔镜甲状腺手术在国内外迅速开展,且未出现手术死亡病例或严重并发症的报道。腔镜甲状腺手术可分为经颈、经胸和经腋入路 3 种途径。

2.腔镜甲状腺手术后护理

腔镜手术较普通术式术后易发生脂肪液化、皮下积液、皮肤红肿、瘀斑。皮下瘀斑、皮下红肿一般可自行消除,严重者先行冷敷后行热敷,加用活血化瘀药物治疗后可消失。脂肪液化者予以拆除乳沟处切口缝线,使其自然引流,定时换药,加用抗生素抗感染后可消失。皮下积液者,如量少可自行吸收,量多者用针刺抽吸或切开引流,以防皮瓣坏死。其他护理同甲状腺功能亢进患者术后护理。

（李荣荣）

第三节　急性乳腺炎

一、疾病概述

(一)概念

急性乳腺炎是乳腺的急性化脓性感染。多发生于产后 3～4 周的哺乳期妇女,以初产妇最常见。主要致病菌为金黄色葡萄球菌,少数为链球菌。

(二)相关病理生理

急性乳腺炎开始时局部出现炎性肿块,数天后可形成单房性或多房性的脓肿。表浅脓肿可向外破溃或破入乳管自乳头流出;深部脓肿不仅可向外破溃,也可向深部穿至乳房与胸肌间的疏松组织中,形成乳房后脓肿。感染严重者,还可并发脓毒血症。

(三)病因与诱因

1.乳汁淤积

乳汁是细菌繁殖的理想培养基,引起乳汁淤积的主要原因:①乳头发育不良(过小或凹陷),妨碍哺乳。②乳汁过多或婴儿吸乳过少导致乳汁不能完全排空。③乳管不通(脱落上皮或衣服纤维堵塞),影响乳汁排出。

2.细菌入侵

当乳头破损时,细菌沿淋巴管入侵是感染的主要途径。细菌也可直接侵入乳管,上行至腺小叶而致感染。细菌主要来自婴儿口腔、母亲乳头或周围皮肤。多数发生于初产妇,这是由于其缺乏哺乳经验;也可发生于断奶时,6 个月以后的婴儿已经长牙,易致乳头损伤。

(四)临床表现

1.局部表现

初期患侧乳房红、肿、胀、痛,可有压痛性肿块,随病情发展症状进行性加重,数天后可形成单房性或多房性的脓肿。脓肿表浅时局部皮肤可有波动感和疼痛,脓肿向深部发展可穿至乳房与胸肌间的疏松组织中,形成乳房后脓肿和腋窝脓肿,并出现患侧腋窝淋巴结肿大、压痛。局部表现可有个体差异,应用抗生素治疗的患者,局部症状可被掩盖。

2.全身表现

感染严重者可并发败血症,出现寒战、高热、脉快、食欲减退、全身不适、白细胞升高等症状。

(五)辅助检查

1.实验室检查

白细胞计数及中性粒细胞比例增多。

2.B 超检查

确定有无脓肿及脓肿的大小和位置。

3.诊断性穿刺

在乳房肿块波动最明显处或压痛最明显的区域穿刺,抽出脓液可确诊脓肿已经形成。脓液应做细菌培养和药敏试验。

(六)治疗原则

主要原则为控制感染,排空乳汁。脓肿形成以前以抗菌药治疗为主,脓肿形成后,需及时切开引流。

1.非手术治疗

(1)一般处理:①患乳停止哺乳,定时排空乳汁,消除乳汁淤积。②局部外敷,用25%硫酸镁湿敷,或采用中药蒲公英外敷,也可用物理疗法促进炎症吸收。

(2)全身抗菌治疗:原则为早期、足量应用抗生素。应用针对革兰氏阳性球菌有效的药物,如青霉素、头孢菌素等。由于抗生素可被分泌至乳汁,故避免使用对婴儿有不良影响的抗菌药,如四环素、氨基苷类、磺胺类和甲硝唑。如治疗后病情无明显改善,则应重复穿刺以了解有无脓肿形成,或根据脓液的细菌培养和药敏试验结果选用抗生素。

(3)中止乳汁分泌:患者治疗期间一般不停止哺乳,因停止哺乳不仅影响婴儿的喂养,且提供了乳汁淤积的机会。但患侧乳房应停止哺乳,并以吸乳器或手法按摩排出乳汁,局部热敷。若感染严重或脓肿引流后并发乳瘘(切口常出现乳汁),需回乳,常用方法:①口服溴隐亭1.25 mg,每天2次,服用7~14天;或口服己烯雌酚1~2 mg,每天3次,2~3天。②肌内注射苯甲酸雌二醇,每次2 mg,每天1次,至乳汁分泌停止。③中药炒麦芽,每天60 mg,分2次煎服或芒硝外敷。

2.手术治疗

脓肿形成后切开引流。于压痛、波动最明显处先穿刺抽吸取得脓液后,于该处切开放置引流,脓液做细菌培养及药物敏感试验。脓肿切开引流时注意:①切口一般呈放射状,避免损伤乳管引起乳瘘;乳晕部脓肿沿乳晕边缘做弧形切口;乳房深部较大脓肿或乳房后脓肿,沿乳房下缘做弧形切口,经乳房后间隙引流。②分离多房脓肿的房间隔以利引流。③为保证引流通畅,引流条应放在脓腔最低部位,必要时另加切口做对口引流。

二、护理评估

(一)一般评估

1.生命体征

评估是否有体温升高、脉搏加快。急性乳腺炎患者通常有发热,可有低热或高热;发热时呼吸、脉搏加快。

2.患者主诉

询问患者是否为初产妇,有无乳腺炎、乳房肿块、乳头异常溢液等病史;询问有无乳头内陷;评估有无不良哺乳习惯,如婴儿含乳睡觉、乳头未每天清洁等;询问有无乳房胀痛、浑身发热、无力、寒战等症状。

3.相关记录

体温、脉搏、皮肤异常等记录结果。

(二)身体评估

1.视诊

乳房皮肤有无红、肿、破溃、流脓等异常情况;乳房皮肤红肿的开始时间、位置、范围、进展情况。

2.触诊

评估乳房乳汁淤积的位置、范围、程度及进展情况;乳房有无肿块,乳房皮下有无波动感,脓肿是否形成,脓肿形成的位置、大小。

(三)心理-社会评估

评估患者心理状况,是否担心婴儿喂养与发育、乳房功能及形态改变。

(四)辅助检查阳性结果评估

患者血常规检查显示血白细胞计数及中性粒细胞比例升高提示有炎症的存在;根据 B 超检查的结果判断脓肿的大小及位置,诊断性穿刺后方可确诊脓肿形成;根据脓液的药物敏感试验选择抗生素。

(五)治疗效果的评估

1.非手术治疗评估要点

应用抗生素是否有效,乳腺炎症是否得到控制,患者体温是否恢复正常;回乳措施是否起效,乳汁淤积情况有无改善,患者乳房肿胀疼痛有无减轻或加重;患者是否了解哺乳卫生和预防乳腺炎的知识,情绪是否稳定。

2.手术治疗评估要点

手术切开排脓是否彻底;伤口愈合情况是否良好。

三、主要护理诊断(问题)

(一)疼痛

与乳汁淤积、乳房急性炎症使乳房压力显著增加有关。

(二)体温过高

与乳腺急性化脓性感染有关。

(三)知识缺乏

与不了解乳房保健和正确哺乳知识有关。

(四)潜在并发症

乳瘘。

四、护理措施

(一)缓解疼痛

1.防止乳汁淤积

患乳暂停哺乳,定时用吸乳器吸净乳汁。

2.按摩、热敷

每天定时给予手法按摩、辅助热敷物理治疗,疏通阻塞的乳腺管,刺激乳窦,使乳汁流畅、淤积的硬块消散,预防乳腺脓肿发生。

3.托起乳房

用三角巾或宽松胸罩拖起患侧乳房,减轻疼痛和肿胀。

(二)控制体温和感染

1.控制感染

遵医嘱进行血培养和药物敏感试验,使用抗菌药物并观察疗效。

2.病情观察

定时测量体温、脉搏、呼吸,监测白细胞、中性粒细胞变化。

3.高热护理

发热期间予以温水擦浴、冰袋降温等物理降温,必要时遵医嘱予以药物降温;伴有畏寒、发抖等症状者,注意保暖;保持口腔和皮肤清洁。

(三)脓肿切开引流术后护理

保持引流通畅,观察引流液的量、性状、颜色及气味变化,及时更换敷料。

(四)用药护理

遵医嘱早期使用抗菌药,根据药物敏感试验选择合适的抗菌药,注意评估患者有无药物不良反应。

(五)饮食与运动

给予高蛋白、高维生素、低脂肪食物,保证足量水分摄入。注意休息,适当运动,劳逸结合。

(六)心理护理

观察了解患者心理状况,给予必要的疾病有关的知识宣教,抚慰其紧张、急躁情绪。

(七)健康教育

1.保持乳头和乳晕清洁

每次哺乳前后清洁乳头,保持局部干燥清洁。

2.纠正乳头内陷

妊娠期每天挤捏、提拉乳头。

3.养成良好的哺乳习惯

定时哺乳,每次哺乳时让婴儿吸净乳汁,如有淤积及时用吸乳器或手法按摩排出乳汁;培养婴儿不含乳头睡眠的习惯;注意婴儿口腔卫生,及时治疗婴儿口腔炎症。

4.及时处理乳头破损

乳晕破损或皲裂时暂停哺乳,用吸乳器吸出乳汁哺乳婴儿;局部用温水清洁后涂以抗生素软膏,待愈合后再行哺乳;症状严重时及时诊治。

五、护理评价

(1)患者的乳汁淤积情况有无改善,是否能正确排出淤积乳汁,是否坚持每天挤出已经淤积的乳汁,回乳措施是否产生效果,乳房胀痛有无逐渐减轻。

(2)患者乳房皮肤的红肿情况有无好转,乳房皮肤有无溃烂,乳房肿块有无消失或增大。

(3)患者应用抗生素后体温有无恢复正常,炎症有无消退,炎症有无进一步发展为脓肿。

(4)患者脓肿有无及时切开引流,伤口愈合情况是否良好。

(5)患者是否了解哺乳卫生和预防乳腺炎的知识,焦虑情绪是否改善。

(朱召霞)

第四节 乳 腺 癌

一、病因

病因尚不清楚,易患因素:①性激素变化。②激素因素作用:初潮早于 12 岁、绝经晚于

50岁、未婚、未哺乳、35岁以上未育者发病率高。③遗传因素：如为母女关系，则患病率为正常人的10倍；如为姐妹，则患病率为正常人的2～3倍。④饮食习惯：高脂饮食者发病多，肥胖者发病率高。⑤癌前病变：如乳房囊性增生病、乳腺纤维腺瘤及乳管内乳头状瘤等与乳腺癌发生也有关系。⑥其他因素：如放射线、致癌药物等。

二、病理

(一)乳腺癌分型
乳腺癌分型方法较多，目前我国多采用以下方法。

1.非浸润性癌

主要包括导管内癌(癌细胞未突破导管壁基膜)、小叶原位癌(癌细胞未突破末梢乳管或腺泡基膜)及乳头湿疹样乳腺癌(伴发浸润性癌者，不在此列)，属早期，预后较好。

2.早期浸润性癌

主要包括早期浸润性导管癌(癌细胞突破管壁基膜，开始向间质浸润)及早期浸润性小叶癌(癌细胞突破末梢乳管或腺泡基膜，开始向间质浸润，但未超过小叶范围)，仍属早期，预后较好。

3.浸润性特殊癌

主要包括乳头状癌、髓样癌(伴大量淋巴细胞浸润)、小管癌(高分化腺癌)、腺样囊性癌、黏液腺癌、大汗腺样癌、鳞状细胞癌、乳头湿疹样癌等。此型癌细胞一般分化程度高，预后尚好。

4.浸润性非特殊癌

主要包括浸润性小叶癌、浸润性导管癌、硬癌、髓样癌(无大量淋巴细胞浸润)、单纯癌、腺癌等。此类癌是乳腺癌中最常见的类型，占70％～80％，一般分化低，预后较上述类型差。

5.其他罕见癌

主要包括分泌型(幼年型)癌、富脂质型(分泌脂质)癌、纤维腺瘤癌变、乳头状瘤癌变等。

(二)转移途径

1.局部扩散

癌细胞沿导管或筋膜间隙蔓延，继而侵及乳房悬韧带和皮肤，后期可见皮肤破溃形成癌性溃疡。深部肿瘤可侵及胸肌筋膜及胸肌。

2.淋巴转移

可沿乳房淋巴液的四条输出途径扩散。转移部位与乳腺癌细胞原发部位有一定关系，原发癌灶位于乳头、乳晕区及乳房外侧者，约80％发生腋窝淋巴结转移；位于乳房内侧者，约70％发生胸骨旁淋巴结转移。癌细胞也可通过逆行途径转移到对侧腋窝或腹股沟淋巴结。

3.血运转移

乳腺癌细胞可经淋巴途径进入静脉或直接侵入血液循环而发生远处转移。一般易侵犯肺、骨骼和肝脏。血运转移除见于晚期乳腺癌患者外，亦可见于早期乳腺癌患者。

三、临床分期

临床上根据肿瘤的大小、与皮肤粘连程度及腋窝淋巴结转移情况，将病程分为以下4期。

一期：肿块直径<3 cm，与皮肤无粘连，无腋窝淋巴结肿大。

二期：肿块直径<5 cm，与皮肤粘连，尚能推动，同侧腋窝有可活动的散在肿大淋巴结。

三期：肿块直径>5 cm，与皮肤广泛粘连或有溃疡，与深部筋膜、胸肌粘连固定，同侧腋窝肿大淋巴结融合成团,但尚能推动。

四期:肿瘤广泛扩散,与皮肤或胸肌、胸壁粘连固定,同侧腋窝肿大淋巴结已融合固定,或锁骨下淋巴结肿大,或有远处转移等。

四、评估

(一)临床表现

1.乳房肿块

多见于外上象限,其次是乳头、乳晕和内上象限。早期表现为无痛、单发、质硬、表面不光滑、与周围组织分界不清、不易推动的肿块。一般无自觉症状,常于洗澡、更衣或查体时发现。

2.皮肤改变

肿瘤侵犯乳房悬韧带,可使韧带收缩而失去弹性,导致皮肤凹陷,即所谓"酒窝征";癌细胞阻塞皮下、皮内淋巴管,可引起局部淋巴水肿,皮肤呈"橘皮样"改变(晚期多见)。晚期,癌细胞侵入皮肤,可出现多个坚硬小结节,形成卫星结节在癌细胞侵入背部、对侧胸壁,可限制呼吸,称铠甲胸;有时皮肤破溃形成溃疡,呈菜花状。

3.乳头改变

乳头扁平、回缩、凹陷;若为外上象限肿瘤,可使乳头抬高;乳头深部肿瘤侵入乳管使乳头凹陷、两侧乳头不对称等。

4.区域淋巴结肿大

常为患侧腋窝淋巴结肿大。

5.全身症状

早期一般无全身症状,晚期患者可有恶性肿瘤转移表现,如肺转移时出现胸痛、咳嗽、咯血、气急;骨转移时出现腰背痛、病理性骨折(椎体、骨盆、股骨);肝转移时出现肝大、黄疸等。

6.特殊乳腺癌表现

(1)炎性乳腺癌少见,一般发生于年轻女性,尤其在妊娠及哺乳期,发展迅速,转移早,预后极差。表现为乳房增大,皮肤红、肿、热、痛,似急性炎症表现,触诊整个乳房肿大发硬,无明显局限性肿块。

(2)乳头湿疹样癌:少见,恶性程度低,发展慢。发生在乳头区大乳管内,后发展到乳头。表现为乳头刺痒、灼痛、湿疹样变,以后出现乳头、乳晕粗糙糜烂、脱屑,如湿疹样,进而形成溃疡。病变发展则乳头内陷、破损。淋巴转移出现晚。

7.特殊检查

主要是疾病的特有检查及必要的术前检查。

(二)健康史及个人史

重点评估危险因素。内容包括既往史、月经史、生育史与哺乳史、家族史、乳腺外伤史、手术史、疾病史、内分泌治疗史、盆腔手术史、甲状腺疾病史等。

五、治疗

治疗是以手术为主的综合治疗。手术术式包括乳腺癌根治术、乳腺癌扩大根治术、乳腺癌改良根治术及乳房单纯切除或部分切除术。

（一）手术治疗

1.乳腺癌根治术

切除乳腺＋肿瘤周围至少 5 cm 皮肤＋乳腺周围脂肪、胸大肌、胸小肌和筋膜＋腋窝、锁骨下脂肪组织后和淋巴结,适用于一、二期的患者。

2.乳腺癌改良根治术

单纯乳腺切除,同时做腋窝淋巴结清扫,保留胸肌,适用于腋窝淋巴结无转移或仅少数尚能推动淋巴结转移的患者。

3.乳腺癌扩大根治术

根治术＋第 2~4 肋软骨及肋间肌＋胸廓内动、静脉及周围淋巴结,适用于肿瘤靠内侧的早期有胸骨旁淋巴结转移的患者。

4.乳房单纯切除或部分切除术

全部或部分切除乳房,适用于晚期或年老体弱不能耐受根治术者。

（二）化疗

化疗是一种必要的全身辅助治疗,应在手术后及早应用。主要化疗反应有呕吐、静脉炎、肝功能异常、骨髓抑制等。化疗期间应定期检查肝、肾功能,每次化疗前检查白细胞计数,如白细胞计数＜$3 \times 10^9/L$,应延长用药间隔时间。

（三）放疗

放疗是乳腺癌局部治疗手段之一,以防止术后复发。①术前放疗可用于局部进展期乳腺癌,杀灭肿瘤周围的癌细胞。②术后放疗可减少腋窝淋巴结阳性患者的局部复发率,提高 5 年生存率。③一般术后 2~3 周进行放疗,在锁骨上胸骨旁及腋窝等区域进行照射,可缓解症状。

（四）激素治疗

对激素依赖的乳腺癌可进行内分泌治疗。①去势治疗:年轻妇女可采用卵巢去势治疗,包括药物、手术或 X 线去势治疗。②抗雌激素治疗:适用于绝经前后妇女,常用三苯氧胺。③雌激素治疗:适用于绝经 5 年以上的患者。

六、护理

（一）护理诊断

主要包括自我形象紊乱、体液过多、上肢活动受限、知识缺乏、潜在并发症。

（二）护理措施

(1)监测生命体征,尤其行扩大根治术患者注意呼吸,及时发现气胸(胸闷、呼吸困难),鼓励患者深呼吸,有效咳嗽,防止肺部并发症。

(2)引流管接负压吸引,妥善固定,保持通畅;观察引流液的量、颜色,注意有无出血。一般引流管在术后 3 天拔除。若出现积血积液,可无菌操作下穿刺抽液,然后加压包扎。

(3)麻醉清醒后取半卧位,有效止痛。

(4)用弹性绷带加压包扎伤口;松紧合适,观察患侧手臂血液循环情况。如包扎过紧,可出现脉搏扪不清、皮肤发紫及发冷等;术后 3 天内患肢肩关节制动,防止腋窝皮瓣移动而影响伤口愈合。

(5)抬高患肢并按摩,适当活动;保护患肢,避免意外伤害;不在患肢测量血压、注射及抽血,患肢负重不宜过大,不宜用强力洗涤剂,不宜戴首饰或手表。

(6)功能锻炼:无特殊情况应早期进行功能锻炼,术后 24 小时内开始活动手指及腕部,可做伸指、握拳、屈腕等活动;3～5 天活动患肢肘关节;7 天后活动肩部,鼓励患者自己进食、梳理头发、洗脸等;10 天左右进行手指爬墙活动、画圈、滑轮运动、手臂摇摆运动、用患侧手梳头或经头顶摸至对侧耳郭等。原则是上肢活动 7 天以上,7 天之内不要上举,10 天之内不外展,上肢负重不宜过大过久。

(7)健康教育:①患肢功能锻炼。②保护伤口,避免外伤,患肢不能过多负重。③遵医嘱继续化疗及放疗。④手术后 5 年之内避免妊娠。⑤定期检查,每月进行健侧乳房自我检查。

(朱召霞)

第五节　肝　脓　肿

一、细菌性肝脓肿患者的护理

当全身性细菌感染,特别是腹腔内感染时,细菌侵入肝脏,如果患者抵抗力弱,可发生细菌性肝脓肿。细菌可以从下列途径进入肝脏。①胆道:细菌沿着胆管上行,是引起细菌性肝脓肿的主要原因。包括胆结石、胆囊炎、胆道蛔虫、其他原因所致胆管狭窄与阻塞等。②肝动脉:体内任何部位的化脓性病变,细菌可经肝动脉进入肝脏。如败血症、化脓性骨髓炎、痈、疖等。③门静脉:已较少见,如坏疽性阑尾炎、细菌性痢疾等,细菌可经门静脉入肝。④肝开放性损伤:细菌可直接经伤口进入肝,引起感染而形成脓肿。细菌性肝脓肿的致病菌多为大肠埃希菌、金黄色葡萄球菌、厌氧链球菌等。肝脓肿可以是单个脓肿,也可以是多个小脓肿,数个小脓肿可以融合成为一个大脓肿。

(一)护理评估

1.健康史

注意询问有无胆道感染和胆道疾病,有无全身其他部位的化脓性感染特别是肠道的化脓性感染,有无肝脏外伤病史,是否有肝脓肿病史,是否进行过系统治疗。

2.身体状况

本病通常继发于某种感染性先驱疾病,起病急,主要症状为骤起寒战、高热、肝区疼痛和肝大。体温可高达 39～40 ℃,多表现为弛张热,伴有大汗、恶心、呕吐、食欲缺乏。肝区疼痛多为持续性钝痛或胀痛,有时可伴有右肩牵涉痛,右下胸及肝区叩击痛,增大的肝有压痛。肝前下缘比较表浅的脓肿,可有右上腹肌紧张和局部明显触痛。巨大的肝脓肿可使右季肋区呈饱满状态,甚至可见局限性隆起,局部皮肤可出现凹陷性水肿。严重时或并发胆道梗阻者,可出现黄疸。

3.心理-社会状况

细菌性肝脓肿起病急剧,症状重,如果治疗不彻底容易反复发作转为慢性,并且细菌性肝脓肿极易引起严重的全身性感染,导致感染性休克,患者产生焦虑。

4.辅助检查

(1)血液检查:化验检查白细胞计数及中性粒细胞增多,有时出现贫血。肝功能检查可出现不同程度的损害和低蛋白血症。

（2）X线胸腹部检查：右叶脓肿可见右膈肌升高，运动受限；肝影增大或局限性隆起；有时伴有反应性胸膜炎或胸腔积液。

（3）B超：在肝内可显示液平面，可明确其部位和大小，阳性诊断率在96%以上，为首选的检查方法。必要时可做CT检查。

（4）诊断性穿刺：抽出脓液即可证实本病。

（5）细菌培养：脓液细菌培养有助于明确致病菌，选择敏感的抗生素，并与阿米巴肝脓肿相鉴别。

5.治疗要点

（1）全身支持疗法：给予充分营养，纠正水和电解质及酸碱平衡失调，必要时少量多次输血和血浆以纠正低蛋白血症，增强机体抵抗力。

（2）抗生素治疗：应使用大剂量抗生素。由于肝脓肿的致病菌以大肠埃希菌、金黄色葡萄球菌和厌氧性细菌最为常见，在未确定病原菌之前，可首选对此类细菌有效的抗生素，然后根据细菌培养和抗生素敏感试验结果选用有效的抗生素。

（3）经皮肝穿刺脓肿置管引流术：适用于单个较大的脓肿。在B超引导下进行穿刺。

（4）手术治疗：对于较大的单个脓肿，估计有穿破可能，或已经穿破胸、腹腔；胆源性肝脓肿；位于肝左外叶脓肿，穿刺易污染腹腔；慢性肝脓肿，应施行经腹切开引流。病程长的慢性局限性厚壁脓肿，也可行肝叶切除或部分肝切除术。多发性小脓肿不宜行手术治疗，但对其中较大的脓肿，也可行切开引流。

（二）护理诊断及合作性问题

1.营养失调

低于机体需要量，与高代谢消耗或慢性消耗病程有关。

2.体温过高

其与感染有关。

3.急性疼痛

其与感染及脓肿内压力过高有关。

4.潜在并发症

急性腹膜炎、上消化道出血、感染性休克。

（三）护理目标

患者能维持适当营养，维持体温正常，疼痛减轻，无急性腹膜炎休克等并发症发生。

（四）护理措施

1.术前护理

（1）病情观察，配合抢救中毒性休克。

（2）高热护理：保持病室空气新鲜、通风、温湿度合适；物理降温；衣着适量，及时更换汗湿衣。

（3）维持适当营养：对于非手术治疗和术前的患者，给予高蛋白、高热量饮食，纠正水、电解质平衡失调和低蛋白血症。

（4）遵医嘱正确应用抗生素。

2.术后护理

（1）经皮肝穿刺脓肿置管引流术术后护理：术前做术区皮肤准备，协助医师进行穿刺部位的准确定位。术后向医师询问术中情况及术后有无特殊观察和护理要求。患者返回病房后，观察引流管固定是否牢固,引流液性状,引流管道是否密闭。术后第二天或数天开始进行脓腔冲洗,冲洗液选用等渗盐水(或遵医嘱加用抗生素)。冲洗时速度缓慢,压力不宜过高,估算注入液与引出液的量。每次冲洗结束后,可遵医嘱向脓腔内注入抗生素。待到引流出或冲洗出的液体变清澈,B超检查脓腔直径<2 cm即可拔管。

(2)切开引流术术后护理:切开引流术术后护理遵循腹部手术术后护理的一般要求。除此之外,每天用生理盐水冲洗脓腔,记录引流液量<10 mL或脓腔容积<15 mL,即考虑拔除引流管,改凡士林纱布引流,致脓腔闭合。

3.健康指导

为了预防肝脓肿疾病的发生,应教育人们积极预防和治疗胆道疾病,及时处理身体其他部位的化脓性感染。告知患者应用抗生素和放置引流管的目的和注意事项,取得患者的信任和配合。术后患者应加强营养和提高抵抗力,定期复查。

(五)护理评价

患者是否能维持适当营养,体温是否正常,疼痛是否减轻,有无急性腹膜炎、上消化道出血、感染性休克等并发症发生。

二、阿米巴肝脓肿患者的护理

阿米巴肝脓肿是阿米巴肠病的并发症,阿米巴原虫从结肠溃疡处经门静脉血液或淋巴管侵入肝内并发脓肿,常见于肝右叶顶部,多数为单发性。原虫产生溶解酶,导致肝细胞坏死、液化组织和血液、渗液形成脓肿。

(一)护理评估

1.健康史

注意询问有无阿米巴肠病病史。

2.身体状况

阿米巴肝脓肿有着与细菌性肝脓肿相似的表现,两者的区别详见表10-1。

表 10-1　细菌性肝脓肿与阿米巴肝脓肿的鉴别

鉴别要点	细菌性肝脓肿	阿米巴肝脓肿
病史	继发于胆道感染或其他化脓性疾病	继发于阿米巴肠病后
症状	病情急骤严重,全身中毒症状明显,有寒战、高热	起病较缓慢,病程较长,可有高热,或不规则发热、盗汗
血液化验	白细胞计数及中性粒细胞可明显增加。血液细菌培养可阳性	白细胞计数可增加,如无继发细菌感染液细菌培养阴性。血清学阿米巴抗体检查阳性
粪便检查	无特殊表现	部分患者可找到阿米巴滋养体或结肠溃疡面(乙状结肠镜检)黏液或刮取涂片可找阿米巴滋养体或包囊
脓液	多为黄白色脓液,涂片和培养可发现细菌	大多为棕褐色脓液,无臭味,镜检有时可到阿米巴滋养体。若无混合感染,涂片和培养无细菌
诊断性治疗	抗阿米巴药物治疗无效	抗阿米巴药物治疗有好转
脓肿	较小,常为多发性	较大,多为单发,多见于肝右叶

3.心理-社会状况

由于病程长、忍受较重的痛苦、担忧预后或经济拮据等原因,患者常有焦虑、悲伤或恐惧反应。

4.辅助检查

基本同细菌性肝脓肿。

5.治疗要点

阿米巴肝脓肿以非手术治疗为主。应用抗阿米巴药物、加强支持疗法、纠正低蛋白和贫血等,无效者穿刺置管闭式引流或手术切开引流,多可获得良好的疗效。

(二)护理诊断及合作性问题

(1)营养失调:低于机体需要量,与高代谢消耗或慢性消耗病程有关。

(2)急性疼痛:与脓肿内压力过高有关。

(3)潜在并发症:合并细菌感染。

(三)护理措施

1.非手术疗法和术前护理

(1)加强支持疗法:给予高蛋白、高热量和高维生素饮食,必要时少量多次输新鲜血、补充丙种球蛋白,增强抵抗力。

(2)正确使用抗阿米巴药物,注意观察药物的不良反应。

2.术后护理

除继续做好非手术治疗护理外,重点做好引流的护理。宜用无菌水封瓶闭式引流,每天更换消毒瓶,接口处保持无菌,防止继发细菌感染。如继发细菌感染,需使用抗生素。

(朱召霞)

第六节 胆 道 感 染

胆道感染是指胆囊和/或胆囊壁受到细菌的侵袭而发生炎症反应,胆汁中有细菌生长。胆道感染与胆石症互为因果关系。胆石症可引起胆道梗阻,梗阻可造成胆汁淤滞、细菌繁殖而致胆道感染;胆道反复感染又是胆石形成的致病因素和促发因素。胆道感染为常见疾病,按发病部位可分为胆囊炎和胆管炎。

一、胆囊炎

(一)疾病概述

1.概念

胆囊炎是指发生在胆囊的细菌性和/或化学性炎症。根据发病的缓急和病程的长短分为急性胆囊炎、慢性胆囊炎和慢性胆囊炎急性发作3类。约95%的急性胆囊炎患者合并胆囊结石,称为急性胆石性胆囊炎;未合并胆囊结石者称为急性非结石性胆囊炎。胆囊炎的发病率很高,仅次于阑尾炎。年龄多见于35岁以后,以40~60岁为高峰。女性发病率约为男性的4倍,肥胖者多于其他体型者。

2.病因

(1)急性胆囊炎:是外科常见急腹症,其发病率居于炎性急腹症的第二位,仅次于急性阑尾炎,女性居多。急性胆囊炎的病因复杂,胆囊结石和细菌感染是引发急性胆囊炎的两大重要因素,主要包括以下几点。①胆道阻塞:由于结石阻塞或嵌顿于胆囊管或胆囊颈,导致胆汁排出受阻,胆汁潴留,其中水分吸收而胆汁浓缩,胆汁中的胆汁酸刺激胆囊黏膜而引起水肿、炎症,甚至坏死。90%～95%的急性胆囊炎与胆石有关,在少数情况下,胰液从胰管和胆总管共同的腔道中反流,也可进入胆囊产生化学性刺激。结石亦可直接损伤受压部位的胆囊黏膜引起炎症。此外,胆囊颈或胆囊管腔的狭窄,或受到管外肿块的压迫也可以导致阻塞。胆管和胆囊颈结石嵌塞是引起急性胆囊炎重要的诱因。②细菌入侵:急性胆囊炎时胆囊胆汁的细菌培养阳性率可高达80%～90%,包括需氧菌与厌氧菌感染,其中大肠埃希菌最为常见。细菌多来源于胃肠道,致病菌通过胆道逆行、直接蔓延或经血液循环和淋巴途径入侵胆囊。结石压迫局部囊壁的静脉,使静脉回流受阻而淤血、出血,以致坏死而引起炎症。③化学性刺激:胆汁酸、逆流的胰液和溶血卵磷脂对细胞膜有毒性作用和损伤作用。④病毒感染:乙肝病毒可以侵犯许多组织和器官,可以在胆管上皮中复制,对胆道系统有直接的侵害作用。⑤胆囊的血流灌注量不足:如休克和动脉硬化等,可引起胆囊黏膜的局灶性坏死。⑥其他:严重创伤、烧伤后、严重过敏、长期禁食或与胆囊无关的大手术等导致的内脏神经功能紊乱时发生急性胆囊炎。

(2)慢性胆囊炎:大多继发于急性胆囊炎,是急性胆囊炎反复发作的结果。有较多的病例直接由化学刺激引起。胆囊结石或有阻塞常伴有慢性胆囊炎,这些原因不去除,浓缩胆汁长期刺激可造成慢性炎症。结石和慢性胆囊炎的关系尤为密切,约95%的慢性胆囊炎有胆石存在和反复急性发作的病史。

3.病理生理

(1)急性胆囊炎。①急性结石性胆囊炎:当结石致胆囊管梗阻时,胆汁淤积,胆囊内压力升高,胆囊肿大,黏膜充血、水肿,渗出增多;镜下可见血管扩张和炎性细胞浸润,称为急性单纯性胆囊炎。若梗阻未解除或炎症未控制,病情继续发展,病变可累及胆囊壁的全层,胆囊壁充血、水肿加重,出现瘀斑或脓苔,部分黏膜坏死脱落,甚至浆膜液有纤维素和脓性渗出物;镜下可见组织中有广泛的中性粒细胞浸润,黏膜上皮脱落,即为急性化脓性胆囊炎;还可引起胆囊积脓。若梗阻仍未解除,胆囊内压力继续升高,胆囊壁张力增高,导致血液循环障碍时,胆囊组织除上述炎性改变外,整个胆囊呈片状缺血坏死;镜下见胆囊黏膜结构消失,血管内、外充满红细胞,即为急性坏疽性胆囊炎。若胆囊炎症继续加重,积脓增多,胆囊内压力增高,在胆囊壁的缺血、坏死或溃疡处极易造成穿孔,会引起胆汁性腹膜炎,穿孔部位常在颈部和底部,如胆囊坏疽穿孔发生过程较慢,周围粘连包裹,则形成胆囊周围脓肿。②急性非结石性胆囊炎:病理过程与急性结石性胆囊炎基本相同,但急性非结石性胆囊炎更容易发生胆囊坏疽和穿孔,约75%的患者发生胆囊坏疽,15%的患者出现胆囊穿孔。

(2)慢性胆囊炎:是胆囊炎症和结石的反复刺激,胆囊壁炎性细胞浸润和纤维组织增生,胆囊壁增厚,可与周围组织粘连,甚至出现胆囊萎缩,失去收缩和浓缩胆汁的功能。可分为慢性结石性胆囊炎和慢性非结石性胆囊炎两大类,前者占本病的70%～80%,后者占20%～30%。

4.临床表现

(1)急性胆囊炎的临床表现有以下几点。

症状。①腹痛:多数患者有上腹部疼痛史,表现为右上腹阵发性绞痛,常在饱餐、进食油腻食物后或夜间发作,疼痛可放射至右肩及右肩胛下。②消化道症状:患者腹痛发作时常伴恶心、呕吐、厌食等消化道症状。③发热或中毒症状:根据胆囊炎症反应程度的不同,患者可出现不同程度的体温升高和脉搏加速。

体征。①腹部压痛:早期可有右上腹压痛或叩痛。胆囊化脓坏疽时可扪及肿大的胆囊,可有不同程度和不同范围的右上腹压痛,或右季肋部叩痛,墨菲(Murphy)征常为阳性,伴有不同程度的肌紧张,如胆囊张力大时更加明显。腹式呼吸可因疼痛而减弱,常呈吸气性抑制。②黄疸:10%~25%的患者可出现轻度黄疸,多见于胆囊炎症反复发作合并 Mirizzi 综合征的患者。

(2)慢性胆囊炎:临床症状常不典型,主要表现为上腹部饱胀不适、厌食油腻和嗳气等消化不良的症状,以及右上腹和肩背部隐痛。多数患者曾有典型的胆绞痛病史。体检可发现右上腹胆囊区压痛或不适感,Murphy 征可呈弱阳性,如胆囊肿大,右上腹肋下可触及光滑圆形肿块。在并发胆道急性感染时,可有寒战、发热等。

5.辅助检查

(1)急性胆囊炎。①实验室检查:血常规检查可见血白细胞计数和中性粒细胞比例升高;部分患者可有血清胆红素、转氨酶、碱性磷酸酶和淀粉酶升高。②影像学检查:B 超检查可显示胆囊肿大、胆囊壁增厚,大部分患者可见胆囊内有结石光团。

(2)慢性胆囊炎:B 超检查是慢性胆囊炎首选的辅助检查方法,可显示胆囊增大、胆囊壁增厚、胆囊腔缩小或萎缩,排空功能减退或消失,并可探知有无结石。此外,CT、MRI、口服胆囊造影、腹部 X 线平片等也是重要的检查手段。

6.主要处理原则

主要为手术治疗,手术时机和手术方式取决于患者的病情。

(1)非手术治疗,如下所述。

适应证:诊断明确、病情较轻的急性胆囊炎患者;老年人或伴有严重心血管疾病不能耐受手术的患者。在非手术治疗的基础上积极治疗各种并发症,待患者一般情况好转后再考虑择期手术治疗。作为手术前准备的一部分。

常用的非手术治疗措施:主要包括禁饮食和/或胃肠减压、纠正水电解质和酸碱平衡紊乱、控制感染、使用消炎利胆及解痉止痛药物、全身支持、对症处理,还可以使用中药、针刺疗法等。在非手术治疗期间,若病情加重或出现胆囊坏疽、穿孔等并发症,应及时进行手术治疗。

(2)手术治疗,如下所述。

急诊手术适应证:①发病在 48~72 小时以内者。②经非手术治疗无效且病情加重者。③合并胆囊穿孔、弥漫性腹膜炎、急性梗阻性化脓性胆管炎、急性坏死性胰腺炎等严重并发症者。④其余患者可根据具体情况择期手术。

手术方式。①胆囊切除术:根据病情选择开腹或腹腔镜行胆囊切除术。手术过程中遇到下列情况应同时做胆总管切开探查＋T 管引流术:患者有黄疸史;胆总管内扪及结石或术前 B 超提示肝总管、胆总管结石者;胆总管扩张,直径>1 cm 者;胆总管内抽出脓性胆汁或有胆色素沉淀者;合并有慢性复发性胰腺炎者。②胆囊造口术:目的是减压和引流胆汁。主要用于年老体弱,合并严重心、肺、肾等内脏器官功能障碍不能耐受手术的患者,或局部炎症水肿、粘连严重导致局部解剖不清者。待病情稳定、局部炎症消退后再根据患者情况决定是否行择期手术治疗。

(二)护理评估

1.术前评估

(1)健康史及相关因素。①一般情况:患者的年龄、性别、职业、居住地及饮食习惯等。②发病的病因和诱因:腹痛的病因和诱因,腹痛发生的时间,是否与饱餐、进食油腻食物及夜间睡眠改变体位有关。③腹痛的性质:是否为突发性腹痛,疼痛的性质是绞痛、隐痛、阵发性或持续性疼痛,有无放射至右肩背部或右肩胛下等。④既往史:有无胆石症、胆囊炎、胆道蛔虫病史;有无胆道手术史;有无消化性溃疡及类似疼痛发作史;有无用药史、过敏史及腹部手术史。

(2)身体评估。①全身:患者有无寒战、发热、恶心、呕吐;有无面色苍白等贫血现象;有无黏膜和皮肤黄染等;有无体重减轻;有无意识及神经系统的其他改变等。②局部:腹痛的部位是位于右上腹还是剑突下,有无全腹疼痛;有无压痛、肌紧张及反跳痛;能否触及胆囊及胆囊肿大的程度,Murphy 征是否阳性等。③辅助检查:血常规检查中白细胞计数及中性粒细胞比例是否升高;血清胆红素、转氨酶、碱性磷酸酶及淀粉酶有无升高;B超是否观察到胆囊增大或结石影;心、肺、肾等器官功能有无异常。

(3)心理-社会评估:了解患者及其家属在疾病治疗过程中的心理反应与需求、家庭及社会支持情况、心理承受程度及对治疗的期望等,引导患者正确配合疾病的治疗与护理。

2.术后评估

(1)手术中情况:了解手术的方式和手术范围,如是胆囊切除还是胆囊造口术,是开腹还是腹腔镜;术中有无行胆总管探查,术中出血量及输血、补液情况;有无留置引流管及其位置和目的。

(2)术后病情:术后生命体征及手术切口愈合情况;T管及其他引流管引流情况,包括引流液的量、颜色、性质等;对老年患者尤其要评估其呼吸及循环功能等状况。

(3)心理-社会评估:患者及其家属对术后和术后康复的认知和期望。

(三)主要护理诊断(问题)

(1)疼痛:与胆囊结石突然嵌顿、胆汁排空受阻致胆囊强烈收缩或继发胆囊感染、术后伤口疼痛有关。

(2)有体液不足的危险:与恶心、呕吐、不能进食和手术前后需要禁食有关。

(3)潜在并发症:胆囊穿孔、感染等。

(四)护理措施

1.减轻或控制疼痛

根据疼痛的程度,采取非药物或药物方法止痛。

(1)卧床休息:协助患者采取舒适体位,指导其有节律的深呼吸,达到放松和减轻疼痛的效果。

(2)合理饮食:病情较轻且决定采取非手术治疗的急性胆囊炎患者,指导其清淡饮食,忌食油腻食物;病情严重需急诊手术的患者予以禁食和胃肠减压,以减轻腹胀和腹痛。

(3)药物止痛:对诊断明确的剧烈疼痛者,可遵医嘱通过口服、注射等方式给予消炎利胆、解痉或止痛药,以缓解疼痛。

(4)控制感染:遵医嘱及时合理应用抗生素。通过控制胆囊炎症,减轻胆囊肿胀和胆囊压力,达到减轻疼痛的效果。

2.维持体液平衡

对于禁食患者,根据医嘱经静脉补充足够的热量、氨基酸、维生素、水、电解质等,以维持水、电解质及酸碱平衡。对能进食、进食量不足者,指导和鼓励其进食高蛋白、高碳水化合物、高维生素和低脂饮食,以保持良好的营养状态。

3.并发症的预防和护理

(1)加强观察:严密观察患者的生命体征变化,了解腹痛的程度、性质,发作的时间、诱因及缓解的相关因素,以及腹部体征的变化。若腹痛进行性加重,且范围扩大,出现压痛、反跳痛、肌紧张等,同时伴有寒战、高热的症状,提示胆囊穿孔或病情加重。

(2)减轻胆囊内压力:遵医嘱应用敏感抗菌药,以有效控制感染,减轻炎性渗出,达到减少胆囊内压力、预防胆囊穿孔的目的。

(3)及时处理胆囊穿孔:一旦发生胆囊穿孔,应及时报告医师,并配合做好紧急手术的准备。

(五)护理评价

(1)患者腹痛得到缓解,能叙述自我缓解疼痛的方法。

(2)患者在禁食期间得到相应的体液补充。

(3)患者没有发生胆囊穿孔或能及时发现和处理已发生的胆囊穿孔。

(4)疾病愈合良好,无并发症发生。

(5)患者对疾病的心理压力得到及时的调适与干预。依从性较好,并对疾病的治疗和预防有一定的了解。

二、急性梗阻性化脓性胆管炎

(一)疾病概述

1.概念

急性梗阻性化脓性胆管炎又称急性重症胆管炎,是在胆道梗阻基础上并发的急性化脓性细菌感染,急性胆管炎和急性梗阻性化脓性胆管炎是同一疾病的不同发展阶段。

2.病因

(1)胆道梗阻:最常见的原因为胆道结石性梗阻。此外,胆道蛔虫、胆管狭窄、吻合口狭窄、胆管及壶腹部肿瘤等亦可引起胆道梗阻而导致急性化脓性炎症。胆道发生梗阻时,胆盐不能进入肠道,易造成细菌移位。

(2)细菌感染:胆道内细菌多来源于胃肠道,其感染途径可经十二指肠逆行进入胆道,或小肠炎症时,细菌经门静脉系统入肝到达胆道引起感染。可以是单一菌种感染,也可是两种以上的菌种感染。以大肠埃希菌、变形杆菌、克雷伯杆菌、铜绿假单胞菌等革兰氏阴性杆菌多见。近年来,厌氧菌及革兰氏阳性杆菌在胆道感染中的比例有增高的趋势。

3.病理生理

急性梗阻性化脓性胆管炎的基本病理改变是胆管梗阻、肝实质和胆道系统胆汁淤滞及胆管内化脓性感染。胆管梗阻及随之而来的胆道感染造成梗阻以上胆管扩张、胆管壁黏膜肿胀,使梗阻进一步加重并趋向完全性;胆管内压力升高,胆管壁充血、水肿、炎性细胞浸润及溃疡形成,管腔内逐渐充满脓性胆汁或脓液,使胆管内压力继续升高,当胆管内压力超过3.9 kPa(40 cmH$_2$O)时,肝细胞停止分泌胆汁,胆管内脓性胆汁及细菌逆流,引起肝内胆管及肝细胞化脓性感染;若感染进一步加重,可使肝细胞发生大片坏死;胆小管破溃后形成胆小管与肝动脉或门静脉瘘,可在肝内形成多发性脓肿及胆道出血;大量细菌和毒素还可经肝静脉进入人体循环引起全身化脓性感染和多器官功能损害,甚至引起全身脓毒血症或感染性休克,严重者可导致多器官功能障碍综合征或多器官功能衰竭。

4.临床表现

多数患者有胆道疾病史,部分患者有胆道手术史。本病发病急骤,病情进展迅速,除了具有急性胆管炎的 Charcot 三联征(腹痛、寒战高热、黄疸)外,还有休克及中枢神经系统受抑制的表

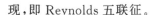

现,即 Reynolds 五联征。

(1)症状。①腹痛:患者常表现为突发的剑突下或右上腹持续性疼痛,可阵发性加重,并向右肩胛下及腰背部放射。腹痛及其程度可因梗阻的部位不同而有差异。肝内梗阻者疼痛较轻,肝外梗阻时症状明显。②寒战、高热:体温持续升高达 39～40 ℃或更高,呈弛张热。③胃肠道症状:多数患者伴恶心、呕吐、黄疸。

(2)体征。①腹部压痛或腹膜刺激征:剑突下或右上腹部可有不同程度和不同范围的压痛或腹膜刺激征,可有肝大及肝区叩痛,可扪及肿大的胆囊。②黄疸:多数患者可出现不同程度的黄疸,若仅为一侧胆管梗阻,可不出现黄疸。③神志改变:主要表现为神志淡漠、烦躁、谵妄或嗜睡、神志不清,甚至昏迷,病情严重者可在短期内出现感染性休克表现。④休克表现:呼吸急促、出冷汗、脉搏细速,可达 120 次/分以上,血压在短时间内迅速下降,可出现全身发绀或皮下瘀斑。

5.辅助检查

(1)实验室检查:血常规检查可见白细胞计数升高,可超过 $20×10^9/L$;中性粒细胞比例明显升高;细胞质内可出现中毒颗粒;凝血酶原时间延长;血生化检查可见肝功能损害、电解质紊乱和血尿素氮增高等;血气分析检查可提示血氧分压降低和代谢性酸中毒的表现。尿常规检查可发现蛋白及颗粒管型。寒战时做血培养,多有细菌生长。

(2)影像学检查:B超是主要的辅助检查方法。B超检查可显示肝和胆囊肿大,胆囊壁增厚。肝、内外胆管扩张及胆管内结石光团伴声影。必要时可行 CT、经内镜逆行胰胆管成像、磁共振胰胆管成像、经皮穿刺肝胆道成像等检查,以了解梗阻部位、程度、结石大小和数量等。

6.主要处理原则

紧急手术解除胆道梗阻并引流,尽早而有效降低胆管内压力,积极控制感染和抢救患者生命。

(1)非手术治疗:既是治疗手段又是手术前准备。在严密观察下进行,若非手术治疗期间症状不能缓解或病情进一步加重,则应紧急手术治疗。主要措施:①禁食、持续胃肠减压及解痉止痛。②抗休克治疗:建立通畅的静脉输液通道,加快补液扩容,恢复有效循环血量;及时应用肾上腺皮质激素,必要时使用血管活性药物;纠正水、电解质及酸碱平衡紊乱。③抗感染治疗:联合应用足量、有效、广谱并对肝、肾毒性小的抗菌药物。④其他:包括吸氧、降温、支持治疗等,以保护重要内脏器官功能。⑤引流:非手术方法进行胆管减压引流,如经皮肝穿刺胆道引流术、经内镜鼻胆管引流术等。

(2)手术治疗:主要目的是解除梗阻、胆道减压、挽救患者生命。手术力求简单而有效。多采用胆总管切开减压加 T 管引流术。术中注意肝内胆管是否引流通畅,以防形成多发性肝脓肿。若病情无改善,应及时手术治疗。

(二)护理评估

1.术前评估

(1)健康史及相关因素。①发病情况:是否为突然发病,有无表现为起病急、症状重、进展快的特点。②发病的病因和诱因:此次发病与饮食、活动的关系,有无肝内、外胆管结石或胆囊炎反复发作史,有无类似疼痛史等。③病情及其程度:是否表现为急性病容,有无神经精神症状,是否为短期内即出现感染性休克的表现。④既往史:有无胆道手术史;有无用药史、过敏史及腹部手术史。

(2)身体状况。①全身:患者是否在发病初期即出现畏寒发热,体温持续升高至39～40 ℃或更高;有无伴呼吸急促、出冷汗、脉搏细速及血压在短时间内迅速下降等;患者有无巩膜、皮肤黄染,以及黄染的程度;有无神志改变的表现,如神志淡漠、谵妄或嗜睡、神志不清甚至昏迷等;有无感染、中毒的表现,如全身皮肤湿冷、发绀和皮下瘀斑等。②局部:腹痛的部位、性质、程度及有无放射痛等;肝区有无压痛、叩击痛;腹膜刺激征是否为阳性;腹部有无不对称性肿大等。

(3)辅助检查:血常规检查白细胞计数升高及中性粒细胞比例是否明显升高;细胞质内是否出现中毒颗粒;尿常规检查有无异常;凝血酶原时间有无延长;血生化检查是否提示肝功能损害、电解质紊乱、代谢性酸中毒及血尿素氮增高等;血气分析检查是否提示血氧分压降低。B超及其他影像学检查是否提示肝和胆囊肿大,肝、内外胆管扩张和结石。心、肺、肾等器官功能有无异常。

(4)心理和社会支持状况:了解患者和家属对疾病的认知、家庭经济状况、心理承受程度及对治疗的期望。

2.术后评估

(1)手术中情况:了解术中胆总管探查及解除梗阻、胆道减压、胆汁引流情况;术中患者生命体征是否平稳;肝内、外胆管结石清除及引流情况;有无多发性肝脓肿及处理情况;各种引流管放置位置和目的等。

(2)术后病情:术后生命体征及手术切口愈合情况;T管及其他引流管引流情况等。

(3)心理-社会评估:患者及其家属对术后康复的认知和期望程度。

(三)主要护理诊断(问题)

(1)疼痛:与胆道梗阻、胆管扩张及手术后伤口疼痛有关。

(2)体液不足:与呕吐、禁食、胃肠减压及感染性休克有关。

(3)体温过高:与胆道梗阻并继发感染有关。

(4)低效性呼吸困难:与感染中毒有关。

(5)潜在并发症:胆道出血、胆瘘、多器官功能障碍或衰竭。

(四)护理措施

1.减轻或控制疼痛

根据疼痛的程度,采取非药物或药物方法止痛。

(1)卧床休息:协助患者采取舒适体位,指导其有节律的深呼吸,达到放松和减轻疼痛的效果。

(2)合理饮食:病情较轻且决定采取非手术治疗的急性胆囊炎患者,指导其清淡饮食,忌食油腻食物;病情严重需急诊手术的患者,予以禁食和胃肠减压,以减轻腹胀和腹痛。

(3)解痉镇痛:诊断明确的剧烈疼痛者,可遵医嘱通过口服、注射等方式给予消炎利胆、解痉或止痛药,以缓解疼痛。

(4)控制感染:遵医嘱及时合理应用抗生素。通过控制胆囊炎症,减轻胆囊肿胀和胆囊压力,达到减轻疼痛的效果。

2.维持体液平衡

(1)加强观察:严密观察患者的生命体征和循环功能,如脉搏、血压、中心静脉压和每小时尿量等,及时准确记录出入量,为补液提供可靠依据。

(2)补液扩容:休克患者应迅速建立静脉输液通路,补液扩容,尽快恢复血容量。遵医嘱及时给予肾上腺皮质激素,必要时应用血管活性药物,以改善和保证组织器官的血流灌注及供氧。

(3)纠正水、电解质、酸碱平衡紊乱:根据病情、中心静脉压、胃肠减压及每小时尿量等情况,确定补液的种类和输液量,合理安排输液的顺序和速度,维持水、电解质及酸碱平衡。

3.降低体温

(1)物理降温:温水擦浴、冰敷等物理方法。

(2)药物降温:在物理降温的基础上,根据病情遵医嘱通过口服、注射或其他途径给予药物降温。

(3)控制感染:遵医嘱联合应用足量有效的广谱抗生素,以有效控制感染,使体温恢复正常。

4.维持有效呼吸

(1)加强观察:密切观察患者的呼吸频率、节律和深浅度;动态监测血氧饱和度的变化,定期进行动脉血气分析检查,以了解患者的呼吸功能状况。若患者呼吸急促、血氧饱和度下降、氧分压降低,提示患者呼吸功能受损。

(2)采取合适体位:协助患者卧床休息,减少耗氧量。非休克患者取半卧位,使腹肌放松、膈肌下降,有助于改善呼吸和减轻疼痛。半卧位还可促使腹腔内炎性渗出物局限于盆腔,减轻中毒症状。休克患者应取头低足高位。

(3)禁食和胃肠减压:禁食可减少消化液的分泌,减轻腹部胀痛。通过胃肠减压,可吸出胃内容物,减少胃内积气和积液,从而达到减轻腹胀、避免膈肌抬高和改善呼吸功能的效果。

(4)解痉镇痛:对诊断明确的剧烈疼痛患者,可遵医嘱给予消炎利胆、解痉或止痛药,以缓解疼痛,利于平稳呼吸,尤其是腹式呼吸。

(5)吸入氧气:根据患者呼吸的频率、节律、深浅度及血气分析情况,选择给氧的方式和确定氧气流量和浓度,如可通过鼻导管、面罩、呼吸机辅助等方法给氧,以维持患者正常的血氧饱和度及动脉血氧分压,改善缺氧症状,保证组织器官的氧气供给。

5.营养支持

(1)术前:不能进食或禁食及胃肠减压的患者,可从静脉补充能量、氨基酸、维生素、水、电解质等,以维持和改善营养状况。凝血机制障碍的患者,遵医嘱给予维生素 K_1 肌内注射。

(2)术后:在患者恢复进食前或进食量不足时,仍需从胃肠外途径补充营养素;当患者恢复进食后,应鼓励患者从清淡饮食逐步转为进食高蛋白、高碳水化合物、高维生素和低脂饮食。

6.并发症的预防和护理

(1)加强观察:包括神志、生命体征、每小时尿量、腹部体征及引流液的量、颜色、性质,同时注意血常规、电解质、血气分析和心电图等检查结果的变化。若 T 管引流液呈血性,伴腹痛、发热等症状,应考虑胆道出血;若腹腔引流液呈黄绿色胆汁样,应警惕胆瘘的可能;若患者出现神志淡漠、黄疸加深、每小时尿量减少或无尿、肝和肾功能异常、血氧分压降低或代谢性酸中毒,以及凝血酶原时间延长等,提示多器官功能障碍或衰竭,应及时报告医师,并协助处理。

(2)加强腹壁切口、引流管和 T 管护理。

(3)加强支持治疗:患者发生胆瘘时,在观察并准确记录引流液的量、颜色的基础上,遵医嘱补充水、电解质及维生素,以维持水、电解质平衡;鼓励患者进食高蛋白、高碳水化合物、高维生素和低脂易消化饮食,防止因胆汁丢失影响消化吸收而造成营养障碍。

(4)维护器官功能:一旦出现多器官功能障碍或衰竭的征象,应立即与医师联系,并配合医师采取相应的急救措施。

(五)护理评价

(1)患者补液及时,体液代谢维持平衡。

(2)患者感染得到有效控制,体温恢复正常。

(3)患者能维持有效呼吸,没有发生低氧血症或发生后得到及时发现和纠正。

(4)患者的营养状况得到改善或维持。

(5)患者没有发生胆道出血、胆瘘及多器官功能障碍或衰竭等并发症,或发生后得到及时发现和处理。

(朱召霞)

第七节 胆 石 症

胆石症是指胆道系统任何部位发生的结石,包括发生在胆囊和胆管内的结石,是胆道系统的最普遍疾病。其发病率随年龄增长而增高。在我国,胆石症的患病率为 0.9%～10.1%,平均为 5.6%,男女比例为 1:2.57。近年来,随着影像学(B 超、CT 及 MRI 等)检查的普及,在自然人群中,胆石症的发病率达 10%左右,国内尸检结果报道,胆石症的发生率为 7%。随着生活水平的提高及饮食习惯的改变,胆石症的发生率有逐年增高的趋势,我国的胆结石以胆管的胆色素结石为主逐渐转变为以胆囊的胆固醇结石为主。

一、胆囊结石

(一)定义

胆囊结石是指发生在胆囊内的结石,常与急性胆囊炎并存。胆囊结石是胆道系统的常见病、多发病。在我国,其患病率为 7%～10%,其中 70%～80%的胆囊结石为胆固醇结石,约 25%为胆色素结石。多见于女性,男女比例为 1:(2～3)。40 岁以后发病率随着年龄增长呈增高的趋势,随着年龄增长性别差异逐渐缩小,老年男女发病比例基本相等。

(二)临床表现

部分单发或多发的胆囊结石,在胆囊内自由存在,不易发生嵌顿,很少产生症状,被称为无症状胆囊结石。约 30%的胆囊结石患者可终身无临床症状。仅于体检或手术时发现的结石称为静止性结石。单纯性胆囊结石未合并梗阻或感染时,在早期常无临床症状,大多数是在常规体检、手术或尸体解剖中偶然发现,或仅有轻微的消化系统症状被误认为是胃病而没有及时就诊。当结石嵌顿时,则可出现明显症状和体征。

1.症状

(1)胆绞痛:为典型的首发症状,表现为突发的右上腹、阵发性剧烈绞痛。临床症状也可在几小时后自行缓解。常发生于饱餐、进食油腻食物后或睡眠时,是由于油腻饮食后胆囊素大量分泌,胆囊平滑肌痉挛,收缩功能增强,引起胆囊内压力增高;加之胆汁酸刺激胆囊黏膜,胆囊壁充血、水肿、炎性物质渗出,导致急性胆囊炎发生;或由于睡眠时体位改变,导致结石移位并嵌顿于胆囊颈部,胆汁不能通过胆囊颈和胆囊管排出,导致胆囊内压力增高,胆囊强烈收缩所致。有部分患者可以在几小时后临床症状自行缓解。如果胆囊结石嵌顿持续不缓解,胆囊继续增大、积液,甚至合并感染,从而进展为急性胆囊炎。如果治疗不及时,少部分患者可以进展为急性化脓性胆囊炎或胆囊坏疽,严重时可发生胆囊穿孔,临床后果严重。多数患者有右肩部、肩胛部或背部放射性疼痛,常伴有恶心、呕吐、厌油、腹胀等消化不良症状。

(2)消化道症状:主要表现为上腹部或右上腹部闷胀不适、饱胀、嗳气、恶心、呕吐、厌食、呃逆等非特异性的消化道症状。大多数患者仅在进食后,特别是进食油腻食物后,胃肠道症状更明显,服用治胃病药物多可缓解,易被误诊。

2.体征

(1)腹部体征:有时可在右上腹部触及肿大的胆囊。可有右上腹胆囊区压痛,若继发感染,右上腹部可有明显压痛、肌紧张或反跳痛。检查者将左手平放于患者右肋部,拇指置于右腹直肌外缘于肋弓交界处,嘱患者缓慢深吸气,使肝脏下移,若患者因拇指触及肿大的胆囊引起疼痛而突然屏气,称为 Murphy 征阳性。

(2)黄疸:胆囊结石形成 Mirizzi 综合征时黄疸明显。黄疸时常有尿色变深、粪色变浅。

二、胆管结石

(一)定义

胆管结石为发生在肝内、外胆管的结石,又分为原发性和继发性胆管结石。原发于胆囊的结石迁徙到肝外胆管,称继发性胆管结石;不是来自胆囊,而是直接在肝外胆管生成的结石,称原发性胆管结石。因此,凡是不伴有胆囊结石者,可确认为原发性胆管结石。但伴有胆囊结石的胆管结石是原发性还是继发性,要具体分析。肝内胆管结石无论是否合并胆囊结石,均为原发性胆管结石。

(二)临床表现

临床表现取决于胆道有无梗阻、感染及其程度。当结石阻塞胆道并继发感染时,典型的表现是反复发作的腹痛、寒战高热和黄疸,称为 Charcot 三联征。

1.肝外胆管结石

(1)腹痛:多为剑突下或右上腹部阵发性绞痛,或持续性疼痛、阵发性加剧,呈阵发性刀割样疼痛,疼痛常向右肩背部放射。这是由于结石下移嵌顿于胆总管下端或壶腹部,刺激胆管平滑肌,引起奥迪括约肌痉挛收缩和胆道高压所致。

(2)寒战、高热:是结石阻塞胆管并继发感染后引起的全身性中毒症状。由于胆道梗阻,胆管内压升高,感染随胆管逆行扩散,细菌和毒素通过肝窦入肝静脉进入体循环,引起菌血症或毒血症。多发生于剧烈腹痛后,体温可高达 39～40 ℃,呈弛张热,伴有寒战。

(3)黄疸:是胆管梗阻后胆红素逆流入血所致。胆管结石嵌于 Vater 壶腹部不缓解,1～2 天后即可出现黄疸。患者首先表现为尿黄,接着出现巩膜黄染,然后出现皮肤黄染伴瘙痒。黄疸的程度取决于梗阻的程度及是否继发感染。若梗阻不完全或结石有松动,则黄疸程度轻,且呈波动性;若为完全性梗阻,则黄疸呈进行性加深。若梗阻性黄疸长期未得到解决,将会导致严重的肝功能损害。部分患者结石嵌顿不重,阻塞的胆管近端扩张,胆石可漂移上浮,或小结石通过壶腹部排入十二指肠,使上述症状缓解。间歇性黄疸是肝外胆管结石的特点。

(4)消化道症状:多数患者有恶心、腹胀、嗳气、厌食油腻食物等。

2.肝内胆管结石

肝内胆管结石常与肝外胆管结石并存,其临床表现与肝外胆管结石相似。一般没有肝外胆管结石那样典型和严重。位于周围胆管的小结石平时可无症状。当胆管梗阻和感染仅发生在部分肝叶、肝段胆管时，患者可无症状或仅有轻微的肝区和患侧背部胀痛。位于Ⅱ、Ⅲ级胆管的结石，平时只有肝区不适或轻微疼痛。结石位于Ⅰ、Ⅱ级胆管或整个肝内胆管充满结石，患者会有肝区胀痛，常无胆绞痛，一般无黄疸。若一侧肝内胆管结石合并感染而未能及时治疗，并发展为胆管积脓或肝脓肿时，则出现寒战、高热、轻度黄疸，甚至休克，称为急性梗阻性化脓性胆管炎。

三、护理评估

(一)一般评估

1.生命体征

胆石症患者如与细菌感染并存，可出现体温偏高，疼痛刺激可能会导致心率加快、呼吸频率加快、血压上升，应监测生命体征的变化。还要注意评估患者的神志、皮肤色泽、肢端循环、尿量等，以判断有无休克的发生。

2.患者主诉

腹痛、腹胀、恶心等不适症状，发病及诊治经过等。

3.相关记录

体重、体位、饮食、面容与表情、皮肤、出入量等。

(二)身体评估

1.视诊

面部表情、皮肤黏膜颜色(黄疸、贫血)、体态、体位、腹部外形等。

2.触诊

(1)腹部触诊：腹壁紧张度、压痛与反跳痛、腹腔内包块。

(2)胆囊触诊：胆囊肿大、Murphy 征等。

3.叩诊

胆囊叩击痛(胆囊炎的重要体征)。

4.听诊

一般无特殊。

(三)心理-社会评估

患者在疾病治疗过程中的心理反应与需求，家庭及社会支持情况，引导患者正确配合疾病的治疗与护理。

(四)辅助检查阳性结果评估

1.实验室检查

胆管结石血常规检查可见血白细胞计数和中性粒细胞比例明显升高；血清胆红素、转氨酶和碱性磷酸酶升高，凝血酶原时间延长。尿液检查显示尿胆红素升高，尿胆原降低甚至消失，粪便检查显示粪中尿胆原减少。

2.影像学检查

胆囊结石 B 超检查可显示胆囊内结石影；胆管结石可显示胆管内结石影，近端胆管扩张。经皮穿刺肝胆道成像、经内镜逆行胰胆管成像或磁共振胰胆管成像等检查可显示梗阻部位、程度、结石大小和数量等。

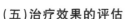

(五)治疗效果的评估

1.非手术治疗评估要点

生命体征平稳、疼痛缓解。

2.手术治疗评估要点

(1)患者自觉症状:有无腹痛、恶心、呕吐的情况。

(2)生命体征稳定,无腹部疼痛(术后伤口疼痛除外)。

(3)腹部及全身体征:腹部无阳性体征,肠鸣音恢复正常,皮肤无黄染及瘙痒等不适。

(4)伤口愈合情况:一期愈合。

(5)T管引流的评估:引流液色泽正常、引流量逐渐减少。

(6)结合辅助检查:如胆道造影无结石残留或结合 B 超检查判断。

四、主要护理问题

(一)疼痛

疼痛与胆囊结石突然嵌顿、胆汁排空受阻致胆囊强烈收缩及手术后伤口疼痛有关。

(二)体温过高

体温过高与细菌感染致急性胆囊炎或胆管结石梗阻导致急性胆管炎有关。

(三)知识缺乏

知识缺乏与缺乏胆石症和腹腔镜手术相关知识、引流管及饮食保健知识有关。

(四)有体液不足的危险

有体液不足的危险与恶心、呕吐及感染性休克有关。

(五)营养失调

低于机体需要量与胆汁流动途径受阻有关。

(六)焦虑

焦虑与手术及不适有关。

(七)潜在并发症

(1)术后出血与术中结扎血管线脱落、肝断面渗血及凝血功能障碍有关。

(2)胆瘘与胆管损伤、胆总管下端梗阻、T 管引流不畅等有关。

(3)胆道感染与腹部切口及多种置管(引流管、尿管、输液管)有关。

(4)胆道梗阻与手术及引流不畅有关。

(5)水、电解质平衡紊乱与患者恶心、呕吐、体液补充不足有关。

(6)皮肤受损与胆管梗阻、胆盐沉积致皮肤黄疸、瘙痒及术后胆汁渗漏有关。

五、主要护理措施

(一)减轻或控制疼痛

根据疼痛的程度,采取非药物或药物方法止痛。

1.加强观察

观察疼痛的程度、性质;发作的时间、诱因及缓解的相关因素;与饮食、体位、睡眠的关系;腹膜刺激征及 Murphy 征是否阳性等,为进一步治疗和护理提供依据。

2.卧床休息

协助患者采取舒适体位,指导其有节律的深呼吸,达到放松和减轻疼痛的效果。

3.合理饮食

根据病情指导患者进食清淡饮食,忌食油腻食物;病情严重者予以禁食、胃肠减压,以减轻腹胀和腹痛。

4.药物止痛

对诊断明确的剧烈疼痛者,可遵医嘱通过口服、注射等方式给予消炎利胆、解痉或止痛药,以缓解疼痛。

(二)降低体温

根据患者的体温情况,采取物理降温和/或药物降温的方法尽快降低患者的体温。遵医嘱应用足量有效的抗菌药,以有效控制感染,恢复患者正常体温。

(三)营养支持

对于梗阻未解除的禁食患者,通过胃肠外途径补充足够的热量、氨基酸、维生素、水、电解质等,以维持良好的营养状态。对梗阻已解除、进食量不足者,指导和鼓励患者进食高蛋白、高碳水化合物、高维生素和低脂饮食。

(四)皮肤护理

1.提供相关知识

胆道结石患者常因胆道梗阻致胆汁淤滞、胆盐沉积而引起皮肤瘙痒等,应告知患者相关知识,不可用手抓挠,防止抓破皮肤。

2.保持皮肤清洁

可用温水擦洗皮肤,减轻瘙痒。瘙痒剧烈者,遵医嘱使用外用药物和/或其他药物治疗。

3.注意引流管周围皮肤的护理

若术后放置引流管,应注意其周围皮肤的护理。若引流管周围见胆汁样渗出物,应及时更换被胆汁浸湿的敷料,局部皮肤涂氧化锌软膏,防止胆汁刺激和损伤皮肤。

(五)心理护理

关心体贴患者,使患者保持良好情绪,减轻焦虑,使患者安心接受治疗与护理。

(六)并发症的预防与护理

1.出血的预防和护理

术后早期出血的原因多由于术中结扎血管线脱落、肝断面渗血及凝血功能障碍所致,应加强预防和观察。

(1)卧床休息:肝部分切除术后的患者,术后应卧床 3~5 天,以防过早活动致肝断面出血。

(2)改善和纠正凝血功能:遵医嘱予以维生素 K 110 mg 肌内注射,每天 2 次,以纠正凝血机制障碍。

(3)加强观察:术后早期若患者腹腔引流管内引流出血性液体增多,每小时 100 mL,持续 3 小时以上,或患者出现腹胀、腹围增大,伴面色苍白、脉搏细速、血压下降等表现时,提示患者可能有腹腔内出血,应立即报告医师,并配合医师进行相应的急救和护理。如经积极的保守治疗效果不佳,则应及时采用介入治疗或手术探查止血。

2.胆瘘的预防和护理

胆管损伤、胆总管下端梗阻、T 管引流不畅等均可引起胆瘘。

（1）加强观察：术后患者若出现发热、腹胀、腹痛等腹膜炎的表现，或患者腹腔引流液呈黄绿色胆汁样，常提示患者发生胆瘘。应及时与医师联系，并配合进行相应处理。

（2）妥善固定引流管：无论是腹腔引流管还是 T 管，均应用缝线或胶布将其妥善固定于腹壁，避免将管道固定在床上，以防患者在翻身或活动时被牵拉而脱出，T 管引流袋挂于床旁，应低于引流口平面。躁动及不合作的患者，应采取相应的防护措施，防止脱出。

（3）保持引流通畅：避免腹腔引流管或 T 管扭曲、折叠及受压，定期从引流管的近端向远端挤捏，以保持引流通畅，术后 5～7 天内，禁止加压冲洗引流管。

（4）观察引流情况：定期观察并记录引流管引出胆汁的量、颜色及性质。正常成人每天分泌胆汁的量为 800～1 200 mL，呈黄绿色，清亮、无沉渣、有一定黏性。术后 24 小时内引流量为 300～500 mL，恢复进食后，每天可有 600～700 mL，以后逐渐减少至每天 200 mL 左右。术后 1～2 天胆汁的颜色可呈淡黄色、混浊状，以后逐渐加深、清亮。若胆汁突然减少甚至无胆汁引出，提示引流管阻塞、受压、扭曲、折叠或脱出，应及时查找原因和处理；若引出胆汁量较多，常提示胆管下端梗阻，应进一步检查，并采取相应的处理措施。

3.感染的预防和护理

（1）采取合适体位：病情允许时应采取半坐或斜坡卧位，以利于引流和防止腹腔内渗液积聚于膈肌下而发生感染；平卧时引流管的远端不可高于腋中线，坐位、站立或行走时不可高于腹部手术切口，以防止引流液和/或胆汁逆流而引起感染。

（2）加强皮肤护理：每天清洁、消毒腹壁引流管口周围皮肤，并覆盖无菌纱布，保持局部干燥，防止胆汁浸润皮肤而引起炎症反应。

（3）加强引流管护理：定期更换引流袋，并严格执行无菌技术操作。

（4）保持引流通畅：避免腹腔引流管或 T 管扭曲、折叠和滑脱，以免胆汁引流不畅、胆管内压力升高而致胆汁渗漏和腹腔内感染。

（七）T 管拔管的护理

若 T 管引流出的胆汁色泽正常，且引流量逐渐减少，可在术后 10 天左右，试行夹管 1～2 天，夹管期间应注意观察病情，患者若无发热、腹痛、黄疸等症状，可经 T 管做胆道造影，如造影无异常发现，在持续开放 T 管 24 小时充分引流造影剂后，再次夹管 2～3 天，患者仍无不适时即可拔管。拔管后残留窦道可用凡士林纱布填塞，1～2 天可自行闭合。若胆道造影发现有结石残留，则需保留 T 管 6 周以上，再做取石或其他处理。

六、健康指导

（1）告诉患者手术可能放置引流管及其重要性，带 T 管出院的患者解释 T 管的重要性，告知出院后注意事项。

（2）指导饮食，告诉患者理解低脂肪饮食的意义并能够执行。

（3）避免暴饮暴食，劳逸结合，保持良好心态。

（4）不适随诊，告诉患者胆囊切除术后常有大便次数的增多，数周、数月后逐渐减少。由于胆管结石复发率高，若出现腹痛、发热、黄疸等不适时应及时来医院复诊。

七、护理评价

（1）疼痛得到有效控制，无疼痛的症状和体征。

(2)体温恢复正常,感染得到有效控制。

(3)水、电解质、酸碱平衡紊乱纠正。

(4)心态平稳,能配合治疗和护理。

(5)营养改善,饮食、消化功能良好。

（朱召霞）

第八节　胃十二指肠损伤

一、概述

由于有肋弓保护且活动度较大,柔韧性较好,壁厚,钝挫伤时胃很少受累,只有胃膨胀时偶有发生胃损伤。上腹或下胸部的穿透伤常导致胃损伤,多伴有肝、脾、横膈及胰等损伤。胃镜检查及吞入锐利异物或吞入酸、碱等腐蚀性毒物也可引起穿孔,但很少见。十二指肠损伤是由于上中腹部受到间接暴力或锐器的直接刺伤而引起的,缺乏典型的腹膜炎症状和体征,术前诊断困难,漏诊率高,多伴有腹部脏器合并伤,死亡率高,术后并发症多,肠瘘发生率高。

二、护理评估

(一)健康史

详细询问患者、现场目击者或陪同人员,以了解受伤的时间地点、环境,受伤的原因,外力的特点、大小和作用方向,坠跌高度;了解受伤前后饮食及排便情况,受伤时的体位,有无防御,伤后意识状态、症状、急救措施、运送方式,既往疾病及手术史。

(二)临床表现

(1)胃损伤若未波及胃壁全层,可无明显症状。若全层破裂,由于胃酸有很强的化学刺激性,可立即出现剧痛及腹膜刺激征。当破裂口接近贲门或食管时,可因空气进入纵隔而呈胸壁下气肿。较大的穿透性胃损伤时,可自腹壁流出食物残渣、胆汁和气体。

(2)十二指肠破裂后,因有胃液、胆汁及胰液进入腹腔,早期即可发生急性弥漫性腹膜炎,有剧烈的刀割样持续性腹痛伴恶心、呕吐,腹部检查可见有板状腹、腹膜刺激征症状。

(三)辅助检查

(1)疑有胃损伤者,应留置胃管;若自胃内吸出血性液体或血性物,可确诊。

(2)腹腔穿刺术和腹腔灌洗术:腹腔穿刺抽出不凝血液、胆汁,灌洗吸出 10 mL 以上肉眼可辨的血性液体,即为阳性结果。

(3)X 线检查:腹部 X 线片可显示腹膜后组织积气、肾脏轮廓清晰、腰大肌阴影模糊不清等有助于腹膜后十二指肠损伤的诊断。

(4)CT 检查:可显示少量的腹膜后积气和渗至肠外的造影剂。

(四)治疗原则

抗休克和及时、正确的手术处理是治疗的关键。

(五)心理、社会因素

胃十二指肠外伤性损伤多数在意外情况下发生,患者出现突发外伤后易出现紧张、痛苦、悲哀、恐惧等心理变化,担心手术成功及疾病预后。

三、护理问题

(一)疼痛

疼痛与胃肠破裂、腹腔内积液、腹膜刺激征有关。

(二)组织灌注量不足

这与大量失血、失液,严重创伤,有效循环血量减少有关。

(三)焦虑或恐惧

这种情绪与经历意外及担心预后有关。

(四)潜在并发症

出血、感染、肠瘘、失血性休克。

四、护理目标

(1)患者疼痛减轻。

(2)患者血容量得以维持,各器官血供正常、功能完整。

(3)患者焦虑或恐惧减轻或消失。

(4)护士密切观察病情变化,如发现异常,及时报告医师,并配合处理。

五、护理措施

(一)一般护理

1.预防失血性休克

吸氧、保暖、建立静脉通道,遵医嘱输入温热生理盐水或乳酸钠林格液,抽血查全血细胞计数、血型和交叉配血。

2.密切观察病情变化

每15~30分钟应评估患者情况。评估内容包括意识状态、生命体征、肠鸣音、尿量、血氧饱和度,以及有无呕吐、肌紧张和反跳痛等。观察胃管内引流物颜色、性质及量,若引流出血性液体,提示有胃十二指肠破裂的可能。

3.术前准备

胃十二指肠破裂大多需要手术处理,故患者入院后,在抢救休克的同时,尽快完成术前准备工作,如备皮、备血、插胃管及留置尿管、做好抗生素皮试等,一旦需要,可立即实施手术。

(二)心理护理

评估患者对损伤的情绪反应,鼓励他们说出自己内心的感受,帮助建立积极有效的应对措施。向患者介绍有关病情、损伤程度、手术方式及疾病预后,鼓励患者,告诉患者良好的心态、积极的配合有利于疾病早日康复。

(三)术后护理

1.体位

患者意识清楚、病情平稳,给予半坐卧位,有利于引流及呼吸。

2.禁食、胃肠减压

观察胃管内引流液颜色、性质及量,若引流出血性液体,提示有胃十二指肠再出血的可能。十二指肠创口缝合后,胃肠减压管置于十二指肠腔内,使胃液、肠液、胰液得到充分引流,一定要妥善固定,避免脱出。一旦脱出,要在医师的指导下重新置管。

3.严密监测生命体征

术后 15～30 分钟监测生命体征直至患者病情平稳。注意肾功能的改变,胃十二指肠损伤后,特别有出血性休克时,肾脏会受到一定的损害,尤其是严重腹部外伤伴有重度休克者,有发生急性肾功能障碍的危险,所以,术后应密切注意尿量,争取保持每小时尿量在 50 mL 以上。

4.补液和营养支持

根据医嘱,合理补充水、电解质和维生素,必要时输新鲜血、血浆,维持水、电解质、酸碱平衡。给予肠内、肠外营养支持,促进合成代谢,提高机体防御能力。继续应用有效抗生素,控制腹腔内感染。

5.术后并发症的观察和护理

(1)出血:如胃管内 24 小时内引流出新鲜血液＞300 mL,提示吻合口出血,要立即配合医师给予胃管内注入凝血酶粉、冰盐水洗胃等止血措施。

(2)肠瘘:患者术后持续低热或高热不退,腹腔引流管中引流出黄绿色或褐色渣样物,有恶臭或引流出大量气体,提示肠瘘发生,要配合医师进行腹腔双套管冲洗,并做好相应护理。

(四)健康教育

(1)讲解术后饮食注意事项,当患者胃肠功能恢复,一般 3～5 天开始恢复饮食,由流质饮食逐步恢复至半流质饮食、普食,进食高蛋白、高能量、易消化饮食,增强抵抗力,促进愈合。

(2)行全胃切除或胃大部分切除术的患者,因胃肠吸收功能下降,要及时补充微量元素和维生素等营养素,预防贫血、腹泻等并发症。

(3)避免工作过于劳累,注意劳逸结合。讲明饮酒、抽烟对胃十二指肠疾病的危害性。

(4)避免长期大量服用非甾体抗炎药,如布洛芬等,以免引起胃肠道黏膜损伤。

(朱召霞)

第九节 小 肠 破 裂

一、概述

小肠是消化管中最长的一段肌性管道,也是消化与吸收营养物质的重要场所。人类小肠全长 3～9 m,平均 5～7 m,个体差异很大。其分为十二指肠、空肠和回肠三部分,十二指肠属上消化道,空肠及其以下肠段属下消化道。

各种外力的作用所致的小肠穿孔称为小肠破裂。小肠破裂较常见,多见于交通事故、工矿事故、生活事故,如坠落、挤压、刀伤和火器伤。小肠可因穿透性与闭合性损伤造成肠管破裂或肠系膜撕裂。小肠占满整个腹部,又无骨骼保护,因此易受到损伤。由于小肠壁厚,血运丰富,故无论是穿孔修补或肠段切除吻合术,其成功率均较高,发生肠瘘的机会少。

二、护理评估

(一)健康史

了解患者腹部损伤的时间、地点及致伤源、伤情、就诊前的急救措施、受伤至就诊之间的病情变化,如果患者神志不清,应询问目击人员。

(二)临床表现

小肠破裂后在早期即产生明显的腹膜炎的体征,这是因为肠管破裂使肠内容物溢出至腹腔所致。症状以腹痛为主,程度轻重不同,可伴有恶心、呕吐,腹部检查肠鸣音消失,腹膜刺激征明显。

小肠损伤初期一般均有轻重不等的休克症状,休克的深度除与损伤程度有关外,主要取决于内出血的多少,表现为面色苍白、烦躁不安、脉搏细速、血压下降、皮肤发冷等。若为多发性小肠损伤或肠系膜撕裂大出血,可迅速发生休克并进行性恶化。

(三)辅助检查

1.实验室检查

白细胞计数升高说明腹腔炎症;血红蛋白含量取决于内出血的程度,内出血少时变化不大。

2.X 线检查

行 X 线透视或摄片检查有无气腹与肠麻痹的征象,因为一般情况下小肠内气体很少,且损伤后伤口很快被封闭,不但膈下游离气体少见,且一部分患者早期症状隐匿。因此,阳性气腹有诊断价值,但阴性结果也不能排除小肠破裂。

3.腹部 B 超检查

对小肠及肠系膜血肿、腹水均有重要的诊断价值。

4.CT 或磁共振检查

对小肠损伤有一定诊断价值,而且可对其他脏器进行检查,有时可能发现一些未曾预料的损伤,有助于减少漏诊。

5.腹腔穿刺

有混浊的液体或胆汁色的液体说明有肠破裂,穿刺液中白细胞计数、淀粉酶含量均升高。

(四)治疗原则

小肠破裂一旦确诊,应立即进行手术治疗。手术方式以简单修补为主。肠管损伤严重时,则应做部分小肠切除吻合术。

(五)心理、社会因素

小肠损伤大多在意外情况下突然发生,加之伤口、出血及内脏脱出的视觉刺激和对预后的担忧,患者多表现为紧张、焦虑、恐惧。应了解其患病后的心理反应,对本病的认知程度和心理承受能力,家属及亲友对其支持情况、经济承受能力等。

三、护理问题

(一)有体液不足的危险

这与创伤致腹腔内出血、体液过量丢失、渗出及呕吐有关。

(二)焦虑、恐惧

这与意外创伤的刺激、疼痛、出血、内脏脱出的视觉刺激及担心疾病的预后等有关。

(三)体温过高

这与腹腔内感染毒素吸收和伤口感染等因素有关。

(四)疼痛

这与小肠破裂或手术有关。

(五)潜在并发症

腹腔感染、肠瘘、失血性休克。

(六)营养失调,低于机体需要量

这与消化道的吸收面积减少有关。

四、护理目标

(1)患者体液平衡得到维持,生命体征稳定。
(2)患者情绪稳定,焦虑或恐惧减轻,主动配合医护工作。
(3)患者体温维持正常。
(4)患者主诉疼痛有所缓解。
(5)护士密切观察病情变化,如发现异常,及时报告医师,并配合处理。
(6)患者体重不下降。

五、护理措施

(一)一般护理

1.伤口处理

开放性腹部损伤者,应妥善处理伤口,及时止血和包扎固定。若有肠管脱出,可用消毒或清洁器皿覆盖保护后再包扎,以免肠管受压、缺血而坏死。

2.病情观察

密切观察生命体征的变化,每15分钟测定脉搏、呼吸、血压1次。重视患者的主诉,若主诉心慌、脉快、出冷汗等,及时报告医师。不注射止痛药(诊断明确者除外),以免掩盖伤情。不随意搬动伤者,以免加重病情。

3.腹部检查

每30分钟检查1次腹部体征,注意腹膜刺激征的程度和范围变化。

4.禁食和灌肠

禁食和灌肠可避免肠内容物进一步溢出,造成腹腔感染或加重病情。

5.补充液体和营养

注意纠正水、电解质及酸碱平衡失调,保证输液通畅。对伴有休克或重症腹膜炎的患者可进行中心静脉补液,这不仅可以保证及时大量的液体输入,而且有利于中心静脉压的监测。根据患者具体情况,适量补给全血、血浆或人血清蛋白,尽可能补给足够的热量、蛋白质、氨基酸及维生素等。

(二)心理护理

关心患者,加强交流,讲解相关病情、治疗方式及预后,使患者了解自己的病情,消除患者的焦虑和恐惧,保持良好的心理状态,并与其一起制定合适的应对机制,鼓励患者,增加治疗的信心。

(三)术后护理

1.妥善安置患者

麻醉清醒后取半卧位,有利于腹腔炎症的局限,改善呼吸状态。了解手术的过程,查看手术的部位,对引流管、输液管、胃管及氧气管等进行妥善固定,做好护理记录。

2.监测病情

观察患者血压、脉搏、呼吸、体温的变化。注意腹部体征的变化。适当应用止痛药,减轻患者的不适。若切口疼痛明显,应检查切口,排除感染。

3.引流管的护理

腹腔引流管保持通畅,准确记录引流液的性状及量。腹腔引流液应为少量血性液,若为绿色或褐色渣样物,应警惕腹腔内感染或肠瘘的发生。

4.饮食

继续禁食、胃肠减压,待肠功能逐渐恢复、肛门排气后,方可拔除胃肠减压管。拔除胃管当天可进清流质饮食,第2天进流质饮食,第3天进半流质饮食,逐渐过渡到普食。

5.营养支持

维持水、电解质和酸碱平衡,增加营养。维生素主要是在小肠被吸收,小肠部分切除后,要及时补充维生素C、维生素D、维生素K和复合维生素B等维生素,以及钙、镁等微量元素,可经静脉注射、肌内注射或口服进行补充,预防贫血,促进伤口愈合。

(四)健康教育

(1)注意饮食卫生,避免暴饮暴食,进食易消化食物,少食刺激性食物,避免腹部受凉和饭后剧烈活动,保持排便通畅。

(2)注意适当休息,加强锻炼,增加营养,特别是回肠切除的患者,要长期、定时补充维生素B_{12}等营养素。

(3)定期门诊随访。若有腹痛、腹胀、停止排便及伤口红、肿、热、痛等不适,应及时就诊。

(4)加强社会宣传,增进劳动保护、安全生产、安全行车、遵守交通规则等知识,避免损伤等意外的发生。

(5)普及各种急救知识,在发生意外损伤时,能进行简单的自救或急救。

(6)无论腹部损伤的轻重,都应经专业医务人员检查,以免贻误诊治。

(朱召霞)

第十节　急性肠梗阻

一、概述

肠梗阻指肠内容物在肠道中通过受阻,为常见急腹症,可因多种因素引起。起病初梗阻肠段先有解剖和功能性改变,继而发生体液和电解质的丢失、肠壁循环障碍坏死和继发感染,最后可致毒血症休克死亡。如能及时诊断、积极治疗,大多能逆转病情的发展以至于治愈。

二、病因

(一)机械性肠梗阻

1.肠外原因

(1)粘连与粘连带压迫:粘连可引起肠折叠扭转而造成梗阻。先天性粘连带较多见于小儿;腹部手术或腹内炎症产生的粘连是成人肠梗阻最常见的原因,但少数患者可无腹部手术及炎症史。

(2)嵌顿性外疝或内疝。

(3)肠扭转常由于粘连所致。

(4)肠外肿瘤或腹块压迫。

2.肠管本身的原因

(1)先天性狭窄和闭孔畸形。

(2)炎症肿瘤吻合手术及其他因素所致的狭窄。例如炎症性肠病、肠结核、放射性损伤、肠肿瘤(尤其是结肠瘤)等。

(3)肠套叠在成人中较少见,多因息肉或其他肠管病变引起。

3.肠腔内原因

由于成团蛔虫异物或粪块等引起肠梗阻已不常见。巨大胆石通过胆囊或胆总管-肠瘘管进入肠腔,产生胆石性肠梗阻的病例时有报道。

(二)动力性肠梗阻

1.麻痹性

腹部大手术后腹膜炎、腹部外伤、腹膜后出血、某些药物肺炎、脓胸、脓毒血症、低钾血症或其他全身性代谢紊乱均可并发麻痹性肠梗阻。

2.痉挛性

肠道炎症及神经系统功能紊乱均可引起肠管暂时性痉挛。

(三)血管性肠梗阻

肠系膜动脉栓塞或血栓形成和肠系膜静脉血栓形成为主要病因。各种病因引起肠梗阻的频率随年代、地区、民族医疗卫生条件等不同而有所不同。例如,20世纪50～60年代,前嵌顿疝所致的机械性肠梗阻的发生率较高,随着医疗水平的提高、预防性疝修补术得到普及,现已明显减少。而粘连所致的肠梗阻的发生率明显上升。

三、病理改变

单纯性完全机械性肠梗阻发生后,梗阻部位以上的肠腔扩张,肠壁变薄,黏膜易有糜烂和溃疡发生,浆膜可被撕裂,整个肠壁可因血供障碍而坏死穿孔,梗阻以下部分肠管多呈空虚坍陷。

麻痹性肠梗阻时肠管扩张肠壁变薄。

在绞窄性肠梗阻的早期,由于静脉回流受阻,小静脉和毛细血管可发生淤血、通透性增加,甚至破裂而渗出血浆或血液,此时肠管内因充血和水肿而呈紫色,继而出现动脉血流受阻、血栓形成,肠壁因缺血而坏死,肠内细菌和毒素可通过损伤的肠壁进入腹腔,坏死的肠管呈紫黑色,最后可自行破裂。

四、病理生理

肠梗阻的主要病理生理改变为膨胀体液和电解质的丢失,以及感染和毒血症。这些改变的严重程度视梗阻部位的高低、梗阻时间的长短及肠壁有无血液供应障碍而不同。

(一)肠膨胀

机械性肠梗阻时,梗阻以上的肠腔因积液、积气而膨胀,肠段对梗阻的最先反应是增强蠕动,而强烈的蠕动引起肠绞痛。此时食管上端括约肌发生反射性松弛,患者在吸气时不自觉地将大量空气吞入胃肠,因此肠腔积气的70%是咽下的空气,其中大部分是氮气,不易被胃肠吸收,其余30%的积气是肠内酸碱中和与细菌发酵作用产生的,或自备注弥散至肠腔的 CO_2、H_2、CH_4 等气体。正常成人每天消化道分泌的唾液、胃液、胆液、胰液和肠液的总量约为8 L,绝大部分被小肠黏膜吸收,以保持体液平衡。肠梗阻时大量液体和气体聚积在梗阻近端引起肠膨胀,而膨胀能抑制肠壁黏膜吸收水分,以后又刺激其增加分泌,如此肠腔内液体越积越多,使肠膨胀进行性加重。单纯性肠梗阻时,肠管内压力一般较低,常低于0.78 kPa(8 cmH_2O)。但随着梗阻时间的延长,肠管内压力甚至可达到1.76 kPa(18 cmH_2O)。结肠梗阻止肠腔内压力平均为2.45 kPa(25 cmH_2O)。结肠梗阻时肠腔内压力平均在2.45 kPa(25 cmH_2O)以上,甚至高达5.10 kPa(52 cmH_2O)。肠管内压力的增高可使肠壁静脉回流障碍,引起肠壁充血水肿,通透性增加。肠管内压力继续增高可使肠壁血流阻断,使单纯性肠梗阻变为绞窄性肠梗阻。严重的肠膨胀甚至可使横膈抬高,影响患者的呼吸和循环功能。

(二)体液和电解质的丢失

肠梗阻时肠膨胀可引起反射性呕吐。高位小肠梗阻时呕吐频繁,大量水分和电解质被排出体外。如梗阻位于幽门或十二指肠上段,呕出过多胃酸,则易产生脱水和低氯低钾性碱中毒。如梗阻位于十二指肠下段或空肠上段,则碳酸氢盐的丢失严重。低位肠梗阻,呕吐虽远不如高位者少见,但因肠黏膜吸收功能降低而分泌液量增多,梗阻以上肠腔中积留大量液体,有时多达5～10 L,内含大量碳酸氢钠。这些液体虽未被排出体外,但封闭在肠腔内不能进入血液,等于体液的丢失。此外,过度的肠膨胀影响静脉回流,导致肠壁水肿和血浆外渗,绞窄性肠梗阻时,血和血浆的丢失尤其严重。因此,患者多发生脱水伴少尿、氮质血症和酸中毒。如脱水持续,血液进一步浓缩,则导致低血压和失血性休克。失钾和不进饮食所致的血钾过低可引起肠麻痹,进而加重肠梗阻的发展。

(三)感染和毒血症

正常人的肠蠕动使肠内容物经常向前流动和更新,因此小肠内是无菌的,或只有极少数细菌。单纯性机械性小肠梗阻时,肠内纵有细菌和毒素,也不能通过正常的肠黏膜屏障,因而危害不大。若梗阻转变为绞窄性,开始时,静脉血流被阻断,受累的肠壁渗出大量血液和血浆,使血容量进一步减少,继而动脉血流被阻断而加速肠壁的缺血性坏死。绞窄段肠腔中的液体含大量细菌(如梭状芽孢杆菌、链球菌、大肠埃希菌等)、血液和坏死组织,细菌的毒素及血液、坏死组织的分解产物均具有极强的毒性。这种液体通过破损或穿孔的肠壁进入腹腔后,可引起强烈的腹膜刺激和感染,被腹膜吸收后,则引起脓毒血症。严重的腹膜炎和毒血症是导致肠梗阻患者死亡的主要原因。

除上述三项主要的病理生理改变之外,如发生绞窄性肠梗阻,往往还伴有肠壁、腹腔和肠腔内的渗血,绞窄的肠襻越长,失血量越大,亦是导致肠梗阻患者死亡的原因之一。

五、临床表现

症状和体征典型的肠梗阻是不难诊断的,但缺乏典型表现者诊断较困难。X线腹部透视或摄片检查对证实临床诊断、确定肠梗阻的部位很有帮助。正常人腹部X线平片上只能在胃和结肠内见到少量气体。如小肠内有气体和液平面,表明肠内容物通过障碍,提示肠梗阻的存在。急性小肠梗阻通常要经过6小时肠内才会积聚足够的液体和气体,形成明显的液平面经过12小时,肠扩张的程度肯定达到诊断水平。结肠梗阻发展到X线征象出现的时间就更长。充气的小肠特别是空肠可从横绕肠管的环状襞加以辨认,并可与具有结肠袋影的结肠相区别。此外,典型的小肠肠型多在腹中央部分,而结肠影在腹周围或在盆腔。根据患者体力情况可采用立式或卧式,从正位或侧位摄片,必要时进行系列摄片。

肠梗阻的诊断确定后,应进一步鉴别梗阻的类型。由于治疗及预后方面差异很大,如机械性肠梗阻多需手术解除,动力性肠梗阻则可用保守疗法治愈,绞窄性肠梗阻应尽早进行手术,而单纯性机械性肠梗阻可先试行保守治疗。因此,应进行以下鉴别诊断。

(一)鉴别机械性肠梗阻和动力性肠梗阻

首先要从病史上分析有无机械梗阻因素。动力性肠梗阻包括常见的麻痹性和少见的痉挛性肠梗阻。机械性肠梗阻的特征是阵发性肠绞痛、肠鸣音亢进和非对称性腹胀;而麻痹性梗阻的特征为无绞痛、肠鸣音消失和全腹均匀膨胀;痉挛性肠梗阻可有剧烈腹痛突然发作和消失,间歇期不规则,肠鸣音减弱而不消失,但无腹胀。X线腹部平片有助于两者的鉴别:机械性梗阻的肠胀气局限于梗阻部位以上的肠段;麻痹性梗阻时,全部胃、小肠和结肠均有胀气,程度大致相同;痉挛性梗阻时,肠无明显胀气和扩张。每隔几分钟拍摄正、侧位腹部平片以观察小肠有无运动,常可鉴别机械性与麻痹性肠梗阻。

(二)鉴别单纯性肠梗阻和绞窄性肠梗阻

绞窄性肠梗阻可发生于单纯性机械性肠梗阻的基础上,单纯性肠梗阻因治疗不善而转变为绞窄性肠梗阻的占15%~43%,一般认为出现下列征象应怀疑有绞窄性肠梗阻。

(1)急骤发生的剧烈腹痛持续不减,或由阵发性绞痛转变为持续性腹痛,疼痛的部位较为固定。若腹痛涉及背部,提示肠系膜受到牵拉,更提示为绞窄性肠梗阻。

(2)腹部有压痛、反跳痛和腹肌强直,腹胀与肠鸣音亢进则不明显。

(3)呕吐物、胃肠减压引流物、腹腔穿刺液含血液,亦可有便血。

(4)全身情况急剧恶化,毒血症表现明显,可出现休克。

(5)X线平片检查可见梗阻部位以上肠段扩张并充满液体,状若肿瘤或呈"C"形面,被称为"咖啡豆征",在扩张的肠管间常可见有腹水。

(三)鉴别小肠梗阻和结肠梗阻

高位小肠梗阻呕吐频繁而腹胀较轻,低位小肠梗阻则反之。结肠梗阻的临床表现与低位小肠梗阻相似。但X线腹部平片检查则可区别。小肠梗阻是充气的肠襻遍及全腹,液平面较多见,而结肠则不显示。若为结肠梗阻,则在腹部周围可见扩张的结肠和袋形,小肠内积气则不明显。

(四)鉴别完全性肠梗阻和不完全性肠梗阻

完全性肠梗阻多为急性发作而且症状明显,不完全性肠梗阻则多为慢性梗阻,症状不明显,往往为间歇性发作。X线平片检查完全性肠梗阻者肠襻充气扩张明显,不完全性肠梗阻则反之。

(五)肠梗阻病因的鉴别诊断

判断病因可从年龄、病史、体检、X线检查等方面的分析着手。例如以往有过腹部手术、创伤、感染的病史,应考虑肠粘连或粘连带所致的梗阻;如患者有肺结核,应想到肠结核或腹膜结核引起肠梗阻的可能。遇风湿性心瓣膜病伴心房颤动、动脉粥样硬化或闭塞性动脉内膜炎的患者,应考虑肠系膜动脉栓塞;而门静脉高压和门静脉炎可致门静脉栓塞。这些动静脉血流受阻是血管性肠梗阻的常见原因。在儿童中,蛔虫引起肠堵塞偶可见到;3岁以下婴幼儿中原发性肠套叠多见;青、中年患者的常见病因是肠粘连、嵌顿性外疝和肠扭转;老年人的常见病因是结肠癌、乙状结肠扭转和粪块堵塞,而结肠梗阻中90%为癌性梗阻。成人中肠套叠少见,多继发于Meckel憩室、肠息肉和肿瘤。在腹部检查时,要特别注意腹部手术切口瘢痕和隐蔽的外疝。

腹痛、呕吐、腹胀、便秘和停止排气是肠梗阻的典型症状,但在各类肠梗阻中轻重并不一致。

1.腹痛

肠梗阻的患者大多有腹痛。在急性完全性机械性小肠梗阻患者中,腹痛表现为阵发性绞痛。是由梗阻部位以上的肠管强烈蠕动所引起,多位于腹中部,常突然发作,逐步加剧至高峰,持续数分钟后缓解。间隙期可以完全无痛,但过段时间后可以再发,绞痛的程度和间隙期的长短则视梗阻部位的高低和病情的缓急而异。一般而言,十二指肠、上段空肠梗阻时呕吐可起减压作用,患者绞痛较轻。而低位回肠梗阻则可因胀胀气抑制肠蠕动,故绞痛亦轻。唯有急性空肠梗阻时绞痛较剧烈,一般每2~5分钟即发作1次。不完全性肠梗阻腹痛较轻,在一阵肠鸣或排气后可见缓解。慢性肠梗阻亦然,且间隙期较长。急性机械性结肠梗阻时腹痛多在下腹部。一般较小肠梗阻为轻。结肠梗阻时若回盲瓣功能正常,结肠内容物不能逆流到小肠,肠腔因而逐渐扩大,压力增高,除阵发性绞痛外可有持续性钝痛。此种情况的出现应注意有闭襻性肠梗阻的可能性。发作间隙期的持续性钝痛亦是绞窄性肠梗阻的早期表现。如若肠壁已发生缺血坏死,则呈持续性剧烈腹痛。至于麻痹性肠梗阻,由于肠肌已无蠕动能力,故无肠绞痛发作,可由高度肠管膨胀而引起腹部持续性胀痛。

2.呕吐

肠梗阻患者几乎都有呕吐,早期为反射性呕吐,吐出物多为胃内容物。后期则为反流性呕吐,因梗阻部位高低而不同,部位越高,呕吐越频越剧烈。低位小肠梗阻时呕吐较轻亦较疏。结肠梗阻时,由于回盲瓣可以阻止反流,故早期可无呕吐,但后期回盲瓣因肠腔过度充盈而关闭不全时亦有较剧烈的呕吐,吐出物可含粪汁。

3.腹胀

腹胀是较迟出现的症状,其程度与梗阻部位有关。高位小肠梗阻由于频繁呕吐多无明显腹胀;低位小肠梗阻或结肠梗阻的晚期常有显著的全腹膨胀。闭襻性梗阻的肠段膨胀很突出,常呈不对称的局部膨胀。麻痹性肠梗阻时,全部肠管均膨胀扩大,故腹胀显著。

4.便秘和停止排气

完全性肠梗阻时,患者排便和排气现象消失。但在高位小肠梗阻的最初2~3天,如梗阻以下肠腔内积存了粪便和气体,则仍有排便和排气现象,不能因此否定完全性梗阻的存在。同样,绞窄性肠梗阻如肠扭转、肠套叠及结肠癌所致的肠梗阻等都可有血便或脓血便排出。

5.全身症状

单纯性肠梗阻患者一般无明显的全身症状,但呕吐频繁和腹胀严重者必有脱水,血钾过低者有疲软、嗜睡、乏力和心律失常等症状。绞窄性肠梗阻患者的全身症状最显著,早期即有虚脱,很快进入休克状态。伴有腹腔感染者,腹痛持续并扩散至全腹,同时有畏寒、发热、白细胞计数增多等感染和毒血症表现。

六、治疗措施

肠梗阻的治疗方法取决于梗阻的原因、性质、部位、病情和患者的全身情况。但不论采取何种治疗方法,纠正肠梗阻所引起的水、电解质和酸碱平衡的失调,做胃肠减压以改善梗阻部位以上肠段的血液循环及控制感染等皆属必要。

(一)纠正脱水、电解质丢失和酸碱平衡失调

脱水、电解质的丢失与病情、病类有关。应根据临床经验与血化验结果予以估计。一般成人症状较轻的约需补液 1 500 mL,有明显呕吐的则需补 3 000 mL,而伴周围循环虚脱和低血压时则需补液 4 000 mL 以上。若病情一时不能缓解,则尚需补给从胃肠减压及尿中排泄的量,以及正常的每天需要量。当尿量排泄正常时,尚需补给钾盐。低位肠梗阻多因碱性肠液丢失易有酸中毒,而高位肠梗阻则因胃液和钾的丢失易发生碱中毒,皆应予以相应的纠正。在绞窄性肠梗阻和机械性肠梗阻的晚期,可有血浆和全血的丢失,产生血液浓缩或血容量的不足,故尚应补给全血或血浆、清蛋白等方能有效纠正循环障碍。

在制订或修改此项计划时,必须根据患者的呕吐情况、脱水体征、每小时尿量和尿比重,血钠离子、钾离子、氯离子、二氧化碳结合力、血肌酐,以及血细胞比容、中心静脉压的测定结果加以调整。由于酸中毒、血浓缩、钾离子从细胞内逸出,血钾测定有时不能真实地反映细胞缺钾情况,而应进行心电图检查作为补充。补充体液和电解质、纠正酸碱平衡失调的目的在于维持机体内环境的相对稳定,保持机体的抗病能力,使患者在肠梗阻解除之前渡过难关,能在有利的条件下经受外科手术治疗。

(二)胃肠减压

通过胃肠插管减压可引出吞入的气体和滞留的液体,解除肠膨胀,避免吸入性肺炎,减轻呕吐,改善由于腹胀引起的循环和呼吸窘迫症状,在一定程度上能改善梗阻以上肠管的淤血、水肿和血液循环。少数轻型单纯性肠梗阻经有效的减压后肠腔可恢复通畅。胃肠减压可减少手术操作困难,增加手术的安全性。

减压管一般有两种:较短的一种(Levin 管)可放置在胃或十二指肠内,操作方便,对高位小肠梗阻减压有效;另一种减压管长数米(Miller-Abbott 管),适用于较低位小肠梗阻和麻痹性肠梗阻的减压,但操作费时,放置时需要 X 线透视以确定管端的位置。结肠梗阻发生肠膨胀时,插管减压无效,常需手术减压。

(三)控制感染和毒血症

肠梗阻时间过长或发生绞窄时,肠壁和腹膜常有多种细菌感染(如大肠埃希菌、梭形芽孢杆菌、链球菌等),积极地采用以抗革兰氏阴性杆菌为重点的广谱抗生素静脉滴注治疗十分重要,动物试验和临床实践都证实应用抗生素可以显著降低肠梗阻的死亡率。

(四)解除梗阻恢复肠道功能

对单纯性机械性肠梗阻,尤其是早期不完全性肠梗阻,如由蛔虫、粪块堵塞或炎症粘连所致的肠梗阻等可做非手术治疗。早期肠套叠、肠扭转引起的肠梗阻亦可在严密的观察下先行非手术治疗。动力性肠梗阻除非伴有外科情况,不需手术治疗。

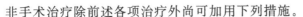

非手术治疗除前述各项治疗外尚可加用下列措施。

(1)油类:可用液体石蜡、生豆油或菜油 200～300 mL 分次口服或由胃肠减压管注入。适用于病情较重、体质较弱者。

(2)麻痹性肠梗阻如无外科情况可用新斯的明注射、腹部芒硝热敷等治疗。

(3)针刺足三里、中脘、天枢、内关、合谷、内庭等穴位可作为辅助治疗。

绝大多数机械性肠梗阻需做外科手术治疗,缺血性肠梗阻和绞窄性肠梗阻更宜及时手术处理。

外科手术的主要内容:①松解粘连或嵌顿性疝,整复扭转或套叠的肠管等,以消除梗阻的局部原因。②切除坏死的或有肿瘤的肠段、引流脓肿等,以清除局部病变。③肠造瘘术可解除肠膨胀,以利于肠段切除,肠吻合术可绕过病变肠段,恢复肠道的通畅。

七、急救护理

急性肠梗阻护理要点是围绕矫正因肠梗阻引起的全身性生理紊乱和解除梗阻而采取的相应措施,即胃肠减压,纠正水、电解质紊乱和酸碱失衡,防治感染和中毒。采用非手术疗法过程中,需严密观察病情变化。如病情不见好转或继续恶化,应及时为医师提供信息,修改治疗方案。有适应证者积极完善术前准备,尽早手术解除梗阻,加强围术期护理。

(一)护理目标

(1)严密观察病情变化,使患者迅速进入诊断、治疗程序。

(2)维持有效的胃肠减压。

(3)减轻症状:如疼痛、腹胀、呼吸困难等。

(4)加强基础护理,增加患者的舒适感。

(5)做好水、电解质管理。

(6)预防各种并发症,提高救治成功率。

(7)加强心理护理,增强患者战胜疾病的信心。

(8)帮助患者及家属掌握自护知识,为患者回归正常生活做准备。

(二)护理措施

1.密切观察病情变化

(1)意识表情变化能够反映中枢神经系统血液灌注情况。意识由清醒变模糊或昏迷提示病情加重。

(2)监测患者血压、脉搏、呼吸、体温,每 15～30 分钟 1 次,记录尿量,观察腹痛、腹胀、呕吐、肛门排气排便情况。如果患者有口渴、尿量减少、脉率增快、脉压缩小、烦躁不安、面色苍白等表现,为早期休克征象,应加快输液速度,配合医师进行抢救。早期单纯性肠梗阻患者,全身情况无明显变化,后因呕吐和水、电解质紊乱,可出现脉搏细速、血压下降、面色苍白、眼球凹陷、皮肤弹性减退、四肢发凉等中毒性休克征象,尤以绞窄性肠梗阻更为严重。

(3)注意有无突发的剧烈腹痛、腹胀明显加重等异常情况。若出现持续剧烈的腹痛、频繁的呕吐、非手术治疗疗效不明显、有明显的腹膜炎表现,以及呕血、便血等症状,为绞窄性肠梗阻表现,应尽早配合医师行手术治疗。

(4)术后密切观察患者术后一般情况,应 30～60 分钟测血压、脉搏 1 次,平稳后可根据医嘱延长测定时间。对重症患者进行心电监护,预防中毒性休克。如发现异常情况,要及时通知医师,做好抢救工作。

(5)保持各引流管通畅,妥善固定,防止挤压扭曲,同时密切观察引流液的性状,如量、颜色、气味等。

2.胃肠减压的护理

(1)肠梗阻的急性期须禁食,并保持有效的胃肠减压。胃肠减压可吸出肠道内气体和液体,减轻腹胀,降低肠腔内压力,改善肠壁血液循环,有利于改善局部病变及全身情况。关心、安慰患者,讲解胃肠减压的作用及重要性,使患者重视胃肠减压的作用。

(2)妥善固定胃管,每2小时抽吸1次,避免折曲或脱出,保持引流通畅,若引流不畅时可用等渗盐水冲洗胃管,观察引出物的色、质、量并记录。

(3)避免胃内存留大量的液体和气体影响药物的保存和吸收。注药操作时,动作要轻柔,避免牵拉胃管引起患者不适,注射完毕,一定要夹紧胃管2~3小时,以利于药物吸收及进入肠道。

(4)动态观察胃肠吸出物的颜色及量。若吸出物减少及变清,肠鸣音恢复,表示梗阻正在缓解;若吸出物的量较多,有粪臭味或呈血性,表示肠梗阻未解除,促使细菌繁殖或者引起肠管血液循环障碍,应及早通知医师,采取合理手术治疗。

(5)术后应加强胃肠减压的护理。每天记录胃液量,便于医师参考补液治疗。注意胃液性质,发现有大量血性液体引出时,应及时报告医师处理。

3.体位和活动的护理

(1)非手术患者卧床休息。在血压稳定的情况下,可采取半卧位,以减轻腹痛、腹胀,并有利于呼吸。

(2)术后待生命体征平稳后采用半卧位,以利于腹腔内渗出液流向盆腔而利于吸收(盆腔内腹膜吸收能力较强),使感染局限化,减少膈下感染,减轻腹部张力,减轻切口疼痛,有利于切口愈合。有造瘘口者应向造瘘口侧侧卧,以防肠内大便或肠液流出污染腹部切口或从造瘘口基底部刀口流入肠腔而致感染。护理人员应经常协助患者维持好半卧位。

(3)指导和协助患者活动。术后6小时血压平稳后可在床上翻身,动作宜小且轻缓,术后第一天可协助坐起并拍背促进排痰。同时鼓励患者早期下床活动,有利于肠蠕动恢复,防止肠粘连,促进生理功能和体力的恢复,防止肺不张。

(4)被动、主动活动双下肢,防止下肢静脉血栓形成。瘦、弱、年老的患者同时要特别注意骶尾部的皮肤护理,防止因受压过久发生压疮。

4.腹痛的护理

(1)患者主诉疼痛时应立即采取相应的处理措施,如给予舒适的体位、同情安慰患者、让患者做深呼吸。但在明确诊断前禁用强镇痛药物。

(2)禁食,保持有效的胃肠减压。

(3)观察腹痛的部位、性质、程度、进展情况。单纯性机械性肠梗阻一般为阵发性剧烈绞痛;绞窄性肠梗阻腹痛往往为持续性腹痛伴有阵发性加重,疼痛也较剧烈;麻痹性肠梗阻腹痛往往不明显,阵发性绞痛尤为少见;结肠梗阻一般为胀痛。要观察生命体征变化,判断有无绞窄性肠梗阻及休克的发生,为治疗时机选择提供依据。

5.呕吐的观察及护理

(1)呕吐时协助患者坐起或使其头侧向一边,及时清理呕吐物,防止窒息和引起吸入性肺炎。

(2)呕吐后用温开水漱口,保持口腔清洁,清洁颜面部,并观察记录呕吐时间、次数、性质、量等。维持口腔清洁卫生,口腔护理每天 2 次,防止口腔感染。

(3)若留置胃肠减压后仍出现呕吐,应考虑是否存在引流不畅,检查胃管的深度是否移位或脱出,管道是否打折、扭曲,管腔是否堵塞,应及时给予相应的处理。

6.腹部体征的观察及护理

(1)评估、记录腹胀的程度,观察病情变化。观察腹部外形,每小时听诊肠鸣音 1 次,腹胀伴有阵发性腹绞痛,肠鸣音亢进,甚至有气过水声或金属音,应严密观察。麻痹性肠梗阻时全腹膨胀显著,但不伴有肠型;闭襻性肠梗阻可以出现局部膨胀;结肠梗阻因回盲瓣关闭可以显示腹部高度膨胀,而且往往不对称。

(2)动态观察是否有肛门排气、排便。

(3)减轻腹胀的措施有胃管引流,保持有效负压吸引。热敷或按摩腹部。如无绞窄性肠梗阻,可从胃管注入液体石蜡,每次 20～30 mL,促进排气、排便。

7.加强水、电解质管理

(1)准确记录 24 小时出入量、每小时尿量,作为调整输液量的参考指标。

(2)遵医嘱尽快补充水和电解质。护士应科学、合理地安排补液顺序。危及生命的电解质紊乱,如低钾,要优先补给。

(3)维持有效的静脉通道,必要时建立中心静脉通道。加强局部护理。

8.预防感染的护理

(1)为患者执行各项治疗、操作时严格遵守无菌技术原则。接触患者前后均用流水洗手,防止交叉感染。

(2)有引流管者,应每天更换引流袋,保持引流通畅。

(3)禁食和胃肠减压期间应用生理盐水或漱口液口腔护理,每天 3 次,防止口腔炎的发生。

(4)留置导尿管者应用 0.1% 苯扎溴铵消毒尿道口或抹洗外阴,每天 3 次。

(5)加强皮肤护理,及时擦干汗液、清理呕吐物、更换衣被。每 2 小时变换体位 1 次,按摩骨突部位,防止压疮的发生。

9.引流管的护理

(1)术后因病情需要放置腹腔引流管,护士应明确引流管的放置位置及作用,注意引流管是否固定牢固,有无扭曲、阻塞等。

(2)术后每 30 分钟挤压 1 次引流管,以避免管腔被血块堵塞,保持引流管通畅。

(3)注意观察引流液的量及性质,及时准确地向医师报告病情。

(4)在操作过程中注意无菌操作,防止逆行感染。

10.饮食护理

待胃肠功能恢复、肛门排气后给患者少量流质饮食。肠切除者,应在肛门排气后 1～2 天才能开始进食流质饮食。进食后如无不适,逐渐过渡至半流、软质、普通饮食。给予无刺激、易消化、营养丰富及富含纤维素的食物。有造瘘口者避免进食产气、产酸和刺激性食物,如蛋、洋葱、芹菜、蒜或含糖高的食物,以免产生臭气。随着病情恢复,造瘘口功能的健全,2 周左右可进食容易消化的少渣普食及含纤维素高的食物,不但可使粪便成形,便于护理,而且起到扩张造瘘口的作用。

11.心理护理

肠梗阻发病急,疼痛剧烈,患者一般有紧张、恐惧、焦虑等不良情绪,入院后急于想得到治疗,缓解疼痛。护士耐心安慰解释,与家属做好沟通工作,共同鼓励、关心患者。

(1)介绍环境及负责医师、护士,协助患者适应新环境。为患者提供安静、整洁、舒适的环境,避免不良刺激。

(2)治疗操作前简单解释,操作轻柔,尽量减少引起患者恐惧的医源性因素。

(3)用浅显的语言向患者解释疾病的原因、治疗措施、手术需要的配合。

(4)对患者的感受表示理解,耐心倾听,鼓励其说出自己心中的感受,给予帮助。

(5)避免在与医师、家属充分沟通前,直接同患者谈论病情的严重性。

(三)健康教育

(1)养成良好的生活习惯,如生活起居要有规律,每天定时排便,排便时精力集中,即使无便意也要做排便动作,保持大便通畅。

(2)饱餐后不宜剧烈运动和劳动,防止发生肠扭转。

(3)定期复诊。有腹胀、腹痛等不适时,及时到医院检查。及早发现引起肠梗阻的因素,早诊断、早治疗。

(闫奕君)

第十一节　急性阑尾炎

急性阑尾炎是腹部外科最常见的疾病之一,是外科急腹症中最常见的疾病,其发病率约为1∶1 000。各年龄段(不满 1 岁至 90 岁,甚至 90 岁以上)的人及妊娠期妇女均可发病,但以青年最为多见。阑尾切除术也是外科最常施行的一种手术。急性阑尾炎临床表现变化较多,需要与许多腹腔内外疾病相鉴别。早期明确诊断、及时治疗,可使患者在短期内恢复健康。若延误诊治,则可能出现严重后果。因此,对本病的处理须予以重视。

一、病因

阑尾管腔较细且系膜短,常使阑尾扭曲,内容物排出不畅,阑尾管腔内本来就有许多微生物,远侧又是盲端,很容易发生感染。一般认为急性阑尾炎是由下列几种因素综合而发生的。

(一)梗阻

梗阻为急性阑尾炎发病最常见的基本因素,常见的梗阻原因:①粪石和粪块等。②寄生虫,如蛔虫堵塞。③阑尾系膜过短,造成阑尾扭曲,引起部分梗阻。④阑尾壁的改变,以往发生过急性阑尾炎后,肠壁可以纤维化,使阑尾腔变小,亦可减弱阑尾的蠕动功能。

(二)细菌感染

阑尾炎的发生也可能是细菌直接感染的结果。细菌可通过直接侵入、经由血运或邻接感染等方式侵入阑尾壁,从而形成阑尾的感染和炎症。

(三)其他

与急性阑尾炎发病有关的因素还有饮食习惯、遗传因素和胃肠道功能障碍等。阑尾先天性畸形,如阑尾过长、过度扭曲、管腔细小、血供不佳等都是易于发生急性炎症的条件。胃肠道功能障碍(如腹泻、便秘等)引起内脏神经反射,导致阑尾肌肉和血管痉挛,当超过正常强度时,可致阑尾管腔狭窄、血供障碍、黏膜受损,细菌入侵而致急性炎症。

二、病理

根据急性阑尾炎的临床过程和病理解剖学变化,可将其分为 4 种病理类型,这些不同类型可以是急性阑尾炎在其病变发展过程中不同阶段的表现,也可能是不同的病因和病理所产生的直接结果。

(一)急性单纯性阑尾炎

阑尾轻度肿胀,浆膜表面充血。阑尾壁各层组织间均有炎性细胞浸润,以黏膜和黏膜下层最为显著;黏膜上可能出现小的溃疡和出血点,阑尾腔内可能有少量渗出液,临床症状和全身反应也较轻,如能及时处理,其感染可以消退,炎症完全吸收,阑尾也可恢复正常。

(二)急性化脓性阑尾炎

阑尾明显肿胀,壁内有大量炎性细胞浸润,可形成大量大小不一的微小脓肿;浆膜高度充血并有较多脓性渗出物,作为肌体炎症防御、局限化的一种表现,常有大网膜下移,包绕部分或全部阑尾。此类阑尾炎的阑尾已有不同程度的组织破坏,即使经保守治疗恢复,阑尾壁仍可留有瘢痕挛缩,致阑尾腔狭窄,因此,日后炎症可反复发作。

(三)坏疽性及穿孔性阑尾炎

坏疽性及穿孔性阑尾炎是一种重型的阑尾炎。根据阑尾血运阻断的部位,坏死范围可仅限于阑尾的一部分或累及整个阑尾。阑尾管壁坏死或部分坏死,呈暗紫色或黑色。阑尾腔内积脓,且压力升高,阑尾壁血液循环障碍。穿孔部位多存阑尾根部和尖端。穿孔如未被包裹,感染继续扩散,则可引起急性弥漫性腹膜炎。

(四)阑尾周围脓肿

急性阑尾炎化脓坏疽或穿孔,如果此过程进展较慢,大网膜可移至右下腹部,将阑尾包裹并形成粘连,形成炎性肿块或阑尾周围脓肿。

阑尾穿孔并发弥漫性腹膜炎最为严重,常见于坏疽穿孔性阑尾炎,婴幼儿大网膜过短、妊娠期的子宫妨碍大网膜下移,故易在阑尾穿孔后出现弥漫性腹膜炎。由于阑尾炎症严重,进展迅速,局部大网膜或肠襻粘连尚不足以局限炎症发展,故一旦穿孔,感染很快蔓及全腹腔。患者有全身性感染、中毒和脱水等现象,有全腹性的腹壁强直和触痛,并有肠麻痹的腹胀、呕吐等症状。如不经适当治疗,死亡率很高;即使经过积极治疗后全身性感染获得控制,也常因发生盆腔脓肿、膈下脓肿或多发性腹腔脓肿等并发症而需多次手术引流,甚至遗留下腹腔窦道、肠瘘、粘连性肠梗阻等并发症而使病情复杂、病期迁延。

三、临床表现

急性阑尾炎不论其病因如何,亦不论其病理变化为单纯性、化脓性或坏疽性,在阑尾未穿孔、坏死或并有局部脓肿以前,临床表现大致相似。多数急性阑尾炎都有较典型的症状和体征。

(一)症状

一般表现在 3 个方面。

1.腹痛不适

腹痛不适是急性阑尾炎最常见的症状,约有 98% 急性阑尾炎患者以此为首发症状。典型的急性阑尾炎腹痛开始时多在上腹部或脐周围,有时为阵发性,并常有轻度恶心或呕吐;一般持续

6~36小时(通常约12小时)。当阑尾炎症涉及壁腹膜时,腹痛变为持续性并转移至右下腹部,疼痛加剧,不少患者伴有呕吐、发热等全身症状。此种转移性右下腹痛是急性阑尾炎的典型症状,70%以上的患者具有此症状。该症状在临床诊断上有重要意义。但也应该指出,不少患者其腹痛可能开始时即在右下腹,不一定有转移性腹痛,这可能与阑尾炎病理过程不同有关。没有明显管腔梗阻而直接发生的阑尾感染,腹痛可能一开始就是右下腹炎性持续性疼痛。异位阑尾炎在临床上虽同样也可有初期梗阻性、后期炎症性腹痛,但其最后腹痛所在部位因阑尾部位不同而异。

腹痛的轻重程度与阑尾炎的严重性之间并无直接关系。虽然腹痛的突然减轻一般显示阑尾腔的梗阻已解除或炎症在消退,但有时因阑尾腔内压过大或组织缺血坏死,神经末梢失去感受和传导能力,腹痛也可减轻;有时阑尾穿孔以后,由于腔内压随之减低,自觉的腹痛也可突然消失。故腹痛减轻,必须伴有体征消失,方可视为病情好转的证据。

2.胃肠道症状

恶心、呕吐、便秘、腹泻等胃肠道症状是急性阑尾炎患者常有的症状。呕吐是急性阑尾炎常见的症状,当阑尾管腔梗阻及炎症程度较重时更为突出。呕吐与发病前有无进食有关。阑尾炎发生于空腹时,往往仅有恶心;饱食后发生者多有呕吐;偶然于病程晚期亦见有恶心、呕吐者,则多由腹膜炎所致。食欲缺乏、不思饮食,则更为患者常见的现象。

当阑尾感染扩散至全腹时,恶心、呕吐可加重。其他胃肠道症状如食欲缺乏、便秘、腹泻等也偶可出现,腹泻多由于阑尾炎症扩散至盆腔内形成脓肿,刺激直肠而引起肠功能亢进,此时患者常有排便不畅、便次增多、里急后重及便中带黏液等症状。

3.全身反应

急性阑尾炎患者的全身症状一般并不显著。当阑尾化脓坏疽并有扩散性腹腔内感染时,可以出现明显的全身症状,如寒战、高热、反应迟钝或烦躁不安;当弥漫性腹膜炎严重时,可同时出现血容量不足与脓毒血症表现,甚至有心、肺、肝、肾等器官功能障碍。

(二)体征

急性阑尾炎的体征在诊断上较自觉症状更具有重要性。它的表现决定于阑尾的部位、位置的深浅和炎症的程度,常见的体征有下列几类。

1.患者体位

不少患者来诊时常见弯腰行走,且往往以双手按在右下腹部。在床上平卧时其右髋关节常呈屈曲位。

2.压痛和反跳痛

最主要和典型的是右下腹压痛,其存在是诊断阑尾炎的重要依据,典型的压痛较局限,位于麦氏点(阑尾点)或其附近。无并发症的阑尾炎其压痛点比较局限,有时可以用一个手指在腹壁找到最明显压痛点;待出现腹膜炎时,压痛范围可变大,甚至全腹压痛,但压痛最剧烈的点仍在阑尾部位。压痛点具有重大诊断价值,即使患者自觉腹痛尚在上腹部或脐周围,体检时往往已能发现在右下腹有明显的压痛点,常借此可获得早期诊断。

年老体弱、反应差的患者有炎症时即使很重,但压痛可能比较轻微,或必须深压才痛。压痛表明阑尾炎症的存在和其所在的部位,较转移性腹痛更具有诊断意义。

反跳痛具有重要的诊断意义,体检时将压在局部的手突然松开,患者感到剧烈疼痛,更重于压痛。这是腹膜受到刺激的反应,可以更肯定局部炎症的存在。阑尾部位压痛与反跳痛的同时存在对诊断阑尾炎比单个存在更有价值。

3.右下腹肌紧张和强直

肌紧张是腹壁对炎症刺激的反应性痉挛,强直则是一种持续性不由自主地保护性腹肌收缩,都见于阑尾炎症已超出浆膜并侵及周围脏器或组织时。检查腹肌有无紧张和强直时要求动作轻柔,患者情绪平静,以避免引起腹肌过度反应或痉挛,导致不正确结论。

4.疼痛试验

有些急性阑尾炎患者以下几种疼痛试验可能呈阳性,其主要原理是处于深部但有炎症的阑尾黏附于腰大肌或闭孔肌,在行以下各种试验时,局部受到明显刺激而出现疼痛。①结肠充气试验(Rovsing 征):深压患者左下腹部降结肠处,患者感到阑尾部位疼痛。②腰大肌试验:患者左侧卧位,右腿伸直并过度后伸时阑尾部位出现疼痛。③闭孔内肌试验:患者屈右髋、右膝并内旋时感到阑尾部位疼痛。④直肠内触痛:直肠指检时按压右前壁患者有疼痛感。

(三)化验

急性阑尾炎患者的血常规、尿常规检查有一定重要性。90%的患者常有白细胞计数增多,是临床诊断的重要依据,一般为$(10\sim15)\times10^9/L$。随着炎症加重,白细胞可以增加,甚至可在$20\times10^9/L$以上。但年老体弱或免疫功能受抑制的患者,白细胞不一定增多,甚至反而下降。白细胞数增多常伴有核左移。急性阑尾炎患者的尿液检查一般无特殊改变,但对排除类似阑尾炎症状的泌尿系统疾病,如输尿管结石,常规检查尿液仍有必要。

四、诊断

多数急性阑尾炎的诊断以转移性右下腹痛或右下腹痛、阑尾部位压痛和白细胞升高三者为决定性依据。典型的急性阑尾炎(约占 80%)均有上述症状、体征,易于依据此作出诊断。对于临床表现不典型的患者,尚需考虑借助其他一些诊断手段,以作出进一步肯定。

五、鉴别诊断

典型的急性阑尾炎一般诊断并不困难,但部分患者由于临床表现并不典型,诊断相当困难,有时甚至诊断错误,以致采用错误的治疗方法或延误治疗,产生严重并发症,甚至死亡。要与急性阑尾炎相鉴别的疾病很多,常见的为以下三类。

(一)内科疾病

临床上,不少内科疾病具有急腹症的临床表现,常被误诊为急性阑尾炎而施行不必要的手术探查,将无病变的阑尾切除,甚至危及患者生命,故诊断时必须慎重。常见的需要与急性阑尾炎鉴别的内科疾病有以下几种。

1.急性胃肠炎

一般急性胃肠炎患者发病前常有饮食不慎或食物不洁史。症状虽亦以腹痛、呕吐、腹泻三者为主,但通常以呕吐或腹泻较为突出,有时在腹痛之前即已有吐泻。急性阑尾炎患者即使有吐泻,一般也不严重,且多发生在腹痛以后。

急性胃肠炎的腹痛有时虽很剧烈,但其范围较广,部位较不固定,更无转移至右下腹的特点。

2.急性肠系膜淋巴结炎

本病多见于儿童,往往发生于上呼吸道感染之后。患者过去大多有同样腹痛史,且常在上呼吸道感染后发作。起病初期于腹痛开始前后往往即有高热,此与一般急性阑尾炎不同;腹痛初起时即位于右下腹,而无急性阑尾炎典型腹痛转移史。其腹部触痛的范围亦较急性阑尾炎为广,部位亦较阑尾的位置高,并较靠近内侧。腹壁强直不甚明显,反跳痛亦不显著。Rovsing 征和肛门指检都是阴性。

3.Meckel 憩室炎

Meckel 憩室炎往往无转移性腹痛,局部压痛点也在阑尾点的内侧,多见于儿童,由于 1/3 Meckel憩室中有胃黏膜存在,患者可有黑便史。Meckel 憩室炎穿孔时为外科疾病。临床上如诊断为急性阑尾炎而手术中发现阑尾正常者,应立即检查末段回肠至少 100 cm,以明确有无 Meckel 憩室炎,免致遗漏而造成严重后果。

4.局限性回肠炎

典型局限性回肠炎不难与急性阑尾炎相区别。但不典型急性发作时,右下腹痛、压痛及白细胞计数升高与急性阑尾炎相似,必须通过细致地临床观察,发现局限性回肠炎所致的部分肠梗阻的症状与体征(如阵发绞痛和可触及条状肿胀肠襻),方能鉴别。

5.心胸疾病

如右侧胸膜炎、右下肺炎和心包炎等均可有反射性右侧腹痛,甚至右侧腹肌反射性紧张等,但这些疾病以呼吸、循环系统功能改变为主,一般没有典型急性阑尾炎的转移性右下腹痛和压痛。

6.其他

如过敏性紫癜、铅中毒等,均可有腹痛,但腹软无压痛。详细的病史、体检和辅助检查可予以鉴别。

(二)外科疾病

1.胃十二指肠溃疡急性穿孔

本病为常见急腹症,发病突然,临床表现可与急性阑尾炎相似。溃疡穿孔患者多数有慢性溃疡史,穿孔大多发生在溃疡的急性发作期。溃疡穿孔所引起的腹痛,虽亦起于上腹部并可累及右下腹,但一般均迅速累及全腹,不像急性阑尾炎有局限于右下腹的趋势。腹痛发作极为突然,程度也颇为剧烈,常可导致患者休克。体检时右下腹虽也有明显压痛,但上腹部溃疡穿孔部位一般仍为压痛最显著地方;腹肌的强直现象也特别显著,常呈"板样"强直。腹内因有游离气体存在,肝浊音界多有缩小或消失现象;X 线透视如能确定膈下有积气,有助于诊断。

2.急性胆囊炎

总体上急性胆囊炎的症状与体征均以右上腹为主,常可扪及肿大和有压痛的胆囊,Murphy 征阳性,辅以 B 超不难鉴别。

3.右侧输尿管结石

本病有时表现与阑尾炎相似。但输尿管结石以腰部酸痛或绞痛为主,可有向会阴部放射痛,右肾区叩击痛(＋),肉眼或镜检尿液有大量红细胞,B 超检查和肾、输尿管、膀胱 X 线检查可确诊。

(三)妇科疾病

1.右侧异位妊娠破裂

这是育龄妇女最易与急性阑尾炎相混淆的疾病,尤其是未婚怀孕女性,诊断时更要细致。异位妊娠患者常有月经过期或近期不规则史,在腹痛发生以前,可有阴道不规则的出血史。其腹痛发作极为突然,开始即在下腹部,并常伴有会阴部坠痛感觉。全身无炎症反应,但有不同程度的出血性休克症状。妇科检查常能发现阴道内有血液,子宫颈柔软而有明显触痛,一侧附件有肿大且有压痛;如阴道后穹隆或腹腔穿刺抽出新鲜不凝固血液,同时妊娠试验阳性可以确诊。

2.右侧卵巢囊肿扭转

本病可突然出现右下腹痛,囊肿绞窄坏死可刺激腹膜而致局部压痛,与急性阑尾炎相似。但急性扭转时疼痛剧烈而突然,坏死囊肿引起的局部压痛位置偏低,有时可扪到肿大的囊肿,都与阑尾炎不同,妇科双合诊或B超检查等可明确诊断。

3.其他

如急性盆腔炎、右侧附件炎、右侧卵巢滤泡或黄体破裂等,可通过病史、月经史、妇科检查、B超检查、后穹隆或腹腔穿刺等作出正确诊断。

六、治疗

手术切除是治疗急性阑尾炎的主要方法,但阑尾炎症的病理变化比较复杂,非手术治疗仍有其价值。

(一)非手术治疗

1.适应证

(1)患者一般情况差或因客观条件不允许,如合并严重心、肺功能障碍时,也可先行非手术治疗,但应密切观察病情变化。

(2)急性单纯性阑尾炎早期,药物治疗多有效,其炎症可吸收消退,阑尾能恢复正常,也可不再复发。

(3)当急性阑尾炎已被延误诊断超过 48 小时,病变局限,已形成炎性肿块,也应采用非手术治疗,待炎症消退、肿块吸收后,再考虑择期切除阑尾。当炎性肿块转成脓肿时,应先行脓肿切开引流,以后再进行择期阑尾切除术。

(4)急性阑尾炎诊断尚未明确,临床观察期间可采用非手术治疗。

2.方法

非手术治疗的内容和方法有卧床、禁食、静脉补充水、电解质和热量,同时应用有效抗生素及对症处理(如镇静、止痛、止吐等)。

(二)手术治疗

绝大多数急性阑尾炎诊断明确后均应采用手术治疗,以去除病灶、促进患者迅速恢复。但是急性阑尾炎的病理变化和患者条件常有不同,因此也要根据具体情况,对不同时期、不同阶段的患者采用不同的手术方式分别处理。

七、急救护理

(一)护理目标

(1)患者焦虑情绪明显好转,配合治疗及护理。

(2)患者主诉疼痛明显缓解或消失。

(3)术后未发生相关并发症或并发症发生后能得到及时治疗与处理。

(二)护理措施

1.非手术治疗

(1)体位:取半卧位休息,以减轻疼痛。

(2)饮食:轻者可进流质饮食,重症患者应禁食以减少肠蠕动,利于炎症局限。

(3)加强病情观察:定时测量生命体征,密切观察患者的腹部症状和体征,尤其注意腹痛的变化;观察期间禁用镇静止痛剂,如吗啡等,以免掩盖病情。

(4)避免增加肠内压力:禁服泻药及灌肠,以免肠蠕动加快,增高肠内压力,导致阑尾穿孔或炎症扩散。

(5)使用有效的抗生素控制感染。

(6)心理护理:耐心做好患者及家属的解释工作,减轻其焦虑和紧张情绪;向患者和家属介绍疾病相关知识,使之积极配合治疗和护理。

2.术后护理

(1)体位:患者全麻术后清醒或硬膜外麻醉平卧6小时后,血压平稳,采用半卧位,以减少腹壁张力,减轻切口疼痛,有利于呼吸和引流。

(2)饮食护理:患者术后禁食,禁食期间给予静脉补液。待肛门排气、肠蠕动恢复后,进流质饮食,逐渐向半流质饮食和普食过渡。

(3)合理使用抗生素:术后遵医嘱及时正确使用抗生素,控制感染,防止并发症发生。

(4)早期活动:鼓励患者术后在床上活动,待麻醉反应消失后可起床活动,以促进肠蠕动恢复,防止肠粘连,增进血液循环,促进伤口愈合。

(5)切口的护理:①及时更换污染敷料,保持切口清洁、干燥。②密切观察切口愈合情况,及时发现出血及感染征象。

(6)引流管的护理:①妥善固定引流管和引流袋,防止引流管折叠、受压或牵拉而脱出,并减少牵拉引起的疼痛。②保持引流通畅,经常从近端至远端挤压引流管,防止血块或脓液堵塞。如发现引流液突然减少,应检查引流管有无脱落和堵塞。③观察并记录引流液的颜色、性状及量,准确记录24小时的引流量。当引流液量逐渐减少,颜色逐渐变淡至浆液性,患者体温及血常规正常,可考虑拔管。④每周更换引流袋2~3次。更换引流袋和敷料时,严格执行无菌操作,防止污染和避免引起逆行感染。

(7)术后并发症的观察及护理。①切口感染:是阑尾切除术后最常见的并发症,多见于化脓性或穿孔性阑尾炎。切口感染可通过术中有效保护切口、彻底止血、消灭无效腔等措施得到预防。一般临床表现为术后2~3天体温升高,切口处出现红、肿、痛。治疗原则:先试穿刺抽脓液,一经确诊立即充分敞开引流。排出脓液,放置引流,定期换药,短期内可愈合。②粘连性肠梗阻:与局部炎性渗出、手术损伤和术后长期卧床等因素有关。早期手术、术后早期下床活动可以有效预防该并发症,完全性肠梗阻者应手术治疗。③腹腔内出血:常发生在术后24~48小时内,多因阑尾系膜结扎线松脱或止血不彻底而引起。临床表现为腹痛、腹胀和失血性休克等。一旦发生出血,应立即输血、补液,紧急手术止血。④腹腔感染或脓肿:多发生于化脓性或坏疽性阑尾炎术后,尤其阑尾穿孔伴腹膜炎的患者。患者表现为体温升高、腹痛、腹胀、腹部压痛及全身中毒症状。按腹膜炎治疗和护理原则处理。⑤阑尾残株炎:阑尾残端保留超过1 cm时,术后残株易复发炎症,仍表现为阑尾炎的症状。X线钡剂检查可明确诊断。症状较重者,应手术切除阑尾残株。⑥粪瘘:很少见。残端结扎线脱落、盲肠原有结核或肿瘤等病变、手术时误伤盲肠等因素均是发生粪瘘的原因。临床表现类似阑尾周围脓肿,经非手术治疗后,粪瘘多可自行闭合。少数需手术治疗。

(三)健康教育

(1)术前向患者解释禁食的目的和意义,指导患者采取正确的卧位。

(2)指导患者术后早期下床活动,促进肠蠕动恢复,避免肠粘连。

(3)术后鼓励患者进食营养丰富的食物,以利于伤口愈合。

(4)出院指导:若出现腹痛、腹胀等症状,应及时就诊。

(闫奕君)

第十二节　痔

痔是肛垫的病理性肥大、移位及肛周皮下血管丛血流淤滞形成的团块。痔是一种常见病、多发病,其发病率占肛门直肠疾病的首位,约为 80.6%。随着年龄的增长,发病率逐渐增高。任何年龄皆可发病,但以 20~40 岁为最多。主要表现为便血、肿物脱出及肛缘皮肤突起三大症状。

一、病因与发病机制

痔的确切病因尚不完全明了,可能与以下学说有关。

(一)肛垫下移学说

1975 年 Thomson 提出肛垫病理性肥大和下移是内痔的原因,亦是目前临床上最为接受的痔的原因学说。肛垫具有协助肛管闭合、节制排便。若肛垫发生松弛,导致肛垫病理性肥大、移位,从而形成痔。

(二)静脉曲张学说

早在 18 世纪 Huter 在解剖时发现痔内静脉中呈连续扩张为依据,认为痔静脉扩张是内痔发生的原因。但现代解剖已证实痔静脉丛的扩张属生理性扩张,内痔的好发部位与动脉的分支类型无直接联系。

(三)血管增生学说

认为痔的发生是由于黏膜下层类似勃起的组织化生而成。

(四)慢性感染学说

直肠肛管区的感染易引起静脉炎,使周围的静脉壁和周围组织纤维化、失去弹性、扩张而形成痔。

此外,长期饮酒、嗜食刺激性食物、肛周感染、长期便秘、慢性腹泻、妊娠分娩及低膳食纤维饮食等因素都可诱发痔的发生。

二、临床表现

临床上,痔分为内痔、外痔、混合痔及环形痔 4 种(图 10-2)。

(一)内痔

临床上最多见,占 64.1%。主要临床表现是无痛性便血和肿物脱出。常见于右前、右后和左侧。根据内痔的脱出程度,将内痔分为 4 期。Ⅰ期:便时带血、滴血或喷射状出血,色鲜红,便后自行停止,无肛内肿物脱出。Ⅱ期:常有便血,色鲜红,排便时伴有肿物脱出肛外,便后可自行还纳。Ⅲ期:偶有便血,便后或久站、久行、咳嗽、劳动用力、负重远行增加腹压时肛内肿物脱出,不能自行还纳,需休息或手法还纳。Ⅳ期:痔体增大,肛内肿物脱出肛门外,不能还纳,或还纳后又脱出。

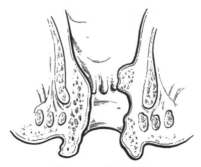

图 10-2 痔的分类

1.便血

其便血特点是无痛性、间歇性便后出鲜血,是内痔及混合痔的早期的常见症状。便血较轻时表现为大便表面附血或手纸上带血,继而滴血,严重时则可出现喷射状出血。长期出血可导致患者发生缺铁性贫血。

2.肿物脱出

常是晚期症状。轻者可自行回纳,重者需手法复位,严重时,因不能还纳,常可发生嵌顿、绞窄。

3.肛门疼痛

单纯性内痔无疼痛,当合并有外痔血栓形成内痔、感染或嵌顿时,可出现肛门剧烈疼痛。

4.肛门瘙痒

痔块外脱时常有黏液或分泌物流出,可刺激肛周皮肤引起肛门瘙痒。

(二)外痔

平时无感觉,仅见肛缘皮肤突起或肛门异物感。当排便用力过猛时,肛周皮下静脉破裂形成血栓或感染,出现剧烈疼痛。

(三)混合痔

兼有内痔和外痔的症状同时存在。

三、辅助检查

(一)直肠指诊

内痔早期无阳性体征,晚期可触到柔软的痔块。其意义在于除外肛管直肠肿瘤性疾病。

(二)肛门镜检查

肛门镜检查是确诊内痔的首选检查方法。不仅可见到痔的情况,还可观察到直肠黏膜有无充血、水肿、溃疡、肿块等,以及排除其他直肠疾病。

(三)直肠镜检查

图文并茂,定位准确,防止医疗纠纷,可准确诊断痔、直肠肿瘤等肛肠疾病。

(四)肠镜检查

对于年龄超过 45 岁便血者,应建议行电子结肠镜检查,除外结直肠肿瘤及炎症性肠病等。

四、治疗要点

痔的治疗遵循 3 个原则:①无症状的痔无须治疗,仅在合并出血、痔块脱出、血栓形成和嵌顿时才需治疗;②有症状的痔重在减轻或消除其主要症状,无须根治;③首选保守治疗,失败或不宜保守治疗时才考虑手术治疗。

(一)非手术治疗

1.一般治疗

一般治疗适用于痔初期及无症状静止期的痔。

(1)调整饮食:多饮水,多吃蔬菜、水果,如韭菜、菠菜、地瓜、香蕉、苹果等,忌食辣椒、芥末等辛辣刺激性食物。多进食膳食纤维性食物,改变不良的排便习惯。

(2)热水坐浴:改善局部血液循环,有利于消炎及减轻瘙痒症状。便后热水坐浴擦干、便纸宜柔软清洁、肛门要保温、坐垫要柔软。

(3)保持大便通畅:通过食物来调整排便,养成定时排便,每 1～2 天排出一次软便,防止便秘或腹泻。

(4)调整生活方式,改变不良的排便习惯,保持排便通畅,禁烟酒。

2.药物治疗

药物治疗是内痔首选的治疗方法,能润滑肛管,促进炎症吸收,减轻疼痛,解除或减轻症状。局部用痔疾洗液或硝矾洗剂(张有生方)熏洗坐浴,可改善局部血液循环,有消肿、止痛作用;肛内注入痔疮栓剂(膏)或奥布卡因凝胶,有止血、止痛和收敛作用。

3.注射疗法

较常用,适用于Ⅰ期、Ⅱ期内痔。年老体弱、严重高血压、有心、肝、肾等内痔患者均可适用。常用的硬化剂有聚桂醇注射液、芍倍注射液、消痔灵注射液等。

4.扩肛疗法

扩肛疗法适用于内痔、嵌顿或绞窄性内痔剧痛者。

5.胶圈套扎疗法

胶圈套扎疗法适用于单发或多发Ⅰ～Ⅲ期内痔的治疗。

6.物理治疗

物理治疗包括 HCPT 微创技术、激光治疗及铜离子电化学疗法等。

(二)手术治疗

当非手术治疗效果不满意,痔出血、脱出严重时,则有必要采用手术治疗。常用的方法主要有以下 6 种。

1.内痔结扎术

常用于Ⅱ～Ⅲ期内痔。

2.血栓外痔剥离术

血栓外痔剥离术适用于血栓较大且与周围粘连者或多个血栓者。

3.外剥内扎术

目前临床上最常用的术式,是在 Milligan-Morgan 外切内扎术和中医内痔结扎术基础上发展演变而成,简称外剥内扎术。适用于混合痔和环状痔。

4.分段结扎术

适于环形内痔、环形外痔、环形混合痔。

5.吻合器痔上黏膜环切术

该方法微创、无痛,是目前国内外首选的治疗方法(图10-3)。主要适用于Ⅱ～Ⅳ期环形内痔、多发混合痔、以内痔为主的环状混合痔,也适用于直肠前突和直肠内脱垂。由于此手术保留了肛垫,不损伤肛门括约肌,故与传统手术相比具有术后疼痛轻、住院时间短、恢复快、无肛门狭窄及大便失禁、肛门外形美观等优点,临床效果显著。

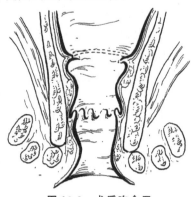

图10-3　术后吻合口

6.选择性痔上黏膜切除术

选择性痔上黏膜切除术是一种利用开环式微创痔吻合器进行治疗的手术方式。适用于Ⅱ～Ⅳ期内痔、混合痔、环状痔、严重脱垂痔、直肠前突、直肠黏膜脱垂等。可准确定位目标组织,做到针对性切除,并保护非痔脱垂区黏膜组织,该术式更加符合肛管形态和生理,有效预防术后大出血、肛门狭窄等并发症,值得临床推广应用。

五、护理评估

(一)术前评估

1.健康史

(1)了解患者有无长期饮酒的习惯,有无喜食刺激性食物或低纤维素饮食的习惯。

(2)有无长期便秘、腹泻史,长期站立、坐位或腹压增高等因素。或有痔疮药物治疗、手术史;有无糖尿病、血液疾病史。

(3)了解患者有无肛隐窝炎、肛周感染、营养不良等情况促进痔的形成。

(4)家族中有无家族性息肉、家族中有无大肠癌或其他肿瘤患者。

(5)既往是否有溃疡性结肠炎、克罗恩病、腺瘤病史、手术治疗史及用药情况。

2.身体状况

(1)注意观察患者的生命体征、神志、尿量、皮肤弹性等。

(2)排便时有无疼痛及排便困难,大便是否带鲜血或便后滴血、喷血,有无黏液,有无脓血、便血量、发作次数等。

(3)注意患者的营养状况,有无消瘦、头晕、眼花、乏力等贫血的体征。

(4)肛门有无肿块脱出,能否自行回纳或用手推回,有无肿块嵌顿史。

(5)直肠指诊肛门有无疼痛、指套退出有无血迹、直肠内有无肿块等。

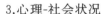

3.心理-社会状况

(1)疾病认知:了解患者及家属对疾病相关知识的认知程度,评估患者及家属对所患疾病及站立方法的认识,对手术的接受程度,对痔传统手术或微创手术知识及手术前配合知识的了解和掌握程度。

(2)心理承受程度:患者和家属对接受手术及手术可能导致的并发症带来的自我形象紊乱和生理功能改变的恐惧、焦虑程度和心理承受能力。

(3)经济情况:家庭对患者手术及并发症进一步治疗的经济承受能力。

(二)术后评估

1.手术情况

了解麻醉方式、手术方式,手术过程是否顺利,术中有无出血、出血部位、出血量,有无输血及输血量。

2.病情评估

观察患者神志和生命体征变化,生命体征是否平稳,切口敷料是否渗血,出血量多少,引流是否通畅,引流液的颜色、性质和引流量,切口愈合情况,大便是否通畅,有无便秘或腹泻等情况。

3.切口情况

切口渗出、愈合情况,有无肛缘水肿、切口感染,引流是否通畅,有无假性愈合情况。定期进行血常规、血生化等监测,及时发现出血、切口感染、吻合口出血、吻合口瘘等并发症的发生。

4.评估手术患者的肛门直肠功能

有无肛门狭窄、肛门失禁,包括排便次数、控便能力等。

5.心理-社会状况

患者对手术后康复知识的了解程度。评估患者有无焦虑、失眠,家庭支持系统等。

六、护理诊断

(一)恐惧

与出血量大或反复出血有关。

(二)便秘

与不良饮食、排便习惯及惧怕排便有关。

(三)有受伤的危险

出血与血小板减少、凝血因子缺乏、血管壁异常有关。

(四)潜在并发症

尿潴留、肛门狭窄、排便失禁等。

七、护理措施

(一)非手术治疗护理/术前护理

1.调整饮食

嘱患者多饮水,多进食新鲜蔬菜、水果,多食粗粮,少食辛辣刺激性食物,忌烟酒。养成良好生活习惯。适当增加运动量,促进肠蠕动,切忌久站、久坐、久蹲。

2.热水坐浴

便后及时清洗,保持局部清洁舒适。必要时用1∶5 000高锰酸钾溶液或复方荆芥熏洗剂熏洗坐浴,控制温度在 43～46 ℃,每天 2 次,每次 20～30 分钟,可有效改善局部血液循环,减轻出血、疼痛症状。

3.痔块还纳

痔块脱出时应及时还纳,嵌顿性痔应尽早行手法复位,防止水肿、坏死;不能复位并有水肿及感染者用复方荆芥熏洗剂坐浴,局部涂痔疮膏,用手法再将其还纳,嘱其卧床休息。注意动作轻柔,避免损伤。

4.纠正贫血

缓解患者的紧张情绪,指导患者进少渣食物,术前排空大便,必要时灌肠,做好会阴部备皮及药敏试验,贫血患者应及时纠正。贫血体弱者,协助完成术前检查,防止排便或坐浴时晕倒受伤。

5.肠道准备

术前 1 天予全流质饮食,手术当天禁食,术前晚口服舒泰清 4 盒,饮水 2 500 mL 或术晨甘油灌肠剂 110 mL 灌肠,以清洁肠道。

(二)术后护理

1.饮食护理

术后当天应禁食或给无渣流食,次日半流食,以后逐渐恢复普食。术后 6 小时内尽量卧床休息,减少活动。6 小时后可适当下床活动,如厕排尿、散步等,逐渐延长活动时间,并指导患者进行轻体力活动。

2.疼痛护理

因肛周末梢神经丰富,痛觉十分敏感,或因括约肌痉挛、排便时粪便对创面的刺激、敷料堵塞过多导致大多数肛肠术后患者创面剧烈疼痛。疼痛轻微者可不予处理,但疼痛剧烈者应给予处理。指导患者采取各种有效止痛措施,如分散注意力、听音乐等,必要时遵医嘱予止痛药物治疗。

3.局部坐浴

术后每次排便或换药前均用 1∶5 000 高锰酸钾溶液或痔疾洗液熏洗坐浴,控制温度在 43～46 ℃,每天 2 次,每次 20～30 分钟,坐浴后用凡士林油纱覆盖,再用纱垫盖好并固定。

4.保持大便通畅

术后早期患者有肛门下坠感或便意,告知其是敷料压迫刺激所致;术后 3 天内尽量避免解大便,促进切口愈合,可于术后 48 小时内口服阿片酊以减少肠蠕动,控制排便。术后第 2 天应多吃新鲜蔬菜和水果,保持大便通畅。如有便秘,可口服液体石蜡或麻仁软胶囊等润肠通便药物,宜用缓泻剂,忌用峻下剂或灌肠。避免久站、久坐、久蹲。

5.避免剧烈活动

术后 7～15 天应避免剧烈活动,防止大便干燥,以防痔核或吻合钉脱落而造成继发性大出血。

6.并发症的观察与护理

(1)尿潴留:因手术、麻醉刺激、疼痛等原因造成术后尿潴留。若术后 8 小时仍未排尿且感下腹胀痛、隆起时,可行诱导、热敷或针刺帮助排尿。对膀胱平滑肌收缩无力者,肌内注射新斯的明 1 mg(1 支),增强膀胱平滑肌收缩,可以排尿。必要时导尿。

(2)创面出血:术后 7～15 天为痔核脱落期,因结扎痔核脱落、吻合钉脱落、切口感染、用力排便等导致创面出血。如患者出现恶心、呕吐、头昏、眼花、心慌、出冷汗、面色苍白等并伴肛门坠胀感和急迫排便感进行性加重,敷料渗血较多,应及时通知医师行相应消除处理。

（3）切口感染：直肠肛管部位由于易受粪便、尿液等的污染,术后易发生切口感染。应注意术前改善全身营养状况；术后 2 天内控制好排便；保持肛门周围皮肤清洁,便后用 1∶5 000 高锰酸钾液坐浴；切口定时换药,充分引流。

（4）肛门狭窄：术后观察患者有无排便困难及大便变细,以排除肛门狭窄。术后 15 天左右应行直肠指诊如有肛门狭窄,定期扩肛。

八、护理评价

（1）患者便血、脱出明显减轻或消失。

（2）患者及家属知晓所患疾病名称、手术术式、优缺点及相关知识,能复述并遵从护士指导。

（3）患者是否能正确面对手术,积极参与手术的自我护理并了解手术并发症的预防和处理,如大出血、切口感染、肛门狭窄等。未发生并发症或并发症被及时发现和处理。

（4）患者排便正常、顺畅,无腹泻、便秘或排便困难。肛周皮肤完整清洁无损。

九、健康教育

（1）指导患者合理搭配饮食,多饮水,多食蔬菜、水果及富含纤维素的食物,少食辛辣等刺激性食物,忌烟酒。

（2）指导患者养成良好的排便习惯,保持排便通畅,避免久蹲、久坐。

（3）便秘时,应增加粗纤维食物,必要时口服适量蜂蜜或润肠通便药物。

（4）出院后近期可坚持熏洗坐浴,保持会阴部卫生清洁,并有利于创面愈合。

（5）术后适当活动,切勿剧烈活动。若出现创面出血,随时与医师联系,及早处理。

（6）术后早期做提肛运动,每天 2 次,每次 30 分钟,促进局部血液循环。一旦出现排便困难或便条变细情况时,应及时就诊,定期进行肛门扩张。

（崔　真）

第十三节　肛　裂

肛裂是指齿状线以下肛管皮肤全层破裂形成的慢性溃疡,主要表现为便后肛门疼痛、便血、便秘三大症状。其发病率仅次于痔位居第二位,可发生于任何年龄,但多见于青壮年。具有"四最"特点:病变最小、痛苦最大、诊断最易、治法最多。

一、病因与发病机制

(一)解剖因素

肛门外括约肌浅部在肛门后方形成肛尾韧带,较硬,伸缩性差,并且皮肤较固定,肛直角在此部位呈 90°,且肛门后方承受压力较大,故后正中处易受损伤。

(二)外伤因素

大便干硬,排便时用力过猛,可损伤肛管皮肤,反复损伤使裂伤深及全层皮肤,形成溃疡。肛门镜等内镜检查或直肠指检方法不当,也容易造成肛管后正中的皮肤损伤,形成肛裂。

（三）感染因素

齿状线附近的慢性炎症,如发生在肛管后正中处的肛窦炎,可向下蔓延而致肛管皮下脓肿,脓肿破溃后形成溃疡,加之肛门后正中的血供较其他部位差,肛管直肠的慢性炎症易引起内括约肌痉挛又加重了缺血,致使溃疡不易愈合。

肛裂与肛管纵轴平行,其溃疡多<1 cm。一般地,将肛管裂口、前哨痔和肛乳头肥大称为肛裂"三联征"(图 10-4)。按病程分为:①急性(早期)肛裂,可见裂口边缘整齐,底浅,呈红色并有弹性,无瘢痕形成;②慢性(陈旧性)肛裂,因反复发作,底深,边缘不整齐、增厚纤维化,肉芽灰白,伴有肛乳头肥大、前哨痔及皮下瘘形成。

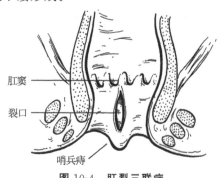

肛窦
裂口
哨兵痔

图 10-4　肛裂三联症

二、临床表现

肛裂患者的典型临床表现是疼痛、便秘和便血。

（一）疼痛

肛裂可因排便引起肛门周期性疼痛,这是肛裂的主要症状。排便时,粪块刺激溃疡面的神经末梢,立刻感到肛门灼痛或剧痛,便后数分钟疼痛缓解,此期称疼痛间歇期。

（二）便血

排便时常在粪便表面或便纸上有少量新鲜血迹或滴鲜血。出血的多少与裂口的大小、深浅有关,但很少发生大出血。

（三）便秘

因肛门疼痛不愿排便,久而久之引起便秘,粪便变得更为干硬,排便时会使肛裂进一步加重,形成恶性循环。这种恐惧排便现象可导致大便嵌塞。

三、辅助检查

(1)用手牵开肛周皮肤视诊,可看见裂口或溃疡,此时,应避免强行直肠指诊或肛门镜检查。

(2)若发现侧位的慢性溃疡,应想到有否结核、癌、克罗恩病及溃疡性结肠炎等罕见病变,必要时行活组织病理检查。

四、治疗要点

（一）非手术治疗

1.调整饮食

对于急性新鲜肛裂,通过调整饮食、软化大便,可以缓解肛裂症状,促使裂口愈合。增加多纤维食物如蔬菜、水果等,增加每天饮水量,纠正便秘。

2.局部坐浴

用温热盐水或中药坐浴,温度 43～46 ℃,每天 2～3 次,每次 20～30 分钟。温水坐浴可松弛肛门括约肌,改善局部血液循环,促进炎症吸收,减轻疼痛,并清洁局部,以利创口愈合。

3.口服药物

口服缓泻剂如福松或液状石蜡,使大便松软、润滑,以利排便。

4.外用药物

通过局部用药物如太宁栓可缓解内括约肌痉挛以达到手术效果。新近用于临床的奥布卡因凝胶可有效缓解肛管括约肌痉挛性疼痛,改善局部血液循环,促进肛裂愈合,疼痛剧烈者可以选用。必要时局部应用长效麻药封闭治疗,可有效缓解疼痛,部分病例可以使溃疡愈合。

5.扩肛疗法

适用于急性或慢性肛裂不伴有肛乳头肥大及前哨痔者。优点是操作简便,不需要特殊器械,疗效迅速。

(二)手术治疗

对经久不愈,非手术治疗无效的慢性肛裂可采用以下手术方法治疗。目前国内常用的术式有:①肛裂切除术;②肛裂切除术加括约肌切断术;③V-Y 肛门成形术;④肛裂切除纵切横缝术等。实践证明,肛裂切除术加括约肌切断术的效果较好,可作为首选术式。

五、护理评估

(一)术前评估

1.健康史

了解患者疼痛部位多与病灶位置及疾病性质有关。注意询问患者疼痛的部位、持续的时间、急缓、性质及病程长短,有无明确的原因或诱因;了解患者有无长期便秘史,便秘发生的时间、病程长短、有无便意感,起病原因或诱因;排便的次数和量;有无便血、肛门疼痛、腹痛、腹胀、嗳气、食欲减退、肛门坠胀、排便不尽、反复排便等伴随症状,甚至用手挖便的情况;有无用药史,效果如何。有无焦虑、烦躁、失眠、抑郁,乃至性格改变等精神症状。评估患者有无肛窦炎、直肠炎等诱发肛管溃疡的因素。

2.身体评估

(1)便秘的原因很多,有功能性便秘和器质性便秘两种,应加以区分。

(2)有无便后肛周出现烧灼样或刀割样剧烈疼痛,缓解后又再次出现剧痛,持续 30 分钟至数小时不等。

(3)因惧怕肛周疼痛而不敢排便。便后滴新鲜血,或便中带新鲜血。

(4)肛裂便秘,多伴便后手纸染血、肛门剧痛,呈周期性。

(5)了解肛门局部检查结果,有无发现裂口、肛乳头肥大、哨兵痔、肛窦炎、皮下瘘、肛门梳硬结。

3.心理-社会状况

评估患者及家属对肛裂相关知识的了解程度及心理承受能力,以及对治疗、护理等的配合程度。

(二)术后评估

1.手术情况

了解患者术中采取的麻醉方式、手术方式,手术过程是否顺利,术中有无出血及其量。

2.康复状况

观察患者生命体征是否平稳,手术切口愈合情况,有无发生出血、肛门狭窄、排便失禁等并发症。

3.心理-社会状况

评估患者有无焦虑、失眠,家庭支持系统等。了解患者及其家属对术后康复知识的掌握程度;是否担心并发症及预后等。

六、护理诊断

(一)排便障碍

与患者惧怕疼痛不愿排便有关。

(二)急性疼痛

与粪便刺激及肛管括约肌痉挛、手术创伤有关。

(三)潜在并发症

增加了结直肠肿瘤发生的风险。

七、护理措施

(一)非手术治疗护理/术前护理

1.心理支持

向患者详细讲解有关肛裂知识,鼓励患者克服因害怕疼痛而不敢排便的情绪,配合治疗。

2.调理饮食

增加膳食中新鲜蔬菜、水果及粗纤维食物的摄入,少食或忌食辛辣和刺激性食物,多饮水,以促进胃肠蠕动,防止便秘。

3.热水坐浴

每次排便后应热水坐浴,清洁溃疡面或创面,减少污染,促进创面愈合,水温 43～46 ℃,每天2～3 次,每次 20～30 分钟。

4.肠道准备

术前 3 天少渣饮食,术前 1 天流质饮食,术前日晚灌肠,尽量避免术后 3 天内排便,有利于切口愈合。

5.疼痛护理

遵医嘱适当应用止痛剂,如肌内注射吗啡、消炎栓纳肛等。

(二)术后护理

1.术后观察

有无渗血、出血、血肿、感染和尿潴留并发症发生,如有急事报告医师,并协助处理。

2.保持大便通畅

鼓励患者多饮水,多进食新鲜蔬菜、水果、粗纤维食物,指导患者养成每天定时排便的习惯,进行适当的户外锻炼,防止便秘。便秘者可服用缓泻剂或液体石蜡等,也可选用蜂蜜、番泻叶等泡茶饮用,以润滑、松软大便利于排便。

3.局部坐浴

术后每次排便或换药前均用 1∶5 000 高锰酸钾溶液或痔疾洗液熏洗坐浴,控制温度在 43～46 ℃,每天 2 次,每次 20～30 分钟,坐浴后用凡士林油纱覆盖,再用纱垫盖好并固定。

4.术后常见并发症的预防和护理

(1)切口出血:多发生于术后 7～12 天,常见原因多为术后大便干结、用力排便、换药粗暴等导致创面裂开、出血。预防措施:保持大便通畅,防止便秘;避免腹内压增高的因素如剧烈咳嗽、用力排便等;切忌换药动作粗暴,轻轻擦拭。密切观察创面的变化,一旦出现创面大量渗血,紧急压迫止血,并报告医师处理。

(2)肛门狭窄:大便变细或肛门狭窄者,遵医嘱可于术后 10～15 天行扩肛治疗。

(3)排便失禁:多由于术中不慎损伤肛门括约肌所致。询问患者排便前有无便意,每天的排便次数、量及性状。若为肛门括约肌松弛,可于术后 3 天开始指导患者进行提肛运动,每天 2 次,每次 30 分钟;若发现患者会阴部皮肤常有黏液及粪便污染,或无法随意控制排便时,立即报告医师,及时处理。

八、护理评价

(1)患者术后焦虑情绪得到缓解,心态平和,积极配合治疗。

(2)术后患者疼痛、便血得到缓解,自诉伤口疼痛可耐受,疼痛评分 2～3 分。

(3)未发生肛门狭窄、肛门失禁等并发症,或得到及时发现和处理。

九、健康教育

(1)指导患者养成定时排便的习惯,避免排便时间延长。保持排便通畅,鼓励患者有便意时,尽量排便,纠正便秘。

(2)多饮水,多吃蔬菜、水果及富含纤维素的食物,禁止饮酒及食辛辣等刺激性食物。

(3)出现便秘时,应增加粗纤维食物,必要时口服适量蜂蜜或润肠通便药物。

(4)出院时如创面尚未完全愈合者,便后温水坐浴,保持创面清洁,促进创面早期愈合。

(5)大便变细或肛门狭窄者,遵医嘱可于术后 10～15 天行扩肛治疗。

(6)肛门括约肌松弛者,手术 3 天后做肛门收缩舒张运动,大便失禁者需二次手术。

(崔　真)

第十四节　肛　　瘘

肛瘘是指肛门直肠因肛门周围间隙感染、损伤、异物等病理因素形成的与肛门周围皮肤相通,形成异常通道的一种疾病。肛瘘是常见的直肠肛管疾病之一,发病年龄以 20～40 岁青壮年为主,男性多于女性。

一、病因与发病机制

大多数肛瘘由直肠肛周脓肿发展而来。由内口、瘘管和外口三部分组成。内口即原发感染灶，外口为脓肿破溃处或手术切开引流部位，内外口之间由脓腔周围增生的纤维组织包绕的管道即瘘管，近管腔处有炎性肉芽组织。其内口多在肛窦内及其附近，外口位于肛门周围的皮肤上，内、外口既可为单个，也可以为多个。由于致病菌不断由内口进入，而瘘管迂曲，少数存在分支，常引流不畅，且外口皮肤生长速度较快，常发生假性愈合并形成脓肿。脓肿可从原外口溃破，也可从他处穿出形成新的外口，反复发作，发展为有多个瘘管和外口的复杂性肛瘘。

二、临床表现

肛门周围流脓水、潮湿、瘙痒，甚至出现湿疹。外口处有脓性、血性、黏液性分泌物流出，有时有粪便及气体排出。外口因假性愈合或暂时封闭时，脓液积存，形成脓肿，可出现肛周肿痛、发热、寒战、乏力等症状。脓肿破溃或切开引流后，脓液排出，症状缓解，上述症状反复发作是肛瘘的特点。

三、辅助检查

(一)直肠指诊
在内口处有轻压痛，瘘管位置表浅时可触及硬结内口及条索样肛瘘。

(二)探针检查
探针检查是最常用、最简便、最有效的方法。自外口处插入，沿瘘管轻轻探向肠腔，可找到内口的位置。

(三)染色检查
自外口注入1%亚甲蓝溶液，检查确定内口位置。

(四)实验室检查
发生肛周脓肿时，血常规中可出现白细胞计数及中性粒细胞比例增高。

(五)X线造影
碘油造影或70%泛影葡胺造影，适用于高位复杂性肛瘘的检查。检查自外口注入造影剂，可判定瘘管的分布、多少、位置、走行和内口的位置。

(六)MRI检查
可清晰显示瘘管位置及括约肌间的关系，明确肛瘘分型。

另外，特别注意复杂性肛瘘青年患者是否合并炎症性肠病可能，必要时行肠镜检查。

四、治疗要点

肛瘘一般不能自愈，必须手术治疗。手术成败的关键在于：①准确寻找和处理内口；②切除或清除全部瘘管和无效腔；③合理处理肛门括约肌；④创口引流通畅。

(一)堵塞法
堵塞法适用于单纯性肛瘘。瘘管用1%甲硝唑、生理盐水冲洗后，自外口注入生物蛋白胶。治愈率较低。

(二)手术治疗

1.肛瘘切开术

主要应用于单纯性括约肌间型肛瘘和低位经括约肌间型肛瘘。用探针自外口进入瘘管,沿瘘管到达位于齿状线附近的内口。将探针上方的组织切开,将肉芽组织用刮匙刮除,若存在高位盲道或继发分支,则需彻底清除。

2.肛瘘切除术

在瘘管切开的基础上,将瘘管壁全部切除,直至健康组织,并使创面呈内小外大,以利引流。

3.肛瘘切开挂线术

肛瘘切开挂线术适用于距肛缘3～5 cm,有内外口的单纯性肛瘘、高位单纯性肛瘘,或坐位复杂性肛瘘切开、切除的辅助治疗。利用橡皮筋或有腐蚀作用药线的机械性压迫作用,使结扎处组织发生血运障碍而坏死,以缓慢切开肛瘘。

4.经肛直肠黏膜瓣内口修补术

经肛直肠黏膜瓣内口修补术是治疗复杂性肛瘘的一种保护括约肌的技术,切除内口及其周围约1 cm的全厚直肠组织,然后游离其上方的直肠瓣,并下移修复内口处缺损。通过清除感染灶,游离内口上方直肠黏膜肌瓣或内口下方肛管皮瓣覆盖缝合于内口上,阻碍直肠内容物使之不能进入瘘管管道。

五、护理评估

(一)术前护理评估

1.健康史

了解有无肛管直肠周围脓肿自行溃破或切开引流的病史。

2.病情评估

(1)肛门皮肤有无红、肿。

(2)肛周外口有无反复流脓及造成皮肤瘙痒感。

(3)了解直肠指检、内镜及钡灌肠造影等检查结果。

3.心理-社会状况

对肛瘘的认知程度及心理承受能力。

4.其他

自理能力。

(二)术后护理评估

(1)肛门皮肤有无红、肿、疼痛,肛周外口有无反复流脓及造成皮肤瘙痒感。

(2)了解辅助检查结果及手术方式。

(3)患者的饮食及排便情况。

(4)评估患者对术后饮食、活动、疾病预防的认知程度。

六、护理诊断

(一)急性疼痛

与肛周炎症及手术有关。

(二)完整性受损

与肛周脓肿破溃、皮肤瘙痒、手术治疗等有关。

(三)潜在并发症

肛门狭窄、肛门松弛。

七、护理措施

(一)术前护理措施

(1)观察患者有无肛门周围皮肤红、肿、疼痛,流脓或排便困难。症状明显时,嘱其卧床休息,肛门局部给予热水坐浴,以减轻疼痛,利于大便的排出。

(2)鼓励患者进高蛋白、高热量、高维生素、易消化的少渣饮食,多食新鲜蔬菜、水果及脂肪类食物,保持大便通畅。

(3)急性炎症期,遵医嘱给予抗生素,每次排便后用清水冲洗干净,再用 1:5 000 高锰酸钾溶液温水坐浴,每次 20 分钟,每天 3 次。

(4)术前 1 天半流质饮食,术前晚进食流质,视所采取的麻醉方式决定术前是否禁食禁饮。术前晚按医嘱给予口服泻药,但应具体应用时视患者有无长期便秘史进行调整。若排便不充分时,可考虑配合灌肠法,洗至粪便清水样,肉眼无粪渣为止。

(5)准备手术区域皮肤,保持肛门皮肤清洁,予修剪指甲。

(二)术后护理措施

(1)腰麻、硬膜外麻醉,术后需去枕平卧 6 小时,避免脑脊液从蛛网膜下腔针眼处漏出,致脑脊液压力降低引起头痛。监测脉搏、呼吸、血压 6~8 小时,至生命体征平稳。

(2)加强伤口换药,避免假性闭合。伤口距离肛门近,有肠黏液或粪便污染时,需拆除敷料,温水冲洗、1:5 000 的高锰酸钾溶液或中药熏洗坐浴,洗净沾在伤口上的粪渣和脓血水;伤口换药要彻底、敷料填塞要达深部,保证有效引流,避免无效腔。如行挂线术的患者创面换药至挂线脱落后 1 周。

(3)做好排便管理术前给予口服泻药或清洁灌肠,术后给予轻泻软便药乳果糖或麻仁丸及纤维增加剂,使粪便松软,易于排出。排便后及时坐浴和换药,以保持伤口和肛门周围皮肤清洁。

(4)肛门括约肌松弛者,术后 3 天可指导患者进行提肛运动。

八、护理评价

(1)能配合坐浴、换药,肛周皮肤清洁,术后伤口未发生二次感染。

(2)能配合术后的饮食、活动及提肛训练技巧。

(3)掌握复诊指征。

九、健康教育

(1)饮食指导:术后 1~2 天少渣半流饮食,之后正常饮食,忌辛辣刺激性食物如辣椒及烈性酒等,多食粗纤维富营养的食物,如新鲜蔬菜、水果等,切忌因惧怕疼痛而少吃饭或不吃饭。鼓励患者多饮水,防止便秘。

(2)肛门伤口的清洁:每天排便后用 1:5 000 高锰酸钾溶液或痔疮洗液坐浴,坐浴时应将局部创面全部浸入药液中,药液温度适中。平时排便后,可用温水清洗肛门周围,由周边向中间洗净分泌物。

（3）术后活动指导：手术创面较大，而伤口尚未完全愈合期间，应尽量少走路，避免伤口边缘因用力摩擦而形成水肿，延长创面愈合时间。创面愈合后3个月左右不要长时间骑自行车，以防愈合的创面因摩擦过多而引起出血。

（4）如发现排便困难或大便失禁，应及时就诊。

（崔 真）

第十五节 肛管直肠狭窄

肛管直肠狭窄是指由于先天缺陷或后天炎症反复刺激、肛门直肠损伤、肿瘤等因素，正常的肠道黏膜被瘢痕组织取代或者肠管被瘢痕组织包绕，直肠、肛管、肛门进而出现管径缩小变窄，患者出现排便困难或排便时间延长，常伴有便时肛门疼痛、便形细窄等症状。

一、病因与发病机制

（一）直肠肛门损伤
直肠肛门在受到外伤、烧伤、烫伤、药物腐蚀、分娩时会阴的裂伤、直肠及肛门部手术后出现瘢痕生长，形成的直肠与肛门狭窄。

（二）慢性炎症或溃疡粘连
如克罗恩病，结肠与肛门瘢痕会形成挛缩，进而造成结肠、肛门狭窄。

（三）直肠肛门肿瘤等因素
因直肠恶性肿瘤、肛门部肿瘤、性病、淋巴肉芽肿、平滑肌瘤、畸胎瘤等，也可引起肛门和肛管狭窄。

二、临床表现

（一）排便困难或排便时间延长
排便困难是肛门狭窄最常见的临床表现之一。肛门直肠腔瘢痕导致肛门直肠腔径变小，瘢痕缺乏弹性使较硬或较粗的粪便较难通过，排便的时间延长。

（二）粪便形状改变
由于肛门狭窄、排便困难，服用泻药后，粪便可成扁形或细条状，且自觉排便不净。即使排便次数增加，也多为少量稀便排出。

（三）疼痛
由于粪便通过困难，排粪便时经常导致肛管裂伤，造成持续性钝痛。也可在排粪便后出现持续性剧痛，甚至长达数小时。

（四）出血
肛门弹性差，粪便通过肛门时，使肛管皮肤破裂而导致出血。

（五）肛门瘙痒
肛门狭窄常合并肛门炎症，肛门狭窄也会导致直肠肛管黏膜或肛门皮肤的裂伤，使分泌物明显增加,导致肛门瘙痒和皮炎。

(六)肛门失禁

括约肌损伤导致的纤维化瘢痕形成会使肛门失去良好弹性,一方面表现为肛门狭窄,另一方面表现为肛门收缩功能差,出现肛门失禁,难于控制气体、液体甚至固体的排出。

(七)全身表现

肛门狭窄,会造成不同程度的肠道机械性梗阻,故部分患者出现腹痛、腹胀的症状;而且部分患者由于出现肛门狭窄、排便困难、排便疼痛等问题,会伴有不同程度的精神症状,如焦虑、紧张。

三、辅助检查

(一)直肠指检

可判断肛门狭窄及较低位的直肠狭窄或肛管直肠狭窄。狭窄处不能通过指尖,并可扪及程度不同的坚硬瘢痕组织。

(二)气钡双重造影和排粪造影

可明确狭窄位置及诊断直肠狭窄。

四、治疗要点

(一)非手术治疗

通过高纤维膳食、灌肠等疗法缓解患者的排便困难及便时疼痛的症状;渐进式扩肛法,如手指扩张法或扩张器扩张法,使狭窄处扩张来缓解症状;内镜下置入球囊扩张器的方法进行扩肛,可获得较好的疗效。

(二)直肠狭窄治疗

对于较低位的直肠狭窄,可应用超声刀、激光、尿道切开器在狭窄环后方切开狭窄,完成纵切横缝的手术;或者经肛门直肠狭窄环切除术也可达到比较好的疗效。

(三)肛门狭窄的手术治疗

瘢痕松解同时行内括约肌切开手术。中至重度的肛门狭窄,可考虑应用皮瓣转移的肛门成形术。

五、护理评估

(1)既往是否有肠道炎症、结直肠肛门部手术、痔注射治疗及臀部外伤或使用腐蚀性药物史。

(2)排便困难的严重程度,是否可以通过高纤维膳食、灌肠等疗法缓解患者的排便困难及便时疼痛的情况。

(3)了解辅助检查结果及主要治疗方式。

(4)心理状态和认知程度,是否存在紧张、焦虑的心理状态,对术后的扩肛是否配合,对术后的康复是否有信心,对出院后的继续扩肛是否清楚。

六、护理诊断

(一)急性疼痛

与肛门狭窄、排便困难有关。

(二)完整性受损

与肛周炎症、皮肤瘙痒等有关。

(三)潜在并发症

与出血、肛门狭窄有关。

(四)焦虑

与担心治疗效果有关。

七、护理措施

(一)术前护理措施

(1)观察患者排便情况,有无腹胀、腹痛、排便出血。

(2)有无肛门周围皮肤红、肿、疼痛、流脓、瘙痒,症状明显时,嘱其卧床休息,肛门局部给予热水坐浴,以减轻疼痛。

(3)鼓励患者进食高纤维的蔬菜、水果,如番薯叶、芹菜、韭菜、竹笋、茼蒿及苹果、香蕉,主食以燕麦、麦皮、番薯等为主,以软化大便,缓解患者的排便困难。

(4)术前 1 天半流质饮食,术前晚进食流质,配合灌肠,以减少术后早期粪便排出。术前视手术和麻醉方式给予禁食禁饮。

(5)准备手术区域皮肤,保持肛门皮肤清洁。

(二)术后护理措施

(1)腰麻、硬膜外麻醉,术后需去枕平卧 6 小时,避免脑脊液从蛛网膜下腔针眼处漏出,致脑脊液压力降低引起头痛。监测脉搏、呼吸、血压 6～8 小时,至生命体征平稳。

(2)做好排便管理。术后给予轻泻软便药乳果糖或麻仁丸及纤维增加剂,使粪便松软,易于排出。排便后及时坐浴和换药,以保持肛门周围皮肤清洁。

(3)术后 7～10 天,指导患者扩肛。术后扩肛治疗必须长期坚持,半年以上的扩肛会减少肛门部手术再次导致肛门狭窄的可能性,可以巩固手术的治疗效果。

八、护理评价

(1)能配合术前的饮食,灌肠,保证粪便的排出。

(2)能配合坐浴、换药,肛周皮肤清洁。

(3)能配合术后的饮食、活动及扩肛训练技巧。

(4)掌握复诊指征。

九、健康教育

(1)饮食指导:术后 1～2 天少渣半流饮食,之后正常饮食,忌辛辣刺激性食物如辣椒及烈性酒等,进食高纤维的蔬菜、水果,如番薯叶、芹菜、韭菜、竹笋、茼蒿及苹果、香蕉,主食以燕麦、麦皮、番薯等,以软化大便,利于粪便排出。

(2)肛门伤口的清洁:每天排便后用 1:5 000 高锰酸钾溶液或温水坐浴,坐浴时应将局部创面全部浸入药液中,药液温度适中。

(3)术后扩肛指导:渐进式扩肛法,用手指扩张或扩张器扩张,通过逐步增加手指数目或扩张器的大小使狭窄处扩张以达到缓解症状的目的。

(4)如发现排便困难或大便变细、变硬,应及时就诊。

(崔 真)

第十六节 直 肠 脱 垂

直肠脱垂可分为直肠外脱垂和直肠内脱垂。脱垂的直肠如果超出了肛缘即直肠外脱垂。直肠内脱垂指直肠黏膜层或全层套入远端直肠腔或肛管内而未脱出肛门的一种疾病。直肠内脱垂又称不完全直肠脱垂、隐性直肠脱垂。由于直肠黏膜松弛脱垂,特别是全层脱垂,可导致直肠容量适应性下降,排便困难、大便失禁和直肠孤立性溃疡等。直肠内脱垂是出口梗阻型便秘的最常见临床类型,31%~40%的排便异常患者排便造影检查可发现直肠内脱垂。

一、病因与发病机制

解剖因素,腹压增高,其他内痔或直肠息肉经常脱出,向下牵拉直肠黏膜,造成直肠黏膜脱垂。影像学及临床观察结果等均表明直肠内脱垂和直肠外脱垂的变化相似,手术所见盆腔组织器官变化基本相似;因此,多数学者认为两者是同一疾病的不同阶段,直肠外脱垂是直肠内脱垂进一步发展的结果。

二、临床表现

排便梗阻感、肛门坠胀、排便次数增多、排便不尽感,排便时直肠由肛门脱出,严重时不仅排便时脱出,在腹压增高时均可脱出,大便失禁、肛门瘙痒。黏液血便、腹痛、腹泻及相应的排尿障碍症状等。

三、辅助检查

(一)肛门直肠指检

指检时可触及直肠壶腹部黏膜折叠堆积、柔软光滑、上下移动,内脱垂的部分与肠壁之间可有环状沟。典型病例在直肠指检时让患者做排便动作,可触及套叠环。

(二)肛门镜检查

了解直肠黏膜是否存在炎症或孤立性溃疡,以及痔疮。

(三)结肠镜及钡餐

排除大肠肿瘤、炎症等其他器质性疾病。

(四)排粪造影

排粪造影是诊断直肠内脱垂的主要手段,可以明确内脱垂的类型是直肠黏膜脱垂还是全层脱垂;明确内脱垂的部位:是高位、中位、低位;并可显示黏膜脱垂的深度。排粪造影的典型表现是直肠壁向远侧肠腔脱垂,肠腔变窄,近侧直肠进入远端的直肠和肛管,而鞘部呈杯口状。并常伴有盆底下降、直肠前突和耻骨直肠肌痉挛等。典型的影像学改变:直肠前壁脱垂、直肠全环内脱垂、肛管内直肠脱垂。

(五)盆腔多重造影

能准确、全面了解是否伴有复杂性盆底功能障碍及伴随盆底疝的直肠内脱垂。

(六)肌电图检查

肌电图是通过记录神经肌肉的生物电活动,从电生理角度来判断神经肌肉的功能变化,对判断括约肌、肛提肌的神经电活动情况有重要参考价值。

(七)直肠肛门测压

了解肛管的功能状态。

四、治疗要点

(一)非手术治疗

1.建立良好的排便习惯

让患者了解直肠脱垂发生、发展的原因,认识到过度用力排便会加重直肠脱垂和盆底肌肉神经的损伤。在排便困难时,应避免过度用力,避免排便时间过久。

2.提肛锻炼

直肠内脱垂多伴有盆底肌肉松弛,盆底下降,甚至阴部神经的牵拉损伤。坚持定期进行膝胸位下进行提肛锻炼,可增强盆底肌肉及肛门括约肌的力量。

3.饮食调节

多食富含纤维素的水果、蔬菜,多饮水,每天 2 000 mL 以上;必要时可口服润滑油或缓泻剂,使粪便软化易于排出。

(二)手术治疗

1.直肠黏膜下注射术

治疗部分脱垂的患者,按前后左右四点注射至直肠黏膜下,每点注药 1～2 mL。注射到直肠周围可治疗完全性脱垂,造成无菌炎症,使直肠固定。

2.脱垂黏膜切除术

对部分性黏膜脱垂患者,将脱出黏膜做切除缝合。

3.肛门环缩术

在肛门前后各切一小口,用血管钳在皮下绕肛门潜行分离,使两切口相通,置入金属线(或涤纶带)结成环状,使肛门容一指通过,以制止直肠脱垂。

4.直肠悬吊固定术

对重度的直肠完全性脱垂患者,经腹手术,游离直肠,用两条阔筋膜将直肠悬吊固定在骶骨岬筋膜上,抬高盆底,切除过长的乙状结肠。

5.脱垂肠管切除术

经会阴部切除直肠乙状结肠或经腹部游离直肠后,提高直肠,将直肠侧壁与骶骨骨膜固定,同时切除冗长的乙状结肠。

五、护理评估

(一)术前护理评估

(1)询问患者是否有慢性咳嗽、便秘、排便困难等腹压增高情况,既往是否有内痔或直肠息肉病史。

(2)了解排便情况,有无排便不尽感,排便时是否有肿物脱出,便后能否回纳。

(3)了解辅助检查结果及主要治疗方式。

(4)评估患者对疾病的病因、治疗和预防的认识水平,是否因疾病引起焦虑、不安等情绪。

(二)术后护理评估

(1)了解术中情况,包括手术、麻醉方式、术中用药、输血、出血等情况。

(2)了解患者的生命体征,伤口的渗血、出血情况,及早发现出血;了解术后排尿情况,及时处理尿潴留。

(3)了解血生化、血常规的检验结果。了解患者的饮食及排尿、排便情况。

(4)评估患者对术后饮食、活动、疾病预防的认知程度。

(5)对术后的肛门收缩训练是否配合,对术后的康复是否有信心,对出院后的继续肛门收缩训练是否清楚。

六、护理诊断

(一)急性疼痛

与直肠脱垂、排便梗阻有关。

(二)完整性受损

与肛周炎症、皮肤瘙痒等有关。

(三)潜在并发症

与出血、直肠脱垂有关。

(四)焦虑

与担心治疗效果有关。

七、护理措施

(一)术前护理措施

(1)观察患者排便情况,有无排便困难、排便不尽感,排便时是否有肿物脱出、便后能否回纳。

(2)是否有出血、肛门周围肿胀、疼痛、黏液、瘙痒,症状明显时,嘱其卧床休息,肛门局部给予热水坐浴,以减轻疼痛。

(3)鼓励患者进食高纤维的蔬菜、水果,如番薯叶、芹菜、韭菜、茼蒿及苹果、香蕉,主食以燕麦、麦皮、番薯等,以软化大便,缓解患者的排便困难。

(4)术前1天半流质饮食,术前晚进食流质,配合灌肠,以减少术后早期粪便排出。术前视手术和麻醉方式给予禁食禁饮。

(5)准备手术区域皮肤,保持肛门皮肤清洁。

(二)术后护理措施

(1)腰麻、硬膜外麻醉,术后需去枕平卧6小时,避免脑脊液从蛛网膜下腔针眼处漏出,致脑脊液压力降低引起头痛。监测脉搏、呼吸、血压6~8小时至生命体征平稳。

(2)做好排便管理:术后给予轻泻软便药乳果糖或麻仁丸及纤维增加剂,使粪便松软,易于排出。排便后及时坐浴和换药,以保持肛门周围皮肤清洁。

(3)术后3~5天,指导患者肛门收缩训练。

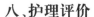

八、护理评价

(1)能配合术前的饮食,灌肠,保证粪便的排出。

(2)能配合坐浴、换药,肛周皮肤清洁。

(3)能配合术后的饮食、盆底肌锻炼及肛门收缩训练技巧。

(4)掌握复诊指征。

九、健康教育

(1)饮食指导:术后1~2天少渣半流质饮食,之后正常饮食,忌辛辣刺激性食物如辣椒及烈性酒等,进食高纤维的蔬菜、水果,如番薯叶、芹菜、韭菜、茼蒿及苹果、香蕉,主食以燕麦、麦皮、番薯等为主,以软化大便,利于粪便排出。

(2)肛门伤口的清洁:每天排便后用1∶5 000高锰酸钾溶液或温水坐浴,坐浴时应将局部创面全部浸入药液中,药液温度适中。

(3)改变如厕的不良习惯:如长时间蹲厕或阅读,减少排便努挣和腹压。

(4)肛门收缩训练:具体做法包括以下内容。戴手套,示指涂液状石蜡,轻轻插入患者肛内,嘱患者收缩会阴、肛门肌肉,感觉肛门收缩强劲有力为正确有效的收缩,嘱患者每次持续30秒以上。患者掌握正确方法后,嘱每天上午、中午、下午、睡前各锻炼1次,每次连续缩肛100下,每下30秒以上,术后早期锻炼次数依据患者耐受情况而定,要坚持,不可间断,至术后3个月。

(5)如发现排便困难、排便有肿物脱出,应及时就诊。

(崔　真)

第十七节　出口梗阻型便秘

出口梗阻型便秘又称直肠型便秘或盆底肌功能不良,是指排便出口组织、器官发生形态结构改变,导致大便不能顺利通过肛门排出,约占慢性便秘的60%,本病以青壮年女性为多见、直肠无力型见于老年人。在传统分类所指的出口梗阻型便秘中,有相当比例的患者存在或合并存在肛门直肠形态结构异常,特别是在与手术有关的研究报道中。

一、病因与发病机制

在导致出口梗阻型便秘的常见病因中,临床将其分型为以下3种。

(一)盆底肌松弛综合征

盆底肌松弛综合征包括直肠内脱垂、直肠前突、直肠内套叠、直肠瓣肥大。

(二)盆底失弛缓综合征

盆底失弛缓综合征包括耻骨直肠肌综合征、盆底痉挛综合征(包括耻骨直肠肌痉挛、肛门痉挛)、会阴下降综合征、内括约肌失弛缓症则与罗马Ⅲ标准中的功能性排便障碍中的不协调排便属于同义词。不协调性排便是指在试图排便时耻骨直肠肌、肛门括约肌未能松弛,或松弛不足,或反而收缩;既往也有将不协调收缩翻译为矛盾收缩。

（三）肠外梗阻型

如子宫后倾、盆底肿瘤、炎症等。部分出口梗阻患者同时存在形态结构改变和排便功能障碍，临床上难以区分二者在慢传输型便秘的症状产生中孰因孰果，或各自所占百分比，这也是在现阶段一些学者仍主张沿着出口梗阻型便秘来表述这类慢性便秘的理由。出口梗阻型便秘包括了比功能性排便障碍更广泛的疾病谱。

二、临床表现

（1）排便困难、费时费力。

（2）排便肛门有不尽感及肛门坠胀。

（3）排便时肛门有持续压力下降感。

（4）会阴部有下坠感。

（5）排便大多数需灌肠。

（6）需在肛门周围加压才能排便，或者需用手指插入阴道或直肠才能排便。

（7）将卫生纸卷插入直肠诱导排便。

（8）肛门处有疝或陷窝的感觉。

（9）肛门直肠指检时肠内可存在泥样粪便，用力排便时，肛门外括约肌呈矛盾性收缩。

（10）结肠慢传输试验中，72 小时多数标志物滞留在直肠内不能排除。

（11）肛门直肠测压时显示：①肛管直肠静息压升高；②用力排便时肛门外括约肌矛盾性收缩或直肠壁的感觉阈异常。

三、辅助检查

便秘患者除了血、尿、便三大常规，以及血生化、腹部彩超、胸片、心电图等检查外，为了明确诊断，还需要完善以下专科检查。

（一）直肠指诊

通过检查患者模拟排便的动作，对其肛门内外括约肌、耻骨直肠肌的张力情况，以及功能是否协调有一个基本评估。

（二）肛门镜或直肠镜检查

通过肛门镜或直肠镜经肛门缓缓进入检查肛管直肠局部之病变，有无痔疮、肛乳头纤维、溃疡、炎症、直肠瓣变异等，必要时可取组织病理检查。

（三）电子结肠镜

通过安装于肠镜前端的电子摄像探头观察大肠黏膜颜色有无变化，肠腔有无狭窄、有无溃疡、炎症、息肉、肿瘤等，此检查需要完全清洁灌肠，否则不能检查彻底。

（四）钡灌肠

通过肛门注入钡剂拍片观察大肠的长短、有无冗长、下垂、盘曲、有无畸形、狭窄、扩张、袋形是否正常，以及大肠位置是否正常等来判断是否存在巨结肠、结肠冗长症、脾曲综合征、盆底疝等，此检查前后需要清洁灌肠。

（五）胃肠运输试验

通过口服含有特殊标志物的胶囊并服后 8 小时、24 小时、48 小时、72 小时拍片观察标志物的位置来判断胃肠蠕动功能的异常。若 72 小时拍片标志物不能超过 80% 即可诊断为结肠慢传输型便秘,此检查期间不能应用任何影响胃肠道的药物。

(六)排粪造影检查

排粪造影检查又称为动态性或排空型造影检查,是一种模拟排便的过程。它是通过向患者直肠内注入造影剂(硫酸钡),动态观察静息、提肛、力排及排空后状态下直肠及肛管形态、功能位置及位置变化的特殊造影检查方法。用以了解直肠、肛管及盆底结构有无功能性及器质性改变,明确引起出口梗阻型便秘诊断的重要依据。

1.静息状态

直肠注入钡剂后,患者保持静息自然状态。

2.提肛状态

遵医师嘱咐,患者用力向上收紧肛门病适时保持。

3.力排状态

遵医师嘱咐,患者用力将钡剂排出肛门。

(七)肛门直肠压力测定

为研究某些肛门直肠疾病和排便异常提供病理生理依据。正常排便应该有内外括约肌、盆底肌同步迟缓,排便压的有效升高及排便通道的畅通无阻。排便时,结肠及直肠松弛,内外括约肌、耻骨直肠肌均处于张力收缩状态,排便阻力大于排便动力,粪便得以储存;排便时,结、直肠肌收缩,肠腔内压力增高,腹肌亦收缩使腹压增高,而内括约肌、耻骨直肠肌、外括约肌均反射性松弛,肛管压力迅速降低,上述压力梯度逆转,排便动力大于排便阻力,粪便排出肛门。这两种状态下肛管、直肠、盆底的功能变化及各器官协调功能均能通过压力变化而表现出来,通过测压的方法,了解并量化评估肛门直肠维持自制和排便功能,对诊断出口梗阻型便秘有重要临床意义。评估流程:①安静状态下测压;②持续收缩肛门,收缩状态下测压;③持续用力排便,模拟排便测压;④肛管功能长度测定。肛门直肠测压。

(八)盆底表面肌电评估

盆底肌电图是一种无创的,应用于表面电极测量盆底横纹肌复合体的表面肌电活动水平,以此研究盆底横纹肌综合肌动作电位的活动方式。对整个盆底肌群Ⅰ、Ⅱ型肌纤维功能进行评估,辅助诊断、鉴别诊断盆底疾病,指导治疗方案的设定,了解患者盆底肌功能恢复进展及评价治疗的效果。同时有助于判断便秘有无肌源性和神经源性病变,了解有无直肠-肛门括约肌协调运动异常。

(九)球囊逼出试验

球囊逼出试验是检查直肠排便功能的一项辅助检查,其对判断盆底肌功能和直肠感觉功能有重要意义。

(十)盆腔动态多重造影

通过腹腔穿刺,向腹腔内注入造影剂(碘普罗胺),安置尿管,排空小便,向膀胱内注入造影剂(碘普罗胺),在阴道(女性)内放置造影纱布(碘普罗胺),直肠内注入造影剂(硫酸钡),在患者行排便动作中,动态拍片,了解整个盆腔内组织器官在排便过程中的改变,能全面了解盆底的功能状态,此项检查前后需清洁灌肠。

(十一)胃肠心理评估

心理评估对治疗慢性便秘非常重要,有研究显示近50％的功能性便秘患者均存在不同程度的心理异常,如通过焦虑评估量表、抑郁评估量表、气质量表等评分,综合评估患者是否存在因便秘疾病本身造成的心理精神异常、影响的程度如何,是否需要药物干预等。

在出口型便秘检查中其中排粪造影检查、肛门直肠测压、球囊逼出试实验、盆腔多重造影检查对诊断出口梗阻型便秘尤为重要,也是诊断与鉴别慢传输型便秘的重要辅助检查。

四、治疗要点

(一)保守治疗

1.合理饮食

(1)保证充足的水分摄入,晨起空腹温水或蜂蜜水 500 mL,每天至少 1 500～2 000 mL。

(2)保证膳食纤维摄入,成人每天摄入纤维含量 25～35 g,如糙米、玉米、大麦、米糠等杂粮,胡萝卜、薯类、四季豆等根茎和海藻类食物。

(3)每天摄入 1～2 个香蕉、苹果。

(4)每天一杯酸牛奶。

(5)建议不饮酒及服用咖啡因的饮料,它们会加重大便的干燥。

(6)优质蛋白:每天保证鸡蛋 1 个、瘦肉 100～150 g,牛奶 250～500 mL 和豆腐 100 g。

(7)油脂:适量增加烹饪油用量(心血管疾病慎用)。

2.适当运动

每天达到 30 分钟,每周能有 5 天时间。

(1)健康散步,40 分钟以上,坚持 12 周,其他全是运动跑步、跳绳、游泳等。

(2)锻炼腹肌训练:如仰卧起坐、吹气球。

(3)锻炼肛门括约肌力量:如提肛运动。

(4)促进肠蠕动:仰卧,顺时针方向,自右下腹开始,顺时针按摩腹部,2～3 指,用力中等,每次约 1 分钟,每天重复 10 次。

3.生物反馈治疗

生物反馈治疗作为便秘的一线疗法,具有无痛苦、治愈率高、安全无不良反应等特点。每个患者耐受力不同,直肠感觉阈值不同,盆底肌力不同,接受电刺激、肌电促发电刺激及 Kegel 模板训练治疗方案不同。在治疗过程中通过让患者充分认识所患疾病的病情,强调患者自主盆底肌肉训练,增强患者自我意识和自我调节能力,改善盆底血供,增强盆底神经肌肉兴奋性,改善盆底肌松弛、痉挛的病症,促进肠蠕动,增加便意,最终达到治疗的目的。一般推荐 2～3 个月 1 个疗程,病情严重,反复发作者建议适当延长疗程,每个疗程 10 次,每天 1 次,每次 30～40 分钟。如果配合规范的球囊训练,可取得较好的治疗效果和稳定的愈合。

4.小球囊盆底肌功能锻炼

小球囊盆底肌功能训练前期准备同小球囊逼出试验,将球囊置于患者肛门 5～10 cm,指导患者做收缩和放松肛门肌肉,时间为 20 分钟,每天总共 60 次。

5.每天晨起坚持锻炼

时间为 20～30 分钟。

6.建立正确的排便习惯

(1)养成正确的排便习惯,每天晨起或餐后 2 小时内尝试排便,因为此时肠活动最活跃,即使无便意每次排便 5～10 分钟,养成排便习惯。

(2)不能抑制便意及刻意忍耐,有便意应立即去排便。

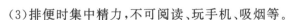

（3）排便时集中精力，不可阅读、玩手机、吸烟等。

7.合理使用泻剂

在医师指导下使用泻剂，长期服用泻剂易引起药物依赖，加重便秘。

（1）益生菌：双歧杆菌，也可服用妈咪爱、酸奶等益生菌制剂。

（2）乳果糖：每次 15～30 mL，15～45 mL/d。普芦卡必利（力洛）半片或每天 1 片（若能正常排便无须继续服用）。上述药物无效可加福松，应避免长期服用刺激性泻药如番泻叶、果导片等。

8.精神心理治疗

在治疗过程中应强调精神心理治疗的重要性，包括健康教育、心理治疗、认知行为治疗、药物治疗等。必要时遵医嘱给予抗焦虑抑郁药物治疗。

（二）手术治疗

经肛手术治疗，包括经肛吻合器直肠切除术、直肠瓣缝扎悬吊术、经会阴直肠前突修补术、盆底抬高术等。

五、护理评估

（1）患者的职业、饮食习惯、排便习惯及诱发饮食。

（2）患者年龄、对疾病的认识及心理状况。

（3）排便需服泻药及其他方式辅助排便。

（4）患者有无便意或便意淡漠。

（5）患者肛门有无坠胀、有无腹胀等症状。

六、护理诊断

（一）焦虑、恐惧

与患者对自身疾病及手术效果有关。

（二）疼痛

与术后切口有关。

（三）部分生活自理能力缺陷

与手术伤口及卧床有关。

（四）知识缺乏

与对便秘相关知识及术后康复知识有关。

（五）睡眠形态紊乱

与伤口疼痛有关。

（六）自我形象紊乱

与手术部位有关。

（七）潜在并发症

尿潴留、出血、感染、排便困难、肛门坠胀。

七、护理措施

（一）术前护理

1.心理护理

患者手术前常有情绪紧张、焦虑、注意力高度集中或恐惧，对治疗心存顾虑，对治疗相关知识缺乏,担心手术后恢复效果。护士应帮助患者做好充分的心理准备,耐心讲解疾病相关知识,对疾病进行健康宣教,讲解手术的优点,并向患者成功手术案例,使患者接受手术,树立战胜疾病的信心。

2.术前常规准备及肠道准备

(1)饮食:术前 1 天清淡易消化饮食,术前 6 小时禁食、4 小时禁饮。

(2)皮肤、肠道准备:术前备皮,术前晚、术晨行清洁灌肠。

(3)术前建立静脉通道给予术前抗生素及林格液静脉滴注。

(二)术后护理

1.一般护理

观察患者意识、面色,测量患者体温、脉搏、呼吸、血压,注意观察创口敷料有无渗血、脱落,发现异常及时报告医师,及时给予更换敷料并加压包扎,严密观察病情变化。

2.体位

术后回病房遵医嘱去枕平卧 4 小时,禁饮、禁食。手术当天减少活动,除需下床如厕外需在床上休息,避免早坐位或下蹲,防止肛内缝合处裂开。下床时需动作缓慢、搀扶,不可离人。

3.饮食护理

嘱患者 4 小时后麻醉清醒后可适量饮水,若无恶心、呕吐等不适,给予正常饮水同时可给予半流质饮食,如稀饭、面条、藕粉等,避免进食刺激或胀气的食物,如豆类、牛奶、洋葱等。术后第 2 天遵医嘱给予普食,进食富含纤维素的食物和足够的水分,禁辛辣燥热的食物。

4.疼痛护理

术后伤口疼痛是肛肠手术患者最常见的症状,也是患者最担心的,麻醉作用消失后患者会开始感觉到疼痛。

(1)术后应定时评估患者有无疼痛、疼痛的性质、症状。通过建立疼痛评分表,及时、准确、客观地对患者术后疼痛作出评分,根据评分采取相应的护理措施。

(2)术后必要时给予患者镇痛泵使用,此方法止痛效果明显,在使用镇痛泵的过程中,观察患者有无头晕、恶心欲吐等症状,镇痛泵一般在 72 小时停用。

(3)若患者疼痛不能耐受者,应立即报告医师,遵医嘱给予肌内注射止痛针。

(4)给予患者心理支持,分散其注意力,嘱患者听音乐、看书等,疏导不良心理,消除疑虑,保持乐观情绪。

5.小便护理

(1)观察患者术后有无便意感,有无小腹胀痛,叩诊膀胱是否充盈。嘱患者下床小便时可听流水声、按摩腹部诱导排便。

(2)若观察患者小便自解困难,叩诊膀胱充盈,给予热敷小腹,并报告医师,遵医嘱给予口服特拉唑嗪,或肌内注射新斯的明。仍不能自解者遵医嘱给予床旁留置导尿管。

6.大便护理

一般情况下患者术后当天不会有大便排出,术后第一天嘱患者尽量不排便。

(1)嘱患者每天清晨温水或蜂蜜水温服,嘱患者养成排便习惯,晨起或餐后 2 小时如厕排便,避免久蹲、努挣。

(2)术后的患者常因精神紧张,由于伤口疼痛惧怕排便,担心大便影响伤口愈合,护士应加强患者健康宣教,讲解疼痛的机制,解释术后排便的重要性,消除患者的紧张、顾虑情绪,嘱患者自然放松,是肛门括约肌处于松弛状态,改变肛直角,使大便顺利排出,必要时给予止痛药。便后给予中药坐浴,换药。

7.睡眠形态紊乱的护理

(1)评估导致患者不寐的具体原因,尽量减少或消除患者睡眠形态的因素。

(2)为患者安排合理的运动、活动,减少白天卧床、睡眠时间,帮助患者适应环境及生活方式的改变,夜间患者睡眠时,除必要的操作,不宜干扰患者休息。

(3)有计划性地对患者进行心理疏导,减轻患者焦虑、抑郁、恐惧等心理状态,从而改善患者的睡眠。

(4)药物指导给予抗抑郁药物(草酸艾司西酞普兰片)。

8.自我形象紊乱的护理

护士在为患者进行操作时应注意保护患者的隐私。

9.术后并发症的护理

(1)出血:严密观察患者伤口敷料,是否有渗血渗液。严密观察患者的生命体征、脉搏、心率、呼吸、神志、体温。观察患者排便时有无带血,嘱患者勿用力排便,以免引起伤口出血。如患者伤口敷料有鲜红色血液渗出,应立即通知医师并协助医师进行止血甚至抢救处理。

(2)排便困难:术后患者因恐惧排便引起伤口疼痛,担心伤口愈合,刻意忍耐便意,导致粪便干硬不易排出。观察患者术后第2天起有无自行排大便,有无腹胀,有无强烈的便意感,如3~4天仍未排便必要时遵医嘱给予清洁灌肠。

(3)肛门坠胀:术后1周观察患者有无肛门坠胀感,指导患者适当的提肛运动或膝胸卧位,以减轻患者肛门坠胀感。

八、护理评价

患者术后焦虑情绪得到缓解,心态平和,积极配合治疗。术后患者疼痛得到缓解,自诉伤口疼痛可耐受,疼痛评分2~3分。小便均自解、通畅,偶有大便排出困难的患者,遵医嘱给予清洁灌肠后,腹胀等不适均缓解,至患者出院大便每天1~2次。通过以上护理措施,对提出的护理诊断均得到缓解和消除。

九、健康教育

(1)保持心情舒畅,适量活动、避免久蹲、久坐。

(2)饮食原则宜食清淡易消化食物,可食粗纤维食物,适量水果。

(3)每天水的摄入量在2 000~2 500 mL,清晨空腹温水或蜂蜜水500 mL。

(4)保持大便通畅,并观察有无便血,发现异常及时报告医师。

(5)腹部按摩嘱患者仰卧,按摩者以顺时针方向,自右下腹开始,沿结肠走行方向缓慢进行,一般使用2~3根手指,用力中等,每一圈用时约1分钟,每天重复10次。

(6)每天坚持做提肛运动,缓解肛门坠胀,促进伤口愈合;院外指导督促患者排便训练,注意劳逸结合,避免过度劳累,定期随访。

(崔 真)

第十八节　结肠慢传输型便秘

结肠慢传输型便秘是指排便次数减少,无便意或少便意,粪便坚硬,排便困难。肛门直肠指诊时直肠内无粪便或触及坚硬粪便,而肛管括约肌和用力排便功能正常;全胃肠或结肠传输时间延长;缺乏出口梗阻型便秘的证据,如排粪造影和肛门直肠测压正常。

一、病因及发病机制

目前结肠慢传输型便秘的发生的病因、病理尚未完全明了,可能与以下因素相关。

(一)摄入纤维素量不足

当摄入纤维素量不足,尤其是膳食纤维不足,粪便内的含水量和容积减少,对肠壁的刺激减弱,肠蠕动降低,肠内容物通过时间延长,水分过度重吸收,导致粪便干结、排出困难。

(二)药物

许多药物可以引起便秘,如抗抑郁药、抗癫痫药、抗组胺药、抗震颤麻痹药、抗精神病药、解痉药、钙通道阻滞剂、利尿剂、单胺氧化酶抑制剂、阿片类药、拟交感神经药、含铝或钙的抗酸药、钙剂、铁剂、止泻药、非甾体抗炎药,此外,长期口服刺激性泻剂(含蒽醌类:大黄、番泻叶、芦荟等)也可导致便秘。

(三)器质性疾病

肠道疾病(结直肠肿瘤、憩室、肠腔狭窄或梗阻、巨结肠),神经系统疾病(自主神经病变、脑血管疾病、认知障碍或痴呆、多发性硬化、帕金森病、脊髓损伤),肌肉疾病(淀粉样变性、皮肌炎、硬皮病、系统性硬化)。

(四)内分泌紊乱

结肠慢传输型便秘多发于育龄期妇女,女性激素紊乱可能在发病中占据重要作用。研究发现血清孕酮的浓度升高,能使胃肠平滑肌舒张,推进性蠕动减弱,结肠传输减慢,内分泌和代谢性疾病(严重脱水、糖尿病、甲状腺功能减退、甲状旁腺功能亢进、多发内分泌腺瘤、重金属中毒、高钙血症、高或低镁血症、低钾血症、卟啉病、慢性肾病、尿毒症)多可引起结肠蠕动减慢,导致便秘。

二、临床表现

(一)症状

主要表现为长期便次减少,可3天以上排便1次,缺乏便意,腹胀,食欲缺乏,有食欲但不敢正常进食,进食后腹胀加重,或有便意,排便费力,蹲厕后不能排出粪便,或每次排出少量粪便,粪便干结,排便时间较长,一般在15～45分钟,甚至更长,甚至不能排出粪便仅能排气,口服刺激性泻剂能排便,必须依赖泻剂排便,且疗效逐渐减弱至消失,甚至最后使用泻剂也完全不能排便。部分患者伴有下腹隐痛、口苦、口干、口臭、呃逆、面色晦暗、心情烦躁、焦虑、抑郁、睡眠障碍等全身症状。

(二)体征

结肠慢传输型便秘患者多无特殊体征,超过7天未排便者常可见腹部膨隆,腹部触诊可扪及

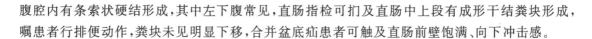

腹腔内有条索状硬结形成,其中左下腹常见,直肠指检可扪及直肠中上段有成形干结粪块形成,嘱患者行排便动作,粪块未见明显下移,合并盆底疝患者可触及直肠前壁饱满、向下冲击感。

三、辅助检查

此辅助检查同出口梗阻型便秘,其中结肠运输试验、排粪造影、多重动态造影、内镜检查是主要诊断结肠慢传输型便秘的重要专科检查。

四、治疗要点

治疗方式主要分为两大类:非手术治疗和手术治疗。

(一)非手术治疗

非手术治疗为首选方式,目的在于减轻和/或消除便秘的症状。

1.一般治疗

一般治疗包括多进食膳食纤维、多饮水,养成良好的定时、定时的排便习惯等。

2.药物治疗

主要为泻剂,以促动力药为主,但对含有蒽醌类物质的刺激型泻剂要合理应用,不宜长期服用,以免损害肠神经系统,导致结肠无力,并可诱发"结肠黑变病"。

(二)手术治疗

经完善检查,排除器质性等因素,经过严格的非手术治疗,效果不明显者,对患者的生活质量影响严重,应尽早考虑手术治疗。

手术治疗包括经腹腔镜结肠次全切除吻合、升-直吻合术;全结肠切除回-直吻合术;全结直肠切除、回肠贮袋肛管吻合术。

五、护理评估

(1)患者的职业、饮食、排便习惯、诱发因素。

(2)排便需要泻药和灌肠协助。

(3)无便意或便意淡漠、腹胀、腹痛。

(4)结肠镜检查排除器质性病变。

(5)心理-社会状况。

六、护理诊断

(一)焦虑、恐惧

与担心手术及术后恢复效果有关。

(二)粪性皮炎

与术后早期排便次数较多有关。

(三)疼痛

与手术创面有关。

(四)知识缺乏

与缺乏相关知识及术后功能锻炼有关。

(五)自我形象紊乱

与造瘘有关。

(六)部分生活自理能力缺陷

与术后卧床、留置导管有关。

(七)活动无耐力

与术后疼痛、长时间卧床、禁食有关。

(八)舒适度的改变

与术后留置导管有关。

(九)潜在并发生症

肠梗阻、吻合出血或吻合口瘘、肛门坠胀、大便失禁、尿路感染、切口感染、皮下气肿、深静脉血栓。

七、护理措施

(一)术前护理

1.心理护理

(1)评估患者的心理状况,了解患者胃肠心理评估结果,是否存在抑郁、焦虑、自杀倾向。

(2)加强护患沟通,护士具备敏锐的观察力和预见性,了解患者需求,及时发现患者情绪变化。

(3)向患者介绍腹腔镜手术最大的特点,让患者及家属对手术有初步的认识,举例手术恢复效果较好的患者,并请在院做同样手术的患者向患者分享经验及恢复效果,提高患者对疾病治疗的信心,同时做好家属的宣教,得到家属的心理支持,减轻患者的心理负担。

2.完善便秘专科检查

患者检查期间护士应知晓患者检查进展及检查项目。根据检查注意事项指导患者完成相关辅助检查,了解患者检查结果和心理变化。

3.术前1周功能锻炼

(1)术前指导患者有效咳痰,翻身叩背增强患者术后依从性。

(2)指导患者进行肺功能锻炼,包括吹气球、爬楼梯,改善患者呼吸功能,提高患者对手术的耐受力,降低围术期风险。

(3)术前给予盆底肌功能锻炼生物反馈治疗、低频脉冲电治疗、肌电图监测。

4.营养支持

(1)术前清淡饮食,遵医嘱给予肠内营养支持口服肠内营养剂(瑞能)。

(2)给予肠外营养支持,因全营养制剂渗透压较高,外周静脉输注时及易损伤血管,易造成静脉炎,给予中心静脉置管或经外周静脉中心置管。

5.皮肤、肠道准备

(1)术前1天,给予全腹部至大腿部位备皮,并做好清洁。特别注意需指导家属清洁患者肚脐。

(2)术前1周左右开始进行肠道准备,术前1天行全肠道清洁,口服复方聚乙二醇电解质散兑温开水2 000 mL口服。

(3)术前一晚、术晨给予清洁灌肠。

6.其他准备

术晨更衣、床旁安置胃管、尿管,避免术中误伤膀胱。

(二)术后护理

1.密切观察病情变化、合理的体位

(1)患者术后由监护室观察 2～3 天转入普通科室,遵医嘱根据患者病情给予心电监护和氧气吸入,观察患者生命体征,体温、脉搏、呼吸、血压、氧饱和度,观察患者意识及配合程度。

(2)体位:给予半卧位休息,利于腹腔引流管引流。

2.心理护理

在与便秘患者心理护理过程中应注重沟通交流,以热情、尊重、倾听、理解贯穿干预全过程,详细收集患者的资料,向患者讲术后相关注意事项,取得患者及家属配合,做好患者宣教工作,鼓励家属参与到患者心理支持活动中。

3.饮食护理

医嘱禁饮禁食,待肠蠕动功能恢复后改为流质饮食如乌鱼汤、口服肠内营养剂(瑞能)100 mL,每天 2 次。饮食指导应遵循循序渐进的原则,少量多餐,患者可 2～3 小时进一次餐,每天进食 5～6 次,术后第 3 天给予半流质饮食,如稀饭、面条、蛋花、馄饨、藕粉等,1 周后可软食,嘱其清淡营养、高蛋白、高能量饮食。根据患者肠功能恢复及排便情况逐渐过渡至普食。

4.疼痛护理

由于该疾病采用腹腔镜手术,大部分患者术后疼痛症状较轻。责任护士定时评估患者术后有无疼痛、疼痛的程度、性质及症状和体征。通过对患者疼痛评分来确定给予相应的护理措施。术后一般患者会配备 PCA 镇痛泵,护士应针对 PCA 镇痛泵的使用给予患者和家属进行讲解,并操作演示,评估对其掌握情况。定期巡视病房,评估患者疼痛的程度,给予患者心理护理。

5.营养支持及药物治疗

术后患者因禁食禁水,经中心静脉置管给予患者肠外营养支持,护士应做好深静脉置管的护理,每 2 小时冲管 1 次,根据深静脉置管护理常规进行护理。同时观察患者排气情况,待肠蠕动恢复给予肠内营养支持。

6.引流管护理

建立导管评估表,对中、高危风险患者护士应加强巡视,术后严密观察各种引流管引流液的颜色、性状、量。术后指导患者卧床时用安全别针将引流袋固定于床边;下床活动时,应夹毕尿管,将尿管固定于耻骨联合下;其他引流管可固定在患者上衣衣襟处;时刻保持引流管通畅,避免其受压、打折、牵拉,严防管路脱出、自拔。若血浆引流管出现大量血性引流液,要警惕患者出现腹部内部出血,应及时通知医师,并配合积极治疗。

7.功能锻炼

(1)术后转入普通病房,当天可指导患者端坐卧位,协助患者早期下床活动,活动应遵循先坐起-床旁站立-行走的原则。注意防止患者应突然站立导致直立性低血压。活动时应有专人陪护,防止发生跌倒。

(2)盆底肌功能及腹肌锻炼,嘱其每天坚持做提肛运动,每天 3 组,每组提肛 100 次,持续5～10 分钟即可。术后 20 天左右给予生物反馈治疗、低频脉冲治疗。

8.睡眠形态紊乱的护理

(1)评估导致患者睡眠质量差的具体原因,尽量减少或消除患者睡眠形态的因素。

(2)为患者安排合理的运动、活动,减少白天卧床、睡眠时间,帮助患者适应环境及生活方式的改变,夜间患者睡眠时,除必要的操作,不宜干扰患者休息。

(3)有计划性地对患者进行心理疏导,减轻患者焦虑、抑郁、恐惧等心理状态,从而改善患者的睡眠。

(4)遵医嘱给予耳穴埋豆。

(5)药物指导给予抗抑郁药物(草酸艾司西酞普兰片)。

9.自我形象紊乱

(1)鼓励患者以各种方式表达形体改变所致的心理感受,确定患者对自身改变的了解程度及这些改变对其生活方式的影响,接受患者所呈现的焦虑和失落,使患者在表达感受的同时获得情感上的支持。

(2)帮助患者及家属正确认识疾病所致的形体外观改变,提高对形体改变的认识和适应能力,给予患者健康宣教。

(3)指导患者身体改观的方法,如衣着合体和恰当的装饰等;鼓励患者参加正常的社会交往活动。

10.并发症护理

(1)肛门坠胀:持续盆底肌及腹肌功能锻炼,给予提肛运动,每天提肛运动3组,每组100次,或给予消炎止痛药坐浴。如患者自觉肛门坠胀明显指导患者做膝胸卧位,可缓解肛门坠胀感。

(2)肠梗阻:严密观察患者有无腹痛、腹胀等症状,观察患者排气、排便,发现异常及时报告医师,嘱其早期下床活动,卧床时勤翻身,术后指导患者咀嚼口香糖,促进肠蠕动,防止肠粘连。用白酒将小茴香浸润合并TDP照射熨烫腹部。

(3)吻合口瘘及吻合口出血:观察患者大便的颜色、性状及生命体征、体位、脉搏、呼吸、血压;观察患者有无腹胀、腹痛、血浆引流颜色、性状、量。

(4)下肢静脉血栓:评估患者下肢有无肿胀、麻木感,下肢是否屈伸灵活,以便及时发现异常情况,同时协助患者进行下肢的被动屈伸运动,间断按摩下肢,防止深静脉血栓形成。

(5)皮下气肿护理:观察面部皮下扪及有无捻发音,有无咳嗽、胸痛、呼吸频率的变化,皮下气肿一般1~2天可自愈。

八、护理评价

针对结肠慢传输型便秘提出以上护理问题采取相应的护理措施,患者无不良反应及不适,其护理诊断均得到缓解及消除。

九、健康教育

(1)通过口头讲解教育、向患者发放健康教育手册、试听播放等不同方式给予患者健康宣教。

(2)向患者讲解慢传输型便秘定义,使其正确认识便秘。

(3)向患者讲解需要改变的生活方式,如饮食、活动、作息等,养成良好的排便习惯,(具体方式同出口梗阻型便秘保守治疗)。

(4)保持乐观、开朗的情绪,丰富生活内容,使气血调达,心气和顺。

(5)治疗过程中做好患者安全宣教,防止患者跌倒、坠床、烫伤的发生。

(崔　真)

第十九节　结直肠息肉

凡从黏膜表面突出到肠腔的息肉状病变,在未确定病理性质前均称为息肉。分为腺瘤性息肉和非腺瘤性息肉两类,腺瘤性息肉上皮增生活跃,多伴有上皮内瘤变,可以恶变成腺癌;非腺瘤性息肉一般不恶变,但如伴有上皮内瘤变则也可恶变。结直肠息肉是一种癌前病变,近年来随着生活条件和饮食结构的改变,结直肠息肉发展为癌性病变的发病率也呈增高趋势。其发生率随年龄增加而上升,男性多见。临床上以结肠和直肠息肉为最多,小肠息肉较少,可分为单个或多个。小息肉一般无症状,大的息肉可有出血、黏液便及直肠刺激症状。息肉可采用经肠镜下切除,经腹或经肛门切除等多种方法进行治疗。

一、病因与发病机制

(一)感染
炎性息肉与肠道慢性炎症有关,腺瘤性息肉的发生可能与病毒感染有关。

(二)年龄
结直肠息肉的发病率随年龄增大而增高。

(三)胚胎异常
幼年性息肉病多为错构瘤,可能与胚胎发育异常有关。

(四)生活习惯
低食物纤维饮食与结直肠息肉有关,吸烟与腺瘤性息肉有密切关系。

(五)遗传
某些息肉病的发生与遗传有关,如家族性腺瘤性息肉病(FAP)。

二、临床表现

根据息肉生长的部位、大小、数量多少,临床表现不同。

(1)多数结直肠息肉患者无明显症状,部分患者可有间断性便血或大便表面带血,多为鲜红色;继发炎症感染可伴多量黏液或黏液血便;可有里急后重;便秘或便次增多。长蒂息肉较大时可引致肠套叠;息肉巨大或多发者可发生肠梗阻;长蒂且位置近肛门者息肉可脱出肛门。

(2)少数患者可有腹部闷胀不适、隐痛或腹痛症状。

(3)伴发出血者可出现贫血,出血量较大时可出现休克状态。

三、辅助检查

(1)直肠指诊可触及低位息肉。

(2)肛镜、直肠镜或纤维结肠镜可直视到息肉。

(3)钡灌肠可显示充盈缺损。

(4)病理检查明确息肉性质,排除癌变。

四、治疗要点

结直肠息肉是临床常见的、多发的一种疾病,因为其极易引起癌变,在临床诊疗过程中,一旦确诊就应及时切除。结直肠息肉完整的治疗方案应该包括正确选择首次治疗方法,确定是否需要追加肠切除,及术后随访等三部分连续的过程。

(一)微创治疗(内镜摘除)

随着现代医疗技术的不断发展和进步,结肠镜检查和治疗结直肠息肉已经成为一种常见的诊疗手段,由于其方便、安全、有效,被越来越多的医护工作者和患者所接受。但内镜下治疗结直肠息肉依然存在着术后病情复发及穿孔、出血等手术并发症。符合内镜下治疗指征的息肉可行内镜下切除,并将切除标本送病理检查。直径<2 cm 的结直肠息肉,外观无恶性表现者,一律予以切除;<0.3 cm 息肉,以电凝器凝除;对于>0.3 cm 且<2 cm 的结直肠息肉,或息肉体积较大,但蒂部<2 cm 者可行圈套器高频电凝电切除术。

(二)手术治疗

息肉有恶变倾向或不符合内镜下治疗指征,或内镜切除后病理发现有残留病变或癌变,则需手术治疗。距肛门缘 8 cm 以下且直径≥2 cm 的单发直肠息肉可以经肛门摘除;距肛缘 8 cm 以上盆腹膜反折以下的直径≥2 cm 单发直肠息肉者可以经切断肛门括约肌入路或经骶尾入路直肠切开行息肉局部切除术;息肉直径≥2 cm 的长蒂、亚蒂或广基息肉,经结肠镜切除风险大,需行经腹息肉切除,术前钛夹定位或术中结肠镜定位。

(三)药物治疗

如有出血,给予止血,并根据出血量多少进行相应处置。

五、护理诊断

(一)焦虑与恐惧

与担忧预后有关。

(二)急性疼痛

与血栓形成、术后创伤等有关。

(三)便秘

与不良饮食、排便习惯等有关。

(四)潜在并发症

贫血、创面出血、感染等。

六、护理措施

(1)电子结肠镜检查及经电子结肠镜息肉电切前 1 天进半流质、少渣饮食,检查及治疗前4~5 小时口服复方聚乙二醇电解质散行肠道准备,术前禁食。如患者检查前所排稀便为稀薄水样,说明肠道准备合格;如所排稀便为粪水,或混有大量粪渣,说明肠道准备差,可追加清洁灌肠或重新预约检查,待肠道准备合格后再行检查或治疗。

(2)肠镜下摘除息肉后应卧床休息,以减少出血并发症,息肉<1 cm 的患者手术后卧床休息6 小时,1 周内避免紧张、情绪激动和过度活动,息肉>1 cm 的患者应卧床休息 4 天,2 周内避免过度体力活动和情绪激动。注意观察有无活动性出血、呕血、便血,有无腹胀、腹痛及腹膜刺激症状,有无血压、心率等生命体征的改变。

(3)结直肠息肉内镜下摘除术后即可进流质或半流质饮食,1周内忌食粗糙食物。禁烟酒及干硬刺激性食物,防止肠胀气和疼痛的发生。避免便秘摩擦使结痂过早脱落引起出血。

七、护理评价

通过治疗与护理,患者是否情绪稳定,能配合各项诊疗和护理;疼痛得到缓解;术后并发症得到预防,或被及时发现和处理。

八、健康教育

(一)饮食指导

多食新鲜蔬菜、水果等含膳食纤维高的食物,少吃油炸、烟熏和腌制的食物。

(二)生活指导

保持健康的生活方式;增加体育锻炼,增强免疫力,戒烟酒。

(三)随访

单个腺瘤性息肉切除,术后第1年随访复查,如检查阴性者则每3年随访复查一次。多个腺瘤切除或腺瘤>20 mm伴不典型增生,则术后6个月随访复查一次,阴性则以后每年随访复查一次,连续两次阴性者则改为3年随访复查一次,随访复查时间不少于15年。

(崔　真)

第十一章　泌尿外科护理

第一节　肾脏损伤

一、概述

肾脏隐藏于腹膜后，一般受损伤机会很少，但肾脏为一实质性器官，结构比较脆弱，外力强度稍大即可造成肾脏的创伤。肾损伤大多为闭合性损伤，占 60%～70%，可由直接暴力，如腰、腹部受硬物撞击或车辆撞击，肾受到沉重打击或被推向肋缘而发生损伤；肋骨和腰椎骨折时，骨折片可刺伤肾，间接暴力，如从高处落下、足跟或臀部着地时发生对冲力，可引起肾或肾蒂伤。开放性损伤多见于战时和意外事故，常伴有胸腹部创伤，在临床上按其损伤的严重程度可分为肾挫伤、肾部分裂伤、肾全层裂伤、肾蒂损伤、病理性肾破裂等类型。

二、诊断

(一)症状

1.血尿

损伤后血尿是肾损伤的重要表现，多为肉眼血尿，血尿的轻重程度与肾脏损伤严重程度不一定一致。

2.疼痛

局限于上腹部及腰部，若血块阻塞输尿管，则可引起绞痛。

3.肿块

因出血和尿外渗引起腰部不规则的弥散性胀大的肿块，常伴肌强直。

4.休克

面色苍白，心率加快，血压降低，烦躁不安等。

5.高热

由于血、尿外渗后引起肾周感染所致。

(二)体征

1.一般情况

患者可有腰痛或上腹部疼痛、发热。大出血时可有血流动力学不稳定的表现,如面色苍白、四肢发凉等。

2.专科体检

上腹部及腰部压痛,腹部包块。刀伤或穿透伤累及肾脏时,伤口可流出大量鲜血。出血量与肾脏损伤程度,以及是否伴有其他脏器或血管损伤有关。

(三)检查

1.实验室检查

尿中含多量红细胞。血红蛋白与血细胞比容持续降低提示有活动性出血。血白细胞数增多应注意是否存在感染灶。

2.特殊检查

早期积极的影像学检查可以发现肾损伤部位、程度、有无尿外渗或肾血管损伤,以及对侧肾情况。根据病情轻重,除需紧急手术外,有选择地应用以下检查。

(1)B超检查:能提示肾损害的程度,包膜下和肾周血肿及尿外渗情况。为无创检查,病情重时更有实用意义,并有助于了解对侧肾情况。

(2)CT扫描:可清晰显示肾皮质裂伤、尿外渗和血肿范围,显示无活力的肾组织,并可了解与周围组织和腹腔内其他脏器的关系,为首选检查。

(3)排泄性尿路造影:使用大剂量造影剂行静脉推注造影,可发现造影剂排泄减少,肾、腰大肌影消失,脊柱侧突及造影剂外渗等。可评价肾损伤的范围和程度。

(4)动脉造影:适宜于尿路造影未能提供肾损伤的部位和程度,尤其是伤侧肾未显影,选择性肾动脉造影可显示肾动脉和肾实质损伤情况。若伤侧肾动脉完全梗阻,表示为创伤性血栓形成,宜紧急施行手术。有持久性血尿者,动脉造影可以了解有无肾动静脉瘘或创伤性肾动脉瘤,但系有创检查,已少用。

(5)逆行肾盂造影:易招致感染,不宜应用。

(四)诊断要点

一般都有创伤史,可有腰痛、血尿、腰部肿块等症状体征,出血严重时出现休克。定时查血、尿常规,根据血量增减、血红蛋白变化评估伤情。检查首选。肾脏超声,快速并且无创伤,对于评价肾脏损伤程度有意义,CT检查可以进一步显示肾实质损伤、肾脏出血及肾蒂损伤情况。条件允许时行静脉肾盂造影检查。

(五)鉴别诊断

1.腹腔脏器损伤

主要为肝、脾损伤,有时可与肾损伤同时发生。表现为出血、休克等危急症状,有明显的腹膜刺激症状。腹腔穿刺可抽出血性液体。尿液检查无红细胞;超声检查肾脏无异常发现;静脉尿路造影(IVU)示肾盂、肾盏形态正常,无造影剂外溢情况。

2.肾梗死

表现为突发性腰痛、血尿、血压升高;IVU示肾显影迟缓或不显影。逆行肾盂造影可发现肾被膜下血肿征象。肾梗死患者往往有心血管疾病或肾动脉硬化病史,血清乳酸脱氢酶及碱性磷酸酶升高。

3.自发性肾破裂

突然出现腰痛及血尿病状。体检示腰腹部有明显压痛及肌紧张,可触及边缘不清的囊性肿块。IVU 检查示肾盂、肾盏变形和造影剂外溢。B 超检查示肾集合系统紊乱,肾周围有液性暗区。一般无明显的创伤史,既往多有肾肿瘤、肾结核、肾积水等病史。

三、治疗

肾损伤的处理与损伤程度直接相关。轻微肾挫伤经短期休息可以康复,多数肾挫裂伤可用保守治疗,仅少数需手术治疗。

(一)紧急治疗

有大出血、休克的患者需迅速给予抢救措施,观察生命体征,进行输血、复苏,同时明确有无并发其他器官损伤,做好手术探查的准备。

(二)保守治疗

(1)绝对卧床休息 2～4 周,病情稳定,血尿消失后才可以允许患者离床活动。通常损伤后4～6 周肾挫裂伤才趋于愈合,过早过多离床活动,有可能再度出血。恢复后 2～3 个月内不宜参加体力劳动或竞技运动。

(2)密切观察,定时测量血压、脉搏、呼吸、体温,注意腰、腹部肿块范围有无增大。观察每次排出的尿液颜色深浅的变化。定期检测血红蛋白和血细胞比容。

(3)及时补充血容量和热量,维持水、电解质平衡,保持足够尿量。必要时输血。

(4)应用广谱抗生素以预防感染。

(5)使用止痛剂、镇静药和止血药物。

(三)手术治疗

1.开放性肾损伤

几乎所有这类损伤的患者都要施行手术探查,特别是枪伤或从前面腹壁进入的锐器伤,需经腹部切口进行手术,清创、缝合及引流并探查腹部脏器有无损伤。

2.闭合性肾损伤

一旦确定为严重肾裂伤、肾碎裂及肾蒂损伤需尽早经腹入路施行手术。若肾损伤患者在保守治疗期间发生以下情况,需施行手术治疗:①经积极抗休克后生命体征仍未见改善,提示有内出血。②血尿逐渐加重,血红蛋白和血细胞比容继续降低。③腰、腹部肿块明显增大。④有腹腔脏器损伤可能。

手术方法:经腹部切口施行手术,先探查并处理腹腔损伤脏器,再切开后腹膜,显露肾静脉、肾动脉,并阻断之,而后切开肾周围筋膜和肾脂肪囊,探查患肾。先阻断肾蒂血管,并切开肾周围筋膜,快速清除血肿,依具体情况决定做肾修补、部分肾切除术或肾切除。必须注意,在未控制肾动脉之前切开肾周围筋膜,往往难以控制出血,而被迫施行肾切除。只有在肾严重碎裂或肾血管撕裂,无法修复,而对侧肾良好时,才施行肾切除。肾实质破损不大时,可在清创与止血后,用脂肪或网膜组织填入肾包膜缝合处,完成一期缝合,既消除了无效腔,又减少了血肿引起继发性感染的机会。肾动脉损伤性血栓形成一旦被确诊即应手术取栓,并可行血管置换术,以挽救肾功能。

(四)并发症及其处理

常由血或尿外渗,以及继发性感染等引起。腹膜后囊肿或肾周脓肿可切开引流。输尿管狭窄、肾积水需施行成形术或肾切除术。恶性高血压要做血管修复或肾切除术。动静脉瘘和假性肾动脉瘤应予以修补,如在肾实质内则可行部分肾切除术。持久性血尿可施行选择性肾动脉造影及栓塞术。

四、病情观察

(1)观察生命体征,如体温、血压、脉搏、呼吸,神智反应。

(2)专科变化,腹部或腰腹部有无肿块及大小变化,血尿程度。

(3)重要生命脏器,心、肺、肝、脾等脏器及骨骼系统有无合并伤。

五、注意事项

(一)医患沟通

(1)如拟保守治疗,应告知患者及家属仍有做手术的可能性及肾损伤后的远期并发症。

(2)做开放手术,应告知可能切肾的方案,如做保肾手术,则有继续出血、尿外渗的可能。

(3)手术探查决定做肾切除时,应再一次告知家属,并告知术后肾功能失代偿或需做肾代替治疗的可能。如合并腹腔或其他部位脏器损伤,手术时要一期处理,亦应告知家属并签字。

(4)交代病情时要立足于当前患者病情,对于病情变化不做肯定与否定的预测。

(二)经验指导

(1)对于肾损伤的患者应留院观察或住院1天,必须每半小时至1小时监测1次血压、心率、呼吸,记录每小时尿量。并做好血型分析及备血。

(2)对于肾损伤病情明确者,生命体征不稳时,可重复做腹腔穿刺及CT、B超影像学检查。

(3)手术后要观察腹部情况,伤口有无渗血,敷料有无潮湿,为防止切口裂开,可使用腹带保护。

(4)肾切除患者要计算每天出入量,了解肾功能变化。

(5)确保引流管无扭曲,密切观察引流量、颜色的变化。

(6)腹部创伤合并。肾损伤的比例不是很高,临床工作中易忽视。血尿是肾创伤的重要表现,但与病情严重程度不成比例;输尿管有血块堵塞、肾蒂损伤或低血压休克时可无血尿出现。

六、护理

(一)护理评估

1.健康史

详细了解受伤的原因、部位、受伤的经过,以往的健康状况等。

2.身体状况

(1)血尿:是肾损伤的主要症状。肾挫伤时血尿轻微,肾部分裂伤或肾全层裂伤时,可出现大量肉眼血尿。当血块堵塞输尿管、肾盂或输尿管断裂、肾蒂血管断裂时,血尿可不明显,甚至无血尿。

(2)疼痛:肾包膜张力增加、肾周围软组织损伤,可引起患侧腰、腹部疼痛;血液、尿液渗入腹腔或伴有腹部器官损伤时,可出现全腹痛和腹膜刺激征;血块通过输尿管时,可发生肾绞痛。

(3)腰、腹部包块:血液、尿液渗入肾周围组织,可使局部肿胀形成包块,可有触痛。

(4)休克:严重的肾损伤,尤其是合并其他器官损伤时,易引起休克。

(5)发热:肾损伤后,由于创伤性炎症反应,伤区血液、渗出液及其他组织的分解产物吸收引起发热,多为低热;由于血肿、尿外渗继发感染引起的发热多为高热。

3.心理状况

由于突发的暴力致伤,或因损伤出现大量肉眼血尿、疼痛、腰腹部包块等表现时,患者常有恐惧、焦虑等心理状态的改变。

4.辅助检查

(1)尿常规检查:了解尿中有无大量红细胞。

(2)B超检查:能提示肾损害的程度,包膜下和肾周血肿及尿外渗情况。

(3)X线平片检查:肾区阴影增大,提示有肾周围血肿的可能。

(4)CT检查:可清晰显示肾皮质裂伤、尿外渗和血肿范围。

(5)排泄性尿路造影:可评价肾损伤的范围和程度。

(6)肾动脉造影:可显示肾动脉和肾实质损伤的情况。

(二)护理诊断及相关合作性问题

1.不舒适

与疼痛等有关。

2.恐惧/焦虑

与损伤后出现血尿等有关。

3.有感染的危险

与损伤后免疫力降低有关。

4.体温过高

与损伤后的组织产物吸收和血肿、尿外渗继发感染等有关。

(三)护理目标

(1)疼痛不适感减轻或消失。

(2)情绪稳定,能安静休息。

(3)患者发生感染和休克的危险性降低,未发生感染和休克。

(4)体温正常。

(四)护理措施

1.非手术治疗及手术前患者的护理

(1)嘱患者绝对卧床休息2～4周,待伤情稳定、血尿消失1周后方可离床活动,以防再出血。

(2)迅速建立静脉输液通路,及时输血、输液,维持水、电解质及酸碱平衡,防治休克。

(3)急救护理:有大出血、休克的患者需配合医师迅速进行抢救及护理。

(4)心理护理:对恐惧不安的患者,给予心理疏导、安慰、体贴和关怀。

(5)伤情观察:患者的生命体征;血尿的变化;腰、腹部包块大小的变化;腹膜刺激征的变化。

(6)配合医师做好影像学检查前的准备工作。

(7)做好必要的术前常规准备,以便随时中转手术。

2.手术后患者的护理

(1)卧床休息:肾切除术后需卧床休息2～3天,肾修补术、肾部分切除术或肾周引流术后需卧床休息2～4周。

(2)饮食:禁食24小时,适当补液,肠功能恢复后进流质饮食,并逐渐过渡到普通饮食,但要注意少食易胀气的食物,以减轻腹胀。鼓励患者适当多饮水。

(3)伤口护理:保持伤口清洁干燥,注意无菌操作,注意观察有无渗血、渗尿,应用抗菌药物,预防感染。

3.健康指导

(1)向患者介绍康复的基本知识、卧床的意义,以及观察血尿、腰腹部包块的意义。

(2)告诉患者恢复后3个月内不宜参加重体力劳动或竞技运动;肾切除术后患者,应注意保护对侧肾,尽量不要应用对肾有损害的药物。

(3)定期到医院复诊。

(李荣荣)

第二节 输尿管损伤

一、概述

输尿管位于腹膜后间隙,位置隐蔽,一般由外伤直接引起输尿管损伤不常见,多见于医源性损伤,如手术损伤或器械损伤及放射性损伤。凡腹腔、盆腔手术后患者发生无尿、漏尿,腹腔或盆腔有刺激症状时均应想到输尿管损伤的可能。对怀疑输尿管损伤的患者,应进行系统的泌尿系统检查。妇科手术特别是宫外孕破裂、剖宫产等急诊手术或妇科肿瘤根治术中,输尿管被钳夹或误扎等医源性损伤最为常见。

二、护理评估

采集患者外伤史,盆腔、腹腔、腹膜后手术史,妇科手术史及泌尿系统手术史,如出现相应的症状应警惕输尿管损伤的可能。

(一)临床表现

手术损伤输尿管引起临床表现需根据输尿管损伤程度而定,术中发现输尿管损伤,立即处理可不留后遗症。倘未被发现,多在3～5天起病。尿液起初渗在组织间隙里,临床上表现为高热、寒战、恶心、呕吐、损伤侧腰痛、肾肿大、下腹或盆腔内肿物、压痛及肌紧张等。

1.腹痛及感染症状

表现为腰部胀痛、寒战、局部触痛、叩击痛。若输尿管被误扎,多数病例数天内患侧腰部出现胀痛,并可出现寒战、发热,局部触痛、叩击痛并可扪及肿大的肾脏。若采用输尿管镜套石或碎石操作,不慎造成输尿管穿孔破损者,由于漏尿或尿液外渗可引起患侧腰痛及腹胀,继发感染后则出现寒战、发热,肾区压痛并可触及尿液积聚而形成的肿块。

2.尿瘘

分急性尿瘘与慢性尿瘘两种。前者在输尿管损伤后当日或数天内出现伤口漏尿,腹腔积尿或阴道漏尿。后者以盆腔手术所致输尿管阴道瘘最常见。尿瘘形成前,多有尿外渗引起感染症状,常见伤后2～3周内形成尿瘘。

3.无尿

双侧输尿管发生断裂或误扎,伤后即可无尿,应注意与创伤性休克所致急性肾衰竭的无尿鉴别。

4.血尿

输尿管损伤后可以出现肉眼或镜下血尿,但也可以尿液检查正常,一旦出现血尿,应高度怀疑有输尿管损伤。

(二)辅助检查

1.静脉肾盂造影

可显示患肾积水,损伤以上输尿管扩张、扭曲、成角、狭窄及对比剂外溢。

2.膀胱镜及逆行造影

可观察瘘口部位并与膀胱损伤鉴别,逆行造影对明确损伤部位、损伤程度有价值。

3.B超

可显示患肾积水和输尿管扩张。

4.CT

对输尿管外伤性损伤部位、尿外渗及合并肾损伤或其他脏器损伤有一定的诊断意义。

5.阴道检查

有时可直接观察到瘘口的部位。

6.体格检查

膀胱腹膜外破裂后尿外渗,下腹耻骨上区有明显触痛,有时可触及包块。膀胱腹膜内破裂后,若有大量尿液进入腹腔,检查有腹壁紧张、压痛、反跳痛及移动性浊音。

(三)护理问题

首先对患者进行心理评估,了解患者的身体和心理状态,患者主要存在以下护理问题:

1.疼痛

与尿外渗及手术有关。

2.舒适的改变

与术后放置支架管、造瘘管有关。

3.恐惧、焦虑

与尿瘘、担心预后不良有关。

4.有感染的危险

有感染的危险与尿外渗及各种管路有关。

三、护理措施

(一)心理护理

输尿管损伤因为手术的损伤发生率较高,因此,心理护理显得尤为重要。要做到详细评估患者的心理状况及接受治疗的心理准备,与患者建立良好的护患关系,掌握患者的心理变化并给予相应的健康指导,减少医疗纠纷的发生。输尿管损伤后患者情绪紧张、恐惧,尤其是发生漏尿或无尿时,护士在密切观察病情的同时要向患者宣讲损伤后注意的问题,鼓励患者树立信心,保持平和的心态,积极配合治疗,减轻患者的焦虑。

(二)生活护理

(1)主动巡视患者,帮助患者完成生活护理,保持"七洁":皮肤、头发、指甲、会阴、口腔、手足、床单的干净整洁,使患者感到舒适。

（2）观察并保持各种管路的清洁通畅，正确记录引流液的颜色及量，尿袋、引流袋定期更换。

（3）关心患者，讲解健康保健知识。

（4）观察尿外渗的腹部体征，腹痛的程度；观察体温的变化，每天测量体温 4 次，并记录在护理病例中，发热时及时通知医师。

（5）观察 24 小时尿量，注意血尿情况，少尿、无尿要立即通知医师处理。

（6）饮食要均衡，富于营养，易消化。不吃易引起腹胀的食物，如牛奶、大豆等。保持排便通畅，必要时服润肠药。

（三）治疗及护理配合

输尿管损伤后治疗采取修复输尿管、保持通畅、保护肾功能的原则。及时采用双 J 管引流，有利于损伤的修复和狭窄的改善。

1.治疗方法

（1）外伤所致输尿管损伤，应首先注意处理其全身情况及有无合并其他脏器的损伤，断裂的输尿管应根据具体情况给予修补或吻合。除不得已时不宜摘除肾脏。

（2）器械所致的输尿管损伤往往为裂伤，保守治疗多可痊愈。如尿外渗症状不断加重，应及早施行引流术。

（3）手术时误伤输尿管应根据具体情况及时予以修补或吻合，如输尿管被结扎，应尽早松解结扎线，并在输尿管内安置导管保留数天。输尿管切开，可进行缝合修补，然后置管引流。输尿管被切断，则进行端端吻合，置管引流两周左右。输尿管在低位被切断可行输尿管膀胱吻合术。输尿管被钳夹，损伤轻微时按结扎处理；较重时，为防止组织坏死形成尿瘘，可切除损伤部分，进行端端吻合。若输尿管缺损太多，根据具体情况可以选择输尿管外置造瘘，肾造瘘，利用膀胱组织或小肠做输尿管成形手术。

2.保守治疗的护理配合

（1）密切监测生命体征的变化，记录及时准确。

（2）观察腹痛情况，不能盲目给予止痛剂。

（3）保持各种管路的清洁通畅，正确记录引流液的颜色及量，尿袋定期更换。

（4）备皮、备血、皮试，做好必要时手术探查的准备。

（5）正确记录 24 小时尿量，注意血尿情况，少尿、无尿要立即通知医师处理。

（6）嘱患者卧床休息，做好生活护理，保持排便通畅，必要时服润肠药。

3.手术治疗的护理

（1）输尿管断端吻合术后留置双 J 管，在此期间嘱患者多饮水，保证引流尿液通畅，防止感染，促进输尿管损伤的愈合。

（2）预防感染，术后留置导尿管，注意各引流管的护理，定期更换引流袋。更换引流袋应无菌操作，防止感染，尿道口护理每天 1～2 次。女性患者每天会阴冲洗。

（3）严密观察尿量，间接地了解有无肾衰竭的发生。

（4）高热的护理，给予物理降温，鼓励患者多饮水，及时更换干净衣服，必要时遵医嘱给予药物降温。

4.留置双 J 管的护理

（1）留置双 J 管可引起患侧腰部不适，术后早期多有腰痛，主要是插管引起输尿管黏膜充血、水肿及放置双 J 管后输尿管反流有关（见图 11-1）。

（2）患者出现膀胱刺激症状,主要由于双J管放置与不当或双J管下移,刺激膀胱三角区和后尿道所致。

（3）术后输尿管内放置双J管做内支架以利内引流,勿打折,保持通畅,同时防止血块聚集造成输尿管阻塞。

（4）要调整体位保持导尿管通畅,防止膀胱内尿液反流。

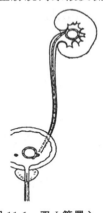

图 11-1   双 J 管置入

（5）观察尿液及引流状况。由于双J管置管时间长,且上下端盘曲刺激肾盂、膀胱黏膜易引起血尿。因此,术后要注意尿液颜色及尿量的变化。观察血尿颜色的方法是每天清晨留取标本,用无色透明玻璃试管,观察比较尿色。若患者突然出现鲜红尿液或肾区胀痛及腹部不适等症状,应及时报告医师。

（6）双J管于手术后1～3个月在膀胱镜下拔除。

四、健康教育

（1）输尿管损伤严重易引起输尿管狭窄,因此告之患者双J管需要定期更换直至狭窄改善为止。

（2）定期复查了解损伤愈合的情况及双J管的位置。若出现尿路刺激征、发热、腹痛、无尿等症状时,及时就诊。

（3）拔除留置导尿管后,指导患者增加饮水量,增加排尿次数,不宜憋尿。不宜做剧烈运动。有膀胱刺激征患者应遵医嘱给予解痉药物治疗。

（李荣荣）

第三节　膀　胱　损　伤

一、概述

膀胱深藏在骨盆内,排空后肌肉层厚,一般不易受伤。膀胱充盈时伸展至下腹部高出耻骨联合,若下腹部遭到暴力打击,易发生膀胱损伤。骨盆骨折的骨折断端可以刺破膀胱;难产时,胎头长时间压迫可造成膀胱壁缺血性坏死。一般分为闭合性损伤、开放性损伤和医源性损伤。

二、病因及临床表现

(一)闭合性损伤

膀胱空虚时位于骨盆深处受到周围组织保护,不易受外界暴力损伤。当膀胱膨胀时,因膀胱扩张且高出耻骨联合,下腹部受到暴力时,如踢伤、击伤和跌伤等可造成膀胱损伤,骨盆骨折的骨折断端可以刺破膀胱;难产时,胎头长时间压迫可造成膀胱壁缺血性坏死。

(二)开放性损伤

其多见于火器伤,常合并骨盆内其他组织器官的损伤。

(三)手术损伤

膀胱镜检查、尿道扩张等器械检查可造成膀胱损伤。盆腔和下腹部手术,如疝修补、妇科恶性肿瘤切除等易致膀胱损伤。

(四)挫伤

挫伤是指膀胱壁保持完整,仅黏膜或部分肌层损伤,膀胱腔内有少量出血,无尿外渗,不引起严重后果。

(五)破裂

膀胱破裂可分两种类型。

1.腹膜外破裂

破裂多发生在膀胱前壁的下方,尿液渗至耻骨后间隙,沿筋膜浸润腹壁或蔓延到腹后壁,如不及时引流,可发生组织坏死、感染,引起严重的蜂窝织炎。

2.腹膜内破裂

多发生于膀胱顶部。大量尿液进入腹腔可引起尿性腹膜炎。大量尿液积存于腹腔有时要与腹水鉴别。

(六)尿瘘

膀胱与附近脏器相通可形成膀胱阴道瘘或膀胱直肠瘘等。发生瘘后,泌尿系统容易继发感染。

(七)出血与休克

骨盆骨折合并大出血,膀胱破裂致尿外渗及腹膜炎,伤势严重,常有休克。

(八)排尿困难和血尿

膀胱破裂后,尿液流入腹腔或膀胱周围,有尿意,但不能排尿或仅排出少量血尿。

三、护理评估

评估患者受伤的时间、地点、暴力性质、部位,临床表现、合并伤、尿外渗、感染,特殊检查结果。

(一)临床表现

膀胱挫伤因范围仅限于黏膜或肌层,故患者仅有下腹不适,小量终末血尿等。一般在短期内症状可逐渐消失。膀胱破裂则有严重表现,临床症状依裂口大小、位置及其他器官有无损伤而不同。腹膜内破裂会引起弥漫性腹膜刺激症状,如腹部膨胀、压痛、肌紧张、肠蠕动音降低和移动性浊音等。膀胱与附近器官相通形成尿瘘时,尿液可从直肠、阴道或腹部伤口流出,往往同时合并泌尿系统感染。

1.腹痛

尿外渗及血肿引起下腹部剧痛,尿液流入腹腔则引起急性腹膜炎症状。伴有骨盆骨折时,耻骨处有明显压痛。尿外渗和感染引起盆腔蜂窝织炎时,患者可有全身中毒表现。

2.尿瘘

贯穿性损伤可有体表伤口、直肠或阴道漏尿。闭合性损伤在尿外渗感染后破溃,也可形成尿瘘。膀胱与附近脏器相通可形成膀胱阴道瘘或膀胱直肠瘘等。发生瘘后,泌尿系统容易继发感染。

(二)辅助检查

根据外伤史及临床体征诊断并不困难。凡是下腹部受伤或骨盆骨折后,下腹出现疼痛、压痛、肌紧张等征象,除考虑腹腔内脏器损伤外,也要考虑到膀胱损伤的可能性。当出现尿外渗、尿性腹膜炎或尿瘘时,诊断更加明确。怀疑膀胱损伤时,应做进一步检查。

1.导尿术

如无尿道损伤,导尿管可顺利放入膀胱,若患者不能排尿液,而导出尿液为血尿,应进一步了解是否有膀胱破裂。可保留导尿管进行注水试验,抽出量比注入量明显减少,表示有膀胱破裂。

2.膀胱造影

经导尿管注入碘化钠或空气,摄取前后位及斜位 X 线片,可以确定膀胱有无破裂,破裂部位及外渗情况。

3.膀胱镜检查

对于膀胱瘘的诊断很有帮助,但当膀胱内有活跃出血或当膀胱不能容纳液体时,不能采用此项检查。

4.排泄性尿路造影

如疑有上尿道损伤,可考虑采用,以了解肾脏及输尿管情况。

(三)护理问题

1.疼痛

与损伤后血肿和尿外渗及手术切口有关。

2.潜在并发症

出血,与损伤后出血有关。

3.有感染的危险

与损伤后血肿、尿外渗及免疫力低有关。

4.恐惧、焦虑

与外伤打击、担心预后不良有关。

(四)护理目标

(1)患者主诉疼痛减轻或能耐受。

(2)严密观察患者出血情况,如有异常出血及时通知医师。

(3)在患者住院期间不发生因护理不当造成的感染。

(4)患者主诉恐惧、焦虑心理减轻。

四、护理措施

(一)生活护理

(1)满足患者的基本生活需要,做到"七洁"。

(2)做好引流管护理:①妥善固定、保持通畅。②准确记录引流液量、性质。③保持尿道口清洁,定期更换尿袋。

(3)多饮水,多食易消化食物,保持排便通畅。

(二)心理护理

(1)损伤后患者恐惧、焦虑,担心预后情况。护士主动向患者介绍康复知识,介绍相似病例,鼓励患者树立信心,配合治疗,减少焦虑。

(2)从生活上关心、照顾患者,满足基本生活护理,使其感到舒适。

(3)加强病房管理,创造整洁安静的休养环境。

(三)治疗及护理配合

膀胱挫伤无须手术,通过支持疗法、适当休息、充分饮水、给予抗菌药物和镇静药在短期内即可痊愈。

1.紧急处理

膀胱破裂是一种较严重的损伤,常伴有出血和尿外渗,病情严重,应尽早施行手术。护士需协助做好手术前的各项相关检查和护理,积极采取抗休克治疗,如输液、输血、镇静及止痛等各项措施(见图 11-2)。

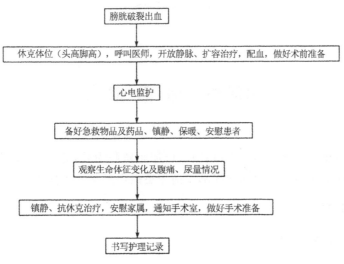

图 11-2　膀胱破裂抢救流程图

2.保守治疗的护理

患者的症状较轻,膀胱造影显示少量尿外渗,可从尿道插入导尿管持续引流尿液,可以采取保守治疗,保持尿液引流通畅,预防感染。

(1)密切观察生命体征,及时发现有无持续出血,观察有无休克发生。

(2)保持尿液引流通畅,及时清除血块防止阻塞膀胱,观察并记录 24 小时尿的色、质、量。妥善固定尿管。

（3）适当休息、充分饮水，保证每天尿量 3 000 mL 以上，以起到内冲洗的作用。

（4）注意观察体温的变化，警惕有无盆腔血肿、感染。观察腹膜刺激症状。

3.手术治疗的护理

膀胱破裂伴有出血和尿外渗，病情严重，须尽早施行手术。

（1）按外科术前准备进行备皮、备血、术前检查。

（2）开放静脉通道，观察生命体征。

（3）准确填写手术护理记录单，与手术室护士认真交接。

（4）术后监测生命体征，并详细记录。

（5）按医嘱正确输入药物，掌握液体输入的速度，保持均匀的摄入。

（6）保持各种管路通畅，并妥善固定，防止脱落。定期更换引流袋。

（7）观察伤口渗出情况，及时更换敷料，遵守无菌操作原则。

（8）保持排便通畅，避免增加腹压，有利于伤口愈合。术后采取综合疗法，使患者获得充分休息、足够营养、适当水分，纠正贫血，控制感染。

五、健康教育

（1）讲解引流管护理的要点，如防止扭曲、打折、保持引流袋位置低于伤口及尿管，防止尿液反流。

（2）拔除尿管前要训练膀胱功能，先夹管训练 1～2 天，拔管后多饮水，达到冲洗尿路预防感染的目的。

（3）卧床期间防止压疮、防止肌肉萎缩，进行功能锻炼。

（李荣荣）

第四节　尿　道　损　伤

较为常见，多发生在男性。男性尿道较长，以尿生殖膈为界，分为前、后两部分，前尿道包括球部和阴茎部，后尿道包括前列腺部和膜部。前尿道损伤多发生在球部，后尿道损伤多在膜部。

一、病因及病理

(一)根据损伤病因分两类

1.开放性损伤

因子弹、弹片、锐器伤所致，常伴有阴茎、阴囊、会阴部贯通伤。

2.闭合性损伤

会阴部骑跨伤，将尿道挤向耻骨联合下方，引起尿道球部损伤。骨盆骨折可引起尿生殖膈移位，产生剪力，使膜部尿道撕裂或撕断。经尿道器械操作不当可引起球部膜部交界处尿道损伤。

(二)根据损伤程度病理可分为下列三种类型

1.尿道挫伤

尿道内层损伤，阴茎筋膜完整，仅有水肿和出血，可以自愈。

2.尿道裂伤

尿道壁部分断裂,引起尿道周围血肿和尿外渗,愈合后可引起尿道狭窄。

3.尿道断裂

尿道完全断裂时,断部退缩、分离,血肿和尿外渗明显,可发生尿潴留。

尿外渗的范围以生殖膈为分界,前尿道损伤时,尿外渗范围在阴茎、会阴、下腹壁和阴囊的皮下;后尿道前列腺部损伤时,尿外渗主要在前列腺和膀胱周围,外阴部不明显(图 11-3)。

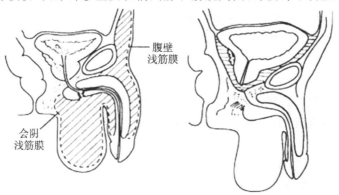

图 11-3　前、后尿道损伤尿外渗范围

左:前尿道损伤尿外渗范围;右:后尿道损伤尿外渗范围

二、临床表现

(一)休克

骨盆骨折所致尿道损伤,一般较严重,常因合并大出血,引起创伤性、失血性休克。

(二)疼痛

尿道球部损伤时会阴部肿胀、疼痛,排尿时加重。后尿道损伤时,下腹部疼痛、局部压痛、肌紧张,伴骨盆骨折者,移动时加剧。

(三)排尿困难

尿道挫伤时因局部水肿或疼痛性括约肌痉挛,出现排尿困难。尿道断裂时,不能排尿,发生急性尿潴留。

(四)尿道出血

前尿道损伤即使不排尿时尿道外口也可见血液滴出;后尿道损伤尿道口无流血或仅少量血液流出。

(五)尿外渗及血肿

尿生殖膈撕裂时,会阴、阴囊部出现血肿及尿外渗,并发感染时则出现全身中毒症状。

三、诊断

(一)病史及体格检查

有明显外伤史及上述典型的临床表现。

(二)导尿

轻缓插入导尿管,如顺利进入膀胱,说明尿道是连续而完整的。若一次插入困难,不应勉强反复试插,以免加重损伤及感染,尿道损伤并骨盆骨折时一般不易插入导尿管。

(三)X线检查

可显示骨盆骨折情况,必要时从尿道注入造影剂 20 mL,确定尿道损伤部位、程度及造影剂有无外渗,了解尿液外渗情况。

四、治疗

(一)紧急处理

损伤严重伴失血性休克者,及时采取输血、输液等抗休克措施。骨盆骨折患者须平卧,勿随意搬动,以免加重损伤。尿潴留不宜导尿或未能立即手术者,可行耻骨上膀胱穿刺,吸出膀胱内尿液。

(二)保守治疗

尿道挫伤及轻度损伤,症状较轻、尿道连续性存在而无排尿困难者;排尿困难或不能排尿、插入导尿管成功者,留置尿管1~2周。使用抗生素预防感染,一般无须特殊处理。

(三)手术治疗

1.前尿道裂伤导尿失败或尿道断裂

行经会阴尿道修补或断端吻合术,并留置导尿管2~3周。病情严重、会阴或阴囊形成大血肿及尿外渗者,施行耻骨上膀胱穿刺造瘘术,3个月后再修补尿道,并在尿外渗区做多个皮肤切口,深达浅筋膜下,以引流外渗尿液。

2.骨盆骨折致后尿道损伤

病情稳定后,做耻骨上高位膀胱造瘘术。一般在3周内能恢复排尿;如不能恢复排尿,则留置造瘘管3个月,二期施行解除尿道狭窄的手术。

3.并发症处理

为预防尿道狭窄,待患者拔除导尿管后,需定期做尿道扩张术。对于晚期发生的尿道狭窄可用腔内技术行经尿道切开或切除狭窄部的瘢痕组织,或于伤后3个月经会阴部切口切除瘢痕组织,做尿道端端吻合术。后尿道合并肠损伤应立即修补,并做暂时性结肠造瘘。如并发尿道直肠瘘,应待3~6个月后再施行修补手术。

五、护理

(一)护理评估

1.健康史

搜集病史资料时,要注意询问受伤的原因、受伤时的姿势,是否有骑跨伤、骨盆骨折或经尿道的器械检查治疗史。

2.身体状况

(1)尿道出血:前尿道损伤后,即使在不排尿时也可见尿道外口滴血或流血;后尿道损伤后,尿道外口不流血或仅流出少量血液;排尿时,可出现血尿。

(2)疼痛:前尿道损伤时,受伤处疼痛,有时可放射到尿道外口,排尿时疼痛加重;后尿道损伤时,疼痛位于下腹部,在移动时出现或加重。

(3)排尿困难与尿潴留:尿道挫裂伤时,因损伤和疼痛导致尿道括约肌痉挛,发生排尿困难;尿道断裂时,可引起尿潴留。

(4)局部血肿和瘀斑:骑跨伤或骨盆骨折造成尿生殖膈撕裂时,可发生会阴及阴囊部肿胀、瘀斑和血肿。

(5)尿液外渗:前尿道损伤时,尿液外渗至会阴、阴囊、阴茎部位,有时向上扩展至腹壁,造成这些部位肿胀;后尿道损伤时,尿液外渗至耻骨后间隙和膀胱周围。

(6)直肠指检:尿道膜部完全断裂后,可触及前列腺尖端浮动;若指套上染有血迹,提示可能合并直肠损伤。

(7)休克:骨盆骨折合并后尿道损伤,常有休克表现。

3.心理状况

可因尿道出血、疼痛、排尿困难等而出现焦虑,有的患者担心发生性功能障碍而加重焦虑,甚至出现恐惧。

4.辅助检查

(1)尿常规检查:了解有无血尿和脓尿。

(2)试插导尿管:若导尿管插入顺利,说明尿道连续,提示可能为尿道部分挫裂伤;一旦插入导尿管,即应留置导尿管1周,以引流尿液并支撑尿道;若插入困难,多提示尿道严重断裂伤,不能反复试插,以免加重损伤和导致感染。

(3)X线检查:平片可了解骨盆骨折情况;尿道造影可显示尿道损伤的部位和程度。

(4)B超检查:可了解尿液外渗情况。

(二)护理诊断及相关合作性问题

1.疼痛

与损伤、尿液外渗等有关。

2.焦虑

与尿道出血、排尿障碍及担心预后等有关。

3.排尿异常

与创伤、疼痛、尿道损伤等有关。

4.有感染的危险

与尿道损伤、尿外渗等有关。

(三)护理目标

(1)疼痛减轻或缓解。

(2)解除焦虑,情绪稳定。

(3)解除尿潴留,恢复正常排尿。

(4)降低感染发生率或不发生感染。

(四)护理措施

1.轻症患者的护理

主要是多饮水及预防感染。

2.急重症患者的护理

(1)抗休克:安置患者于平卧位,尽快建立静脉输液通路,及时输液,严密观察生命体征。

(2)解除尿潴留:配合医师试插导尿管,若能插入,即应留置导尿管;若导尿管插入困难,应配合医师于耻骨上行膀胱穿刺排尿或做膀胱造口术。

3.饮食护理

能经口进食的患者,鼓励其适当多饮水,进高热量、高蛋白、高维生素的饮食。

4.心理护理

对有心理问题的患者,进行心理疏导,帮助其树立战胜疾病的信心。

5.留置导尿管的护理

同膀胱损伤的护理。

6.耻骨上膀胱造口管的护理

同膀胱损伤的护理。

7.尿液外渗切开引流的护理

同膀胱损伤的护理。

8.健康指导

(1)向患者及其亲属介绍康复的有关知识。

(2)嘱患者适当多饮水,以增加尿量,稀释尿液,预防泌尿系统感染和结石的形成。

(3)嘱尿道狭窄患者,出院后仍应坚持定期到医院行尿道扩张术。

(李荣荣)

第五节　阴囊及睾丸损伤

一、概述

睾丸位于阴囊内、体表外,是男性最容易被攻击的部位。两者损伤常同时存在。闭合性损伤较多见,如脚踢、手抓、挤压、骑跨等。开放性损伤除战争年代外,平时较少,如刀刺、枪弹伤等。睾丸损伤的程度可以是挫伤、破裂、扭转、脱位,严重时睾丸组织完全缺失。阴囊皮肤松弛,睾丸血液回流丰富,损伤后极易引起血肿、感染。此外睾丸或其供应血管的严重损伤可导致睾丸萎缩,坏死,可能并发阳痿或其他性功能障碍。有阴茎损伤时要注意有无合并尿道损伤,阴囊皮肤撕脱伤应尽早清创缝合,若缺损过大可行植皮术。阴茎、阴囊损伤的治疗原则与一般软组织的损伤相似。睾丸损伤最常见,本节主要介绍睾丸损伤的护理。

二、护理评估

(一)损伤的类型及临床表现

阴囊及睾丸损伤时常出现疼痛、肿胀,甚至晕厥、休克,有时可危及生命。

1.阴囊损伤

阴囊皮肤瘀斑、血肿,开放性损伤阴囊撕裂,睾丸外露。

2.睾丸损伤的类型及临床表现

(1)睾丸挫伤:睾丸肿胀、硬,剧痛与触痛。

(2)睾丸破裂:剧疼甚至昏厥,阴囊血肿,触痛明显,睾丸轮廓不清。

(3)睾丸脱位:指睾丸被挤压到阴囊以外的部位,如腹股沟管、股管、会阴等部位的皮下,局部剧痛、触痛,痛侧阴囊空虚。

(4)睾丸扭转:是指睾丸或精索发生扭转,造成睾丸急性缺血。近年报道此病在青少年中有逐渐增多趋势,睾丸下降不全或睾丸系带过长时容易发生扭转。临床表现为突然发作的局部疼痛,可以向腹股沟及下腹部放射,可伴有恶心及呕吐。其主要体征是阴囊皮肤局部水肿,患侧睾丸上缩至阴囊根部;睾丸轻度肿大并有触痛;附睾摸不清;体温轻度升高。不及时治疗,睾丸会发生缺血性坏死,颜色发黑,逐渐萎缩以致功能丧失。

(二)辅助检查

1.视诊

阴囊在体表外,损伤的部位、程度可以直接判断。

2.B超检查

彩色超声波检查可以判断睾丸及其血管损伤的程度,能鉴别睾丸破裂与睾丸挫伤,及睾丸内血肿的存在,因而可为手术探查提供客观的检查依据。

(三)护理问题

1.疼痛

疼痛与外伤有关。

2.舒适改变

舒适改变与疼痛及手术后卧床有关。

3.部分生活自理缺陷

部分生活自理缺陷与外伤及手术有关。

4.知识缺乏

缺乏疾病相关知识。

三、护理措施

(一)生活护理

(1)做好基础护理,协助患者完成"七洁"。

(2)保持会阴部皮肤的清洁,避免排尿、排便污染。

(3)满足患者的护理需求,让患者感到舒适,遵医嘱应用止痛剂。

(4)加强病房管理,创造整洁安静的休养环境。

(二)心理护理

巡视患者或做治疗时多与患者交流,用通俗易懂的语言向患者讲解损伤的治疗及保健知识,缓解患者对突如其来的损伤产生的恐惧和焦虑,认真倾听患者主诉,及时帮助患者解决问题,做好基础护理,满足患者的合理需求,向患者解释每项检查治疗的目的,使患者能积极配合治疗护理。

(三)治疗配合

1.阴囊闭合性损伤

阴囊无明显血肿时应动态观察,卧床休息,将阴囊悬吊,早期局部冷敷;血肿较大时应抽吸或切开引流,放置引流条以充分引流渗液、渗血,给予抗生素预防感染。

2.阴囊开放性损伤

局部彻底清创,除去异物还纳睾丸,注射破伤风抗毒素,给予抗生素预防感染。

3.睾丸损伤破裂

止痛,减轻睾丸张力,控制出血,当有精索动脉断裂或睾丸严重破裂无法修复时,可手术切除睾丸,阴囊放置引流条,减少局部感染。

4.睾丸扭转

睾丸固定术是可靠、有效的治疗方法,术中可将扭转的睾丸松解后,观察血液循环恢复情况,半小时以内,如果血液运行逐渐恢复,睾丸颜色逐渐变红,表示睾丸功能已经恢复,可以保留。如果手术中睾丸颜色呈黑紫色,则表示已经坏死,应该切除。

(四)护理措施

(1)患者卧床休息,注意观察伤口周围的渗出,及时更换敷料,防止感染。

(2)观察生命体征变化,及时发现出血倾向。

(3)遵医嘱给予止痛剂,缓解疼痛不适;给予抗生素治疗、预防感染。

(4)观察局部血运情况,保持尿管和引流管的通畅,多饮水。

四、健康教育

(1)手术近期避免剧烈活动,禁房事。

(2)按时复诊,有不适及时来医院,不能随便用药。

（李荣荣）

第六节　泌尿系统结石

一、肾结石

结石病是现代社会最常见的疾病之一,并在古代已有所描述。肾结石男性发病率是女性的3倍。肾结石发病高峰年龄为 20～30 岁,手术虽可以去除结石,但结石形成的趋势往往是终身的。

(一)病因

肾结石形成原因非常复杂,人们对尿石症发病机制的认识仍未完全明了,可能包括的危险因素有外界环境、职业因素和泌尿系统因素等。

1.外界环境

外界环境包括自然环境和社会环境、气候和地理位置等,而社会环境包括社会经济水平和饮食文化等。相关研究表明结石病的季节性变化很可能与温度有关,通过出汗导致体液丧失,进而促进结石形成。

2.个体因素

种族遗传因素、饮食习惯、职业因素、代谢性疾病等。其中职业环境中暴露于热源和脱水同样是结石病的危险因素。水分摄入不足可导致尿液浓缩,结石形成的概率增加。大量饮水导致尿量增多,可显著降低易患结石患者的结石发病率。

3.泌尿系统因素

泌尿系统因素包括肾损伤、感染、泌尿系统梗阻、异物等。梗阻可以导致感染和结石形成,而结石本身也是尿中异物,会加重梗阻与感染程度,所以两者会相互促进疾病发展程度。

上述因素最终都导致人类尿液中各种成分过饱和、滞留因素和促进因素的增加等机制,进而导致肾结石形成。

(二)分类

泌尿系统结石最常见的成分是钙,以草酸钙为主,多在肾脏和膀胱处形成。肾结石按照结石晶体的成分,主要分为4类,即钙结石、感染性结石、尿酸结石和胱氨酸结石(表11-1)。

表 11-1　肾结石的组成与成分

结石成分	比例	外观和性质
含钙结石	80%	
草酸钙	60%	一水草酸钙呈褐色,铸型或桑葚状,质地坚硬;二水草酸钙呈白色,表面结晶,质地松脆
磷酸钙、磷酸氢钙	20%	浅灰色,坚硬,可有同心层
感染性结石	10%	
碳酸磷灰石		深灰色或灰白色,鹿角形,松散易碎
磷酸镁铵		
磷酸氢镁		
尿酸结石	10%	
尿酸、尿酸盐结石		黄色或砖红色,圆形光滑,结构致密,稍硬
胱氨酸结石、黄嘌呤	1%	土黄色、蜡样外观,表面光滑,可呈鹿角形
其他结石		
药物结石	1%	

(三)临床表现

1.症状

(1)疼痛:肾结石最常见的症状是肾绞痛,经常突然起病,这通常是结石阻塞输尿管引起的。最常见的是从腰部开始,可辐射到腹股沟。肾盂内大结石和肾盏结石可无明显临床症状,患者活动后会出现上腹或腰部钝痛。40%～50%的肾结石患者有腰痛的症状,发生的原因是结石造成肾盂梗阻。通常可表现为腰部酸胀、钝痛。

(2)血尿:绝大多数尿路结石患者存在血尿,通常为镜下血尿,少数也可见肉眼血尿。常常在腰痛后发生。有时患者活动后出现镜下血尿是上尿路结石的唯一临床表现,但当结石完全阻塞尿路时也可以没有血尿。血尿产生的原因是结石移动或结石对集合系统的损伤。血尿的多少取决于结石对尿路黏膜损伤程度大小。

(3)发热:由于结石、梗阻和感染可互相促进,所以肾结石造成梗阻可继发或加重感染,出现腰痛伴高热、寒战。出现脓尿的患者很少见,若出现需要行尿培养,检测是否存在尿路感染。结石继发急性肾盂肾炎或肾积脓时可有畏寒、发热、寒战等全身症状出现。

(4)无尿和急性肾功能不全:双侧肾结石、功能性或解剖孤立肾结石阻塞导致尿路急性梗阻,可以出现无尿和急性肾后性肾功能不全的症状。

2.体征

肾结石典型体征是患侧肾区叩击痛。患者脊肋角和腹部压痛也可不明显,一般不伴有腹部肌紧张。肾结石慢性梗阻时引起巨大肾积水,这时可出现腹部包块。

（四）辅助检查

1.实验室检查

（1）血常规：肾绞痛时可伴血 WBC 短时轻度增高。结石合并感染或发热时，血中 WBC 可明显增高。结石导致肾功能不全时，可有贫血表现。

（2）尿液检查：常能见到肉眼或镜下血尿；脓尿很少见，伴感染时有脓尿、感染性尿路结石患者应行尿液细菌培养；尿液分析也可测定尿液 pH、钙、磷、尿酸、草酸等。

2.影像学检查

（1）超声：肾钙化和尿路结石都可通过超声诊断，可显示结石梗阻引起的肾积水及肾实质萎缩等。可发现尿路平片不能显示的小结石和 X 线透光结石，当肾脏显示良好时，超声还可检测到 5 mm 的小结石。超声作为无创检查应作为首选影像学检查，适合于所有患者包括肾功能不全患者、孕妇、儿童及对造影剂过敏者。

（2）X 线检查：由于大约 90％尿路结石不透 X 线，腹部 X 线片对于怀疑尿路结石的患者，是一种非常有用的检查。

（3）尿路系统平片：KUB 是《CUA 尿路结石诊疗指南》推荐的常规检查方法，KUB 平片上结合可显示出致密影。KUB 平片可初步判断肾结石是否存在，以及肾结石的位置、数目、形态和大小，并且可以初步地提示结石的化学性质。

（4）CT：螺旋 CT 平扫对肾结石的诊断准确、迅速。有助于鉴别不透光的结石、肿瘤、凝血块等，以及了解有无肾畸形。

（5）内镜检查：包括经皮肾镜、软镜、输尿管和膀胱镜检查。通常在尿路平片未显示结石时，静脉尿路造影有充盈缺损不能确诊时，借助于内镜可以明确诊断和进行治疗。

（6）肾盂造影像：可以确定透 X 线结石的存在，可以确诊引起患者形成结石的解剖部位。

（五）诊断要点

任何评估之前都应先明确是否有与结石复发有关的代谢性疾病。至少应进行筛选性评估，包括远端肾小管性酸中毒、原发性甲状旁腺功能亢进症、痛风体质等疾病。只有明确了相关疾病才可以从根本上纠正治疗。

尿路结石与腹膜后和腹腔内病理状态引起的症状相似，所以应与急腹症进行全面的鉴别诊断，其中包括急性阑尾炎异位或未被认识的妊娠，卵巢囊肿蒂扭转等，体检时应注意检查有无腹膜刺激征。

（六）治疗原则

肾结石治疗的总体原则是解除疼痛和梗阻、保护肾功能、有效祛石、治疗病因、预防复发。由于约 80％的尿路结石可自发排出，因此可能没必要进行干预，有时多饮水就能自行排出结石。其他结石的性质、形态、大小部位不同，患者个体差异等因素，治疗方法的选择和疗效也大不相同。因此，对尿石症的治疗应该实施患者个体化治疗，通常需要各种方法综合治疗，来保证治疗效果。

1.病因治疗

少数患者能找到结石成因如甲状腺旁腺功能亢进（主要是甲状旁腺瘤），只有积极治疗原发病防止尿路结石复发；尿路梗阻的患者，需要解除梗阻，这样可以避免结石复发，因此此类患者积极治疗病因即可。

2.非手术治疗

(1)药物治疗:结石<0.6 cm且表面光滑、结石以下尿路无梗阻时可采用药物排石治疗。多选择口服α受体阻滞剂(如坦索罗辛)或钙通道阻滞剂。尿酸结石选用枸橼酸氢钾钠,碳酸氢钠碱化尿液。口服别嘌醇及饮食调节等方法治疗也可取得良好的效果。

(2)增加液体摄入量:机械性多尿可以预防有症状结石的形成和滞留,每天饮水2 000～3 000 mL,尽量保持昼夜均匀。限制蛋白、钠摄入,避免草酸饮食摄入和控制肥胖都可防止结石的发病概率。

3.微创碎石

(1)体外冲击波碎石(extracorporeal shock wave lithotripsy,ESWL):通过X线或超声对结石进行定位,利用高能冲击波聚焦后作用于结石,将结石粉碎成细沙,然后通过尿液排出体外。实践证明它是一种创伤小、并发症少、安全有效的非侵入性治疗,大多数上尿路结石可采用此方法治疗。ESWL碎石术后可能形成"石街"。引起患者的腰痛不适,也可能合并继发感染,患者病程也将相应延长。

(2)经皮肾镜碎石取石术(percutaneous nephrolithotomy,PCNL):它是通过建立经皮肾操作通道,击碎结石并同时通过工作通道冲出结石及取出肾结石。本手术通常在超声或X线定位下操作,在肾镜下取石或碎石。较小的结石通过肾镜用抓石钳取出,较大的结石将结石粉碎后用水冲出。

(3)输尿管肾镜取石术(ureteroscope lithotripsy,URL):适用于中、下段输尿管结石,泌尿系统平片不显影结石,因结石硬、停留时间长、患者自身因素(肥胖)而使用ESWL困难者,也可用于ESWL治疗所致的"石街"。下尿路梗阻、输尿管狭窄或严重扭曲等不宜采用此法。

4.开放手术

由于ESWL及内镜技术的普遍开展,现在上尿路结石大多数已不再开放手术。

(七)护理评估

1.术前评估

(1)健康史:了解患者基本情况,包括年龄、职业、生活环境、饮食饮水习惯等。

(2)相关因素:了解患者的既往史和家族史;有无可能引起结石的相关疾病如泌尿系统梗阻、感染和异物史,有无甲状旁腺功能亢进、肾小管酸中毒等。了解用药史如止痛药物、钙剂等药物的应用情况。

(3)心理和社会支持状况:结石复发率较高,患者可能产生焦躁心理,故应了解患者及家属对相关知识的掌握程度和多治疗的期望,及时了解患者及家属心理状况。

2.术后评估

(1)术后恢复:结石排出、尿液引流和切口愈合情况,有无尿路感染。

(2)肾功能状态:梗阻解除程度,肾功能恢复情况,残余结石对泌尿系统功能的影响。

(八)护理诊断/问题

(1)疼痛:与疾病、排石过程、损伤及平滑肌痉挛有关。

(2)尿型态异常:与结石或血块引起梗阻及术后留置尿管有关。

(3)潜在并发症:血尿、感染、结石导致阻塞、肾积水。

(4)部分生活自理缺陷:与疾病及术后管道限制有关。

(5)焦虑:与患者担心疾病预后有关。

(6)知识缺乏:缺乏疾病预防及治疗相关知识。

(九)护理目标

(1)患者自述疼痛减轻,舒适感增强。

(2)患者恢复正常的排尿功能。

(3)患者无相关并发症发生,若发生能够得到及时发现和处理。

(4)患者了解相关疾病知识及预防知识。

(5)患者能满足相关活动需求。

(十)护理措施

1.缓解疼痛

(1)观察:密切观察患者疼痛的部位及相关生命体征变化。

(2)休息:发作期患者应卧床休息。

(3)镇痛:指导患者采用分散注意力、安排适当卧位、深呼吸、肌肉放松等非药物性方法缓解疼痛,不能缓解时,舒缓疼痛。

2.促进排石

鼓励非手术治疗的患者大量饮水,每天保持饮水量在2 000 mL以上,在病情允许的情况下,下床运动,适当做些跳跃、改变体位的活动以促进结石排出。手术治疗后患者均可出现血尿,嘱患者多饮水,以免出现血块进而堵塞尿路。

3.管道护理

(1)若患者有肾造瘘管,遵医嘱夹闭数小时开放,应保持通畅并妥善固定,密切观察引流性质及量。

(2)留置尿管应保持管路通畅,观察排石情况。

(3)留置针妥善固定,保持补液的顺利进行。

4.体外冲击波碎石的护理

采用体外冲击波碎石(ESWL)的患者,在碎石准备前告知接受治疗前三天忌食产气性食物,治疗前一天服用缓泻剂,手术当日早晨禁饮食。碎石后应注意观察结石排出效果,协助患者采取相应体位(一般采取侧卧位,肾下盏取头低位),饮水量在3 000 mL以上,适当活动促进结石排出。

5.并发症观察、预防和护理

(1)血尿:观察血尿变化情况。遵医嘱应用止血药物。肾实质切开者,应绝对卧床2周,减少出血机会。

(2)感染:①加强护理观察:监测患者生命体征,注意观察尿液颜色和性状。②鼓励患者多饮水,也有利于感染的控制。③做好创腔引流管护理:患者留置肾盂造瘘管时应注意观察记录并妥善固定,保持通畅。开放性手术术后除注意相应管路护理外还应注意伤口护理,避免感染。④有感染者:遵医嘱应用抗菌药控制感染。

(十一)健康教育

根据结石成分、代谢状态及流行病学因素,坚持长期预防,对减少或延迟结石复发十分重要。

1.饮食

大量饮水以增加尿量,稀释尿液,减少晶体沉积。成人保持每天尿量在2 000 mL以上,尤其是睡前及半夜饮水,效果更好。饮食以清淡易消化饮食为主,可根据结石成分调整饮食种类如含钙结石者宜食用含纤维丰富的食物;含草酸量高,避免大量摄入动物蛋白、精制糖和动物脂肪等;尿酸结石者不宜食用动物内脏、豆制品等。

2.活动与休息

病情允许的情况下适当活动,注意劳逸结合。

3.解除局部因素

尽早解除尿路梗阻、感染、异物等因素,可从根本上避免结石形成。

4.药物成分

根据结石成分,应用药物降低有害成分、碱化或酸化尿液,预防结石复发。鼓励长期卧床者适当进行功能锻炼,防止骨脱钙,减少尿钙含量。

5.定期复查

术后 1 个月门诊随访。以后 3 个月至半年复查排泄性尿路造影。

二、输尿管结石

输尿管结石是泌尿系统结石中的常见疾病,发病年龄多为 20～40 岁,男性略高于女性。其发病率高,约占上尿路结石的 65%。其中 90% 以上为继发性结石,即结石在肾内形成后降入输尿管。原发于输尿管的结石较少见。通常会合并输尿管梗阻、憩室等其他病变。所以输尿管结石的病因与肾结石基本相同。从形态上看,由于输尿管的塑形作用,结石进入输尿管后常形成圆柱形或枣核形,亦可由于较多结石排入,形成结石串俗称"石街"。

(一)解剖

输尿管位于腹膜后间隙,上接肾脏下连膀胱,是一根细长的管道结构。输尿管全长在男性为 27～30 cm,女性为 25～28 cm。解剖学上输尿管的三个狭窄部将其分为上、中、下三段:①肾盂输尿管连接部;②输尿管与髂血管交叉处;③输尿管的膀胱壁内段,此三处狭窄部常为结石停留的部位。除此之外,输尿管与男性输精管或女性子宫阔韧带底部交叉处,以及输尿管与膀胱外侧缘交界处管径较狭窄,也容易造成结石停留或嵌顿。结石最易停留或嵌顿的部位是输尿管的上段,约占全部输尿管结石的 58%,其中又以第 3 腰椎水平最多见;而下段输尿管结石仅占 33%。在结石下端无梗阻的情况下,直径≤0.4 cm 的结石约有 90% 可自行降至膀胱随尿流排出,其他情况则多需要进行医疗干预。

(二)临床表现

1.症状

(1)疼痛:上中段结石引起的输尿管疼痛为一侧腰痛,疼痛性质为绞痛,输尿管结石可引起肾绞痛或输尿管绞痛,典型表现为阵发性腰部疼痛并向下腹部睾丸或阴唇部放射。

(2)血尿:90% 的患者可出现镜下血尿也可有肉眼血尿,前者多见。血尿多发生在疼痛之后,有时是唯一的临床表现。输尿管结石急性绞痛发作时,可出现肉眼血尿。血尿的多少与结石对尿路黏膜的损伤程度有关。输尿管完全梗阻时也可无血尿。

(3)恶心、呕吐:输尿管结石引起尿路梗阻时,使输尿管管腔内压力增高管壁局部扩张痉挛或缺血,由于输尿管与肠有共同的神经支配而导致恶心呕吐常等胃肠道症状。

2.体征

结石可表现为肾区和胁腹部压痛和叩击痛,输尿管走行区可有深压痛;若伴有尿外渗时,可有腹膜刺激征。输管结石梗阻引起不同程度的肾积水,可触到腹部包块。

(三)辅助检查

1.实验室检查

(1)尿液检查：尿常规检查可见尿中红细胞,伴感染时有脓细胞。感染性尿路结石患者应行尿液细菌培养。肾绞痛有时可发现晶体尿,通过观察结晶的形态可以推测结石成分。

(2)血液检查：当输尿管绞痛可导致交感神经高度兴奋,机体出现血白细胞升高;当其升到 $13×10^9/L$ 以上则提示存在尿路感染。血电解质、血尿素氮和肌酐水平是评价总肾功能的重要指标。

(3)24 小时尿分析：主要用于评估结石复发危险性较高的患者,是目前常用的一种代谢评估技术。

(4)结石分析：结石成分分析可以确定结石的性质,是诊断结石病的核心技术,也是选择溶石和预防疗法的重要依据。

2.影像学检查

(1)超声：是一种简便无创的检查方法,是目前最常用的输尿管结石的筛查手段。能同时观察膀胱和前列腺,寻找结石形成诱因及并发症。

(2)螺旋 CT：螺旋 CT 对结石的诊断能力最高,能分辨出 0.5 mm 以上任何成分的结石,准确测定结石大小。

(3)尿路平片(KUB平片)：尿路平片可以发现 90% 非 X 线透光结石,能够大致地确定结石的位置、形态、大小和数目,并且通过结石影的明暗初步提示结石的化学性质。因此作为结石检查的常规方法。

(4)静脉尿路造影(intravenous urography,IVU)：IVU 应该在尿路平片的基础上进行,有助于确认结石在尿路上的位置、了解尿路解剖、发现有无尿路异常等。可以显示平片上不能显示的 X 线阴性结石,同时可以显示尿路的解剖结构,对发现尿路异常有重要作用。

(5)逆行尿路造影：逆行尿路造影很少用于上尿路结石的初始诊断,属于有创性的检查方法,不作为常规检查手段。

(6)放射性核素肾显效像：放射性核素检查不能直接显示泌尿系统结石,主要用于确定分侧肾功能。提供肾血流灌注、肾功能及尿路梗阻情况等,因此对手术方案的选择及手术疗效的评价具有一定价值。

(四)诊断要点

尿路结石应该与急腹症进行全面鉴别诊断。输尿管结石的诊断应包括：①结石部位数目、大小、形态、成分等;②并发症的诊断;③病因学的评估。通过对病史症状的和体检后发现,具有泌尿系统结石或排石病史,出现右眼或镜下血尿或运动后输尿管绞痛的患者应进一步检查确诊。

(五)治疗原则

目前治疗输尿管结石的主要方法有保守治疗(药物治疗和溶石治疗)、体外冲击波碎石(ESWL)、输尿管镜(URSL)、经皮肾镜碎石术(PCNL)开放及腔镜手术。

1.保守治疗

(1)药物治疗：临床上多数尿路结石需要通过微创的治疗方法将结石粉碎并排出体外,少数比较小的尿路结石,可以选择药物排石。使用的排石药物为 $α_1$ 受体阻滞剂如坦索罗辛等,排石治疗期间应保证有足够的尿量,每天需饮水 2 000～3 000 mL。双氯芬酸钠可以缓解症状并减轻输尿管水肿,有利于排石治疗。钙通道阻滞剂及一些中医中药对排石也有一定的效果。

（2）溶石治疗：我国在溶石治疗方面处于领先地位。如胱氨酸结石：口服枸橼酸氢钾钠或碳酸氢钠片，以碱化尿液，维持尿液 pH 在 7.0 以上，帮助结石治疗。

（3）微创手术：主要有体外冲击波碎石、经皮肾镜碎石取石术、输尿管肾镜取石术等。①体外冲击波碎石：详见本节肾结石内容。②经皮肾镜碎石取石术：详见本节肾结石内容。③输尿管肾镜取石术（ureteroscope lithotripsy，URL）：和肾结石基本相同但在治疗输尿管上段结石的过程中发现，碎石后石块容易回流至肾盂，导致术后需要再行经皮取石术，所以现在临床通常会采取输尿管镜拦截网固定下采用钬激光碎石技术治疗输尿管上段结石。

2.开放手术治疗

随着 ESWL 及腔内治疗技术的发展，目前上尿路结石行开放手术治疗的比例已显著减少，逐渐被腹腔镜手术取代。

（六）临床护理

详见本节肾结石患者的临床护理内容。

三、膀胱结石

膀胱结石是较常见的泌尿系统结石，好发于男性，男女比例约为 10：1，膀胱结石的发病率有明显的地区和年龄差异。总的来说，在经济不发达地区，膀胱结石以婴幼儿为常见，主要由营养不良所致。

（一）病因

膀胱结石分为原发性和继发性两种。原发性膀胱结石多发于男性，与营养不良有关。继发性膀胱结石主要继发于下尿路梗阻、膀胱异物等。

1.营养不良

婴幼儿原发性膀胱结石主要发生于贫困饥荒年代，营养缺乏，尤其是动物蛋白摄入不足是其主要原因。

2.下尿路梗阻

下尿路梗阻时，如良性前列腺增生、膀胱颈部梗阻、尿道狭窄、先天畸形、膀胱膨出、憩室、肿瘤等，均可使小结石和尿盐结晶沉积于膀胱而形成结石。

3.膀胱异物

医源性的膀胱异物主要有长期留置的导尿管、被遗忘取出的输尿管支架管、不被机体吸收的残留缝线、膀胱悬吊物等，非医源性异物如子弹头、发卡、电线、圆珠笔芯等。均可作为结石的核心而使尿盐晶体物质沉积于其周围而形成结石。

4.尿路感染

继发于尿液潴留及膀胱异物的感染，尤其是分泌尿素酶的细菌感染，由于能分解尿素产生氨，使尿 pH 升高，使尿磷酸钙、铵和镁盐的沉淀而形成膀胱结石。

5.其他

临床手术后也可能导致膀胱结石发生如肠道膀胱扩大术、膀胱外翻-尿道上裂等。

（二）病理生理

膀胱结石的继发性病理改变主要表现为局部损害、梗阻和感染。膀胱结石如表面光滑且无感染者，在膀胱内存在相当长时间，也不至造成膀胱壁明显的病理改变。由于结石的机械性刺激，膀胱黏膜往往呈慢性炎症改变。光滑且无感染者，继发感染时，可出现滤泡样炎性病变、出血和溃疡,膀胱底部和结石表面均可见脓苔。晚期可发生膀胱周围炎,使膀胱和周围组织粘连,甚至发生穿孔。膀胱结石易堵塞于膀胱出口、膀胱颈及后尿道,导致排尿困难。

(三)临床表现

1.症状

(1)疼痛:疼痛可为下腹部和会阴部钝痛,亦可为明显或剧烈疼痛,常因活动和剧烈运动而诱发或加剧。膀胱结石的典型症状为排尿突然中断,疼痛放射至远端尿道及阴茎头部,伴排尿困难和膀胱刺激症状。由结石刺激膀胱底部黏膜而引起,常伴有尿频和尿急,排尿终末时疼痛加剧。

(2)血尿:膀胱壁由于结石的机械性刺激,可出现血尿,并往往表现为终末血尿。尿流中断后再继续排尿亦常伴血尿。

(3)其他:因排尿费劲,腹压增加,可并发脱肛。若结石位于膀胱憩室内,可仅有尿路感染的表现。少数患者,重时发生急性尿潴留。

2.体征

体检时下腹部有压痛。结石较大和腹壁较薄弱时,在膀胱区可触及结石。较大结石也可经直肠腹壁双合诊被触及。

(四)辅助检查

1.实验室检查

实验室检查可发现尿中有红细胞或脓细胞,伴有肾功能损害时可见血肌酐、尿素氮升高。如并发感染可见白细胞,尿培养可有细菌生长。

2.影像学检查

(1)超声:检查能发现膀胱及后尿道,强光团及声影,还可同时发现膀胱憩室良性前列腺增生等。

(2)X线检查:X线平片亦是诊断膀胱结石的重要手段,结合B超检查可了解结石大小、位置、形态和数目,怀疑有尿路结石可能还需做泌尿系统平片及排泄性尿路系平片及排泄性尿路造影。

(3)CT检查:所有膀胱中结石在CT中都为高密度,且CT可明确鉴别肿瘤钙化和结石。

(4)膀胱镜检查:膀胱镜检查是最确切的诊断方法,可直接观察膀胱结石的大小、数目和形状,同时还可了解有无前列腺增生、膀胱颈纤维化、尿道狭窄等病变。但膀胱镜检查属于有创操作,一般不作为常规使用。

(五)诊断原则

膀胱结石的诊断,主要是根据病史、体检、B超、X线检查,必要时做膀胱镜检查。但需要注意引起结石的病因如良性前列腺增生、尿道狭窄等前尿道结石可沿尿道扪及,后尿道结石经直肠指检可触及,较大的膀胱结石可经直肠-腹壁双合诊被扪及。虽然不少病例可根据典型症状,如疼痛的特征,排尿时突然尿流中断和终末血尿,作出初步诊断。但这些症状绝非膀胱结石所独有。

(六)治疗

治疗应根据结石体积大小选择合适的治疗方法。膀胱结石的治疗应遵循两个原则,一是取出结石,二是去除结石形成的病因。一般来说,直径<0.6 cm,表面光滑的膀胱结石可自行排出体外。绝大多数膀胱结石均需行外科治疗,方法包括体外冲击波碎石术、内腔镜手术和开放性手术。

1.体外冲击波碎石术

小儿膀胱结石多为原发性结石,可首选体外冲击波碎石术;成人原发性膀胱结石≤3 cm者亦可以采用体外冲击波碎石术。

2.内腔镜手术

几乎所有类型的膀胱结石都可以采用经尿道手术治疗。在内镜直视下经尿道碎石是目前治疗膀胱结石的主要方法,可以同时处理下尿路梗阻病变。目前常用的经尿道碎石方式包括机械碎石、液电碎石、气压弹道碎石、超声碎石、激光碎石等。

3.开放性手术

随着腔内技术的发展,目前采用开放手术取石已逐渐减少,开放手术取石不应作为膀胱结石的常规治疗方法,仅适用于需要同时处理膀胱内其他病变或结石体积＞4 cm时使用。膀胱结石采用手术治疗,并应同时治疗病因。膀胱感染严重时,应用抗生素治疗;若有排尿,则应先留置导尿管,以利于引流尿液及控制感染。

（七）临床护理

详见本章上尿路结石中肾结石患者的临床护理内容。

四、尿道结石

尿道结石是泌尿外科常见急症之一,但临床比较少见,且多以男性为主。大多数来自肾和膀胱。有尿管狭窄、尿道憩室及异物存在亦可致尿道结石,多数尿道结石位于前尿道。女性只有在有尿道憩室、尿道异物和尿道阴道瘘等特殊情况下才出现。男性尿道结石中,结石多见于前列腺部尿道,球部尿道,会阴尿道的阴茎阴囊交界处后方和舟状窝。女性尿道结石分原发性和继发性两种,传统认为尿道结石常继发于膀胱结石,多见于儿童与老年人。

（一）临床表现

1.症状

（1）疼痛:疼痛一般是钝性的,但也可能是锐利的,并常放射至阴茎龟头。原发性尿道结石常是逐渐长大,或位于尿道憩室内,早期可无疼痛症状。继发性结石多系上尿路排石排入尿道时,突然嵌入尿道内,常常突然感到局部剧烈疼痛及排尿痛。

（2）排尿紊乱:尿道结石的典型症状为排尿困难,点滴状排尿,尿线变细或分叉,射出无力,有时骤然出现尿流中断,并有强烈尿意,阻塞严重时出现残余尿和尿潴留,出现充盈性尿失禁。有时可出现急迫性尿失禁。也可伴尿痛,重者可发生急性尿潴留及会阴部剧痛。

（3）血尿及尿道分泌物:急症病例常有终末血尿或初始血尿,或排尿终末有少许鲜血滴出,伴有剧烈疼痛。慢性病例或伴有尿道憩室者,尿道口可有分泌物溢出,结石对尿道的刺激及尿道壁炎症溃疡,亦可出现脓尿。

2.体征

前尿道结石可在结石部位扪及硬结,并有压痛,后尿道结石应通过直肠指诊扪及后尿道部位的硬结。

（二）辅助检查

1.金属尿道探杆检查

在结石部位能探知尿道梗阻和结石的粗糙摩擦感。

2.尿道镜检查

能直接观察到结石,肯定尿道结石的诊断,并可发现尿道并发症。

3.X 线检查

X 线检查是尿道结石的主要诊断依据,因为绝大部分尿道结石是 X 线阳性结石,平片检查即可显示结石阴影和结石的部位、大小、形状。应行全尿路平片检查以明确有无上尿路结石。

4.尿道造影

目前由于内镜的发展及普及,尿道造影已很少应用。大多数辅助检查尿路有无他病变。

(三)诊断要点

详细询问病史,尿道结石患者过去多有肾绞痛史及尿道排石史,当患者突然感到排尿困难、尿流中断、排尿时尿道刺痛时应考虑尿道结石的可能。与尿道狭窄、尿道息肉、异物等鉴别。尿道狭窄虽有排尿困难,但其排尿时无疼痛及尿中断现象,X 线平片无阳性结石影像。但尿道息肉无肾绞痛及排石史,尿道镜及尿道造影可以区别。尿道异物一般有外伤史及异物塞入史,临床上不难诊断。

(四)治疗原则

治疗原则为尽快取出结石,解除痛苦,改善急性情况后再考虑纠正形成结石的原因。

(五)临床护理

详见上尿路结石中肾结石患者的临床护理内容。

(李荣荣)

第七节　泌尿系统感染

泌尿系统感染一般又称为泌尿道感染(urinary tract infections,UTI)。泌尿生殖系统感染主要是由病原微生物侵入泌尿、男生殖系统内繁殖而引起的炎症。尿路感染是最常见的感染性疾病之一,目前已是仅次于呼吸道感染的第二大感染性疾病。病原微生物大多为革兰氏阴性杆菌。由于解剖学上的特点,泌尿道与生殖道关系密切,且尿道外口与外界相通,两者易同时引起感染或相互传播。

一、病因

尿路感染的病原微生物主要是细菌,极少数为厌氧菌、真菌、支原体、病毒和滴虫等。诱发感染的因素主要有以下四个方面。

(一)机体防御下降

局部抗感染能力及免疫功能下降都易诱发泌尿系统感染。如糖尿病、营养不良、肿瘤、妊娠及先天性免疫缺陷或长期应用免疫抑制剂治疗等。

(二)尿路结石及梗阻因素

结石、梗阻、感染三者常相互促发,互为因果。如先天性泌尿生殖系异常、结石导致尿液引流不畅,引起尿液滞留,降低尿路及生殖道上皮防御细菌的能力。

(三)医源性因素

如留置导尿管、造瘘管、尿道扩张、前列腺穿刺活检、膀胱镜检查等操作,都可能不同程度损害尿路上皮的完整性,易引入致病菌而诱发或扩散感染。

（四）女性易感因素

由于女性尿道较短，容易招致上行感染，特别是经期、更年期、性交时更易发生。

二、发病机制

正常人的尿道口皮肤和黏膜有一些正常菌群停留。在致病菌未达到一定数量及毒力时，正常菌群对于致病菌起到抑制平衡的作用，而膀胱的排尿活动又可以将细菌冲刷出去，所以正常人对感染具有防御功能。尿路感染主要是尿路病原体和宿主之间相互作用的结果，尿路感染在一定程度上是由细菌的毒力、接种量和宿主的防御机制不完全造成的，这些因素在最终决定细菌定植水平及尿路损伤的程度也会起到一定作用。

三、感染途径

感染途径主要有四种，最常见为上行感染和血行感染。

（一）上行感染

致病菌经尿道进入膀胱，还可沿输尿管腔内播散至肾。占尿路感染的95%，大约50%下尿路感染病例会导致上尿路感染。病原菌也可沿男性生殖管道逆行感染引起细菌性前列腺炎、附睾睾丸炎。

（二）血行感染

较为少见，在机体免疫功能低下或某些因素促发下，某些感染病灶如皮肤疖、痈、扁桃体炎、龋齿等细菌直接由血行传播至泌尿生殖系统器官，常见为肾皮质感染。病原菌多为金黄色葡萄球菌、溶血性链球菌等革兰氏阳性菌。

（三）淋巴感染

致病菌从邻近器官的血行感染，较少见，致病菌多为金黄色葡萄球菌。

（四）直接感染

由于邻近器官的感染直接蔓延所致或外来的感染，致病菌经肾区瘘管和异物的感染等。

四、临床表现

临床表现以尿路及受累的器官为基础，重者出现全身感染表现。膀胱刺激症状是最常见的表现。

（一）症状

细菌性膀胱炎。

（二）急性肾盂肾炎

可有高热、寒战等全身症状。甚至双侧腰痛，多呈胀痛。有尿频、尿急、尿痛等膀胱刺激症状，多伴有急性期患侧肾区压痛、疼痛往往较为明显，可出现肌紧张。为病原菌入侵膀胱后引起，常伴尿道炎症。

（三）慢性肾盂肾炎

临床表现复杂，易反复发作。与急性肾盂肾炎相似，症状相对较轻，有时可表现为无症状性菌尿和脓尿。

五、辅助检查

(一)实验室检查

1.尿常规

尿常规包括尿生化检查和尿沉渣检查。尿中白细胞显著增加,出现白细胞管型提示肾盂肾炎。

2.尿培养

临床根据标本采集方式不同而应用不同的"有意义的细菌"计数来表示尿路感染。同时治疗前的中段尿标本培养是诊断尿路感染最可靠的指标。

3.血液检查

上尿路感染多出现白细胞计数和中性粒细胞比值升高。

(二)影像学检查

影像学检查包括超声、尿路平片、静脉尿路造影、膀胱或尿道造影、CT、放射性核素和磁共振水成像(MRU)等。其中超声检查无创、简单可作为首选,CT 有助于确定感染诱因、尿路平片有助于发现结石。影像学检查在慢性泌尿系统感染和久治不愈的患者中有重要意义。

六、诊断要点

泌尿系统非特异性感染需与泌尿系统结核相鉴别,尤其是反复出现尿路感染症状者。另外关于有尿路感染症状时应考虑妇科疾病等。

七、治疗原则

(一)一般治疗

急性治疗期间注意休息、营养,避免性生活。给予饮食指导,多饮水,保持每天尿量在2 000 mL以上,有助于细菌的排出。

(二)抗感染治疗

选用适当抗生素。单纯性尿路感染者应持续使用敏感抗生素至症状消失,尿常规检查恢复正常,尿细菌培养转阴。

(三)对症治疗

使用解热镇痛药缓解高热、疼痛,使用碱性药物如碳酸氢钠降低尿液酸性,缓解膀胱刺激症状。

(四)纠正基础疾病

需积极纠正引起局部和全身免疫功能下降的疾病,如糖尿病、营养不良等。

(五)去除诱发因素

非单纯性尿路感染需针对合并的危险因素采取相应治疗措施。

八、临床护理

(一)评估要点

1.健康史

了解患者基本情况,包括年龄、职业、生活环境、饮食饮水习惯等。

2.相关因素

了解患者的既往史和家族史,包括每天排尿的次数、尿量,询问尿频、尿急、尿痛的起始时间,有无发热、腰痛等伴随症状,有无导尿、尿路器械检查等明显诱因,有无泌尿系统畸形、前列腺增生、妇科炎症等相关疾病病史;询问患病以来的治疗经过,药物使用情况,包括的名称、剂量、用法、疗程及其疗效。有无发生不良反应。

3.心理和社会支持状况

本病起病急,易反复发作,伴有尿路刺激征、血尿、乏力等不适的症状,应评估患者有无紧张、焦虑等不良心理反应。

(二)护理诊断/问题

1.排尿异常

与尿频、尿急、尿痛有关。

2.体温过高

与疾病炎症有关。

3.焦虑/恐惧

与患者疾病迁延不愈,担心预后有关。

4.舒适的改变

与疼痛有关。

5.睡眠型态紊乱

与焦虑/恐惧、疼痛不适、排尿异常等有关。

6.潜在并发症

精索静脉曲张、精索炎、前列腺炎、肾小球肾炎等肾脏疾病。

(三)护理目标

(1)患者自述减轻尿频、尿急、尿痛。

(2)患者恢复正常的体温。

(3)患者了解相关疾病知识及预防知识。

(4)患者减轻痛苦、舒适度增加。

(5)患者睡眠情况得到改善。

(6)积极预防潜在并发症发生。

(四)护理措施

1.疼痛护理

向患者解释疼痛的原因、机制,讲解有关疾病发展及预后的相关知识,缓解负面情绪及疼痛压力。遵医嘱使用止痛药物,或进行封闭治疗。合理运用冷、热疗法减轻局部疼痛。分散患者注意力。尽可能满足患者对舒适的需求,如变换体位,减少压迫等。用物放于患者易取用处。

2.发热护理

遵医嘱应用药物进行降温,可用温水擦浴、冰袋降温及乙醇擦浴等。维持水、电解质平衡,必要时静脉补充液体、电解质等。增进舒适,预防并发症,高热时绝对卧床休息,做好基础护理。

3.用药护理

联合用药时,注意药物配伍禁忌。遵医嘱正确选择抗生素,同时指导患者擅自停药。

4.心理护理

关心了解患者感受,给予患者心理上的安慰和支持,针对患者个体情况进行针对性心理护理。鼓励患者积极参与感兴趣的活动,学会自我放松法,保持乐观情绪。同时做好家属的工作,争取家属的支持和配合,鼓励家属及朋友给予患者心理上的支持。

(五)健康教育

1.疾病预防指导

多饮水、勤排尿是预防尿路感染最简便而有效的措施。另外保持规律生活,避免劳累,注意个人卫生,尤其女性在月经期、妊娠期、产褥期。学会正确清洁外阴部的方法。与性生活有关的反复发作者,应注意性生活后立即排尿。

2.疾病知识指导

告知患者疾病的病因、疾病特点和治愈标准,使其理解多饮水、保持个人卫生的重要性,确保其出院后仍能严格遵从。教会患者识别尿路感染的临床表现,一旦发生尽快到医院诊治。

3.用药指导

嘱患者按时、按量、按疗程服药,勿擅自停药并遵医嘱定期随访。

(郑成文)

第八节　前列腺癌

前列腺癌(prostate cancer,PC)发病率在男性所有恶性肿瘤中位居第二。发病率有明显差异,欧洲和北美发病率最高,已成为第一位危害男性健康的肿瘤。前列腺癌发病率呈明显的地理和种族差异,亚洲前列腺癌发病率远低于欧美国家,但是近年来呈上升趋势。

一、病因

前列腺癌的发病原因尚不完全清楚,但已知危险因素包括年龄、种族、遗传、饮食等。其中遗传因素决定了临床前列腺癌的发生发展,其他危险因素可能影响潜伏型前列腺癌发展至临床型前列腺癌的进程。

(一)年龄

前列腺癌流行病学研究表明,年龄是最明显的危险因子,随着年龄增长,前列腺癌发病率也明显升高。新诊断患者中位年龄为 72 岁,高峰年龄为 75～79 岁。随着人类寿命的不断延长,人口结构呈老龄化趋势,男性罹患前列腺癌的可能性不断增加,死于前列腺癌的可能性也不断增大。

(二)遗传

遗传是前列腺癌发病的重要危险因素,一个一级亲属(兄弟或父亲)为前列腺癌,其本人发生前列腺癌的风险是其他人的 2～3 倍;目前,许多有关基因多态性和前列腺癌遗传易感性的研究正在进行中,将为解释前列腺癌的发生提供遗传学证据。

(三)饮食

饮食的危险因素包括高动物脂肪饮食、饮酒和低植物摄入量等。这些危险因素并不能确定为存在因果关系的病因,不过,重视这些危险因素,在降低前列腺癌的发生率上是有一定效果的。另一方面,食用大豆制品、绿茶、番茄、红葡萄酒等有可能降低前列腺癌发病率。

(四)其他

前列腺癌发病危险因子还包括性活动和职业等社会因素。性活动方面:首次遗精年龄越小,危险性越大;职业方面:例如从事与镉相关职业的人,患前列腺癌的机会大;输卵管结扎术:有研究表明输卵管结扎术可增大前列腺癌危险性 1.2～2 倍。

二、病理生理

病理学诊断包括定性、分级和分期,有助于治疗方案的制定和准确的预后。

(一)组织类型

98% 的前列腺癌组织类型为腺癌,其他少见的组织类型有移行细胞癌、鳞癌、黏液腺癌、小细胞癌及导管腺癌等。

(二)病理分级

目前存在大量评估前列腺癌的组织学分级系统,最广泛应用的是 Gleason 分级系统。根据每个区腺体分化程度和肿瘤细胞的形态给予 1～5 分的 Gleason 分值,1 分组织细胞分化最好,5 分最差。两区的分值相加,形成前列腺癌组织的 Gleason 分级常数。Gleason 2～4 分属于分化良好,Gleason 5～7 分属于中等分化,Gleason 8～10 分为分化差或未分化癌(表 11-2)。

表 11-2　前列腺癌 Gleason 分级标准

级别	肿瘤边界	腺体结构	腺体排列
1 级	清	单个、分散圆形或卵圆形规则	密、背靠背
2 级	欠清	同上但稍不规则	分散
3 级	不清	形状大小不一,含筛状或乳头状改变	更分散,成团快边缘整齐
4 级	重度不清	小且融合,排列成条索状	融合成不规则团块
5 级	重度不清或团块	少有腺体形成,有小细胞或印戒细胞,包括粉刺癌	排列成实性片状或团块状、中心状坏死

(三)临床分期

前列腺癌分期对于治疗方案的选择和预后的评价都很重要。目前存在两种主要的临床分期方法:Whitmore-Jewett 法和 TNM 法,推荐应用的是美国癌症联合委员会(AJCC)2002 年修改的 TNM 法。T 分期表示原发肿瘤的情况。N 分期表示淋巴结情况。M 分期表示肿瘤远处转移的情况(表 11-3)。

表 11-3　前列腺癌临床分期

分期	表现
T_1	
T_{1a}	偶发肿瘤体积<所切除体积的 5%,直肠指检正常,PSA 正常
T_{1b}	偶发肿瘤体积>所切除体积的 5%,直肠指检正常,PSA 正常
T_{1c}	偶发肿瘤体积>所切除体积的 5%,直肠指检及经直肠超声检查正常,只是单纯 PSA 升高,穿刺活检发现肿瘤
T_2	
T_{2a}	直肠指检及经直肠超声检查能够发现肿瘤,肿瘤局限于并<单叶的 1/2,但仍局限在前列腺内

续表

分期	表现
T_{2b}	直肠指检及经直肠超声检查能够发现肿瘤,肿瘤局限于并>单叶的1/2,但仍局限在前列腺内
T_{2c}	肿瘤侵犯两叶,但仍局限在前列腺内
T_3	
T_{3a}	肿瘤侵犯并突破前列腺一叶或两叶包膜
T_{3b}	肿瘤侵犯精囊
T_4	肿瘤侵及膀胱颈、尿管括约肌、直肠、肛提肌和骨盆壁

三、临床表现

早期前列腺癌的临床症状多呈隐匿性,一部分患者甚至是在接受前列腺电切术或开放手术中才被发现。

(一)症状

1.排尿功能障碍症状

前列腺体积增大压迫尿道引起进行性排尿困难,表现为尿频、排尿费力、尿线变细、排尿不尽感、夜尿增多、排尿困难、充盈性尿失禁,甚至反复尿潴留。来自尿道周围腺体的前列腺癌患者可早期出现下尿路梗阻症状。当外周带前列腺患者出现排尿障碍时,预示前列腺癌已发展至晚期。

2.转移所致症状

前列腺癌首诊时可以是转移性症状,其中以转移性骨痛最为明显,而无下尿路梗阻症状。前列腺癌向直肠方向发展时,可以压迫直肠,出现便秘、腹痛、便血或间断性腹泻等异常表现,类似直肠癌的表现。其中最常见的转移部位是盆腔内淋巴结群及全身骨骼。骨骼转移表现为持续的、剧烈的腰背髋部疼痛及坐骨神经痛,疼痛严重程度可影响预后;淋巴结转移常无明显症状;内脏转移:肝转移表现为肝大、黄疸、肝功能异常;肺转移表现为咳嗽、咯血、呼吸困难等。

(二)体征

早期无明显体征,直肠指检可触及前列腺结节、质硬。

四、辅助检查

(一)直肠指检

直肠指检对诊断具有重要价值,同时有助于前列腺癌的诊断和分期。需要注意前列腺的大小、形态、质地。但由于主观性强,对比性差。直肠指检对<0.5 cm的肿瘤病灶,就难以触及;所以,现在不推荐直肠指检作为前列腺癌筛查方法。

(二)PSA 检查血清

PSA 是目前诊断前列腺癌、评估各种治疗效果和预测预后的一个重要且可靠的肿瘤标志物。直肠指诊异常、影像学检查异常或有临床征象(如骨痛、骨折等)的男性应行 PSA 检查。

(三)影像学检查

1.经直肠超声检查(transrectal ultrasonography,TRUS)

超声检查是前列腺癌影像学检查的首选方法。可初步判断肿瘤的大小。但需注意 TRUS 诊断前列腺癌特异性较低,前列腺低回声病灶需与其他疾病鉴别。

2.CT 和 MRI 检查

CT 和 MRI 对前列腺内癌灶的诊断率均不高,主要用于临床分期,了解邻近组。和器官有无肿瘤侵犯及盆腔内有无肿大淋巴结有关。

3.ECT

放射性核素骨扫描是一种无创伤性检查,可以发现前列腺癌患者的骨转移癌灶。敏感性较高但特异性较差。

4.放射免疫显像

放射免疫显像是以抗肿瘤抗体为载体,以放射性核素为"弹头",对肿瘤原发病灶和/或转移病灶进行显像的技术。

(四)经直肠前列腺穿刺活检

现在基本不采用经直肠前列腺随意穿刺活检,而是在 TRUS 引导下,不仅对明确或可疑病灶进行穿刺,还对前列腺进行分区,以便系统穿刺。检出率受前列腺体积、年龄等影响。

五、治疗原则

前列腺癌治疗方法繁多,具体选用单一治疗还是联合治疗,应根据前列腺癌发展不同阶段来制定个体化治疗方案,同时兼顾患者年龄、全身状况、经济条件、生存意愿等。

(一)局限性前列腺癌治疗方法

1.保守治疗

积极监测和观察等待。延期治疗一般用于预期寿命短于 10 年(Gleason 评分 2~5 分)的前列腺癌患者。

2.根治性前列腺切除术

根治性前列腺切除术是治愈局限性前列腺癌(T_1、T_2 期)最有效的方法之一,还可以更加准确地进行肿瘤分期,有利于肿瘤的进一步治疗和随访。

3.放疗

采用伽马射线(通常是质子射线)聚焦在前列腺及周围的组织,达到杀灭肿瘤的目的。

(二)进展期及转移性前列腺癌的治疗

1.激素治疗

正常或癌变的前列腺上皮细胞需在雄激素刺激下生长和增殖。在 T_3、T_4 期及转移性前列腺癌以激素治疗为主。

2.根治性前列腺切除术

根治性前列腺切除术根治性手术在 T_{3a} 期前列腺癌治疗中占有重要位置。术前或术后辅以激素治疗或放疗。

3.放疗和化疗

放疗是局部进展期前列腺癌患者的根治性治疗手段。转移性前列腺癌行姑息性放疗,也可延长生存时间,提高生活质量。前列腺癌晚期对雄激素治疗不敏感的去势抵抗前列腺癌(castration resistant prostate caner,CRPC),而化疗是 CRPC 的重要治疗手段。

六、临床护理

(一)评估要点

详见膀胱肿瘤的评估要点。

(二)护理诊断/问题

1.营养失调

低于机体需要量,与肿瘤消耗、手术创伤、早期骨转移有关。

2.舒适度改变

与手术活动受限有关。

3.睡眠形态紊乱

与尿频、尿失禁、疼痛有关。

4.自我形象紊乱

与手术治疗、尿失禁有关。

5.恐惧与焦虑

与对癌症的恐惧、害怕手术等有关。

6.潜在并发症

出血、感染等。

(三)护理目标

(1)经治疗后肿瘤进展控制,消耗减少,营养状态好转。

(2)患者主诉不适感减轻,舒适度增加。

(3)患者睡眠得到改善。

(4)患者对自我形象有健康、正确的认识。

(5)患者恐惧与焦虑减轻或消除。

(6)如出血、感染未发生或得到及时发现和有效控制。

(四)护理措施

1.改善营养

前列腺癌早期无症状,患者有症状就医时多属中晚期,且多有不同程度的机体消耗。所以应告知患者多食高蛋白、高维生素、适当热量、低脂、易消化、少渣饮食。必要时给予肠内外营养支持。

2.心理护理

多与患者沟通,解释病情,帮患者树立战胜疾病的信心。前列腺癌恶性程度属中等,经有效治疗后疗效尚可,5年生存率较高。针对个体化情况进行个体化的辅导,鼓励患者表达自身感受。

3.并发症的预防及护理

(1)出血的护理:根治手术后有继发出血的可能,严密监测生命体征,若2个小时量超过引出100 mL以上或24小时大于500 mL,提示继发出血,应立即通知医师处理。

(2)预防感染的护理:加强各项基础护理措施,保持切口清洁,若体温升高发现感染迹象时及时通知医师处理。

(五)健康教育

1.康复指导

根据体力适当锻炼,加强营养,保持情绪稳定。避免高脂肪饮食,特别是进食动物脂肪、红色肉类是前列腺癌的危险因素;适当补充维生素 D、维生素 E、豆类、谷物、蔬菜、水果对预防本病有一定作用。

2.用药指导

雌激素、雌二醇氮芥、放疗对抑制前列腺癌的进展有作用,但也有较严重的不良反应,故用药期间应严密观察。

3.定期随诊复查

定期检测 PSA 可作为判断预后的重要指标。遵医嘱完成放疗、化疗等后续治疗。若有骨痛,应即查骨扫描,确定有骨转移者可加用放疗。

（郑成文）

第九节　阴　茎　癌

阴茎癌是一种少见的恶性肿瘤,占男性恶性肿瘤的 7%。其发病率因地区、宗教、卫生习惯等的不同而差异显著。欧美国家发病率较低,美国的发病率不足 1/10 万,巴西的发病率约为 8.3/10 万,乌干达等非洲国家发病率较高。20 世纪 50 年代之前,阴茎癌曾是我国男性泌尿生殖系统常见的恶性肿瘤,中华人民共和国成立后,随着人民生活水平的提高及卫生条件的改善,阴茎癌的发病率迅速下降。第十八届美国国家综合癌症网络(NCCN)年会推出了新的阴茎癌治疗指南,其原因为,2010 年,美国确诊阴茎癌新发病例大约 1 250 例,相关疾病死亡人数却约为 310 例;在美国和欧洲阴茎癌病患占恶性肿瘤的 0.4%～0.6%。因此,阴茎癌这个罕见的疾病应该得到越来越多的重视。

一、病因

阴茎癌的病因目前仍不明确。阴茎癌多数发生于包茎或包皮过长的患者,新生儿行包皮环切术能有效防止此病。人类乳头瘤病毒(HPV16 型及 18 型)与阴茎癌发病密切相关。除此之外,吸烟、外生殖器疣、阴茎皮疹、阴茎裂伤、性伙伴多及卫生状况不良与阴茎癌的发病可能也有一定的关系。

二、临床表现

阴茎癌早期常隐藏在包皮内而被忽略。初起为丘疹、疣、溃疡或菜花状肿瘤,继而糜烂,边缘硬,不规则,有出血,分泌物有恶臭。疼痛不明显,一般无排尿障碍。虚弱、体重减轻、全身不适通常继发于慢性化脓性感染。极少数的阴茎病变和淋巴结转移会引起大量失血。

三、检查

(一)查体

以此了解病变或可疑病变的范围、肿瘤的位置、肿瘤的数目、病变形态、病变侵犯的程度、病变与尿道海绵体和阴茎海绵体的关系、病变的颜色和边界、阴茎长度。阴茎癌常见腹股沟淋巴结转移。查体时需要重点注意腹股沟淋巴结的大小、数量,是否活动、融合,表面是否有坏死、溃烂。腹股沟淋巴结切除及病理切片是判断有无淋巴结转移的金标准。

(二)人工勃起下超声

可提供肿瘤浸润程度的信息。

(三)MRI 和 CT

可提供肿瘤浸润程度的信息及用于评估体重过高患者腹股沟区域情况,并且有助于判断是否合并有盆腔淋巴结转移。

(四)X 线胸片

用于怀疑是否有骨转移的患者。

四、治疗要点

阴茎癌治疗前应进行准确的肿瘤分期和分级,明确肿瘤的浸润范围和所属淋巴结是否转移,然后针对原发病灶、区域淋巴结及转移性疾病,选择适宜的治疗方法。

(一)原发病灶的治疗

1.包皮环切术

对于局限于包皮或阴茎头的早期阴茎癌或深部没有浸润、没有淋巴结转移的 Ⅰ 期或 T1 期以前的肿瘤可行包皮环切术或局部切除术。

2.阴茎部分切除术

对于 Ⅰ 期或 Ⅱ 期肿瘤、局限于阴茎头或阴茎前段,无淋巴结转移者,可行阴茎局部切除术。

3.阴茎全切术

对于浸润性阴茎癌,肿瘤累及阴茎 1/2 以上,若行阴茎部分切除术后不能保留有功能的阴茎残端,则应行阴茎全切除和会阴部尿道重建。对于阴茎部分切除术后复发、原发阴茎体恶性程度高的阴茎癌也应行阴茎全切除术。

(二)区域淋巴结的处理

腹股沟区有无淋巴结转移及其范围是影响阴茎癌患者预后的最重要的因素。该检查结果比肿瘤分级、大体观和原发肿瘤的形态和显微镜的结构更能影响疾病的预后。不同于泌尿系统的其他疾病,阴茎癌的淋巴结转移仅行淋巴结清扫就可以治愈。由于临床发现多数腹股沟肿大淋巴结为炎性,故阴茎癌原发病灶切除后是否行区域淋巴结清扫术仍存在一定争议。

1.腹股沟淋巴结清扫术

腹股沟淋巴结清扫术包括标准腹股沟淋巴结清扫术和改良式腹股沟淋巴结清扫术两种常见术式。其手术适应证:①阴茎癌原发病灶去除后连续应用抗生素 4 周,腹股沟肿大淋巴结无明显改善。②腹股沟淋巴结活检组织学或细胞学证实为转移淋巴结。③原发病灶浸润海绵体,肿瘤细胞分化差。④Ⅱ 期以上肿瘤,影像学检查怀疑淋巴结转移。

2.髂血管淋巴结清扫术

当腹股沟淋巴结转移时须行髂血管淋巴结清扫术,若证实髂血管淋巴结已转移,则不必行本术式,只行姑息性治疗。切除范围包括主动脉分叉、盆筋膜、髂总动脉和髂外血管鞘及周围淋巴脂肪组织。

(三)其他疗法

1.放疗

放疗用于局部切除的辅助治疗,也可用于晚期肿瘤的姑息性治疗。

2.化疗

阴茎癌对化疗不太敏感,多用于辅助治疗和联合治疗。

五、包皮环切术护理

(一)术前护理

(1)按泌尿外科一般护理常规护理。

(2)皮肤准备。

(二)术后护理

(1)按泌尿外科术后一般护理常规护理。

(2)按局部麻醉护理常规护理。

(3)术后即可进食。

(4)保持伤口敷料干燥,避免交叉感染。

(5)保持舒适卧位。

(三)出院指导

(1)注意休息,保持心情舒畅,避免疲劳,术后半年避免过度活动。

(2)1个月内避免性生活。

(3)禁烟、酒,忌刺激性食物。多饮水,多吃新鲜蔬菜、水果。

(4)注意会阴部清洁卫生,勤换内衣裤,防止逆行感染。

(5)包皮环切术后2～3天,遵医嘱口服己烯雌酚,防止阴茎勃起,影响伤口愈合。

六、阴茎部分切除术或阴茎全切术护理

(一)术前护理

(1)按泌尿外科一般护理常规护理。

(2)肠道及皮肤准备。

(3)心理护理:保护患者隐私。

(4)术前训练患者床上大小便,以免术后频繁下床而引起伤口疼痛和出血。术后3～5天,尽可能在床上平卧,以减轻阴茎水肿。

(二)术后护理

(1)按泌尿外科术后一般护理常规护理。

(2)局部护理:①以棉垫托起阴茎并使之固定于中立位,或用胶皮手套装上2/3容积的水,上面垫上棉垫,使患者感觉舒适,以减轻阴茎水肿引起的疼痛。②使用床上支架,防止盖被压迫阴茎引起疼痛。③水肿消退前禁止下床活动,术后平卧或平侧卧3～5天,以利阴茎水肿消退。④术后过于紧张,经常主诉伤口疼痛的患者,必要时遵医嘱给予镇痛剂。⑤保持伤口敷料干燥,避免交叉感染。

(3)心理护理:手术后患者生殖器的完整性遭到破坏,给身心健康带来很大的影响。术后护理过程中应加强沟通,注意保护患者的自尊心,营造良好的休养环境。加强家庭的干预,让家属了解阴茎癌的相关知识,明确负性情绪对机体免疫功能的影响,以正确的态度对待患者,让其感到亲人的关心和照顾。

(4)活动指导:患者卧床期间,指导患者床上翻身活动,防止压疮;双下肢做足背背伸动作,防

止深静脉血栓。

(5)并发症的防治。①出血：严密观察有无皮肤瘀斑、皮下血肿或皮肤缝合处有无渗血。②感染：密切观察患者创口有无渗血、积血，以及尿液感染伤口的情况。遵医嘱定期监测血常规、体温的变化，注意倾听患者主诉。若有不适，给予及时处理。③排尿困难或排尿不畅：可能为尿道外口狭窄，须定期行尿道扩张，严重狭窄可施行尿道外口切开或成形术。

(三)出院指导

(1)注意休息，保持心情舒畅，避免疲劳，术后半年避免过度活动。

(2)3个月内避免性生活。

(3)禁烟、酒，忌刺激性食物。多饮水，多吃新鲜蔬菜、水果。

(4)注意会阴部清洁卫生，勤换内衣裤，防止逆行性感染。

(5)指导患者观察伤口局部情况和腹股沟有无不断增大的淋巴结，嘱患者定期复查。

七、阴茎全切加腹股沟淋巴结清扫术后护理

(一)术前护理

(1)按泌尿外科一般护理常规护理。

(2)肠道及皮肤准备。

(3)心理护理：保护患者隐私。

(二)术后护理

(1)按泌尿外科术后一般护理常规护理。

(2)管路护理。①导尿管：留置尿管期间(保留尿道者)，保持尿管通畅，并妥善固定，避免打折，每天记录尿量，保持会阴部清洁，预防泌尿系统感染。定期更换尿袋。②膀胱造瘘管的护理(尿道切除者)：保持通畅，妥善固定，避免打折，定期更换尿袋。③负压引流球的护理：保持引流通畅，并保持负压状态，妥善固定，避免打折，每天记录引流量。注意无菌操作，预防感染。④盆腔引流管的护理：保持引流管通畅，并妥善固定，避免打折，每天记录引流量。定期更换引流袋。注意无菌操作，防止感染。

(3)局部护理：①以棉垫托起阴囊并使之固定于中立位，或用胶皮手套装入2/3容积的水，上面垫上棉垫，使患者感觉舒适，以减轻阴囊水肿引起的疼痛。②使用床上支架，防止盖被压迫伤口引起疼痛。

(4)活动指导：患者绝对卧床3～7天，禁止髋关节外展、内收等活动，以防皮瓣滑动漂浮。协助患者床上轴线翻身，防止压疮；鼓励患者做足背的背伸动作，防止深静脉血栓。

(5)心理护理：见本节相关内容。

(6)排尿观察：拔除尿管后，观察有无排尿困难，若排尿不畅，可能为尿道外口狭窄，须定期行尿道扩张，严重狭窄可施行尿道外口切开或成形术。

(7)并发症的防治。①皮瓣坏死：严密观察加压包扎伤口处的皮肤颜色、温度，如发现颜色深紫，皮温低，及时通知医师处理。②阴囊及下肢水肿：卧床期间，抬高双下肢，促进静脉回流，下肢制动时，家属可帮助患者按摩双腿。③伤口感染：注意观察切口有无红肿，皮瓣温度、血运情况。伤口有渗液时及时换药，换药时严格执行无菌操作原则，防止切口感染。注意体温变化，如有发热，及时通知医师。④深静脉血栓：患者卧床时间较长，并且由于伤口位于腹股沟区域，行动不方

便,因此容易引起深静脉血栓,可遵医嘱给予抗凝治疗,并指导患者多适量活动。

(三)出院指导

(1)注意休息,保持心情舒畅,避免疲劳,术后半年避免过度活动。

(2)禁烟、酒,忌刺激性食物。多饮水,多吃新鲜蔬菜、水果。

(3)注意会阴部清洁卫生,勤换内衣裤,防止逆行感染。

(4)定期复查,不适随诊。

(郑成文)

第十节 肾 结 核

一、概述

在泌尿系统结核中肾结核最为常见、最早发生,以后由肾脏蔓延至整个泌尿系统。因此肾结核实际上具有代表泌尿系统结核的意义。肾结核多在成年人发生,我国综合统计75%的病例发生在20～40岁,但幼年和老年亦可发生。男性的发病率略高于女性。

二、诊断

(一)症状

1.膀胱刺激征

膀胱刺激症状是肾结核的最重要、最主要也是最早出现的症状。当结核杆菌对膀胱黏膜造成结核性炎症时,患者开始出现尿频,排尿次数在白天和晚上都逐渐增加,可以由每天数次增加到数十次,严重者每小时要排尿数次,直至可出现类似尿失禁现象。75%～80%都有尿频症状。在尿频的同时,可出现尿急、尿痛、排尿不能等待,必须立即排出,难以忍耐。排尿终末时在尿道或耻骨上膀胱区有灼痛感。膀胱病变日趋严重,这些症状也越显著。

2.血尿

血尿是肾结核的第二个重要症状,发生率为70%～80%。一般与尿频、尿急、尿痛等症状同时出现。血尿的来源大多来自膀胱病变,但也可来自肾脏本身。血尿的程度不等,多为轻度的肉眼血尿或为显微镜血尿,但有3%的病例为明显的肉眼血尿并且是眼血尿或为显微镜血尿,但有3%的病例为明显的肉眼血尿并且是唯一的首发症状。

血尿的出现多数为终末血尿,乃是膀胱的结核性炎症和在排尿时膀胱收缩引起溃疡出血。若血尿来自肾脏,则可为全程血尿。

3.脓尿

由于肾脏和膀胱的结核性炎症,造成组织破坏,尿液中可出现大量脓细胞,同时在尿液内亦可混有干酪样物质,使尿液浑浊不清,严重者呈米汤样脓尿。脓尿的发生率为20%左右。

4.腰痛

肾脏结核病变严重者可引起结核性脓肾,肾脏体积增大,在腰部存在肿块,出现腰痛。国内资料的发生率为10%。若有对侧肾盂积水,则在对侧可出现腰部症状。少数患者在血块、脓块通过输尿管时可引起肾部绞痛。

5.全身症状

由于肾结核是全身结核病中一个组成部分,因此可以出现一般结核病变的各种症状。如食欲减退、消瘦、乏力、盗汗、低热等,可在肾结核较严重时出现,或因其他器官结核而引起。

6.其他症状

由于肾结核继发于其他器官的结核或者并发其他器官结核,因此可出现一些其他器官结核的症状,如骨结核的冷脓肿、淋巴结核的窦道、肠结核的腹泻、腹痛,尤其是伴发男性生殖道结核时附睾有结节存在。

(二)体征

在体格检查时应注意全身的结核病灶,尤其是男性生殖道,检查前列腺、输精管、附睾有无结节。在泌尿系统方面应检查肾区有无肿块,肋脊角有无叩痛。

(三)检查

1.实验室检查

(1)尿常规:呈酸性尿,含少量蛋白,可见红细胞和白细胞。

(2)尿普通细菌培养:应为阴性,即所谓"无菌性脓尿",需行肾结核的有关检查。

(3)结核杆菌检查:①尿沉渣涂片找分枝杆菌:连续留 3 次 24 小时尿或晨尿,取沉渣涂片找分枝杆菌,此方法简单,结果迅速,阳性率可达 50%～70%。②尿结核菌培养:阳性率可高达 90%,但常规培养时间长。③尿结核菌动物接种:阳性率高达 90% 以上,但费时更长,需 8 周才能得到结果。

(4)尿液结核 IgG 抗体测定:阳性率可达 90%,此项检查具有一定的特异性和敏感性。

(5)PCR 检测结核杆菌:具有快速、准确、灵敏度高等特点,但有一定的假阳性表现。

(6)血沉:血沉加快,据此可了解结核的活动情况。

2.特殊检查

(1)X 线检查:①KUB 可见肾脏输尿管钙化影。②IVU 典型的表现为肾盏破坏,边缘模糊不整如蛀状,严重时形成空洞。如病变纤维化狭窄或完全堵塞时,可见空洞充盈不全或肾盏完全不显影;局限性结核脓肿可使肾盏、肾盂变形或出现压迹;输尿管结核溃疡和狭窄,表现为输尿管僵直、虫蛀样边缘、管腔狭窄呈串珠状。如全肾广泛破坏时,IVU 由于肾功能低下或完全丧失,常表现为不显影。③逆行性尿路造影显示空洞性破坏阴影。

(2)B 超、CT 检查:对肾结核早期诊断价值不大,但对中晚期病变可显示扩大的肾盏或肾盂呈空洞、钙化样改变,还可观察到肾实质的厚度和肾周围的病变,反映结核破坏的程度。

(3)放射性核素肾图检查:患侧肾破坏严重时,呈无功能低平线。肾结核导致对侧肾积水时,则呈梗阻曲线。

(4)膀胱镜检查:在直视下可见膀胱黏膜充血或结核结节、溃疡,严重者黏膜广泛充血、结构不清,可取活组织检查。晚期膀胱容量太小,不宜做此检查。

(四)诊断要点

(1)青壮年长期进行性尿频和慢性膀胱刺激症状,一般抗炎治疗无效。

(2)脓血尿、尿液中找结核杆菌。

(3)IVU、逆行性尿路造影及膀胱镜等辅助检查。

(五)鉴别诊断

1.慢性肾盂肾炎

尿频、尿急、尿痛等膀胱刺激症状,多呈间歇性发作,时轻时重,而肾结核所致的膀胱炎则是持续性进行性加重,抗菌药物治疗无明显疗效,结合尿液及血清学结核菌检查可鉴别。

2.肾或膀胱的肿瘤

主要特点是无痛性间歇性肉眼全程血尿,而肾结核为持续性尿频、尿急、尿痛及终末血尿,结合影像学检查可鉴别。

3.泌尿系统结石

血尿的出现多与患者的活动、疼痛相关联。结合病史,临床症状和影像学检查可鉴别。

4.急性前列腺炎

急性前列腺炎也表现为明显的尿频、尿急、尿痛,伴有发热。但常发病急促,有排尿困难或排尿淋漓,且直肠指检时前列腺有明显压痛。尿和前列腺液中有大量白细胞,用抗生素治疗后症状常迅速减轻。

5.肾积脓

慢性病程肾积脓表现为反复腰痛,常伴盗汗、贫血和消瘦。尿液中有大量脓细胞,但普通细菌培养呈阳性,尿中无分枝杆菌。CT 肾扫描则可显示肾实质中有边缘模糊的混合密度肿块。

三、治疗

(一)药物治疗

诊断肯定、病变范围明确、肾功能及是否存在尿路梗阻等情况已查明的患者,应尽早给予抗结核药物治疗。其用药原则为早诊断、早用药、联合运用、持续足够疗程。

1.主要抗结核药物的特点

(1)链霉素(SM):①对细胞外快速生长繁殖的结核菌杀灭作用较强,尤其在 pH 为 7.8 时作用最强,pH<6.0 时作用明显降低,故治疗时宜加服碳酸氢钠;②用药稍久(10～15 天)即易产生抗药性,如联合用药可稍改善;③易使病灶倾向纤维化,如病变在排尿系统则易造成局部梗阻,加重病情;④其毒性作用为前庭损害;⑤个别患者可出现过敏性休克,一旦发生,抢救较为困难,亦难以采用皮试预测;⑥用法:每天 1 g 肌内注射连续 30～60 g,后改为每 3 天 1 g,总量达 120 g以上。

(2)异烟肼(INH):①业已证明疗效与血清高峰浓度有关,而与持续浓度无关,故通常采用一次顿服为优;②INH 在细胞内外均可达到 MIC 的 10 倍以上因而可杀死细胞内外结核杆菌;③其神经方面的毒性作用可用较小剂量的维生素 B_6(每天 5～10 mg)加以防止,维生素 B_6 大剂量(每天50 mg)可能中和 INH 的杀菌活性;④INH 与 RFP 合用较 INH 与 EMB 合用时肝功能障碍的发生率虽增加 3 倍,但考虑其疗效非常好,这种配伍仍多采用,在服用过程中要定期复查肝功能;⑤口服后吸收迅速并渗入组织,对纤维化甚至干酪化组织亦可透过;⑥用法:每天 0.38 g顿服。

(3)对氨基水杨酸钠(PAS):①目前似有被 RFP、EMB 取代的趋势;②在每天 8～10 g 剂量下有一定疗效,但此药排泄快,故宜分次用;③单独应用疗效较差,联合应用可加强 Sm 及 INH抗结核疗效并减少抗药性,故目前皆系联合用药;④可降低 RFP 的效价,不宜与 RFP 合用;⑤对胃肠道有刺激作用,即胃部不适和恶心,有时有腹泻,与碳酸氢钠同服或进餐时服用可减少反应;⑥用法:每天 8～12 g 分 3～4 次口服,静脉滴注 PAS 可以提高血浓度,减轻胃肠道反应,方法是用 5%～10%葡萄糖,将 8～12 g PAS 稀释成 3%～4%的溶液,静脉滴注,在 3～5 小时内滴完,注意避光以防药物分解。药液变色则不能再继续使用。

(4)利福平(RFP):①在细胞内外均有杀菌效力,对静止期细菌也有较强作用,为 INH 所不及,故认为是最有效杀菌剂;②RFP 易与食物中蛋白质结合而降低疗效,故宜空腹服药,半小时后再进食;③使用中很少出现耐药性;④其毒性反应主要有肝脏功能损害和血小板减少症等,因此,在用药时每月需做血谷-丙转氨酶检查和血小板计数;⑤用法:成人体重 50 kg 以下全日量 450 mg,50 kg 以上全日量 600 mg,分 1～2 次空腹服用。

(5)乙胺丁醇(EMB):①它的抗结核作用主要是抑菌,虽然过去主要用于对第一线药物有耐药性的患者,但近年来 EMB 越来越多地被用于初次治疗中,作为 PAS 的替代药物,常与 RFP 配伍;②在疗效上虽然略逊于 PAS,但不良反应较轻,主要可引起球后神经炎,若成人日剂量为 15 mg/kg(一般每天 600～900 mg)可很少有上述不良反应;③用法:一般治疗剂量每天 600～1 200 mg,分 3 次或 1 次服,治疗过程中应定期检查视野和辨色力。

(6)吡嗪酰胺(PZA):①PZA 是一种新用老药,20 世纪 70 年代后,发现口服 PZA 经吸收后产生嗪酸,可杀死深藏在细胞内的顽固菌;②联合应用此药,对巩固治疗、减少复发大有效用,所以 PZA 又得到了再度重视;③PZA 与 RFP、INH 合用可缩短疗程,故亦用于短程化疗;④主要毒性反应是肝脏损害,可引起黄疸和血谷-丙转氨酶升高和高尿酸血症。应定期复查肝功;⑤用法:用量为 500 mg,每天 3 次口服。

除上述药物外,还有卷曲霉素、氨硫脲、卡那霉素等。这类药物的共同点是杀菌力较低或不良反应较大,故仅作为候选药物。

选用上述药物时,必须坚持早期、足量、联合、足期和规律用药五项基本原则,才能获得最好的疗效,否则将功亏一篑。

2.配伍方案

(1)异烟肼每天 300 mg;利福平体重＜50 kg 者每天 450 mg,＞50 kg 者每天 600 mg;吡嗪酰胺 25 mg/(kg·d),或＜50 kg 者每天 1.5 g,＞50 kg 者每天 2 g。2 个月后停用吡嗪酰胺,再服用异烟肼、利福平 4 个月,总疗程为 6 个月。

(2)异烟肼每天 300～600 mg,利福平每天 0.9 g,乙胺丁醇每天 0.9 g,连用 3 个月后停用乙胺丁醇,再服半年,如尿菌转阴、症状消失,继续服异烟肼 1 年以上。

现提倡药物为早饭前半小时顿服,可使药物在体内达到较高浓度,有较好的消灭结核菌和防止耐药菌株产生的作用。用药期间应定期做尿常规、结核菌培养、结核菌耐药试验及 IVU 检查,以观察疗效。如用药 6～9 个月仍不能控制者应手术治疗。

3.抗结核药物停药标准

(1)全身症状明显改善,血沉正常、体温正常。

(2)排尿症状完全消失。

(3)反复多次尿常规检查正常。

(4)尿浓缩法找分枝杆菌长期多次阴性。

(5)IVU 示病灶稳定或已愈合。

（6）尿结核菌培养和动物接种阴性。

（7）全身无其他结核病灶。

（二）手术治疗

手术治疗的病例在手术前后均需配合药物治疗。肾切除前需用药物治疗 11 个月,1 周以上;保留肾组织的手术,如肾病灶清除术、肾部分切除术、肾并发症的修复手术、输尿管梗阻的整形术、膀胱扩大术及膀胱瘘修复术等,术前需用药物治疗 3～6 个月。有急需情况时,方能例外处理。术后应继续药物治疗 1 年以上。

肾结核手术前应对整个泌尿生殖系统做全面检查,了解肾功能情况和并发症,以便拟订一个全面的治疗和手术计划。其手术方式包括肾切除术、肾部分切除术、肾病灶清除术和肾盂、输尿管狭窄整形术。手术方式的选择决定于病变范围、破坏程度和对药物的治疗反应。

1.肾切除术

肾切除术适用于一侧肾结核已遭广泛破坏或已无功能,而对侧肾功能正常的病例。双侧肾结核一侧广泛破坏而另侧病变轻微,足以代偿时,可将重病侧肾切除。钙化无功能肾应切除,如无症状,也可在严密观察下必要时切除。

肾结核发展到晚期,结核病变可以蔓延到肾周围。在 X 线片上外形不清或肾蒂附近有钙化淋巴结阴影时,手术常较困难。对这种病例做肾切除术,应特别注意避免对肾附近脏器的损伤。右侧有可能损伤下腔静脉及十二指肠,左侧应注意脾脏和胰腺,因此在特殊情况下可采用肾包膜下切除术。肾蒂的处理有时也遇到困难,为此必须有良好的手术野显露。

输尿管残端的处理在进行患肾切除时,输尿管亦需切除,但切除的长度需视输尿管的病变程度及范围而定。①输尿管病变范围广泛而严重,如输尿管粗大如指,管壁甚厚,腔内有干酪样组织,估计在肾、输尿管部分切除后,残留在体内的输尿管残端在术后必定会导致重新发病,则应在肾切除的同时一并将输尿管全部切除,直至膀胱入口处。②输尿管病变不严重,术后不会重新致病,则做常规部分切除即可。但应注意,如果输尿管残端的腔内存在结核组织,则会影响肾脏切口的愈合造成切口感染,窦道形成。因此,术中应用碳酸烧灼残端,再以酒精中和,生理盐水清洁,丝线结扎,然后用残端周围的后腹膜脂肪组织覆盖包埋,使残端与肾切口隔开,以减少对肾脏切口的影响。③从去除结核病灶方面考虑,输尿管切除的水平应越低越好,但一般的肾脏切除手术切口,不可能将输尿管全部切除。对于输尿管病变并不严重的病例,残留输尿管的长短关系并不很大;但对于节段病变且管口尚未闭锁的患者,则病肾切除后仍可长期出现下尿路症状和低热,因此需要第二次将残留的输尿管切除。在这种情况下,如在肾切除时将输尿管于较低水平切除,可给第二次手术带来方便。

2.肾部分切除术

肾部分切除术适用于肾结核病灶局限在一极或双肾盂之一。这种手术较复杂,且易发生并发症,近年已很少应用。

3.肾病灶清除术

此手术是药物治疗的补充治疗手段,既可以最大限度保留肾组织,又能使药物治疗发挥最大作用。适用于闭合性的结核性脓肿,与肾盏不相通,有无钙化者均可手术,但病灶与肾盏相通或下尿路有梗阻者不宜做。手术去除脓肿顶部,除尽干枯坏死组织和有结核病变的肾组织,局部放入链霉素,术后伤口引流3～4天。此手术方法简单、安全、出血少。在唯一肾患有结核性脓肿时,切开空洞减压和病灶清除可使受压周围组织恢复功能。空洞与肾盂相通者易形成尿瘘。近年由于 X 线诊断技术改进,有可能在荧光屏观察下或超声指导下穿刺排脓,代替病灶清除术。

4.肾盂、输尿管狭窄整形术

此手术也是药物治疗的辅助手术。结核病灶引流不畅可影响药物治疗效果,而药物治疗又可以使病灶纤维愈合而加重梗阻。近年来结核病变有狭窄时,在狭窄部位行整形手术。狭窄多数在输尿管下端,肾盂输尿管连接部和中段输尿管狭窄较少见,输尿管下端狭窄可行输尿管膀胱再吻合术。

四、病情观察

(1)观察药物治疗效果,患者膀胱刺激症状有无改善,观察尿常规中 RBC、WBC 数量变化,晨尿找分枝杆菌。

(2)观察抗结核药物的不良反应:视力、视野、食欲变化。

(3)观察术后引流情况、患者的生命体征及肺部情况。

五、护理

(一)护理评估

1.致病因素

肾结核多见于 20～40 岁的青壮年,有结核病史或结核病接触史,常有体弱多病、营养不良、使用免疫抑制剂的经历。

2.身心状况

肾结核的主要表现不在肾而在膀胱。①膀胱刺激征,尿频为肾结核最早出现的症状。②血尿及脓尿,以终末血尿居多,全程肉眼血尿较少见;有不同程度的脓尿,严重者尿呈米汤样或为脓血尿。③肾结核病程长,反复发作,迁延难愈,长期服药导致经济支出大,患者常有焦虑、灰心、厌倦及烦躁。④其他可有消瘦、低热和贫血等结核中毒症状,严重患者可出现腰部肿痛,长期服药可有肝肾功能损害等表现。

3.实验室及其他检查

尿液检查可发现尿蛋白及红、白细胞增多;尿沉渣抗酸染色找结核分枝杆菌,连续 3 次,可有所发现。无菌条件下取尿做结核分枝杆菌培养,X 线平片泌尿系统造影检查,膀胱镜检查等有助于诊断。

(二)护理诊断

主要护理诊断:①营养失调:低于机体需要量;②排尿异常;③执行治疗方案无效。

(三)护理重点

(1)加强营养,给予易消化的高蛋白、高热能、高维生素饮食,避免劳累,充分休息,进行适当户外活动。

(2)说明结核治疗的长期性、严格执行治疗方案的必要性,使患者能正视疾病的存在,树立治病信心,按时按量服药。

(3)注意抗结核药物的毒副作用。

(4)手术前准备工作:加强营养,抗结核药物准备。全肾切除需准备 2 周以上,肾部分切除需3～6 个月。术前常规护理工作。

(5)肾结核手术后护理,参照肾损伤护理内容,继续服用抗结核药物 3～6 个月,以防结核复发。

(郑成文)

第十一节　精索静脉曲张

精索静脉曲张患者多为青壮年男性,发病率为 10％～15％,10 岁以下儿童较少见,10 岁以上者随着年龄增长发病率逐渐增高。临床以左侧多见,双侧者达 40％,单纯右侧极少见,这与其解剖学特点有关。精索静脉曲张是引起男性不育的常见原因之一,在男性不育症患者中,精索静脉曲张的发病率明显高于一般人群。

一、病因

(一)原发性精索静脉曲张
由于解剖学因素和发育不良所致。

(二)继发性精索静脉曲张
因腹腔内或腹膜后肿瘤、肾积水或异位血管压迫上行的精索静脉,导致单侧或双侧精索静脉曲张。

二、临床表现

(一)症状
静脉曲张较轻时可无明显不适。如曲张较重,立位时患侧阴囊肿胀,局部坠胀、疼痛感,可向下腹部、腹股沟区或腰部放射,劳累或久站后症状加重,平卧、休息后症状减轻或消失。

(二)体征
立位时一侧阴囊胀大、下垂,可及蚯蚓状曲张的蔓状静脉团;平卧后缩小或消失,再次站立后蔓状静脉团又会出现,以左侧多见。

三、辅助检查

(一)彩色多普勒超声检查
可以准确判断精索内静脉血液反流现象,可作为首选检查。

(二)精液分析
对于男性不育者,需行精液常规检查,且至少应行 2 次精液分析。

(三)睾丸体积测量
可用来了解睾丸是否受损或是否具备手术指征。目前,B 超检查是测量睾丸大小最为准确的方法。

(四)精索静脉造影
精索静脉造影是一种有创性检查,结果较为可靠。

四、治疗要点

(一)无症状或症状较轻者

常用方法有阴囊托带、穿弹力内裤、局部冷敷等,以降低睾丸温度,减少盆腔及会阴部充血。

(二)手术治疗

手术治疗适用于症状严重或经非手术治疗无效的患者。

1.开放精索内静脉高位结扎术

开放精索内静脉高位结扎术包括经腹膜后和经腹股沟管精索内静脉高位结扎术两种手术方式,较为常用。

2.腹腔镜手术

腹腔镜手术主要适用于行双侧高位结扎术、肥胖、有腹股沟手术史及开放手术术后复发的患者。

3.显微镜下手术

主要优点在于能够结扎除输精管静脉以外的所有引流静脉,保留动脉、淋巴管及神经,具有损伤小、并发症少、复发率低等特点。

4.精索内静脉栓塞术

具有痛苦小,并发症少等特点。因受制于费用及操作技术,该技术在我国仍未广泛开展。

五、显微镜下精索内静脉结扎术护理

(一)术前护理

(1)按泌尿外科一般护理常规护理。

(2)心理护理:由于精索静脉曲张与不育症密切相关,患者,特别是年轻或刚结婚的患者,有沉重的心理负担。此外,因缺乏对疾病和手术治疗的充分认识,担心手术的安全性、有效性、后遗症等,患者的心理压力大。护士应主动与患者进行沟通,讲解尽早手术治疗的必要性,向患者介绍显微镜手术的优点、可能出现的并发症等,使患者有充分的思想准备,尽量消除患者紧张、焦虑的情绪。

(二)术后护理

(1)按腰、硬联合麻醉或腰麻护理常规护理。

(2)病情观察:严密观察患者生命体征的变化。同时,观察患者伤口有无渗血,阴囊有无肿胀,明确有无血肿形成。

(3)饮食指导:术后6小时后,患者如无恶心、呕吐等不适,可恢复正常饮食,但应避免牛奶等产气食物。

(4)活动指导:腰硬联合麻醉及腰麻患者术后平卧6小时后可取半坐卧位,早期可进行肢体的主动活动,尤其是双下肢的伸展和屈曲活动;术后第1天,可下地活动。

(5)并发症的观察。①穿刺孔出血:多为穿刺鞘拔出后压迫作用消失所致,护士要及时观察穿刺处有无渗血,必要时通知医师换药。②阴囊水肿或睾丸鞘膜积液:是术后最常见的并发症,发生率为3%～40%,与精索内静脉伴行的淋巴管在手术过程中受损,导致淋巴液外渗,而静脉已被结扎,回流受阻有关,严重者可发生睾丸鞘膜积液。应密切观察患者阴囊皮肤有无水肿,阴囊水肿不明显者无须处理,可自行消失;严重时,及时通知医师处理。③皮下或阴囊气肿:是腹腔镜手术的特殊并发症,主要是由于气腹建立引起。④其他:术后腰背部痛、睾丸疼痛,可能由于术中过分牵拉精索所致,一般可自行缓解。

(三)出院指导

(1)保持心情舒畅,避免疲劳。术后 3 个月内避免剧烈活动及重体力劳动,1 个月内禁止性生活。

(2)禁烟酒,忌刺激性食物,多饮水,多吃新鲜蔬菜、水果。

(3)注意会阴部卫生,勤换内裤,防止逆行感染。

(4)术后 3 个月门诊复查,复查前 3 天充分睡眠,禁欲 5 天。

(郑成文)

第十二章 骨科护理

第一节 肩关节脱位

一、基础知识

(一)解剖生理

肩关节由肩胛骨的关节盂与肱骨头构成,为上肢最大最灵活的关节。关节盂周缘有盂唇,略增加关节盂的深度。关节囊在肩胛骨附着于关节盂的周缘,肱骨则附着于解剖颈。肩关节囊薄而松弛,囊的上部有韧带,囊的后部和前方有肌肉,以增强联结。此外,关节腔内有肱二头肌腱通过,经结节间沟出关节囊。在肩关节的上方还有喙肩韧带和肌肉,最为薄弱,因此,临床上常见的肩关节脱位以前下方脱位最常见,好发于青壮年,在全身关节脱位中居第 2 位。肩关节在冠状轴上可做屈、伸运动;矢状轴上可做内收、外展运动;垂直轴上可做内旋、外旋运动,此外还可做旋转运动。

(二)病因

肩关节脱位多由间接暴力所致,当跌倒时手掌或肘部撑地,肩关节外展、外旋,使肩关节前方关节囊破裂,肱骨头滑出肩胛盂而脱位。肩关节脱位的主要病理改变是关节囊撕裂和肱骨头移位。

(三)分类

肩关节脱位分为前脱位、后脱位、下脱位和盂上脱位,以前脱位多见。前脱位根据肱骨头的位置可分为喙突下脱位、盂下脱位和锁骨下脱位。脱位时可合并肱骨大结节撕脱骨折。

1.喙突下脱位

患者侧向跌倒,上肢呈高度外展、外旋位,手掌或肘部着地,地面的反作用力由下向上,经手掌沿肱骨纵轴传递到肱骨头,肱骨头向肩胛下肌与大圆肌的薄弱部分冲击,将关节囊的前下部顶破而脱出,加之喙肱肌等的痉挛,将肱骨头拉至喙突下凹陷处,形成喙突下脱位。

2.锁骨下脱位

在形成喙突下脱位的同时,若外力继续作用,肱骨头可被推至锁骨下部,形成锁骨下脱位。

3.胸腔内脱位

若暴力强大,则肱骨头可冲破肋骨进入胸腔,形成胸腔内脱位。

(四)临床表现

1.症状

患肩疼痛、肿胀、功能障碍,患者不敢活动肩关节。

2.体征

三角肌塌陷,肩部失去正常轮廓,成方肩畸形,关节盂空虚,在关节盂外可触及肱骨头。搭肩试验阳性,即患侧手掌搭于健侧肩部时,肘部不能紧贴胸壁。如果肘部紧贴胸壁,患侧手掌无法搭于健侧肩部,而正常情况下则可以做到。

3.X 线检查

能明确脱位的类型及有无合并骨折。

二、治疗原则

新鲜肩关节脱位,一般采用手法复位,肩部"∞"字绷带贴胸固定即可;大结节骨折,腋神经及血管受压,往往可随脱位整复使骨折复位,血管神经受压解除;陈旧性脱位先试行手法复位,若不能整复,则根据年龄、职业及其他情况,考虑做切开复位;合并肱骨外科颈骨折,新鲜者,可先试行手法复位;若手法复位不成功或陈旧者,应考虑切开复位内固定;习惯性脱位,可做关节囊缩紧术。

(一)手法复位

一般在局麻下行手法复位,复位手法有牵引推拿法、手牵足蹬法、拔伸托入法、椅背整复法、膝顶推拉法、牵引回旋法等。临床最常用的为手牵足蹬法和牵引回旋法。

(二)固定

复位后,一般采用胸壁绷带固定,将肩关节固定于内收、内旋位,肘关节屈曲 90°～120°,前臂依附胸前,用绷带将上臂固定在胸壁,前臂用颈腕带或三角巾悬吊于胸前、腋下。患侧腋下及肘部内侧放置纱布棉垫,固定时间为 2～3 周,如合并撕脱骨折,可适当延长固定时间。肩关节后脱位不能用腕颈带悬吊。悬吊即又脱位,需用外展石膏管型或外展支架将患肢固定于肩关节外展 80°、背伸 30°～40°的位置,肘关节屈曲位 3～4 周。

(三)功能锻炼

固定期间须活动腕部与手指,解除固定后,鼓励患者主动进行肩关节各方向活动的功能锻炼。

三、护理

(一)护理问题

(1)焦虑:与自理能力下降有关。

(2)疼痛。

(3)知识缺乏:缺乏有关功能锻炼的方法。

(二)护理措施

1.对自理能力下降的防护措施

(1)护理人员应热情接待患者,关心体贴患者,消除其紧张恐惧心理,使患者尽快进入角色转位,以利配合治疗。

(2)患者固定后,生活很不方便,护理人员应帮助患者生活所需,真正做到"急患者所急,想患者所想"。

(3)加强饮食调护,宜食易消化、清淡且富有营养之品,忌食辛辣之物。

2.疼痛护理

(1)给予活血化瘀、消肿止痛药物:如内服舒筋活血汤、活血止痛汤或筋骨痛消丸等,外敷活血散、消定膏等。

(2)分散患者注意力,如听一些轻松愉快的音乐或针刺止痛等,必要时口服止痛药物。

3.指导患者功能锻炼

(1)向患者介绍功能锻炼的目的和方法,尤其是老年人,以提高其对该病的认识,取得合作。

(2)固定后即鼓励患者做手腕及手指活动;新鲜脱位1周后去绷带,保留三角巾悬吊前臂,开始练习肩关节前屈、后伸运动;2周后去除三角巾,开始逐渐做有关关节向各方向的主动功能锻炼,如手拉滑车、手指爬墙等运动,并配合按摩理疗等,以防肩关节周围组织粘连和挛缩,加快肩关节功能恢复。

(3)在固定期间,禁止做上臂外旋活动,以免影响软组织修复;固定去除后,禁止做强力的被动牵拉活动,以免造成软组织损伤及并发骨化性肌炎。

(4)陈旧性脱位,固定期间应加强肩部按摩理疗。

(张玉梅)

第二节　肘关节脱位

全身大关节中,肘关节脱位的发生率相对低,约占总发病数的1/5。脱位后如不及时复位,容易导致前臂缺血性痉挛。

一、病因与脱位机制

肘关节脱位可有后脱位、外侧方脱位、内侧方脱位和前脱位,其中后脱位最常见(见图12-1),多为间接暴力所致。摔倒时前臂旋后位手掌撑地,由于肱骨滑车横轴线向外倾斜,使所传达的暴力达到肘部时转成肘外翻及前臂旋后过伸的应力,尺骨鹰嘴突在鹰嘴窝内呈杠杆作用,导致尺桡骨近端同时被推向后外侧,产生后脱位。肘前关节囊及肱前肌撕裂,后关节囊及内侧副韧带损伤,可合并肱骨内上髁骨折、正中神经和尺神经损伤。晚期可发生骨化性肌炎。

二、临床表现

(一)一般表现

伤后局部疼痛、肿胀、功能和活动受限。

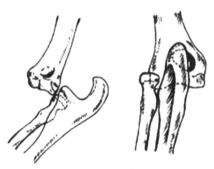

图 12-1　肘关节后脱位

(二)特异体征

1.畸形

肘后突,前臂短缩,肘后三角相互关系改变,鹰嘴突出内外髁,肘前皮下可触及肱骨下端。

2.弹性固定

肘处于半屈近于伸直位,屈伸活动有阻力。

3.关节窝空虚

肘后侧可触及鹰嘴的半月切迹。

(三)并发症

脱位后,由于肿胀而压迫周围神经血管。后脱位时可伤及正中神经、尺神经、肱动脉。

1.正中神经损伤

成"猿手"畸形,拇指、示指、中指感觉迟钝或消失,不能屈曲,拇指不能外展和对掌。

2.尺神经损伤

成"爪状手"畸形,表现为手部尺侧皮肤感觉消失,小鱼际及骨间肌萎缩,掌指关节过伸,拇指不能内收其他四指不能外展及内收。

3.动脉受压

患肢血液循环障碍,表现为患肢苍白、发冷、大动脉搏动减弱或消失。

三、实验室及其他检查

X线检查用以证实脱位及发现合并的骨折。

四、诊断要点

有外伤史,以跌倒手掌撑地最常见,根据临床表现和 X 线检查可明确诊断。

五、治疗要点

(一)复位

一般均能通过闭合方法完成复位。助手沿畸形关节方向对前臂和上臂做牵引和反牵引,术者从肘后用双手握住肘关节,以指推压尺骨鹰嘴向前下,同时矫正侧方移位,助手在复位过程中配合维持牵引并逐渐屈肘,出现弹跳感则表示复位成功。

(二)固定

用长臂石膏或超关节夹板固定肘关节于功能位,3 周后去除固定。

(三)功能锻炼

要求主动渐进活动关节,避免超限和被动牵拉关节。固定期间,可主动伸掌、握拳、屈伸手指等,去除固定后练习肘关节屈伸旋转以利功能恢复。

六、护理要点

(一)固定

注意观察固定的正确有效,固定期间保持肘关节的功能位,不可随意放松。

(二)保持清洁、平整

肘关节周围皮肤保持清洁,石膏夹板内衬物保持平整。

(三)指导活动

指导患者活动患侧掌指,按摩患肢,防止肌肉萎缩。

(张玉梅)

第三节　髋关节脱位

一、基础知识

(一)解剖生理

髋关节是由股骨头和髋臼构成,股骨头呈球形,约占圆球的 2/3,股骨头的方向朝向上、内、前方;髋臼为半球形,深而大,能容纳股骨头的大部分,属杵臼关节,其关节面部分是马蹄形,覆以关节软骨,周围有坚强的韧带及肌肉保护,结构稳固,脱位的发生率较低。髋关节是全身最深最大的关节,也是最完善的球窝关节(杵臼关节),髋关节位于全身的中间部分,其主要功能是负重和维持相当大范围的活动。因此,髋关节的特点是稳定、有力而灵活,当髋部损伤时,以上功能就会丧失或减弱。

(二)病因

髋关节脱位多由强大的外力作用导致,且致伤暴力多为杠杆暴力、传导暴力、旋扭暴力等间接暴力。

(三)分类

按股骨头脱位后的位置可分为后脱位、前脱位和中心脱位,其中以后脱位最为常见。当髋关节屈曲或屈曲内收时,暴力从膝部向髋部冲击,使股骨头穿出后关节囊;或者在弯腰工作时,重物砸于腰骶部,使股骨头向后冲破关节囊,造成髋关节后脱位。

(四)临床表现和诊断

1.症状

患侧髋关节疼痛,主动活动功能丧失,被动活动时引起剧痛。

2.体征

患侧下肢呈屈曲、内收、内旋和短缩畸形,臀后隆起,可触及脱位的股骨头。

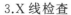

3.X 线检查

可了解脱位及有无合并髋臼或股骨头骨折。

二、治疗原则

(一)复位

1.手法复位

在全麻或腰麻下进行手法复位,力争在 24 h 内复位,常用的复位方法有提拉法和旋转法。

2.手术复位

对闭合复位失败者应采用手术切开复位加内固定。

(二)固定

复位后置下肢于外展中立位,皮肤牵引 3～4 周。

(三)功能锻炼

制动早期,应鼓励患者进行患肢肌肉等长收缩锻炼,以后逐步开始关节的各方向活动锻炼。

三、护理

(一)护理问题

(1)肿胀。

(2)疼痛。

(3)有患肢感觉运动异常的可能。

(4)有患肢血液循环障碍的可能。

(5)有发生意外的可能。

(6)有髋关节再脱位的可能。

(7)知识缺乏:缺乏有关功能锻炼的知识。

(二)护理措施

(1)髋关节前脱位尤其是前上方脱位时,股骨头可挤压致损伤股动、静脉,所以应密切观察患肢末梢血液循环情况。

(2)当股骨头后脱位时,易顶撞、牵拉或挤夹坐骨神经,因此,应注意观察患肢感觉、运动情况。

(3)经常观察患肢髋部畸形是否消失,两下肢是否等长,预防发生再脱位。

(4)如进行切开复位者,应注意观察伤口渗血情况,如渗血较多,应及时更换敷料。同时应严密观察生命体征的变化,为治疗提供依据。

(5)固定开始即嘱患者做股四头肌的收缩运动,加强功能锻炼,并经常督促检查,使其积极配合。

(6)保持有效的牵引固定,防止再脱位。

(7)牵引固定期间,应指导患者进行股四头肌等长收缩,同时,可配合手指推拿髌骨的锻炼,以防膝关节僵硬。

(8)解除固定后,指导患者进行髋关节自主功能锻炼并按摩活筋,可持拐下床行走,但不宜过早负重。

(三)出院指导

(1)继续加强髋关节功能锻炼,以促使关节早日恢复正常活动度。

(2)股骨头脱位后有发生缺血性坏死的可能,因此患肢不宜过早负重。3个月后拍片复查,证实股骨头血液循环良好,再逐渐负重行走。

(3)不能从事站立和过多行走的工作,5年内应定期拍X线片复查,如发现有股骨头无菌性坏死或骨性关节炎征象,应尽早接受治疗。

（张玉梅）

第四节　膝关节脱位

膝关节脱位,中医无相应病名,膝关节外伤性脱位不多见,但损伤的严重程度和涉及组织之广,居各类关节损伤之首。近年其发病率有明显增长趋势,多为高能量创伤所致。

膝关节是人体最复杂的关节,其骨性结构由股骨远端、胫骨近端和髌骨构成。膝关节缺乏球与窝,仅胫骨内、外髁关节面轻度凹陷。缺乏骨结构的自然稳定性,关节的稳定主要靠周围软组织来维持。

膝关节囊宽阔松弛,各部厚薄不一,周围有许多韧带。主要有前方的髌韧带,两侧的胫侧副韧带及腓侧副韧带,可防止膝关节向前及侧方移动。关节腔内有前、后交叉韧带,可防止胫骨的前、后移位。膝部前方有股四头肌,外侧有股二头肌,髂胫束止于腓骨小头等,其中尤以股四头肌及内侧韧带对稳定膝关节起重要作用(图12-2)。

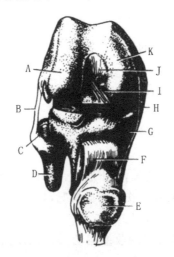

图12-2　膝关节及其周围结构
A.外侧髁;B.腓侧副韧带;C.腓骨头韧带;D.腓骨;E.髌骨;F.髌韧带;
G.胫侧副韧带;H.膝横韧带;I.前交叉韧带;G.后交叉韧带;K.内侧髁

膝关节后方的腘窝内,由浅入深走行有胫神经、腘静脉及腘动脉,在膝关节脱位时,上述血管神经有可能受到损伤。

膝关节的稳定性,主要依靠关节周围坚强的软组织来维持,在遭受强大暴力发生脱位时,可并发关节周围软组织损伤,甚至出现骨折及血管神经损伤。当合并腘动脉损伤时,若诊治不当,有导致下肢截肢的危险,必须高度重视。

一、病因病机

膝关节脱位多由强大的直接暴力或间接暴力引起,以直接暴力居多。如从高处跌下、车祸、塌方等暴力直接撞击股骨下端或胫骨上端而致脱位。

(一)脱位类型(图 12-3)

1.前脱位

膝关节屈曲时,外力由前方作用于股骨下端,或外力由后向前作用于胫骨上端,使胫骨向前移位。

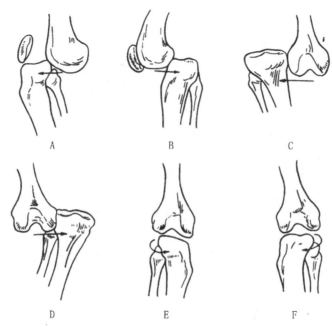

图 12-3　膝关节脱位

A.前脱位;B.后脱位;C.外侧脱位;D.内侧脱位;E、F.旋转脱位

2.后脱位

当屈膝时,暴力由前向后作用于胫骨上端,使其向后移位。这类脱位较少见,但损伤极为严重。由于膝关节内侧关节囊与内侧副韧带和胫骨、股骨内侧紧密相连,故有限制后脱位的作用,另外,伸膝装置也有同样的限制作用。故膝关节后脱位时,必然合并严重的交叉韧带、内侧副韧带、内侧关节囊的撕裂伤,并可能发生肌腱断裂及髌骨撕脱骨折。同时,也常并发腓总神经损伤。

3.外侧脱位

强大外翻暴力或外力直接由外侧作用于股骨下端,而使胫骨向外侧移位。

4.内侧脱位

强大外力由外侧作用于胫腓骨上端,使胫骨向内侧脱位。

5.旋转脱位

为旋转暴力所引起,多发生在膝关节微屈位,小腿固定,股骨头发生旋转,迫使膝关节承受扭转压力而产生膝关节旋转脱位。这种旋转脱位可因位置不同分为前内、前外、后内、后外4种类型，以向后外侧脱位居多。

（二）并发症

1.关节囊损伤

关节脱位时，多伴有关节囊撕裂。如外侧脱位时，关节囊及内侧副韧带断裂后嵌入关节内，可造成手法复位困难。后外侧旋转脱位时，股骨外髁可被关节囊纽扣状裂口卡住影响复位。

2.韧带损伤

可见有前、后交叉韧带，内、外侧副韧带，髌韧带的损伤，这些韧带损伤可单独发生，也可合并出现。韧带损伤后，影响关节的稳定性。

3.肌腱损伤

脱位时，膝关节周围肌腱，如腘绳肌、腓肠肌、股四头肌、腘肌等会有不同程度损伤。

4.骨折

（1）肌腱、韧带附着部的撕脱骨折。如胫骨结节、胫骨髁间嵴、股骨髁、胫骨髁撕脱骨折。

（2）挤压骨折。如内、外侧脱位时，合并对侧胫骨平台挤压骨折。

5.半月板损伤

脱位时，可合并内外侧半月板不同程度损伤。

6.血管损伤

脱位后可造成腘动、静脉的损伤，轻者为血管受压狭窄，供血下降；重则血管内膜撕裂形成动脉栓塞，引起肢端缺血坏死，甚至动脉断裂，膝以下组织血供中断，腘窝部大量出血而形成巨大血肿，出血后向下流入小腿筋膜间隔，加重膝以下缺血，处理不及时，可导致肢体坏死而截肢。

7.神经损伤

脱位后，神经受压迫或牵拉，重者出现挫伤及撕裂伤。神经损伤后，出现支配区肌肉运动及皮肤感觉功能障碍。

二、诊断要点

（一）症状体征

有严重外伤史，伤后膝关节剧烈疼痛、肿胀、功能丧失。不全脱位者，由于胫骨平台和股骨髁之间不易交锁，脱位后常自行复位而没有畸形。完全脱位者，患膝明显畸形，下肢缩短，筋肉在膝部松软堆积，可出现侧方活动与弹性固定，在患膝的前、后或侧方可摸到脱出的胫骨上端与股骨下端。

前、后交叉韧带断裂时，抽屉试验阳性；内外侧副韧带断裂时，侧向试验阳性。值得注意的是，韧带损伤早期难以作出正确判断，因脱位早期关节肿痛，肌肉紧张，影响上述检查结果的真实性。如有血管损伤迹象时，上述试验被视为禁忌，可在病情稳定或闭合复位数天后复查。

血管损伤的主要体征是足背动脉、胫后动脉无搏动，足部温度降低，小腿与足趾苍白，足趾感觉减退，腘部进行性肿胀。即使足部动脉可触及和足部温暖，绝不能排除血管损伤，足趾感觉消失是明确的缺血征象。此外，膝以下虽尚温暖，但动脉搏动持续消失，亦有动脉损伤的可能。

腓总神经损伤时，可见胫前肌麻痹，足下垂，踝及足趾背伸无力，小腿与足背前外侧皮肤感觉减弱或消失。注意区分神经本身损伤和缺血所致损伤。

(二)辅助检查

1.X 线片检查

膝关节正、侧位片可明确脱位的类型及有无骨折。

2.CT、MRI 检查

CT 对股骨髁、胫骨髁间嵴、胫前平台骨折的显示优于 X 线平片,有时可发现 X 线片上表现不明显的骨折。MRI 对韧带及半月板损伤诊断有帮助。

3.关节镜检查

可在直视下了解前后交叉韧带、关节囊及半月板的损伤情况。

4.多普勒及血管造影

当有血管损伤征象时,需要血管超声多普勒或动脉造影检查。有专家建议,对前、后交叉韧带同时断裂的脱位,无论有无真正的脱位表现,均应行多普勒和动脉造影,尤其是后脱位患者,至少先做多普勒检查,必要时再进一步进行动脉造影,以免造成不可挽救的后果。

5.肌电图检查

有神经损伤者,肌电图检查可进一步了解神经损伤的具体情况。

三、治疗方法

(一)整复固定方法

1.手法复位外固定

膝关节脱位属急症,一旦确诊,应在充分麻醉下及早手法复位。

(1)整复方法:患者取仰卧位,一助手用双手握住患侧大腿,另一助手握住患侧踝部及小腿做对抗牵引,保持膝关节半屈伸位置。术者用双手按脱位的相反方向推挤或提托股骨下端与胫骨上端,如有入臼声、畸形消失,即表明已复位。复位后,将膝关节轻柔屈伸数次,检查关节间是否完全吻合,并可理顺被卷入关节间的关节囊、韧带和移位的半月板。

(2)固定方法:脱位整复后,可用长腿石膏托将膝关节固定在 20°～30°中立位,固定 6～8 周。禁止伸直位固定,以免加重血管神经损伤。适当抬高患肢,以利消肿。

外固定期间应注意观察伤肢肿胀情况及外固定松紧、位置,及时调整。注意观察患肢末梢血运、感觉、运动功能,发现异常,及时处理。

2.手术治疗

(1)适应证:①韧带、肌腱或关节囊嵌顿,手法难以复位者。②严重半月板损伤者。③合并骨折、韧带、血管及神经损伤者。

(2)手术方法。①切开复位:将关节囊纽扣状裂口纵向延长,使股骨髁还纳,同时修复关节囊、韧带、肌腱,清理关节内软骨碎屑,对严重损伤的半月板给予修复。②切开复位内固定:合并髁部骨折者,应及时手术撬起塌陷的髁部,并以螺栓、拉力螺钉或特制的"T"形钢板固定,否则骨性结构紊乱带来的关节不稳定将在后期给患者造成严重后遗症。③韧带修复、重建:需掌握修复的时机和范围。全面的韧带修复,只有在肯定无血管并发症时才可急性期进行。如有血管损伤或血运障碍,不应在急性期修复,可进行二期修复或重建。④血管探查及修复术:有血管损伤时,应毫不迟疑地进行手术探查、修复,不能只切除腘动脉血栓或结扎动脉,否则有肢体坏死而截肢可能。目前主张利用大隐静脉修复腘动脉,同时处理损伤的腘静脉,并同期进行筋膜切开术。⑤神经探查及修复术:一般不必立即处理,在血运改善后神经功能随之改善者,可继续观察治疗,

3个月后如无恢复,可进行二期手术探查、修复。对确有神经撕裂者,则应及早修复。

(二)药物治疗

初期以活血化瘀,消肿止痛为主,服用桃红四物汤加牛膝、延胡索、川楝子、泽泻、茯苓或服用跌打丸等;中后期选用强筋壮骨的正骨紫金丹或健步虎潜丸。脱位整复后,早期可外敷消肿止痛膏;中期可用消肿活血汤外洗以活血舒筋;后期可用苏木煎熏洗以利关节。若有神经损伤,早期内服药中可加全虫、白芷;后期宜益气通络,祛风壮筋,服用黄芪桂枝五物汤加续断、五加皮、桑寄生、牛膝、全虫、僵蚕、制马钱子等。

(三)功能康复

复位固定后,即可做股四头肌舒缩及踝、趾关节屈伸练习。4~6周后,可在外固定下,进行扶双拐不负重步行锻炼,8周后可解除外固定。先在床上练习膝关节屈伸,待股四头肌肌力量恢复及膝关节屈伸活动等稳定以后,才可逐步负重行走。

四、术后康复及护理

康复有赖于手术执行的情况和外伤的程度。在伤后3~5 d内进行关节内修复和重建关节结构时,如果固定时间长于3~5 d,可能会产生严重的关节纤维化。在非手术治疗时,仅靠物理治疗的方法难以恢复关节活动度,应该直接在麻醉下进行手法活动。不同的手术设计需要不同的康复手段,早期的PCL修复术可在铰链膝支架保护下很快恢复关节活动度,这样下一阶段的ACL重建通常可在6周内进行。当进行急性手术时,PCL重建需进行早期积极的关节活动练习,密切观察患者以确保能完全伸直且屈曲度逐渐改进。不推荐在PCL重建后用缓慢的活动度练习手段,且对于行急性或亚急性膝关节脱位的重建是不适合的。必须制定积极的关节活动度练习,但在任何进行自体同侧中1/3髌腱重建时,均需要严密监测。

(张玉梅)

第五节　踝关节骨折

一、基础知识

(一)解剖生理

踝关节由胫腓骨下段和距骨组成,胫骨下端后缘稍向下突出、呈唇状者为后踝,外踝比内踝宽而长,其尖端在内踝尖端下0.5~1 cm,且位置比内踝偏后约1 cm,内、外、后三踝构成踝穴,将距骨包裹于踝穴内。胫腓二骨下端形成胫腓联合,被坚强而有弹性的骨间韧带、胫腓下前后联合韧带及横韧带联合在一起。当踝背伸时,因较宽的距骨体前部进入踝穴,胫腓二骨可稍分开;跖屈时二骨又相互接近。踝关节的周围有肌腱包围,但缺乏肌肉和其他软组织遮盖。关节的活动范围因人而异,一般背伸可达70°,跖屈可达140°,有70°活动范围。

(二)病因

踝部骨折是最常见的关节内骨折,因外力作用的方向、大小和肢体受伤时所处位置的不同,可造成各种不同类型的骨折,或合并各种不同程度的韧带损伤和不同方向的关节脱位。在检查踝部骨折时,必须了解受伤原因,详细检查临床体征,对照 X 线片,确定骨折类型,决定治疗、护理措施。

(三)分型

踝部骨折可分为外旋,外翻,内翻,纵向挤压,侧方挤压,踝关节强力跖屈、背伸和踝上骨折七型,前三型又按其损伤程度各分为三度。

(四)临床表现

(1)局部疼痛、肿胀甚至有水疱。广泛性瘀斑,踝关节内翻或外翻畸形,如外翻的内踝撕脱骨折,肿胀疼痛及压痛都局限于内踝骨折部;足外翻时内踝部疼痛加剧,内翻内踝骨折则不然,外侧韧带一般都有严重撕裂,断裂部疼痛加剧。

(2)局部压痛明显,可检查出骨擦音。

(3)活动踝关节时,受伤部位疼痛加剧。

(4)功能受限。

(5)X 线检查可明确骨折类型和移位程度,必要时进行内翻或外翻摄片,以鉴别有无合并韧带损伤及距骨移位。

二、治疗原则

踝关节骨折,属关节内骨折,应力求复位准确,固定可靠。在不影响骨折复位稳定的情况下,尽早指导踝关节功能活动,使骨折得以在距骨的磨造活动中愈合。复位可在坐骨神经阻滞麻醉下进行,其治疗原则是反伤因情况下的复位固定。

(一)踝关节闭合性骨折

(1)闭合性的外旋外翻、内翻和侧方挤压的第一、二度骨折,均可采用手法整复,外贴消定膏止痛,用踝关节塑形夹板,固定踝关节于中立位,4~5 周即可拆除。

(2)单纯的下胫腓分离,手法挤压复位后,于无菌和局部麻醉下,进行内、外踝上部经皮钳夹固定。其方法为保持对位,选好进针点,钳的两尖端同时刺入或先刺进一侧、再刺另一侧,亦可以直达骨皮质,加压使下胫腓分离复位固定、旋紧旋钮,去除把柄。将钳尖刺进皮部用无菌敷料包扎,4~5 周即可拆除。

(3)内翻双踝、三踝骨折,手法整复后,踝关节两侧衬以棉垫或海绵垫,用踝关节塑形夹板固定踝关节于外翻位。

(4)外旋型双踝、三踝骨折复位后,若后踝折块较大,超过踝关节面 1/4 且复位后不稳定者,可在无菌、局部麻醉和 X 线监视下,用直径为 2 mm 的钢针固定或交叉固定。上述内翻、外翻、外旋三型骨折,复位后若内踝前侧张口而背伸位难以维持者,也可采用 U 型石膏托固定。

(5)纵向挤压骨折关节面紊乱者,经手法整复后,应用超踝夹板固定,控制侧方移位,结合跟骨牵引,防止远近端重叠。

(6)新鲜 Lange-Hansen 旋后外旋型、旋前外旋型、旋后内收型、旋前外展型不稳定型踝关节骨折,可采用在股神经、坐骨神经阻滞麻醉、C 型臂电视机透视下进行。无菌条件,按孟氏整复方法进行复位后,用仿手法式踝关节骨折复位固定器固定。6 周左右骨折愈合后去除固定器,下地负重活动。

(7)侧方挤压的内外踝骨折虽移位不多,但多呈粉碎性,局部外固定后,应尽早活动。

(8)胫骨下关节面前缘大块骨折,复位后不稳定者,可于无菌、局部麻醉和 X 线监视下,进行

1或2根钢针交叉固定,用后石膏托固定踝关节于中立位,骨折愈合后拔针扶拐活动。

(二)踝关节开放性骨折

彻底清创、直观复位后,外踝可用长螺钉或钢针交叉固定,然后在无张力下缝合伤口,无菌包扎,前后以石膏托固定踝关节于中立位,小腿抬高置于枕上以利消肿。第2周拍X线片,5～6周骨折愈合后,可去除固定、扶拐活动,直到骨折愈合坚牢,方可去除钢针及螺钉。

三、护理

(一)护理要点

(1)观察患者神志、体温、脉搏、呼吸、血压、尿量、贫血征象,以及情绪、睡眠、饮食营养状况及大小便等变化。手法整复牵拉时应严密观察患者面色及生命体征的变化,以防诱发心脑血管系统疾病。

(2)观察固定针是否脱出,针锁、钳夹固定栓有无松动。如发现钢针被衣被挂松脱出,针锁、钳夹松动者,应及时调整,必要时拍片检查,以防骨折移位。

(3)观察夹板、石膏固定的骨突部皮肤,如内外踝部是否受压,发现红肿、有水疱破溃者,应及时调换衬垫,薄者应加厚,脱落者应重新垫好;观察皮牵引时皮肤有无过敏起水疱,发现过敏者,立即改换其他方法;有水疱者穿刺抽液,破溃者及时换药,并保持清洁干燥,避免感染;各种针、钳经皮处有无渗血、渗液等,如有压伤、渗血、渗液者应及时换药处理。

(4)观察牵引、外固定装置是否合适有效,如夹板的松紧度应以绑扎以后带子上下推移活动1 cm为度,因为过松则起不到固定作用,过紧会影响血液运行,造成肢体肿胀和缺血挛缩甚至坏死。应确保石膏无挤压、无断裂或过松,保持牵引重量适宜,轴线对应,滑轮灵活,重力锤悬空等,发现异常,及时调整。

(5)观察肢端血液循环是否障碍,血管、神经有无损伤。由于肢体过度肿胀、外固定过紧等因素可致末梢血液循环障碍。因此,应经常触摸足背及胫后动脉搏动,如发现搏动减弱或摸不清晰,末梢皮肤温度降低,感觉运动异常,应及时报告医师进行处理。

(6)观察踝关节固定后的摆放位置及肿胀的程度,若踝部骨折肿胀较甚,应抬高患侧小腿略高于心脏的位置,以利于肿胀消退。如果严重肿胀,皮肤发亮,出现张力性水疱,应注意观察患肢远端皮肤温度、颜色、足背动脉搏动等情况。

(7)手术后患者除观察生命体征外,应注意观察伤口有无渗血、渗液,引流管是否通畅及有无感染征象等。

(二)护理问题

(1)对功能锻炼方法缺乏了解。

(2)有踝关节僵硬的可能。

(三)护理措施

(1)讲明功能锻炼的重要性,取得主动合作。

(2)有计划地指导功能锻炼,贯彻筋骨并重原则,预防后期并发症:①一般骨折整复固定者麻醉消退后,应对肿胀足背进行按摩,并鼓励患者主动活动足趾,自我操练踝背伸蹬腿和踝背伸、膝关节伸屈、抬举等活动。双踝骨折从第2周起,可以加大踝关节自主活动范围,并辅助以被动活动。被动活动时,只能做背伸及跖屈活动,不能旋转及翻转。2周后患者可扶拐下地轻负重步行。三踝骨折对上述活动步骤可稍晚1周,使残余的轻微错位随距骨的活动磨造而恢复,可通过收缩肌肉尽早消除肿胀,从而减少并发症。②踝关节骨折复位固定器固定者,在麻醉消失后,即指导患者做踝关节跖背屈功能锻炼。大块后踝骨折未固定者,跖屈幅度不可过大,以防距骨压迫使后踝骨折错位。术后1周无疼痛反应,针孔干燥,双踝骨折和后踝骨折不足关节1/4的三踝骨折患者,可下地负重活动,以促使患者快速康复。③骨折愈合去固定后,可做摇足旋转、斜坡练步、站立屈膝背伸和下蹲背伸等踝关节的自主操练,再逐步练习行走。

（3）骨折愈合后期,在外用展筋酊按摩,中药熏洗踝部的基础上,配合捏摆松筋、牵扯抖动等方法以理筋通络,并可采用推足背伸、按压跖屈、牵拉旋转、牵扯伸屈等手法活动,以加快关节功能恢复,预防踝关节僵硬。

（张玉梅）

第六节　骨与关节感染

一、化脓性骨髓炎

化脓性骨髓炎是骨膜、骨密质、骨松质及骨髓受到化脓性细菌感染而引起的炎症。是一种常见病,好发于儿童,有急性和慢性之分。

（一）急性骨髓炎

急性骨髓炎是由化脓性致病菌引起的骨膜、骨、骨髓的急性化脓性感染,好发于儿童。最常见的致病菌是金黄色葡萄球菌,其次为乙型溶血性链球菌。其感染途径:身体其他部位的化脓性病灶中的细菌经血液循环播散至骨骼,称急性血源性骨髓炎;开放性骨折伤口发生感染,致病菌直接侵入骨髓,称为外源性急性骨髓炎。以急性血源性骨髓炎最常见。

1.护理评估

（1）健康史。

病因:急性骨髓炎发病前大多有身体其他部位的原发性感染病灶,如痈、扁桃体炎、咽喉炎等。当原发性病灶处理不当或不及时,加上机体抵抗力下降,化脓性致病菌即可侵入血液循环引发本病。

病理:骨质破坏、坏死和骨修复反应同时并存是其特点。早期以骨质破坏和坏死为主,晚期以新生骨形成为主。长管状骨的干骺端是骨髓炎的好发部位,因此处血供丰富且血流缓慢,大量致病菌随血流侵入骨组织后首先滞留于此,生长繁殖产生毒素引起炎性反应导致骨组织发生坏死,进而形成局限性骨脓肿。脓肿形成后的张力可使脓液沿哈佛管蔓延进入骨膜下间隙将骨膜掀起形成骨膜下脓肿,致外层骨密质失去骨膜血供而缺血坏死,脓液穿破骨膜流向软组织筋膜间隙则形成深部脓肿。脓肿也可穿破皮肤排出体外,形成窦道。脓液尚可进入骨髓腔,破坏骨髓组织、骨松质及内层骨密质的血液供应,形成大片死骨。在死骨形成的同时,病灶周围的骨膜因炎性充血和脓液刺激而产生新骨,包围在骨干外周,成为"骨性包壳",将死骨、脓液和炎性肉芽组织包裹,形成感染的骨性无效腔,此时病程转为慢性骨髓炎。

（2）身体状况。

症状:起病急骤,有寒战、高热,体温可达39 ℃以上,脉搏加快,患肢有持续性、进行性加重的疼痛。儿童可表现为烦躁不安、呕吐与惊厥,重者可发生昏迷及感染性休克。

体征:患肢主动与被动活动受限。局部皮肤温度升高、发红、肿胀、干骺端有局限性深压痛。数天后若肿胀疼痛加剧,提示该处形成骨膜下脓肿。当脓肿穿破骨膜,形成软组织深部脓肿时,骨髓腔内压力减低,疼痛反而减轻,但局部皮肤红、肿、热、压痛更为明显。当脓肿穿破皮肤脓液排出体外时,疼痛可进一步减轻或消失,体温亦逐渐下降,随后局部逐渐瘢痕愈合,或形成窦道经久不愈转为慢性骨髓炎。发病1~2周后,由于骨骼破坏,有发生病理性骨折的可能。

辅助检查。①实验室检查:白细胞计数和中性粒细胞比例增高;红细胞沉降率加快;血细菌培养可为阳性。②影像学检查:早期X射线无特殊表现。发病两周后,可见干骺区散在性虫蚀样破坏,并向髓腔扩散,可有死骨形成;CT检查可较早发现骨膜下脓肿;发病48小时后,核素骨显像可有阳性结果;MRI检查对早期诊断有重要意义,可在病变早期发现<1 cm的骨骺内脓肿。③局部分层穿刺可抽得脓液,行涂片检查、细菌培养及药物过敏试验,有助于明确诊断。

(3)心理及社会状况:急性骨髓炎患者大多起病较急,病情重,患者和家属常有焦虑、恐惧等心理反应,缺乏有关疾病的知识和认知,故应了解他们的心理状况,评估患者对疾病、拟治疗方案和预后的认识,以及患者对医院环境的适应情况。

(4)治疗与效果:早期诊断,早期治疗对及时控制感染、防止死骨形成及转为慢性骨髓炎具有重要意义。可局部理疗热敷,全身性使用抗生素,必要时手术钻孔开窗减压。

2.护理诊断及合作性问题

(1)体温过高:与急性感染有关。

(2)疼痛:与局部炎症有关。

(3)自理缺陷:与肢体肿胀、疼痛及功能障碍有关。

(4)皮肤完整性受损:与脓肿穿透皮肤,形成窦道有关。

(5)营养失调:摄入量低于机体需要量与体温过高,能量消耗增加有关。

(6)有外伤的危险:与发生病理性骨折有关。

(7)焦虑:与起病突然、疼痛、担心功能障碍等有关。

3.护理目标

(1)维持体温正常。

(2)减轻疼痛。

(3)协助患者做好生活护理。

(4)保持引流通畅,促进窦道愈合。

(5)维持营养及体液平衡,满足机体需要量。

(6)避免病理性骨折发生。

(7)患者焦虑心情缓解或消失。

4.护理措施

(1)病情观察:①急性骨髓炎易出现脓毒症和感染性休克,对危重患者应密切注意神志、体温、心率、呼吸、脉搏、血压、尿量等生命体征变化。②注意病变局部炎症变化,明显加重或有骨膜下积脓时应及时钻孔或开窗引流。③注意临近关节有无红、肿、热、痛、积液或其他感染扩散的迹象出现。④大剂量联合应用抗生素时应注意药物的配伍禁忌,药物的浓度和静脉滴注的速度,以及药物的毒副作用。

(2)对症护理:①患者应卧床休息,鼓励多饮水,给予高能量、高蛋白、高维生素的流质或半流饮食。②发热患者给予补液,维持水、电解质和酸碱平衡。③高热患者及时应用物理方法或药物降温。④疼痛患者遵医嘱给予药物止痛。⑤遵照医嘱合理使用抗生素。⑥给予心理支持,减轻患者焦虑心情。

(3)局部护理:①抬高患肢以利静脉回流,减轻肿胀和疼痛。②限制患肢活动,局部用石膏托或皮牵引妥善固定,以减轻疼痛和预防病理性骨折。③保护患肢,尽量减少物理刺激,搬运时动作要轻,以免诱发病理性骨折。

(4)术后护理:①密切观察生命体征变化。②做好引流管持续冲洗及负压引流,保持引流通畅。冲洗期间,密切观察并记录冲洗液的量,引流物的颜色、量及性状等。③及时更换敷料,促进切口或创面愈合。④练习肌肉的等长收缩,预防肢体畸形。

5.效果评价

(1)体温是否维持在正常范围,疼痛是否减轻,感染是否得到控制。

(2)营养状况是否良好,水电解质及酸碱平衡是否正常。

(3)骨质是否完好,有无病理性骨折发生。

(4)引流是否通畅,手术切口或创面是否得到修复。

(5)患肢功能是否正常。

(6)基本生活需要是否得到满足。

(7)焦虑、恐惧程度是否减轻。

6.健康教育

(1)向患者及家属解释长期彻底治疗的必要性,并强调出院后继续服用抗生素的重要性,保证出院后的继续抗感染治疗。

(2)指导伤口的护理及饮食调节,注意高蛋白、高热量、高维生素、易消化食物的摄入,以增强机体免疫力,促进伤口愈合。

(3)指导患者有计划地进行功能锻炼,日常活动时注意预防意外伤害及病理性骨折的发生。

(二)慢性骨髓炎

1.护理评估

(1)健康史。①病因:慢性骨髓炎大多数因急性骨髓炎治疗不及时、不彻底发展而来,少数患者因致病菌毒性低,发病时即表现为慢性骨髓炎。②病理:急性骨髓炎感染期可因血运障碍有死骨形成,同时骨膜受炎症刺激又生成大量新骨,将死骨、脓液及坏死组织完全包围形成无效腔,从而使感染局限和慢性化。无效腔内的死骨、脓液和坏死组织可陆续经窦道排出。由于炎症的反复刺激,窦道周围的组织呈瘢痕增生,局部血液循环障碍,使窦道经久不愈。有时小块死骨自行吸收消散或经窦道排出后,窦道可暂时闭合;但若慢性炎症未彻底控制,当机体抵抗力下降或局部受伤时,急性炎症可再次发作,常有多次反复。窦道口周围皮肤长期受炎性分泌物的刺激可发生癌变。

(2)身体状况。

症状和体征:静止期可无症状。患肢局部增粗、变形。幼年发作者,由于骨骺破坏,生长发育受影响,肢体呈现短缩或内、外翻畸形。周围皮肤菲薄,色泽较暗,稍有损伤即易形成慢性溃疡。患处常可见到窦道,窦道口肉芽组织增生,常有少量臭味脓液断续流出,有时有死骨排出。死骨排净后,窦道可暂时闭合,周围皮肤有紫褐色样色素沉着或湿疹样皮炎。急性发作时,局部皮肤有红、肿、热及明显压痛,原已闭合的窦道口开放,排出大量脓液和死骨。全身可出现衰弱、贫血等慢性中毒表现。

辅助检查。①X线检查:可见骨骼失去正常形态,骨膜下有新生骨形成,骨质硬化,骨髓腔不规则,大小不等的死骨形成,周围有空隙。②CT及MRI检查:可显示出脓腔与小型死骨。③窦道造影:有窦道的患者可经窦道插管注入造影剂以显示脓腔。

(3)心理及社会状况:慢性骨髓炎患者因病程长,反复发作,加上疼痛,行动不便或遗留有残疾等而感到失望、悲观,故应评估患者及其家属对疾病的认识,以及对患者的支持程度。

(4)治疗与效果:以手术治疗为主。原则是清除死骨、炎性肉芽组织和消灭无效腔。手术方法较多,常用的术式是病灶清除术及无效腔灭除术,可根据病情加以选择。急性发作期和手术前后可酌情使用抗生素。

2.护理诊断及合作性问题

(1)营养失调:摄入量低于机体需要量,与慢性消耗有关。

(2)体温过高:与炎症急性发作有关。

(3)皮肤完整性受损:与炎症、窦道、溃疡有关。

(4)有废用综合征的危险:与炎症反复发作,活动受限,患肢功能障碍有关。

(5)有外伤的危险:与骨质破坏,疏松容易发生病理性骨折有关。

(6)焦虑:与炎症迁延不愈,引起功能障碍有关。

(7)知识缺乏:对疾病的治疗、预后及自我康复的锻炼方法缺乏相应的知识。

3.护理目标

(1)支持疗法,纠正患者营养状况。

(2)维持正常体温。

(3)保持窦道及周围皮肤清洁,促进创面愈合。

(4)协助患者活动,防止肌肉萎缩。

(5)避免患处产生应力,防止病理性骨折。

(6)心理安慰,消除患者焦虑。

(7)使患者了解疾病的有关知识,掌握自我康复锻炼的方法。

4.护理措施

(1)改善营养状况,鼓励患者进食高蛋白、高热量、高维生素饮食,如牛奶、鸡蛋、肉类等。

(2)合理应用抗生素,注意浓度和滴注速度,观察用药后的不良反应和毒性反应,及时做窦道分泌物培养、血培养及药物过敏试验,选用有效的抗生素。

(3)患者应卧床休息,抬高患肢,肢体置于功能位,限制活动,以减轻疼痛,防止关节畸形及病理性骨折,必须移动患肢时,应给与协助,避免患处产生应力。

(4)术前护理:①解释病情,讲明手术的目的、方式及术后注意事项,使患者配合好手术治疗。②常规皮肤准备,窦道口周围皮肤要保持清洁,手术区备皮要彻底。

(5)术后护理:①患者采取患肢抬高的卧位。②术后注意伤口的护理,及时更换敷料。③做好伤口药物灌注、冲洗、负压引流,并注意观察引流液的量、颜色、性质等。④保持引流通畅,防止引流液逆流,这是保证手术成功的关键。多采取输液器滴入冲洗液和负压引流。术后24小时内,渗血较多,应快速滴入冲洗液,以免血块堵塞冲洗管。冲洗液一般选用细菌敏感的抗生素配制而成,每天用量依病情而定。⑤伤口行药物灌注,持续冲洗时间根据无效腔的大小而异,一般为2~4周。当体温正常,伤口无炎症现象,引流出的液体清晰时应考虑拔管。先拔除滴入管,引流管继续引流 1～2 天再拔除。

5.效果评价

(1)患者营养状况是否良好。

(2)体温是否维持正常。

(3)局部皮肤创面、窦道及手术切口是否愈合良好。

(4)患肢功能是否得到完全恢复。

(5)有无病理性骨折发生。

(6)患者是否对慢性骨髓炎的有关知识有所了解。

(7)焦虑情绪是否消除。

6.健康教育

(1)加强患肢功能锻炼,最大限度恢复肢体功能。

(2)提醒患者加强自我保护意识,避免康复期意外伤害及病理性骨折。

(3)定期复查,病情变化时及时就诊。

二、化脓性关节炎

关节的化脓性感染称为化脓性关节炎。好发于髋关节和膝关节,常为单发。多见于小儿,尤其是营养不良的小儿更易发病。男性多于女性。

(一)护理评估

1.健康史

化脓性关节炎患者在发病前大多有身体其他部位的化脓性感染病史,或者有骨关节损伤史,尤其是开放性损伤,或者因某些治疗(如局部封闭疗法)进行关节穿刺时无菌操作不当而引发此病。

(1)病因:多由身体其他部位或临近关节部位化脓性病灶的细菌通过血液循环播散或直接蔓延至关节腔。此外,开放性关节损伤后继发感染也是致病因素之一。约 85% 的致病菌为金黄色葡萄球菌,其次分别为白色葡萄球菌、肺炎球菌及大肠埃希菌等。

(2)病理:根据病变的发展过程一般可分为三个阶段。①浆液性渗出期:滑膜呈炎性充血、水肿,关节腔有白细胞浸润及浆液渗出物,内含大量白细胞。此期关节软骨尚未被破坏,其病理改变呈可逆性,若能及时正确治疗,渗出物可完全消散吸收,关节功能可完全恢复正常。②浆液纤维素性渗出期:随炎症逐渐加重,渗出物增多、浑浊,内含大量白细胞及纤维蛋白。白细胞释放溶酶体类物质破坏软骨基质;纤维蛋白的沉积造成关节粘连和软骨破坏,此期治疗后关节功能不能完全恢复,可遗留不同程度的关节功能障碍。③脓性渗出期:关节腔内的渗出液转为脓性,炎症侵入软骨下骨质,滑膜和关节软骨被破坏。关节囊和关节周围组织发生蜂窝织炎,最终导致关节重度粘连和挛缩,甚至呈纤维化或骨性强直,即使治愈也将遗留重度关节功能障碍。

2.身体状况

(1)症状:起病急骤,全身不适,乏力,食欲缺乏,寒战高热,体温可达 39 ℃以上。可出现谵妄与昏迷,小儿多见惊厥。病变关节处疼痛剧烈。

(2)体征:病变关节功能障碍。浅表关节可见红、肿、热、痛及关节积液表现。浮髌试验可为阳性。关节常自发处于半屈曲位,以松弛关节囊,增大关节腔的容量,缓解疼痛。深部关节,如髋关节,因周围肌肉、皮下组织较厚,局部红、肿、热不明显,关节常处于屈曲、外展、外旋位。患者可因疼痛拒绝对患肢进行检查。

(3)辅助检查。①实验室检查:血白细胞计数和中性粒细胞计数比例增高。红细胞沉降率增快,关节腔穿刺可抽得渗出液,浆液性渗出较清亮,纤维蛋白性渗出较浑浊,黄白色的浑浊液体为脓液,镜下可见大量脓细胞。抽出液细菌培养可获阳性结果,寒战高热抽血培养亦可检出致病菌。②X线检查:早期可见关节周围软组织肿胀、关节间隙增宽,继之见骨质疏松,后期关节间隙变窄或消失,关节面毛糙,可见骨质破坏或增生,甚至出现关节挛缩畸形或骨性强直。

3.心理及社会状况

化脓性关节炎病情急重,有遗留残疾的可能,患者及家属往往感到焦虑、恐惧,故应了解患者及家属对本病治疗、护理从预后的了解及认知程度,评估其心理承受能力及对医院环境的适应情况。

4.治疗与效果

早期诊断、早期治疗,可避免遗留严重并发症。其治疗原则为:①早期、联合、足量、全身性应用抗生素,可结合关节腔内穿刺给药。②表浅关节如膝关节可穿刺置管冲洗引流。③关节腔内有脓性渗出时应适当牵引、固定及适度舒张运动,防止发生关节粘连或挛缩影响功能。④必要时手术治疗,常用术式为关节引流术和关节矫形术。

(二)护理诊断及合作性问题

(1)疼痛:与炎症有关。

(2)体温过高:与局部感染或有细菌、毒素进入血液有关。

(3)有关节功能丧失的危险:与关节粘连、骨性强直有关。

(4)自理缺陷:与关节肿胀、疼痛有关。

(5)焦虑:与疼痛、担心遗留关节功能障碍等有关。

(6)知识缺乏:缺乏对本病治疗、护理及预后的有关知识。

(三)护理目标

(1)疼痛与不适得到缓解。

(2)体温维持在正常范围。

(3)最大限度恢复肢体功能。

(4)根据自理缺陷程度,协助患者做好生活护理。

(5)心理支持,消除患者焦虑情绪。

(6)使患者获得对本病治疗、护理及预后的有关知识。

(四)护理措施

(1)卧床休息:急性期患者应适当抬高患肢,保持患肢于功能位,以减轻疼痛,并可预防关节畸形及病理性脱位。

(2)功能锻炼:为防止肌肉萎缩或减轻关节内的粘连,急性期患肢可做等长收缩和舒张运动,炎症消退后关节未明显破坏者,可进行关节伸屈功能锻炼。

(3)注意牵引或石膏固定患者的护理。

(4)关节内置管冲洗引流时,应记录每天的冲洗量、引流量,引流液的色泽及浑浊程度。

(5)遵医嘱合理使用抗生素。

(6)给予患者心理安慰,协助其做好生活护理,并向其宣教对本病治疗、护理及预后的有关知识。

(五)效果评价

(1)疼痛是否缓解。

(2)体温是否正常。

(3)关节功能是否恢复,有无关节畸形。

(4)基本生活需求是否得到满足。

(5)焦虑是否得到缓解或消除。

(6)患者是否获得了有关本病的相关知识。

(六)健康教育

(1)鼓励患者出院后坚持关节功能锻炼,最大限度恢复关节功能。

(2)指导患者合理进行关节功能锻炼,避免关节损伤及遗留功能障碍。

(3)康复期内提高自我保护意识,防止意外伤害。

三、骨与关节结核

骨与关节结核属于继发病变,绝大多数继发于呼吸系统结核,少数继发于其他系统的原发结核病灶。近年来发病率有上升趋势,男性稍多于女性,发病年龄以青壮年居多,30岁以下患者占80%以上。

(一)护理评估

1.健康史

(1)病因:骨与关节结核是一种继发病变,发病前90%的患者有患肺结核的病史,其他少数患者患有消化道或淋巴结核。当患者抵抗力低下时,结核杆菌即可由原发病灶进入血流,经血液循环侵入骨质、骨膜而发生骨与关节结核。发病部位以脊柱最多见,约占发病率的50%,以腰椎结核居多,其次是膝关节、髋关节、肘关节和肩关节。

(2)病理:骨关节结核有三种类型,即单纯骨结核、单纯关节结核和全关节结核。早期病灶多为单纯骨结核或单纯关节结核,经治疗后病灶可消失,关节功能可部分或全部得到恢复。全关节结核多由前二者未经治疗转变而来,此时局部症状及全身表现均较前明显,虽经治疗,亦常遗留关节纤维或骨性强直,丧失关节功能。骨关节结核的组织病理学变化可分为三期。①渗出期:渗出物中有巨噬细胞、纤维蛋白或多形核白细胞。常以其中一种为主,亦可三者同时存在,巨噬细胞及多形核白细胞内常可找到结核杆菌。②增生期:巨噬细胞吞噬结核杆菌后转变为上皮样细胞,再经增殖及相互融合成为郎格罕细胞,最后形成外周有成纤维细胞包绕的结核结节。③干酪样变性期:组织发生干酪样坏死,原有细胞结构消失,呈现均匀一致无结构的片状坏死区。三期可移行交界存在,并无明确界限。

上述病理变化可有三种转归:①病灶经纤维化、钙化或骨化而愈。②纤维组织包围局限病灶,呈长期静止状态。③病灶发展扩大,形成寒性脓肿或播散至其他组织器官。

2.身体状况

(1)症状。①全身症状:一般不很明显,多有盗汗、低热、乏力、食欲减退、消瘦、贫血等慢性结核中毒症状,在病变活动期表现明显。②疼痛:早期病变部位有轻度疼痛,随病情发展逐渐加重,活动时疼痛更明显。脊柱结核多为钝痛,咳嗽、打喷嚏、持重物时疼痛加重。髋关节结核早期即有髋部疼痛,由于闭孔神经的反射作用,疼痛常放射到大腿上部及膝内侧。儿童常诉说同侧膝部疼痛。膝关节结核在全关节结核早期疼痛较明显,单纯滑膜和骨结核疼痛较轻。在儿童的髋关节和膝关节结核常有"夜哭",原因是患儿在夜间熟睡时,肌肉自然放松,关节失去控制,若稍有肢体活动,放松的关节即发生剧痛,患儿惊醒而哭喊。肩关节结核早期有酸痛感,以肩关节前侧为主,有时可放射到肘部及前臂。

(2)体征。

局部体征:①脊柱结核:脊柱生理弯曲改变,胸腰段椎体结核可明显后突成角畸形,呈"驼背"状。局部软组织可有压痛及叩击痛。②髋关节结核:早期患肢外展、外旋、屈曲、相对变长。后期由于关节面软骨破坏,患肢出现内旋、内收、屈曲畸形、相对变短。髋关节前后方有压痛,粗隆部有叩击痛,关节运动障碍。③膝关节结核:局部肿胀,由于膝关节上下肌肉因废用而萎缩,肿胀可呈梭形。晚期全关节结核时,膝关节处于屈曲位,当十字韧带被破坏时,发生膝关节脱位,小腿向后方移位,并出现膝外翻畸形。④肩关节结核:肩关节外展、外旋受限,三角肌萎缩,关节肿胀不明显。

寒性脓肿和窦道:脊柱结核脓肿可沿肌肉及筋膜间隙向远处流动形成椎旁软组织间隙脓肿,如颈椎结核的咽后壁脓肿,胸腰椎结核的腰大肌间隙脓肿等。髋关节结核脓肿多在股三角区或臀部。膝关节和肩关节结核脓肿形成后一般局限在病灶附近。寒性脓肿破溃后形成经久不愈的窦道,易并发混合性感染。

功能障碍:骨与关节结核由于病变部位疼痛及周围肌肉的保护性痉挛,常有活动受限或者姿势异常。如腰椎结核的患者,腰椎活动受限,当拾捡地上物品时,常需要屈膝下蹲,此征称为拾物试验阳性。髋关节结核早期就有跛行。当让患者平卧两下肢伸平时,见腰部生理性前屈加大,让患者全手抱紧健侧屈曲的膝下蹲时,骨盆平置,则患侧髋与膝关节呈屈曲状态,此为托马斯征阳性,说明患髋有屈曲畸形存在。另外,干酪样坏死物、死骨和坏死的椎间盘压迫脊髓时,可出现肢体感觉、运动及括约肌功能障碍,严重时甚至完全瘫痪。

(3)辅助检查。①X线检查:X线摄片是骨与关节结核诊断检查的主要手段。①脊柱结核:可见骨质破坏,椎间隙变窄,椎体楔状改变或有压缩性骨折,椎旁可有软组织脓肿影像。②髋关节结核:单纯滑膜结核时,可见关节囊肿胀,关节间隙增宽;单纯骨结核时有骨质破坏及死骨或空洞形成;全关节结核时,可见关节软骨破坏,病理性关节脱位或纤维性强直。③膝关节结核:早期可见关节囊及软组织肿胀,骨质疏松;中晚期则有死骨或空洞形成,关节间隙变窄或消失,严重者可有关节畸形。②CT、MRI检查:多用于比较隐蔽或难以诊断和定位的脊柱结核和髋关节结核,可以发现椎体、附件病变和腰大肌脓肿,明确椎管内或椎管外病变。也可早期发现髋关节内结核病灶的位置和破坏范围。

3.心理及社会状况

结核病病情多较缓慢,需要较长时间的持续治疗,病情严重者遗留功能障碍,故患者和家属常有不同程度的焦虑、恐惧、悲观等不良情绪心态,影响疾病的治疗和康复。因此需了解患者及家属对疾病的认知和态度。

4.治疗与效果

(1)非手术治疗:包括制动、固定、卧床休息,加强营养及应用抗结核药物。常用的抗结核药物有异烟肼、利福平、链霉素、乙胺丁醇和阿米卡星,一般主张2~3种药物联合应用,持续两年。

(2)手术治疗:包括切开排脓、病灶清除术及矫形手术。术前服用抗结核药物至少两周,术后卧床休息3~6个月,继续服用抗结核药物直至治愈。

(二)护理诊断及合作性问题

(1)营养失调:摄入量低于机体需要量与结核病慢性消耗有关。

(2)疼痛:与局部病灶有关。

(3)有废用综合征的危险:与疼痛、骨与关节结构破坏及肢体功能障碍有关。

(4)皮肤完整性受损:与寒性脓肿破溃形成窦道有关。

(5)有受伤的危险:与病理性骨折及关节脱位有关。

(6)知识缺乏:对疾病的治疗、护理及康复缺乏应有的知识。

(7)焦虑:与病期较长,担心遗留后遗症等有关。

(三)护理目标

(1)改善营养状况。

(2)减少疼痛与不适。

(3)协助患者活动,防止肌肉萎缩。

(4)促进创面及窦道愈合,维持皮肤完整。

(5)无病理性骨折发生。

(6)使患者了解疾病治疗、护理的有关知识,掌握自我康复锻炼的方法。

(7)给予心理支持,减轻患者焦虑心理。

(四)护理措施

1.注重心理护理

结核的病程较长,尤其是青少年患者正处于学习或工作的年龄,常因病情致使肢体活动受限、畸形甚至残疾,故患者有不同程度的焦虑、悲观情绪,对生活失去信心。因此,对骨与关节结核的患者应重视心理护理。保持病室整洁、安静、舒适、空气流通、阳光充足。多与患者沟通交流,减轻患者的心理负担。

2.改善营养状态,提高抵抗力

给予高蛋白、高热量、高维生素易消化的饮食,保证充足的营养供给。

3.注意卧床休息,适当限制活动

一般采取石膏托或石膏管型及皮肤牵引做患肢制动,有利于缓解疼痛,预防病理性脱位或骨折。注意保持肢体的功能位,防止关节畸形。

4.活动时注意防跌倒

避免关节脱位或骨折等意外的发生。

5.按医嘱合理应用抗结核药物

注意药物毒性反应及不良反应的发生。

6.生活护理

长期卧床的患者,加强皮肤护理及生活照顾。窦道换药时,应严格无菌操作,注意消毒隔离措施,避免混合感染的发生。

7.手术治疗的护理

(1)术前护理:除一般常规术前护理外,主要是纠正患者的营养状况,提高对手术的耐受力,调节患者的心理素质,解除患者对手术的顾虑。遵照医嘱,术前应用抗结核药物至少2周,有窦道合并感染者用广谱抗生素至少1周。

(2)术后护理:应了解手术的种类及预后,应根据不同的手术治疗采取相应的护理措施。

①严密观察病情,按时监测生命体征,注意观察肢端的颜色、温度、感觉及毛细血管充盈反应等,发现异常及时报告医师并协助处理。②脊柱结核术后脊柱很不稳定,尤其脊柱融合术后,必须局部确切制动,避免继发损伤及植骨脱落等。合并截瘫的患者,按截瘫的护理常规护理。③关节结核行滑膜切除术的患者,术后多采取皮肤牵引,注意保证牵引有效。关节融合术后,多采用石膏固定,注意石膏固定的护理。④鼓励患者适当主动活动病变关节以外的关节,防止关节僵直。活动量应根据患者的病情而定,原则是循序渐进,持之以恒,以达到最大限度地恢复肢体的功能。⑤术后继续应用抗结核药物 3～6 个月。

(五)效果评价

(1)营养状况是否得到改善,能够满足机体需要。

(2)疼痛是否减轻或消失。

(3)肢体功能是否最大限度得到恢复。

(4)皮肤创面、窦道或手术切口是否愈合良好。

(5)有无病理性骨折或关节脱位发生。

(6)患者是否了解有关本病治疗、护理的知识及掌握自我康复锻炼的方法。

(六)健康教育

(1)预防骨与关节结核应积极有效地治疗原发结核病灶。

(2)介绍骨与关节结核的治疗原则及方法,使患者积极有效的配合治疗。

(3)结核病疗程长,易复发,告诉患者要坚持全程、足量、联合用药,以免复发。

(4)讲明抗结核药物使用的剂量和方法。告知患者注意药物的毒副作用,如出现耳鸣、听力异常应立即停药,同时注意肝、肾功能受损及多发性神经炎的发生。

(5)病情变化,及时复诊。

(张玉梅)

第七节　类风湿关节炎

类风湿关节炎是一种以关节病变为主、发病原因尚未完全清楚的全身慢性结缔组织疾病。其特点为侵犯多个关节,常以手足小关节起病,多呈对称性。构成关节的各种组织,如滑膜、肌腱、韧带都有病变,而后发生软骨和骨的破坏。病程长,具有多发性、对称性,关节疼痛、肿胀,有急性发作和自行缓解并反复交替出现等特点。后期患者可出现关节强直和畸形、功能丧失,病变趋于自行静止。

一、护理问题

(一)疼痛

疼痛与关节炎性反应、肿胀有关。

(二)躯体移动障碍

躯体移动障碍与关节疼痛、强直、畸形有关。

(三)皮肤完整性受损

皮肤完整性受损与风湿性血管炎引起的皮肤损伤有关。

(四)有失用性综合征的危险

有失用性综合征的危险与关节炎反复发作、畸形有关。

(五)预感性悲哀

预感性悲哀与疾病长期不愈、可能致残有关。

(六)知识缺乏

缺乏疾病有关知识。

二、护理目标

(1)患者学会运用减轻疼痛的技术和方法,使疼痛减轻,症状改善。

(2)患者活动受限减轻,能参加力所能及的日常生活或工作。

(3)患者学会自我护理皮肤的方法,受损皮肤面积缩小或愈合。

(4)患者掌握功能锻炼的方法,防止关节僵直。

(5)患者接受疾病事实,并能做些对家庭、社会有意义的事情。

(6)患者了解类风湿关节炎的诱因、症状、药物用法及不良反应、常规护理知识。

三、护理措施

(一)疼痛护理

(1)在急性炎症期注意休息,协助患者满足日常生活需要,帮助患者取舒适体位,并尽可能保持关节在功能位。

(2)遵医嘱使用消炎镇痛药物,告诉患者服药的重要性及药物不良反应,督促患者按指导方法按时服药。

(3)教会患者掌握一些放松技术,如缓慢深呼吸、全身肌肉放松、转移注意力等方法,减轻疼痛。

(4)关节局部进行热敷、理疗、按摩、红外线等治疗,缓解疼痛。

(二)生活护理

(1)协助患者满足日常生活需要,将常用物品放在患者易于取放的地方。

(2)关节僵硬明显者,进行局部理疗、按摩等缓解症状,帮助恢复关节功能。

(3)注意关节保暖,防止晨僵频繁发作、持续时间延长。

(4)症状缓解期注重关节功能锻炼,从事力所能及的生活和工作。

(三)皮肤护理

(1)保持皮肤清洁干燥,每天用温水轻轻擦洗,少用刺激性的洗涤用品。

(2)保持床铺平整、干燥、无屑,衣裤宽大、柔软。有躯体移动障碍者,注意定时翻身、按摩。

(3)对于皮肤的丘疹样红斑、溃疡者,需遵医嘱使用抗生素治疗、局部软膏涂擦、局部清创换药处理。

(4)有雷诺现象者,指导患者避免寒冷时外出,注意保暖,勿用冷水洗手洗脚,避免吸烟、饮咖啡等。

(四)预防失用性综合征

(1)向患者讲解关节失用的危害,希望患者配合以后的治疗和护理。

(2)对关节炎发作急性期、多关节患病、其他脏器受损的重症状者,宜采取卧床休息,并取关节功能位,保护关节功能,同时避免脏器受损。

(3)对急性发作期消退、患者症状明显改善后,可早期下床活动,并逐渐进行运动锻炼。根据病情选择适当的运动时间和强度。主要采取 4 种运动方法:①日常生活和步行训练;②关节可动范围的训练;③伸张运动;④增强肌力运动。

(五)心理护理

由于类风湿关节炎是一种反复发作、久治不愈的慢性疾病,患者极易产生焦虑或预感性悲哀的心理,加之疼痛、活动受限、功能障碍等更是影响患者的生活质量,医务人员要及时、耐心做好患者的心理护理,具体为以下几点。

(1)帮助患者正确认识到不良情绪对疾病的影响,长期的抑郁、焦虑等不良刺激,可导致细胞及各脏器功能下降,免疫功能低下,并发其他疾病,反过来加重本病病情。

(2)向患者介绍治疗成功的病例,同时查阅最新治疗进展,让患者树立战胜疾病的信心。

(3)做好患者家属和亲友的工作,帮助患者建立良好的社会支持系统,让患者体会到关心和他人的需要。

(4)教会患者掌握一些自我护理的知识和功能锻炼的方法,并从事力所能及的日常生活和工作,实现自我价值感。

(张玉梅)

第八节　人工股骨头及髋关节置换术

人工股骨头及髋关节置换术是采用金属及高分子聚乙烯材料模拟人体的髋关节和股骨头,用以替代严重受损关节的一种功能重建手术,从而使患者恢复髋关节的功能。适用于股骨头坏死、股骨颈骨折等。

一、护理措施

(一)术前护理

(1)手术前护理要进行全面评估,发现并消除威胁手术安全性的因素,细致地做好各项准备及健康指导工作,使患者良好的耐受手术。

(2)备皮范围:患侧髋关节至膝关节及会阴部,备皮后嘱患者沐浴更衣,修剪指(趾)甲。

(二)术后护理

(1)手术后护理要尽快恢复患者的正常生理功能,观察并预防并发症的发生,积极采取措施促进伤口愈合,以及促进骨关节功能的恢复。

(2)预防髋关节脱位。①向患者说明预防脱位的重要性,使之从思想上重视。并告诉患者有关具体事项,以加强防范意识。②术后保持患肢外展 30°中立位,患肢穿丁字鞋或两大腿之间放置软枕,防止患肢外旋、内收、内旋。③术后放置便盆时应注意保护患侧髋关节,防止脱位。④髋关节弯曲角度<90°,如手术侧肢体活动时,坐位、立位膝盖禁止高于髋关节,坐位时不要将身体向前倾。下蹲时,弯曲健肢膝关节,而将手术的腿保持向后伸直。要捡地上的物品时,可用一些方便装置代劳,不要弯腰蹲下去。将两腿伸直平坐时,需将两手向后撑住,身体不可向前倾。上厕所时,须升高马桶的座位。行单边手术者,可将手术的腿伸直,不一定要升高马桶座位。浴盆中,另备座椅,绝不可直接坐在浴缸内,最好采取淋浴方式。

(3)术后功能锻炼:以患者的耐受力决定锻炼时间的长短。①术后麻醉作用消失后,即开始行足部的跖屈与背伸运动及股四头肌、腓肠肌等长收缩运动。每个动作可保持动作5～15秒,放松5～15秒,然后再重复。②术后第1～2天开始,继续前一天主动锻炼方法,并酌情增加直腿抬高功能锻炼。③术后第2～3天,除以上锻炼方法外,可逐渐摇高床头,锻炼屈曲髋关节,但要注意避免屈髋超过90°。④术后3～5天除以上锻炼方法外,根据情况练习下地站立,扶助行器锻炼行走,但负重情况需遵照医嘱执行。

(三)健康指导

(1)遵医嘱按时服药,定时复查。如有下列情形,请立即与医师联络。①伤口有发红、分泌物、异常的疼痛、肿胀、发热。②因跌倒致髋关节受伤。③因疼痛或不适,而使活动无法增加。④在髋关节部位有"喀喀"的异常声或脱臼征兆时。

(2)保持患肢外展中立位,防止髋关节脱位。

(3)髋关节弯曲<90°。

(4)继续遵医嘱加强双下肢肌力、屈髋、患肢负重及行走锻炼,注意安全,劳逸结合,具体方法同住院期间锻炼方法。

(5)穿柔软、低跟的鞋子。

(6)3个月内勿开车。

(7)休养环境保持清洁舒适,合理膳食,增强营养,保持理想体重,减轻关节负重。

(8)拐杖的正确使用。①合适的拐杖:站起来,拐杖在足尖斜前约45°,手肘弯的25°～30°,肩膀松弛,腋下与拐杖顶端可插入2指,以免压迫到臂丛神经。②走路前要检查拐杖,避免有螺丝松脱的现象。③开始学习使用拐杖时先走数步,然后再逐步增加,且需要有人在旁协助。患肢负重程度需遵医嘱执行。

(9)注意安全,预防外伤。

二、主要护理问题

(一)焦虑/恐惧
焦虑、恐惧与担心预后及手术有关。

(二)疼痛
疼痛与疾病有关/与手术创伤有关。

(三)躯体移动障碍
躯体移动障碍与疾病和活动受限有关/与术后肌力未恢复有关。

(四)生活自理能力缺陷
生活自理能力缺陷与活动受限有关。

(五)有皮肤完整性受损的危险
有皮肤完整性受损的危险与术后活动受限,卧床有关。

(六)有受伤的危险
有受伤的危险与术后肌力未恢复有关。

（七）体液不足

体液不足与伤口出血、渗液、引流有关。

（八）便秘

便秘与卧床、活动受限、饮食不当有关。

（九）知识缺乏

知识缺乏与缺乏人工关节置换和康复锻炼的相关知识有关。

（十）潜在并发症

1.下肢静脉血栓

下肢静脉血栓与手术创伤,长期卧床有关。

2.肺部感染

肺部感染与术中麻醉插管,术后卧床有关。

3.泌尿系统感染

泌尿系统感染与留置导尿管有关。

（张玉梅）

第九节　人工膝关节置换术

膝关节是下肢的主要关节,其结构和功能都是人体关节中最复杂的。由于骨关节炎或类风湿关节炎等疾病,使膝关节疼痛、肿胀、活动受限,丧失功能。为了解除症状,将已经损坏的膝关节的致痛部分用设计好的人工关节组件取代,称为人工膝关节置换术。

一、护理措施

（一）术前护理

（1）完善的手术前准备是手术成功的重要保证。手术前护理的重点是全面地进行评估,发现并消除威胁手术安全性的因素,细致地做好各项准备及健康指导工作,使患者良好的耐受手术。

（2）皮肤护理:术前备皮,目的是清洁皮肤上微生物,减少感染,暴露手术区域,为手术创造良好的皮肤条件。备皮范围:患侧腹股沟至踝关节。备皮后嘱患者沐浴更衣,修剪指（趾）甲。

（二）术后护理

（1）手术后护理的工作重点是尽快恢复患者的正常生理功能,观察并预防并发症的发生,积极采取措施促进伤口愈合,以及促进骨关节功能的恢复。

（2）术后功能锻炼　以患者的耐受力决定锻炼时间的长短,坚持循序渐进和持之以恒的原则。①术后麻醉作用消失后,即开始行足部的跖屈与背伸运动及股四头肌、腓肠肌等长收缩运动。每个动作可保持动作5～15秒,放松5～15秒,然后再重复。②术后第1天开始,继续前一天主动锻炼方法,并酌情增加直腿抬高功能锻炼。被动锻炼:遵医嘱应用膝关节持续被动锻炼仪,每天2次,每次0.5～1小时。从0°～30°开始,逐渐增加。③术后第2～5天,除以上锻炼方法外,可指导患者坐起,协助患者将双腿移至床旁,小腿下垂,膝关节自然弯曲,靠重力作用练习膝关节屈曲,等适应后开始练习患膝的伸直、弯曲运动。④术后3～7天遵医嘱指导患者下地站立,逐渐增加行走锻炼。

(三)健康指导

(1)出院后按照医师要求按时服药,定期到门诊随访。如出现伤口红肿、异常发热、患肢肿胀、膝关节疼痛增加等情况应立即来门诊。

(2)继续加强膝关节屈曲、伸直、行走锻炼,具体方法同住院期间锻炼方法。锻炼时注意安全,劳逸结合。遵医嘱进行活动限制,直到下次复诊。

(3)休养环境清洁舒适,合理膳食,增强营养,保持理想体重,减轻关节负重。

(4)日常活动应避免膝关节过度负重,以减轻膝关节磨损机会,应避免以下运动,如蹲马步、爬山、上下楼梯、跑步、提重物、走远路。提重物以推车代替手提,上下楼梯多用扶手。

(5)遵医嘱按时服药,定时复查。

(6)注意安全,预防外伤。

二、主要护理问题

(一)焦虑/恐惧

焦虑、恐惧与担心预后及手术有关。

(二)疼痛

疼痛与疾病或手术创伤有关。

(三)躯体移动障碍

躯体移动障碍与疾病和活动受限或术后肌力未恢复有关。

(四)生活自理能力缺陷

生活自理能力缺陷与活动受限有关。

(五)有皮肤完整性受损的危险

有皮肤完整性受损的危险与术后活动受限,卧床有关。

(六)有受伤的危险

有受伤的危险与术后肌力未恢复有关。

(七)体液不足

体液不足与伤口出血、渗液、引流有关。

(八)便秘

便秘与卧床、活动受限、饮食不当有关。

(九)知识缺乏

缺乏与人工关节置换和康复锻炼的相关知识。

(十)潜在并发症

1.下肢静脉血栓

下肢静脉血栓与手术创伤、长期卧床有关。

2.肺部感染

肺部感染与术中麻醉插管,术后卧床有关。

3.泌尿系统感染

泌尿系统感染与留置导尿管有关。

(张玉梅)

第十三章 产科护理

第一节 正常分娩

影响分娩的 4 个因素包括产力、产道、胎儿及待产妇的精神心理因素。若各因素均正常并能相互适应,胎儿顺利经阴道自然娩出,称为正常分娩。从规律宫缩开始,至胎儿及胎盘完全娩出为止的全过程称为总产程。临床上分为 3 个产程。

一、第一产程妇女的护理

第一产程又称宫颈扩张期。从规律宫缩到宫口开全。初产妇需 11～12 小时,经产妇需 6～8 小时。

(一)临床表现

1.一般情况

体温、脉搏、呼吸无明显异常。宫缩时血压可能上升 0.4～1.0 kPa(4～10 mmHg)。

2.子宫收缩

产程开始时,子宫收缩力弱,持续时间较短(约 30 秒)、间歇时间较长(5～6 分钟)。随着产程进展,宫缩强度不断增加,持续时间不断延长(50～60 秒),间歇期逐渐缩短(2～3 分钟)。当宫口近开全时,宫缩持续时间可长达 1 分钟或以上,间歇期仅 1～2 分钟。随着宫缩的加强,产妇有腰酸、腰骶部和腹部胀痛、疼痛的感觉逐渐加重。

3.宫颈扩张和胎头下降

由于子宫肌纤维的缩复作用,子宫颈管逐渐缩短直至展平,宫口逐渐扩张,宫口近开全时(10 cm),仅能摸到部分子宫颈边缘,开全后则摸不到子宫颈边缘。随产程进展,胎头沿产道下降。

4.胎膜破裂

随着产程的进展,子宫收缩力的增强,子宫羊膜腔内压力升高,当压力升高到一定程度时胎膜自然破裂,破膜多发生在宫口临近开全时。

430

5.焦虑、恐惧

第一产程的初产妇由于产程长,环境陌生及宫缩所致的疼痛,产妇可能出现焦虑或者恐惧心理,表现为不能放松、哭泣、急躁、喊叫、不配合等。家属也随着产程的进展焦急不安。

(二)护理措施

1.入院护理

介绍环境,采集病史,测量生命体征,了解宫缩情况、胎位、胎心、有无破膜、子宫颈口扩张及胎先露下降程度、骨软产道情况等。在评估中如遇异常情况,及时与医师联系。

2.促进舒适

(1)提供良好环境:尽量采用自然光线,室内保持安静或播放轻音乐,避免操作时发出金属碰撞声,减少不良刺激。

(2)饮食:鼓励和帮助产妇少量多次进食,可给予高热量、易消化、清淡而富有营养的饮食,保证液体的摄入量,以适应分娩时的体力消耗。

(3)活动与休息:宫缩不强且未破膜者,可在室内活动,有助于产程进展。如初产妇宫口近开全或经产妇宫口扩张 4 cm 时,胎位异常或有并发症时应卧床休息,协助产妇经常改变体位,以促进身体舒适和放松。

(4)排尿及排便:临产后每 2~4 小时排尿 1 次,以免膀胱充盈影响宫缩及胎头下降,如排尿困难者,应考虑有无头盆不称,必要时导尿。鼓励产妇排便,但要注意与宫口开全产生的排便感相鉴别。

(5)清洁卫生:协助产妇擦汗、更衣、更换床单等,保持外阴清洁,增进产妇的舒适感。

(6)减轻疼痛:采用非药物性或药物性分娩镇痛方法,减轻分娩的疼痛。

3.产程中的观察

(1)生命体征:每 4~6 小时测量脉搏、呼吸、血压 1 次,对有高血压及子痫患者应增加测量次数,有异常通知医师并给予相应处理。

(2)胎心:用胎心多普勒仪或听诊器于宫缩间歇期听胎心,每 1~2 小时 1 次,宫缩频繁时应每 15~30 分钟 1 次,每次听 1 分钟,并注意心率、心律、心音强弱,做好记录。如胎心率超过 160 次/分或低于 120 次/分,提示胎儿窘迫,立即给产妇吸氧并通知医师做进一步处理。可使用胎心监护仪,将探头放于胎心音最响亮的部位并固定,观察胎心音的变化及与宫缩、胎动的关系。

(3)子宫收缩:用腹部触诊或胎儿监护仪观察宫缩。一般需连续观察至少 3 次收缩,观察子宫收缩持续时间、间歇时间、强度及频率,认真记录。

(4)宫颈扩张和胎头下降程度:根据宫缩情况和产妇的临床表现,适当地增减肛查的次数,一般临产初期每 4 小时查 1 次,经产妇及宫缩频者缩短检查时间。每次检查的结果应记录。目前,多采用产程图来连续描记和反映宫口扩张程度及先露下降程度。

(5)胎膜破裂:一旦胎膜破裂应马上听胎心,观察羊水颜色、性状及流出量,有无脐带脱垂的征象,记录破膜时间。破膜后,要注意保持外阴清洁,超过 12 小时尚未分娩者,给予抗生素预防感染。

4.心理护理

护理人员应安慰产妇,以亲切的语言、良好的态度向产妇讲解分娩是自然的生理过程,向产妇介绍医师、护理人员及产房的环境,消除对环境的陌生感;以支持者、照顾者、信息提供者的角色与产妇建立良好的护患关系,与产妇一起完成分娩;教会产妇减轻疼痛的方法,用语言或者非语言的沟通技巧对产妇的行为加以赞赏,树立阴道分娩的信心。

二、第二产程妇女的护理

第二产程又称胎儿娩出期。从宫口开全到胎儿娩出。初产妇需 1～2 小时,经产妇通常数分钟即可完成。

(一)临床表现

1.子宫收缩增强

第二产程中,宫缩的强度及频率都达到高峰,宫缩持续 1 分钟甚至更长时间,间隔仅 1～2 分钟。此时胎头抵达盆底压迫肛提肌,产妇于宫缩时不由自主地向下屏气用力,主动增加腹压,使胎儿下降直至娩出。

2.胎儿下降及娩出

随着产程进展,会阴渐膨隆变薄,胎头在宫缩时露出阴道口,在间歇时又缩回阴道内,称为"拨露"。如胎头双顶径已越过骨盆出口,宫缩间歇时胎头不回缩,称为"着冠"。产程继续进展,胎头枕骨于耻骨弓下露出,随后胎头仰伸、复位、外旋转,肩与身体娩出,并伴有后羊水排出。

3.产妇心理表现

在第二产程中,产妇的恐惧、急躁情绪比第一产程加剧,表现为烦躁不安、精疲力竭。

(二)护理措施

1.心理护理

第二产程期间助产士应陪伴在产妇身旁,提供信息,给予产妇安慰和支持,缓解或消除其紧张和恐惧,做好饮食、清洁等生活护理。

2.观察产程进展

密切监测胎心,观察有无胎儿急性缺氧情况,每 5～10 分钟测听 1 次胎心或用胎儿监护仪持续监护。若有异常及时通知医师,尽快结束分娩,避免胎头长时间受压。

3.指导产妇正确使用腹压

宫口开全后,指导产妇双腿屈曲,双足蹬在产床上,两手分别拉住产床旁把手,宫缩时,先深吸一口气,然后缓慢持久地向下屏气用力以增加腹压,宫缩间歇时,双手和全身肌肉放松,安静休息。

4.接产准备

经产妇宫口开大 4 cm 或初产妇宫口开全时应做好接产的准备工作,给予产妇外阴清洁和消毒,铺消毒巾于臀下。接产者洗手、戴手套、穿手术衣、打开产包、铺消毒巾,准备接产。

5.接产

注意保护会阴,协助胎头俯屈、仰伸、复位、外旋转,正确地娩出胎肩,指导产妇与接产者密切配合,必要时行会阴切开术。双肩娩出后,右手方可离开会阴,双手协助胎体及下肢娩出,记录胎儿娩出时间。

三、第三产程妇女的护理

第三产程又称胎盘娩出期。从胎儿娩出到胎盘娩出。需 5～15 分钟,不应超过 30 分钟。

(一)临床表现

(1)胎盘剥离:胎儿娩出后,宫底降至脐部,产妇感到轻松,宫缩暂停数分钟后又重出现。由于子宫腔容积明显缩小,胎盘不能相应的缩小与子宫壁发生错位而剥离。剥离面出血形成血肿。随着子宫收缩,不断增大剥离面积,直至完全剥离后排出。

(2)子宫收缩及阴道流血:胎儿娩出以后宫缩暂停数分钟后再次出现,宫底降至脐下 1～2 cm。收缩好的子宫硬,似球形。正常分娩阴道流血量一般不超过 300 mL,出血多者可能由宫缩乏力或软组织损伤引起。

(3)产妇的心理:胎儿娩出后,产妇一般会有如释重负的轻松感,情绪稳定。如果新生儿有异常或性别、健康、外形不理想,产妇不能接纳自己的孩子则会产生焦虑、烦躁,甚至憎恨的情绪。

(4)新生儿娩出、啼哭。

(二)护理措施

1.协助胎盘娩出

接产者切忌在胎盘尚未完全剥离时牵拉脐带,以免胎盘部分剥离出血或拉断脐带。当确认胎盘已完全剥离时,于子宫收缩时左手握住宫底并按压,右手轻拉脐带,使胎盘娩出。当胎盘娩出至阴道口时,接产者用双手垫纱布托住胎盘,向一个方向旋转同时向外牵拉,直至胎膜全部娩出。若胎膜有部分断裂,用血管钳夹住胎膜断端,继续向同一方向旋转,直至完全娩出。立即检查胎盘、胎膜是否完整。胎盘娩出后按摩子宫使其收缩,减少出血,同时观察并测量出血量。

2.预防产后出血

胎盘娩出后 2 小时内应注意子宫底的高度、子宫的硬度及会阴切口状况,观察血压、脉搏等。如在产房观察 2 小时无异常者,将产妇送回母婴同室。

3.新生儿护理

(1)清理呼吸道:尽量在胎儿啼哭前进行。胎儿一娩出,立即用吸痰管将咽部、鼻腔的黏液和羊水吸出,避免引起新生儿吸入性肺炎。对呼吸道黏液已吸出而未啼哭的新生儿应进行足底刺激。

(2)Apgar 评分:新生儿评分 7 分以上只需进行一般处理,低于 7 分的新生儿应进行抢救。4～7 分缺氧较严重,需进行清理呼吸道、人工呼吸、吸氧、用药;4 分以下需在喉镜直视下气管内插管并给氧。

(3)脐带处理:在胎儿娩出后 1～2 分钟内断扎脐带,距脐带根部约 15 mm 处分别用两把止血钳夹住脐带,在两钳之间剪断脐带,用 20% 高锰酸钾溶液烧灼脐带断端,脐带可选用丝线、气门芯、脐带夹等方法结扎。药液不可接触新生儿皮肤,以免发生皮肤灼伤。处理脐带时应注意新生儿保暖。脐带处理后,让产妇看清新生儿的性别。

(4)新生儿身份标记:擦干皮肤,擦净足底胎脂,将足印印于新生儿病历上,为新生儿戴上能识别身份的腕带、胸带。腕带、胸带上应记录母亲的姓名、住院号、新生儿的出生时间和性别等内容。

(5)早接触、早吸吮:新生儿如果无异常在半小时内将其抱给母亲,进行皮肤接触和乳房的早吸吮,以增进母子感情,促进母乳喂养的成功。

(张红敏)

第二节 异常分娩

异常分娩又称难产。影响产妇分娩能否顺利进行的 4 个主要因素是产力、产道、胎儿及产妇的精神心理因素。在分娩过程中这些因素相互影响,其中任何一个或一个以上的因素发生异常,或这些因素之间不能相互适应而使分娩过程受阻,称为异常分娩。

一、产力异常的护理

产力是分娩的动力,以子宫收缩力为主,在分娩过程中,子宫收缩的节律性、对称性及极性不正常或强度、频率有改变,称为子宫收缩力异常。子宫收缩力异常临床上分为子宫收缩乏力和子宫收缩过强两类。每类又分为协调性子宫收缩和不协调性子宫收缩。

子宫收缩乏力的护理

(一)原因

1.头盆不称或胎位异常

由于胎儿先露部下降受阻,先露部不能紧贴子宫下段及宫颈内口,影响内源性缩宫素的释放及反射性子宫收缩,是导致继发性子宫收缩乏力的最常见原因。

2.子宫肌源性因素

子宫发育不良、子宫畸形(如双角子宫等)、子宫肌纤维过度伸展(如多胎妊娠、巨大胎儿、羊水过多等)、经产妇子宫肌纤维变性及结缔组织增生或子宫肌瘤等,均可影响子宫收缩的对称性及极性,引起子宫收缩乏力。

3.精神源性因素

产妇对分娩有恐惧心理,精神过度紧张,或对分娩知识不甚了解,缺乏产前系统培训,过早兴奋或疲劳,以及对胎儿安危等的过分担忧,均可导致原发性子宫收缩乏力。

4.内分泌失调

临产后,产妇体内雌激素、缩宫素不足及前列腺素少而影响肌细胞收缩,导致宫缩乏力。

5.药物影响

临产后不适当地使用大剂量镇静药、镇痛剂及麻醉剂,如吗啡、哌替啶等可以使子宫收缩受到抑制。行硬膜外麻醉无痛分娩或产妇衰竭时,亦影响子宫收缩力使产程延长。

(二)临床表现

子宫收缩乏力临床分为协调性子宫收缩乏力与不协调性子宫收缩乏力两种类型。

1.协调性子宫收缩乏力(又称低张性子宫收缩乏力)

其特点为子宫收缩具有正常的节律性、对称性和极性,但收缩力弱。在宫缩的高峰期用手指压宫底部肌壁仍可出现凹陷,致使宫颈不能如期扩张、胎先露部不能如期下降,使产程延长,甚至停滞。根据宫缩乏力发生时期分为:①原发性宫缩乏力:指产程一开始就出现宫缩乏力。因发生在潜伏期,应首先明确是否真正临产,需排除假临产。②继发性宫缩乏力:指产程开始子宫收缩力正常,在产程进行到某一阶段(多在活跃期或第二产程),宫缩强度转弱,使产程延长或停滞,多伴有胎位或骨盆等异常。

2.不协调性子宫收缩乏力(又称高张性子宫收缩乏力)

其特点是子宫两角的起搏点不同步或起搏信号来自多处,致使宫缩失去正常的对称性、节律性,尤其是极性,甚至宫缩时宫底部不强,而是中段或下段强,这种宫缩不能使宫口如期扩张和胎先露部如期下降,属无效宫缩。由于宫缩间歇期子宫壁不完全放松,产妇可出现持续性腹痛及静息宫内压升高。

3.产程时间延长

常见以下 7 种情况,可以单独存在,也可以并存。

(1)潜伏期延长:指潜伏期超过 16 小时。

(2)活跃期延长:指活跃期超过 8 小时。

(3)活跃期停滞:指活跃期宫口停止扩张达 2 小时以上。

(4)第二产程延长:指初产妇第二产程超过 2 小时,经产妇第二产程超过 1 小时。

(5)胎头下降延缓:指活跃期晚期及第二产程胎头下降速度每小时<1 cm。

(6)胎头下降停滞:活跃期晚期后胎头停留在原处不下降达 1 小时以上。

(7)滞产:指总产程超过 24 小时。

(三)对产程及母儿的影响

1.对产程及产妇的影响

产程延长直接影响产妇休息和进食,加上体力消耗和过度换气,可致产妇精神疲惫、全身乏力,严重者引起产妇脱水、酸中毒、或低钾血症的发生,手术产率增加。第二产程延长可因产道受压过久而致产后排尿困难、尿潴留甚至发生尿瘘或粪瘘。同时,亦可导致产后出血,并使产褥感染率增加。

2.对胎儿、新生儿的影响

不协调性宫缩乏力不能使子宫壁完全放松,对子宫胎盘血液循环影响大,胎儿在宫内缺氧容易发生胎儿窘迫。产程延长使胎头及脐带等受压机会增加,手术助产机会增加,易发生新生儿产伤使新生儿窒息、颅内出血及吸入性肺炎等发生率增加。

(四)处理原则

1.协调性子宫收缩乏力

首先应寻找原因,检查有无头盆不称与胎位异常,经阴道检查了解宫颈扩张和胎先露部下降情况。如为头盆不称或胎位异常估计不能经阴道分娩者,应及时行剖宫产术;若判断无头盆不称和胎位异常,估计能经阴道分娩者,应采取加强宫缩的措施。

2.不协调性子宫收缩乏力

原则是调节子宫收缩,恢复正常节律性及其极性。给予强镇静药哌替啶 100 mg、或吗啡 10 mg 肌内注射或地西泮 10 mg 静脉推注,使产妇充分休息,不协调性宫缩多能恢复为协调性宫缩。在宫缩恢复为协调性之前,严禁应用缩宫素。若经上述处理,不协调性宫缩未能得到纠正,或伴有胎儿窘迫征象,或伴有头盆不称,均应行剖宫产术。

(五)护理措施

1.协调性子宫收缩乏力者

明显头盆不称不能从阴道分娩者,应积极做剖宫产的术前准备。估计可经阴道分娩者做好以下护理。

(1)第一产程的护理:①改善全身情况。关心和安慰产妇、消除精神紧张与恐惧心理,可按医嘱给予适当的镇静药,确保产妇充分休息;鼓励产妇多进食易消化、高热量的饮食,补充营养、水分,不能进食者,按医嘱静脉输液;协助产妇及时排便和排尿,防止影响胎先露的下降,自然排尿有困难者可先行诱导法,无效时应予导尿。②加强子宫收缩。经上述护理措施后子宫收缩乏力无改善,经阴道检查估计能经阴道分娩者,则按医嘱加强子宫收缩。常用的方法:缩宫素静脉滴注,将缩宫素 2.5 U 加入 5％葡萄糖液 500 mL 静脉滴注,调节为 8 滴/分,在用缩宫素静脉滴注时,必须专人监护,观察子宫收缩、胎心,并予记录,如子宫收缩不强,可逐渐加快滴速,一般不宜超过 40 滴/分,以子宫收缩达到有效宫缩为好;人工破膜,对宫颈扩张 3 cm 或 3 cm 以上,无头盆不称,胎头已衔接者,可行人工破膜,破膜后先露下降紧贴子宫下段和宫颈内口,引起反射性宫缩加强,加速产程进展;针刺穴位,通常针刺合谷、三阴交、太冲等穴位,有增强宫缩的效果;刺激乳头可加强宫缩。③剖宫产术的准备。如经第一产程各种处理后产程仍无进展,或出现胎儿宫内窘迫应立即行剖宫产的术前准备。

(2)第二产程的护理:经上述各种方法处理后,宫缩转为正常,进入第二产程。应做好阴道助产和抢救新生儿的准备,密切观察胎心、产程进展情况。

(3)第三产程的护理:胎儿、胎盘娩出后加大缩宫素用量,预防产后出血。对产程长、胎膜早破、手术产者,给予抗生素预防感染。

2.不协调性宫缩乏力者

(1)心理护理和生活护理:医护人员要关心体贴患者,对于精神过度紧张者,应耐心细致地解答产妇的疑虑,指导产妇宫缩时做深呼吸、腹部按摩缓解其不适,确保产妇充分休息。一般产妇经过充分休息后,异常宫缩可恢复为协调性子宫收缩。

(2)用药:可按医嘱给予适当的镇静药,在子宫收缩恢复为协调性之前,严禁应用缩宫药物,以免加重病情。

(3)手术的准备:若宫缩仍不协调或伴胎儿窘迫、头盆不称等,应及时通知医师,并做好剖宫产术和抢救新生儿的准备。

二、产道异常的护理

产道异常包括骨产道异常及软产道异常,以骨产道异常多见,产道异常可使胎儿娩出受阻。

(一)骨产道异常临床分类

1.骨盆入口平面狭窄

骨盆入口平面呈横扁圆形,分 3 级:Ⅰ级为临界性狭窄,骶耻外径 18 cm,对角径 11.5 cm,入口前后径 10 cm,绝大多数可以经阴道自然分娩;Ⅱ级为相对性狭窄,骶耻外径 16.5～17.5 cm,对角径 10～11 cm,骨盆入口前后径 8.5～9.5 cm,需经试产后才能决定是否可以经阴道分娩;Ⅲ级为绝对性狭窄,骶耻外径≤16.0 cm,对角径≤9.5 cm,骨盆入口前后径≤8.0 cm,必须以剖宫产结束分娩。我国妇女常见有单纯扁平骨盆和佝偻病性扁平骨盆两种。

2.中骨盆平面狭窄

分 3 级:Ⅰ级为临界性狭窄,坐骨棘间径 10 cm,坐骨棘间径加后矢状径 13.5 cm;Ⅱ级为相对性狭窄,坐骨棘间径 8.5～9.5 cm,坐骨棘间径加后矢状径 12～13 cm;Ⅲ级为绝对性狭窄,坐骨棘间径≤8.0 cm,坐骨棘间径加后矢状径≤11.5 cm。

3.骨盆出口平面狭窄

分 3 级:Ⅰ级为临界性狭窄,坐骨结节间径 7.5 cm;坐骨结节间径加出口后矢状径 15 cm;

Ⅱ级为相对性狭窄,坐骨结节间径 6.0～7.0 cm,坐骨结节间径加出口后矢状径 12.0～14.0 cm;Ⅲ级为绝对性狭窄,坐骨结节间径≤5.5 cm,坐骨结节间径加出口后矢状径≤11.0 cm。

4.骨盆 3 个平面狭窄

骨盆外型属女性骨盆,但骨盆入口、中骨盆及骨盆出口每个平面的径线均小于正常值 2 cm 或更多,称为均小骨盆。多见于身材矮小、体形匀称的妇女。

5.畸形骨盆

骨盆失去正常形态称畸形骨盆,包括跛行及脊柱侧突所致的偏斜骨盆及骨盆骨折所致的畸形骨盆。

(二)临床表现

1.骨产道异常

(1)骨盆入口平面狭窄。①胎头衔接受阻:临产后胎头仍未入盆、跨耻征阳性。②产程延长或停滞:骨盆临界性狭窄可表现为潜伏期及活跃期早期延长,活跃期后期产程进展顺利。胎膜早破的发生率为正常骨盆的 5～6 倍。骨盆绝对性狭窄常发生梗阻性难产。下降受阻造成继发性子宫收缩乏力,产程延长或停滞;或因子宫收缩过强,出现病理性子宫缩复环,进一步发展可导致子宫破裂,危及产妇生命。

(2)中骨盆平面狭窄。①产程延长或停滞:胎头能正常衔接,潜伏期及活跃期早期进展顺利。由于胎头内旋转受阻,出现持续性枕横位或枕后位、继发性宫缩乏力,活跃期后期及第二产程延长甚至停滞。胎头长时间嵌顿于产道内,压迫软组织致其水肿、坏死,可致生殖道瘘;由于容易发生胎膜早破,产程延长、阴道检查与手术机会增多,感染发生率高;也容易发生子宫收缩乏力而导致产后出血。②胎头下降受阻:胎头受阻于中骨盆,胎头变形,颅骨重叠,产瘤较大,严重时可发生脑组织损伤,颅内出血及胎儿窘迫。

(3)骨盆出口平面狭窄:胎头达盆底受阻,第二产程停滞,继发宫缩乏力,胎头双顶径不能通过骨盆出口,强行助产可造成母儿严重损伤。

2.软产道异常

软产道包括子宫下段、宫颈、阴道及外阴。软产道异常所致的难产少见,容易被忽视。

(1)外阴异常。①会阴坚韧:多见于 35 岁以上高龄初产妇,可致会阴严重裂伤。②外阴水肿:分娩时妨碍胎先露的下降,易造成软组织损伤、感染、愈合不良等情况。③外阴瘢痕:致阴道口狭小,影响胎先露的下降。

(2)阴道异常:各种阴道异常可不同程度影响胎头下降。如阴道横隔、阴道纵隔、阴道尖锐湿疣、阴道瘢痕性狭窄、阴道囊肿和肿瘤。阴道尖锐湿疣可因阴道分娩感染新生儿患喉乳头状瘤,若为女婴亦可患生殖道湿疣。阴道分娩易导致软产道损伤和感染,以行剖宫产为宜。

(3)宫颈异常。①宫颈外口黏合:多在分娩受阻时发现。宫颈管已消失而宫口不扩张。②宫颈水肿:多见于持续性枕后位或滞产。宫口未开全而过早地使用腹压,致使宫颈前唇被长时间压于胎头与耻骨联合之间,血液回流受阻引起水肿,影响宫颈扩张。③宫颈坚韧及宫颈瘢痕:影响宫颈扩张。④宫颈肌瘤:生长在子宫下段及宫颈部位的较大肌瘤可影响先露部入盆。若肌瘤在骨盆入口的平面上,胎头已入盆,则不阻塞产道,可经阴道分娩。⑤宫颈癌:经阴道分娩可导致大出血、裂伤、感染及癌扩散的危险。

(三)处理原则

根据狭窄骨盆的类型及程度,参考产力、胎儿大小、胎方位、胎先露高低、胎心率等综合因素,

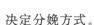

决定分娩方式。

1.骨盆入口平面狭窄

相对性狭窄的产妇一般状况良好、胎儿体重<3 000 g,胎位、胎心正常时,可以在严密监护下试产 2～4 小时;产程无明显进展,或出现胎儿窘迫,则应及时剖宫产。

2.中骨盆平面狭窄

若宫口开全,先露达坐骨棘水平以下,可以经阴道分娩。若宫口开全 1 小时以上,产力好而胎头仍在坐骨棘水平以上,或伴胎儿窘迫,则应行剖宫产。

3.骨盆出口平面狭窄

原则上不能经阴道试产,多需剖宫产。

(四)护理措施

1.产程处理过程的护理

协助医师,执行医嘱。

(1)剖宫产术:有明显头盆不称、不能从阴道分娩者,按医嘱做好剖宫产术的术前准备与护理。

(2)试产:轻度头盆不称者,足月活胎,估计胎儿体重<3 000 g,尊重产妇及家属意愿,在严密监护下试产。试产过程必须保证有效的宫缩,一般不用镇静、镇痛药,少肛查,禁灌肠。试产 2～4 小时,胎头仍未入盆,并伴胎儿窘迫者,则应停止试产。

(3)中骨盆狭窄:主要影响胎头俯屈,使内旋转受阻,易发生持续性枕横位或枕后位。若胎头未达坐骨棘水平,或出现胎儿窘迫征象,应做好剖宫产术前准备;若宫口已开全,胎头双顶径达坐骨棘水平或更低,可用胎头吸引、产钳等阴道助产术,并做好抢救新生儿的准备。

(4)骨盆出口狭窄:应在临产前对胎儿大小、头盆关系进行充分估计,决定分娩方式,出口平面狭窄者不宜试产。

2.提供心理支持

随时向产妇讲解目前的状况和产程进展情况,使其建立对医护人员的信任感,增加分娩信心,安全度过分娩期。

3.预防产后出血及感染

胎儿娩出后,及时遵医嘱使用抗生素,注射宫缩剂,保持外阴清洁,预防产后出血和感染。胎先露长时间压迫阴道或出现血尿时,易发生生殖道瘘,应及时留置导尿管,保证留置尿管通畅,并预防尿路感染。

4.新生儿护理

由于胎头在产道中压迫时间过长或经手术助产的新生儿,应严密观察有无颅内出血或其他损伤的征象。

三、胎位及胎儿发育异常的护理

分娩时除枕前位(约占 90%)为正常胎位外,其余均为异常胎位,是造成难产的原因之一。

(一)临床表现

1.胎位异常

(1)持续性枕后位、枕横位:在分娩过程中,胎头以枕后位或枕横位衔接。在下降过程中,胎头枕部因强有力宫缩多能向前转成枕前位自然分娩。少数胎头枕骨持续不能转向前方,直至分娩后期仍位于母体骨盆后方或侧方,致使分娩发生困难者,称为持续性枕后位或持续性枕横位。临床表现为临产后胎头衔接较晚及俯屈不良,导致协调性宫缩乏力及宫口扩张缓慢。若枕后位,因枕骨持续位于骨盆后方压迫直肠,产妇自觉肛门坠胀及排便感,致使过早使用腹压,导致宫颈前唇水肿,影响产程进展。持续性枕后位、枕横位常致活跃期晚期及第二产程延长。

(2)臀先露:是最常见的异常胎位。臀先露是以骶骨为指示点,胎儿以臀、足或膝为先露,在骨盆的前、侧、后构成6种胎位。临床表现为孕妇常感觉肋下或上腹部有圆而硬的胎头,由于胎臀不能紧贴子宫下段及子宫颈,常导致子宫收缩乏力,产程延长,手术产机会增多。由于臀小于头,后出头困难,易发生胎膜早破、脐带脱垂、胎儿窘迫、新生儿产伤等并发症。

(3)肩先露(横位):胎儿纵轴与母体纵轴垂直,称横位,胎体横卧于骨盆入口之上,先露为肩称肩先露,是对母儿最不利的胎位。临产后由于先露部不能紧贴子宫下段,常出现宫缩乏力和胎膜早破。破膜后可伴有脐带和上肢脱垂等情况,足月活胎若不及时处理,容易造成子宫破裂,威胁母儿生命。

(4)面先露(颜面位):多于临产后发现,因胎头极度仰伸,使胎儿枕部与胎背接触。面先露以颏骨为指示点,构成6种胎位(颏左前、颏左横、颏左后;颏右前、颏右横、颏右后)以颏左前、颏右前最为多见,临床表现为颏前位时,胎儿颜面部不能紧贴子宫下段及宫颈,引起子宫收缩乏力,产程延长。由于颜面部骨质不易变形,容易发生会阴裂伤。颏后位可发生梗阻性难产,处理不及时,可致子宫破裂。

(5)其他:①额先露,以前额为先露部位的指示点,常表现为产程延长,一般需剖宫产;②复合先露,是胎头或胎臀伴有肢体(上肢或下肢)同时进入骨盆入口,以头与手的复合先露多见。常表现为产程延长,一般需剖宫产。

2.胎儿发育异常

胎儿发育异常包括胎儿体质量超常(胎儿出生体重达到或超过4 000 g者,称巨大儿)和胎儿畸形(脑积水、无脑儿、连体双胎等)均易引起难产。

(二)对母儿的影响

1.对产妇的影响

(1)异常胎位:胎臀形状不规则,不能紧贴子宫下段及宫颈内口,容易发生胎膜早破、继发性宫缩乏力及产程延长,使产后出血与产褥感染的机会增多,产伤和手术产率增加,若宫口未开全强行牵拉,容易造成宫颈撕裂甚至延及子宫下段。

(2)胎儿发育异常:胎儿巨大或重度脑积水可导致头盆不称,胎头衔接困难,易发生胎膜早破、产程阻滞;如果宫缩强,发生梗阻性难产,处理不当,可发生子宫破裂。因胎儿大,子宫过度膨胀,易发生宫缩乏力,导致产后出血;分娩困难手术产概率增加,易发生产道损伤或感染。

2.对胎儿及新生儿的影响

胎臀高低不平,对前羊膜囊压力不均匀,常致胎膜早破,发生脐带脱垂是头先露的10倍,脐带受压可致胎儿窘迫甚至死亡;胎膜早破,使早产儿及低体重儿增多。后出胎头牵出困难,常发生脊柱损伤、脑幕撕裂、新生儿窒息、臂丛神经损伤、胸锁乳突肌损伤导致的斜颈及颅内出血,颅内出血的发生率是头先露的10倍,臀先露导致围生儿的发病率与死亡率均增加。

(三)处理原则

1.胎位异常

定期产前检查,妊娠30周以前臀先露多能自行转为头先露;妊娠30周以后胎位仍不正常者,则根据不同情况给予矫治,常用的矫正方法有胸膝卧位、激光照射或艾灸至阴穴,若矫治失败,提前 1 周住院待产,以决定分娩方式。

2.胎儿发育异常

定期产前检查,一旦发现为巨大胎儿,应及时查明原因,如系糖尿病孕妇则需积极治疗,分娩期估计为巨大儿时,为避免母儿产时损伤应行剖宫产结束妊娠。如可经阴道分娩,应做好处理肩难产的准备,并预防产后出血。

(四)护理措施

1.剖宫产术

有明显头盆不称,胎位异常的产妇,按医嘱做好剖宫产术的术前准备。

2.选择阴道分娩的孕妇应做好如下护理

(1)一般护理:鼓励待产妇进食,保持产妇良好的状况,必要时按医嘱给予补液,维持电解质平衡。

(2)产程护理:指导产妇合理用力,枕后位者,嘱其不要过早屏气用力,以防宫颈水肿及疲乏。避免孕妇体力消耗,在待产过程中应少活动,尽量少做肛查,禁灌肠。如胎膜早破,立即观察胎心,抬高床尾,并立即行肛查或阴道检查,及早发现脐带脱垂情况,如有异常及时报告医师。

(3)防止并发症:协助医师做好阴道助产及新生儿抢救的准备,新生儿出生后应仔细检查有无产伤,并仔细检查胎盘、胎膜的完整性及母体产道的损伤情况。预防产后出血与感染。

3.心理护理

护士应耐心细致的解答产妇及家属的疑问,消除产妇与家属的精神紧张状态,鼓励产妇与医护配合,在分娩过程中为待产妇提供增加舒适感的措施,以增强其对分娩的自信心,安全度过分娩。

(张红敏)

第三节　产　后　出　血

产后出血是指胎儿娩出后 24 小时内失血量超过 500 mL。它是分娩期的严重并发症。居我国产妇死亡原因首位。其发病率占分娩总数 2‰～3‰,其中 80% 以上在产后 2 小时内发生产后出血。

一、病因

临床上产后出血的主要原因有子宫收缩乏力、胎盘因素、软产道裂伤及凝血功能障碍等,这些病因可单一存在,也可互相影响,共同并存。

(一)子宫收缩乏力

子宫收缩乏力是产后出血的最主要、最常见的病因,占产后出血总数的 70%～80%。

1.全身因素

产妇对分娩有恐惧心理,精神高度紧张;产程过长,造成产妇体力衰竭;产妇合并慢性全身性疾病;临产后过多地使用镇静药、麻醉剂或子宫收缩抑制剂。

2.局部因素

(1)子宫过度膨胀,肌纤维过度伸展:多胎妊娠、巨大儿、羊水过多等。

(2)子宫肌水肿或渗血:前置胎盘、胎盘早剥、妊娠期高血压、宫腔感染等。

(3)宫肌壁损伤:剖宫产史、子宫肌瘤剔除术后、急产等。

(4)子宫病变:子宫肌瘤、子宫畸形等。

(二)胎盘因素

1.胎盘滞留

胎盘大多在胎儿娩出后 15 分钟内娩出,如 30 分钟后胎盘仍不娩出,胎盘剥离面血窦不能关闭而导致产后出血。常见于膀胱充盈,使已剥离的胎盘滞留宫腔;宫缩剂使用不当,使剥离后的胎盘嵌顿于宫腔内;第三产程时过早牵拉脐带或挤压宫底,影响胎盘正常剥离。胎盘剥离不全部位血窦开放而出血。

2.胎盘粘连或胎盘植入

胎盘绒毛仅穿入子宫壁表层为胎盘粘连。胎盘绒毛穿入子宫壁肌层为胎盘植入。部分性胎盘粘连或植入表现为胎盘部分剥离,部分未剥离,导致子宫收缩不良,已剥离面的血窦开放而致出血。完全性胎盘粘连或植入因胎盘未剥离而无出血。

3.胎盘部分残留

当部分胎盘小叶、胎膜或副胎盘残留于宫腔时,影响子宫收缩而出血。

(三)软产道裂伤

常因为急产、子宫收缩过强、产程进展过快、软产道未经充分扩张、软产道组织弹性差、巨大儿分娩、会阴助产不当、未做会阴侧切或会阴侧切切口过小等,在胎儿娩出时可致软产道撕裂。

(四)凝血功能障碍

任何原因引起的凝血功能异常均可导致产后出血。

1.妊娠合并凝血功能障碍性疾病

如血小板减少症、白血病、再生障碍性贫血、重症肝炎等。

2.妊娠并发症导致凝血功能障碍

如重度妊娠期高血压疾病、胎盘早剥、死胎、羊水栓塞等均可影响凝血功能,从而发生弥散性血管内凝血,导致子宫大量出血。

二、临床表现

产后出血主要表现为阴道大量流血及失血性休克导致的相关症状和体征。

(一)症状

产后出血产妇会出现休克症状,面色苍白、冷汗淋漓、口渴、心慌、头晕、烦躁、畏寒、寒战,甚至表情淡漠、呼吸急促,很快会陷入昏迷状态。

胎儿娩出后立即出现鲜红色的阴道流血,应为软产道裂伤;胎儿娩出数分钟后出现暗红色阴道流血,可能是胎盘因素引起;胎盘娩出后见阴道流血较多,可能为子宫收缩乏力或胎盘、胎膜残留;胎儿娩出后阴道持续流血并且有出血不凝的现象,可能发生凝血功能障碍;如果产妇休克症状明显,但阴道流血量不多,可能发生软产道裂伤而造成阴道壁血肿,此类产妇会有尿频或明显的肛门坠胀感。

(二)体征

产妇会出现脉压缩小、血压下降、脉搏细速,子宫收缩乏力和胎盘因素所致产后出血的产妇,子宫轮廓不清、触不到宫底,按摩后子宫可收缩变硬,停止按摩子宫又变软,按摩子宫时会有大量出血。如有宫腔积血或胎盘滞留,宫底可升高,按摩子宫并挤压宫底部等刺激宫缩时,可使胎盘或者积血排出。若腹部检查宫缩较好、子宫轮廓清晰,但阴道流血不止,可考虑为软产道裂伤或凝血功能障碍所致。

三、处理原则

针对出血原因,迅速止血,补充血容量。纠正失血性休克。同时防止感染。

四、护理评估

(一)病史

评估产妇有无与产后出血相关的病史。例如,孕前有无出血性疾病,有无重症肝炎,有无子宫肌壁损伤史,有无多次人流史,有无产后出血史。孕期产妇有无妊娠合并妊娠期高血压疾病、前置胎盘、胎盘早剥、多胎妊娠,产妇有无合并内科疾病。分娩期产妇有无过多使用镇静药,情绪是否稳定,是否产程过长或者急产,有无产妇衰竭、有无软产道裂伤等情况。

(二)身心状况

评估产妇产后出血所导致症状和体征的严重程度。产后出血发生初期,产妇有代偿功能,症状、体征可能不明显,待机体出现失代偿情况,可能很快进入休克期,并且容易发生感染。当产妇合并有内科疾病时,可能出血不多,也会很快进入休克状态。

(三)辅助检查

1.评估产后出血量

注意阴道流血是否凝固,同时估计出血量。通常有以下3种方法。①称重法:失血量(mL)=[胎儿娩出后所有使用纱布、敷料总重(g)－使用前纱布、敷料总重(g)]/1.05(血液比重g/mL)。②容积法:用产后接血容器收集血液后,放入量杯测量失血量。③面积法:可按接血纱布血湿面积粗略估计失血量。

2.测量生命体征和中心静脉压

观察血压下降的情况;呼吸短促,脉搏细速,体温开始低于正常后升高,通过观察体温情况来判断有无感染征象。中心静脉压测定结果若低于 1.96×10^{-2} kPa 提示右心房充盈压力不足,即血容量不足。

3.实验室检查

抽取产妇血进行生化指标化验,如血常规、出凝血时间、凝血酶原时间、纤维蛋白原测定等。

五、护理诊断

(一)潜在并发症

出血性休克。

(二)有感染的危险

有感染的危险与出血过多、机体抵抗力下降有关。

(三)恐惧

恐惧与出血过多、产妇担心自身预后有关。

六、护理目标

(1)及时补充血容量,产妇生命体征尽快恢复平稳。

(2)产妇无感染症状发生,体温、血常规指标等正常。

(3)产妇能理解病情,并且预后无异常。

七、护理措施

(一)预防产后出血

1.妊娠期

加强孕前及孕期保健,如有凝血功能障碍等相关疾病的产妇,应积极治疗后再孕,定期接受产检,及时治疗高危妊娠。对有产后出血危险的高危妊娠者,应提早入院,住院待产。

2.分娩期

第一产程严密观察产妇的产程进展,鼓励产妇进食和休息,防止疲劳和产妇衰竭,同时合理使用宫缩剂,防止产程延长或急产,适当使用镇静药以保证产妇休息。第二产程严格执行无菌技术,指导产妇正确使用腹压;严格掌握会阴切开的时机,保护会阴,避免胎儿娩出过快,胎儿娩出后立即使用宫缩剂,以加强子宫收缩,减少出血。第三产程时,不可过早牵拉脐带,挤压子宫,待胎盘剥离征象出现后及时协助胎盘娩出,并仔细检查胎盘、胎膜,软产道有无裂伤或血肿。若阴道出血量多,应查明原因,及时处理。

3.产后观察

产后 2 小时产妇仍于产房观察,80％的产后出血发生在这一期间。注意观察产妇子宫收缩,恶露的色、质、量,会阴切口处有无血肿,定时测量产妇的生命体征,发现异常,及时处理。督促产妇及时排空膀胱,以免因膀胱充盈影响宫缩致产后出血。尽可能进行早接触、早吸吮,可刺激子宫收缩,减少阴道出血量。重视产妇主诉,同时对有高危因素的产妇,保持静脉通畅。做好随时急救的准备。

(二)针对出血原因,积极止血,纠正失血性休克,防止感染

1.子宫收缩乏力

子宫收缩乏力所致产后出血,可加强子宫收缩,通过使用宫缩剂、按摩子宫、宫腔填塞或结扎血管等方法止血。

(1)使用宫缩剂:胎儿、胎盘娩出后即刻使用宫缩剂促进子宫收缩。可用缩宫素肌内注射或静脉滴注,卡前列甲酯栓纳肛、地诺前列酮宫肌内注射射等均可促进子宫收缩,用药前注意产妇有无禁忌证。

(2)按摩子宫:胎盘娩出后。一手置于产妇腹部。触摸子宫底部,拇指在前,其余四指在后,均匀而有节律地按摩子宫,促使子宫收缩,直至子宫收缩正常为止(图 13-1)。如效果不佳,可采用腹部-阴道双手压迫子宫方法。一手在子宫体部按摩子宫体后壁。另一手戴无菌手套深入阴道握拳置于阴道前穹隆处,顶住子宫前壁,两手相对紧压子宫,均匀而有节律地按摩,不仅可以刺激子宫收缩且可压迫子宫内血窦,减少出血(图 13-2)。

(3)宫腔填塞:一种是宫腔纱条填塞法:应用无菌纱布条填塞宫腔,有明显的局部止血作用,

适用于子宫全部松弛无力及经过子宫按摩、应用宫缩剂仍然无效者。术者用卵圆钳将无菌纱布条送入宫腔内,自宫底由内向外填紧宫腔。压迫止血,助手在腹部固定子宫。一般于24小时后取出纱条,填塞纱条后要严密观察子宫收缩情况,观察生命体征,警惕填塞不紧,若留有空隙,可造成隐匿性出血及宫腔内继续出血、积血而阴道不流血的假象。24小时后取出纱条,取出前应先使用宫缩剂。另一种是宫腔填塞气囊(图13-3)。宫腔纱布条填塞可能会造成填塞不均匀、填塞不紧等情况而造成隐性出血,纱条填塞无效时或可直接使用宫腔气囊填塞。在气泵的作用下向气球囊充气配合止血辅料对子宫腔进行迅速止血,它对宫腔加压均匀,并且止血效果较好,操作简单,便于抢救时能及时使用。

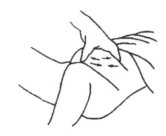

图 13-1　按摩子宫

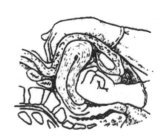

图 13-2　腹部-阴道双手压迫子宫

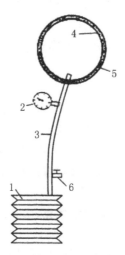

气囊球4外球面上设置有止血敷料5,硅胶管3一端固定连接气球囊4,
另一端连接气泵1,硅胶管3上设置有压力显示表2和放气开关6
图 13-3　宫腔填塞气囊

(4)结扎盆腔血管:如遇子宫收缩乏力、前置胎盘等严重产后出血的产妇,上述处理无效时,可经阴道结扎子宫动脉上行支或结扎髂内动脉。

(5)动脉栓塞:在超声提示下,行股动脉穿刺插入导管至髂内动脉或子宫动脉,注入吸收性明胶海绵栓塞动脉。栓塞剂可于2~3周自行吸收,血管恢复畅通,但需要在产妇生命体征平稳时进行。

(6)子宫切除:如经积极抢救无效者,危及产妇生命,根据医嘱做好全子宫切除术的术前准备。

2.胎盘因素

怀疑有胎盘滞留时应立即做阴道检查或宫腔探查,做好必要的刮宫准备。胎盘已剥离者,可协助产妇排空膀胱,牵拉脐带,按压宫底,协助胎盘娩出。若胎盘部分剥离、部分粘连时,可徒手进入宫腔,协助剥离胎盘后取出。若胎盘部分残留者。徒手不能取出胎盘,使用大刮匙刮取残留胎盘;胎盘植入者,不可强行剥离,做好子宫切除的准备。

3.软产道裂伤

应及时准确地进行修复缝合。如果出现血肿,则需要切开血肿、清除积血、缝合止血,同时补充血容量,必要时可置橡皮引流。

4.凝血功能障碍

排除以上各种因素后,根据血生化报告,针对不同病因治疗,及时补充新鲜全血,补充血小板、纤维蛋白原,或凝血酶原复合物、凝血因子等。如果发生弥散性血管内凝血应进行抗凝与抗纤溶治疗。积极抢救。

5.失血性休克

对失血量多的产妇,其休克程度与出血量、出血速度和产妇自身状况有关。在抢救的同时,尽可能正确地判断出血量,判断出血程度,并补充相同的血量为原则,止血治疗的同时进行休克抢救。建立有效的静脉通路,测量中心静脉压,根据医嘱补充晶体和胶体,纠正低血压。给予产妇安静的环境,平卧,吸氧并保暖,纠正酸中毒,同时观察产妇的意识状态、皮肤颜色、生命体征和尿量。根据医嘱使用广谱抗生素防止感染。

(三)健康指导

(1)产后出血后,产妇抵抗力下降、活动无耐力,医护人员应主动给予产妇关心,使其增加安全感,并且帮助产妇进行生活护理,鼓励产妇说出内心感受,针对产妇的情况,逐步改善饮食,纠正贫血,逐步增加活动量,促进预后。

(2)指导产妇加强营养和适度活动等自我保健知识,同时宣教关于自我观察子宫复旧和恶露情况,自我护理会阴伤口、功能锻炼等方法,指导其定时产后检查,随时根据医师的检查结果调节产后自我恢复的方案。向产妇提供产后避孕指导,产褥期禁止盆浴,禁止性生活。晚期产后出血可能发生于分娩 24 小时之后,于产褥期发生大量出血,也可能发生于产后 1～2 周,应予以高度警惕。

（张红敏）

第十四章 儿科护理

第一节 新生儿缺氧缺血性脑病

新生儿缺氧缺血性脑病是由各种围生期因素引起的缺氧和脑血流减少或暂停而导致胎儿或新生儿的脑损伤,病情重,病死率高,并可产生永久性功能缺陷,常遗留神经系统后遗症。目前对缺氧缺血性脑病缺乏有效的治疗手段,仍采取以支持治疗为主的综合治疗方法,而护理是综合治疗的关键环节。

一、病情评估

(1)患儿家属评估:对有关疾病知识的了解程度、心理状态。

(2)意识和精神状态。

轻度表现为过度兴奋,易激惹,肢体可出现颤动,肌张力正常或增高,拥抱反射和吸吮反射稍活跃,一般无惊厥,呼吸规则,瞳孔无改变,1 天内症状好转,预后佳。

中度表现为嗜睡,反应迟钝,肌张力降低,拥抱反射和吸吮反射减弱,常有惊厥,呼吸可能不规则,瞳孔可能缩小。症状在 3 天内已很明显。约 1 周内消失。存活者可能留有后遗症。

重度时患儿意识不清,肌张力松软,拥抱反射和吸吮反射消失,反复发生惊厥,呼吸不规则,瞳孔不对称,对光反射消失,病死率高。多在 1 周内死亡,存活者症状可持续数周,留有后遗症。另外,无论患儿躁动或安静,都应做到动态观察,及时发现意识的细微变化,以获得救治机会。如患儿烦躁不安、脑性尖叫伴有抽搐,结合有分娩窒息史或有脐绕颈、剖宫产者,往往提示有小脑幕上出血,应及时报告医师给予镇静和止血治疗,并对抽搐持续的时间、次数做详细记录,为诊治提供依据。

囟门的观察:应经常观察患儿前囟门是否凸凹及紧张,前囟饱满紧张提示颅内压增高,可能有颅内出血情况,应及时报告医师应用脱水剂,以免引起脑疝。

生命体征:小儿神经功能稳定性差,对外界干扰有较强的反应,易出现生命体征的变化。要特别注意及时给予心肺监护,观察呼吸节律、频率的变化及有无呼吸暂停等,呼吸不规则是本病

446

恶化的主要表现,同时还应注意有无体温不升或体温过高。

皮肤色泽:注意有无皮肤苍白、发绀、发花、黄染等。如皮肤苍白或发绀、黄染或发花,常伴有颅内出血情况,病情严重。

(3)有无潜在并发症的发生。

二、护理关键

(1)保持呼吸道通畅,根据缺氧情况选择给氧方式。

(2)协助患者绝对卧床休息。

(3)快速建立静脉通道,注意滴速及用药反应。

三、护理措施

(一)高压氧舱治疗的护理

(1)体位:患儿取右侧卧位,头部略高 20°～30°,防止呕吐物吸入。

(2)进舱不宜输液,注意保暖。

(3)患儿入舱后先虚掩舱门洗舱,常压下向舱内输入氧气,用以置换舱内空气,当测氧仪显示氧浓度为 50% 以上时即达洗舱目的。轻轻关上舱门,缓慢匀速升压,速度为 0.003～0.004 MPa/min,检查氧气管线路有无漏气、曲折,以保持吸氧的有效性和安全性。每隔 10 分钟换气一次,以保证舱内氧气浓度的恒定,稳压治疗时间为 30 分钟。首次治疗压力宜低,使患儿有一适应过程,新生儿压力一般为 0.03～0.04 MPa,升压时间持续 15 分钟。

(4)注意观察患儿有无呕吐、面肌抽搐、出冷汗等早期氧中毒症状,若有发生,应停止升压,并可适当排气减压至症状消失。

(5)压力升高后继续密切观察,稳压治疗时间为 40 分钟。

(6)在减压阶段,必须严格执行减压方案,缓慢等速减压,速度为 0.015～0.02 MPa/min,时间不得少于 15 分钟,否则体内溶解的大量氧气从组织中排出,游离成气态,以气泡形式在血管内外栓塞和压迫血管,使局部血液循环障碍,致组织缺氧缺血产生损伤而发生减压病等并发症。

(二)亚低温治疗的护理

(1)在进行亚低温治疗过程中患儿应始终保持头颈部在冰帽内,避免上移或下滑,并随时更换浸湿衣物,保持干燥;同时使机温控制在 32.5～33.0 ℃,以维持鼻咽温度为(34.0±0.2)℃,并注意患儿的保暖,使腋温保持在正常范围内。

(2)观察患儿的面色、反应、末梢循环等情况,并总结 24 小时的出入液量,做好记录。在护理过程中应随时观察心率的变化,如出现心率过缓或心律失常,及时与医师联系是否停止亚低温治疗。

(3)在亚低温治疗期间低温时间不宜过长,否则易致呼吸道分泌物增多,发生肺炎或肺不张,因此要及时清除呼吸道分泌物,保持呼吸道通畅。

(4)不要搬动患儿,更不要将患儿突然抱起,以免发生直立性休克,危及生命。

(5)注意皮肤的血运情况,尤其是头部,由于低温期间皮肤血管收缩,血液黏稠度增高,血流缓慢,易发生皮肤破损或硬肿。

(6)输液患儿应防止静脉外渗,如有外渗应及时处理。

(7)亚低温治疗中患儿处于亚冬眠状态,一般不提倡喂奶,避免乳汁反流后窒息。但少数患儿有哭闹,可给予安慰奶嘴。如果热量不够,应给予静脉高营养摄入。

(三)心理护理

由于患儿病情危重,家长心理负担大,在康复期间做好心理护理是非常重要的,排除思想顾虑,安慰家属,使其配合治疗,增强治疗信心,保持乐观的情绪。

四、健康指导

(1)合理调整饮食,加强营养,增强免疫力。

(2)如有后遗症,鼓励坚持治疗和随访,康复期进行康复锻炼。

(王　琳)

第二节　新生儿颅内出血

新生儿颅内出血是主要由缺氧或产伤引起的严重脑损伤性疾病,主要表现为神经系统的兴奋或抑制症状。早产儿多见,病死率高,存活者常留有神经系统后遗症。

一、概述

新生儿颅内出血主要由缺氧和产伤引起。

(一)缺氧

凡能引起缺氧的因素均可导致颅内出血,以早产儿多见。如宫内窘迫、产时及产后窒息缺氧,导致脑血管壁通透性增加,血液外渗,出现脑室管膜下、蛛网膜下腔、脑实质出血。

(二)产伤

产伤以足月儿、巨大儿多见。如胎头过大、头盆不称、急产、臀位产、高位产钳、负压吸引助产等,使胎儿头部受挤压、牵引导致大脑镰、小脑幕撕裂,引起硬脑膜下出血,脑表面静脉撕裂常伴有蛛网膜下腔出血。

(三)其他

快速输入高渗液体、机械通气不当、血压波动过大、颅内先天性血管畸形或全身出血性疾病等也可引起。

二、护理评估

(一)健康史

评估患儿有无窒息缺氧及产伤史;评估患儿惊厥发作的次数、部位、程度、持续时间及意识障碍、发绀、脑性尖叫等症状。

(二)身体状况

临床表现主要与出血部位和出血量有关,多于生后 1～2 天内出现。

(1)意识改变:激惹、过度兴奋或表情淡漠、嗜睡、昏迷等。

(2)颅内压增高表现:脑性尖叫、惊厥、前囟隆起、颅缝增宽等。

(3)眼部症状:凝视、斜视、眼球固定、眼震颤,并发脑疝时可出现两侧瞳孔大小不等、对光反射迟钝或消失。

(4)呼吸改变:增快或减慢、不规则或暂停等。

(5)肌张力及原始反射改变:肌张力早期增高以后减低,原始反射减弱或消失。

(6)其他表现:黄疸和贫血。

(7)后遗症:脑积水、智力低下、癫痫、脑瘫等。

(三)心理-社会状况

多数家长对本病的严重性、预后缺乏认识;因担心孩子致残,家长可出现焦虑、恐惧、内疚、悲伤等反应。应重点评估家长对本病的认知态度及心理、经济承受能力。

(四)辅助检查

头颅B超、CT检查可提供出血部位和范围,有助于确诊和判断预后;腰穿脑脊液检查为均匀血性,镜下有皱缩红细胞,有助于脑室内及蛛网膜下腔出血的诊断,但病情重者不宜行腰穿检查。

(五)治疗原则及主要措施

(1)镇静止惊:选用苯巴比妥钠、地西泮等。

(2)止血:选用维生素 K_1、酚磺乙胺(止血敏)、卡巴克洛(安络血)、巴曲酶(立止血)等,必要时输新鲜血、血浆。

(3)降低颅内压:选用呋塞米静脉注射,并发脑疝时应用小剂量20%甘露醇静脉注射。

(4)给氧:呼吸困难、发绀者吸氧。

三、常见护理诊断/问题

(1)潜在并发症:颅内压增高。

(2)低效性呼吸形态:与呼吸中枢受损有关。

(3)有窒息的危险:与惊厥、昏迷有关。

(4)营养失调:低于机体需要量与摄入不足及呕吐有关。

(5)体温调节无效:与体温调节中枢受损有关。

(6)焦虑、恐惧(家长):与患儿病情危重及预后差有关。

四、护理措施

(一)降低颅内压

1.减少刺激,保持安静

所有护理操作与治疗尽量集中进行,动作要轻、稳、准,尽量减少移动和刺激患儿,静脉穿刺选用留置针,减少反复穿刺,以免加重颅内出血。

2.护理体位

抬高头肩部15°～30°,侧卧位或头偏向一侧。

3.严密观察病情

观察患儿生命体征、神志、瞳孔、囟门、神经反射及肌张力等变化,及时发现颅内高压。

4.遵医嘱降颅压

有颅内压增高时选用呋塞米降颅压;当出现两侧瞳孔大小不等、对光反射迟钝或消失、呼吸节律不规则等应考虑并发脑疝,选用20%甘露醇降颅压。

(二)防止窒息,改善呼吸功能

及时清除呼吸道分泌物,保持呼吸道通畅,防止窒息;合理用氧,改善呼吸功能,呼吸衰竭或严重呼吸暂停者需气管插管、机械通气。

(三)保证营养和能量供给

不能进食者,应给予鼻饲,遵医嘱静脉输液,每天液体量为 60~80 mL/kg,速度宜慢,于 24 小时内均匀输入,以保证患儿营养和能量的供给。

(四)维持体温稳定

体温过高时给予物理降温,体温过低时采用远红外辐射保温床、暖箱或热水袋保暖。

（王　琳）

第三节　新生儿黄疸

新生儿黄疸又称高胆红素血症,是由于新生儿时期血清胆红素浓度升高而引起皮肤、巩膜等黄染的临床现象。分生理性黄疸及病理性黄疸两大类。严重者非结合胆红素进入脑部可引起胆红素脑病(核黄疸),危及生命或导致中枢神经系统永久性损害而留下智力落后、听力障碍等后遗症。

一、临床特点

(一)生理性黄疸

生理性黄疸主要由于新生儿肝葡萄糖醛酸转移酶活力不足引起。黄疸一般生后 2~3 天开始出现,4~5 天达高峰,10~14 天消退,早产儿可延迟到 3~4 周。血清胆红素足月儿 <221 μmol/L(12.9 mg/dL),早产儿<256.5μmol/L(15 mg/dL)。一般情况良好,以血中非结合胆红素升高为主。

(二)病理性黄疸

1.一般特点

(1)黄疸出现早,一般在生后 24 小时内出现。

(2)黄疸程度重,血清胆红素足月儿>221 μmol/L(12.9 mg/dL),早产儿>256.5 μmol/L(15 mg/dL)。

(3)黄疸进展快,血清胆红素每天上升>85 μmol/L(5 mg/dL)。

(4)黄疸持续时间长,足月儿超过 2 周或早产儿超过 4 周黄疸仍不退或退而复现。

(5)血清结合胆红素>26 μmol/L(1.5 mg/dL)。

(6)重者可引起胆红素脑病,又称核黄疸,是由于血中游离非结合胆红素通过血-脑屏障引起脑组织的病理性损害。胆红素脑病一般发生在生后 2~7 天,早产儿更易发生。临床分警告期、痉挛期、恢复期、后遗症期。警告期表现:嗜睡、吸吮力减弱、肌张力低下,持续 12~24 小时。痉挛期表现:发热、两眼凝视、肌张力增高、抽搐、两手握拳、双臂伸直内旋、角弓反张,多数因呼吸衰竭或肺出血死亡,持续 12~48 小时。恢复期表现:抽搐减少或消失,恢复吸吮能力,反应好转,此期约持续 2 周。后遗症期于生后 2 个月或更晚时出现,表现为手足徐动、眼球运动障碍、听力障碍、牙釉质发育不良、智力障碍等。

2.不同病因引起病理性黄疸的特点

(1)胆红素来源增多引起病理性黄疸:以非结合胆红素增高为主。

新生儿溶血:①同族免疫性溶血如新生儿 ABO 或 Rh 溶血症或其他血型不合溶血。ABO 或 Rh 溶血症往往于生后 24 小时内出现黄疸,并迅速加重,可有进行性贫血。ABO 溶血病可呈轻中度贫血或无明显贫血;Rh 溶血病贫血出现早且重,严重者死胎或出生时已有严重贫血、心力衰竭,部分患儿因抗体持续存在,可于生后 3～6 周发生晚期贫血。全身水肿,主要见于 Rh 溶血病;肝脾大,髓外造血活跃所致;低血糖,见于重症 Rh 溶血病大量溶血时造成还原型谷胱甘肽增高刺激胰岛素释放所致;重症者可有皮肤瘀点、瘀斑、肺出血等出血倾向;容易发生胆红素脑病。血型鉴定母婴 Rh 或 ABO 血型不合;血中有致敏红细胞及免疫性抗体,改良直接抗人球蛋白试验阳性,抗体释放试验阳性,游离抗体试验阳性。②红细胞酶缺陷溶血如葡萄糖 6-磷酸脱氢酶(G-6-PD)缺乏症,往往生理性黄疸持续不退或进行性加重、贫血、易发生胆红素脑病、高铁血红蛋白还原率下降。③红细胞形态异常如遗传性球形或椭圆形、口形红细胞增多症等。球形红细胞增多症可早期出现溶血性贫血,外周血直径较小的球形红细胞增多,红细胞脆性试验阳性,有家族史。④血红蛋白病如地中海贫血,可引起胎儿水肿综合征、低色素小细胞性贫血、黄疸、肝脾大。

体内出血:头颅血肿、颅内出血、内脏出血等逸至血管外红细胞寿命会缩短而出现黄疸,有相应部位出血的表现。

红细胞增多症:常见于宫内缺氧、胎-胎输血、脐带结扎延迟等。一般在生后 48 小时出现黄疸加深,患儿有多血貌或发绀,呼吸暂停,静脉血红细胞$>6\times10^{12}$/L,血红蛋白>220 g/L,血细胞比容$>65\%$。

肠肝循环增加:①开奶延迟,吃奶少,大便排出延迟、排出少或不排(如肠闭锁等消化道畸形)使胆红素重吸收增加而出现黄疸。以非结合胆红素升高为主。②母乳性黄疸,见于母乳喂养儿,可能与母乳中 β-葡萄糖醛酸苷酶活性高使胆红素重吸收增加有关。黄疸于生后 3～8 天出现,1～3 周达高峰,6～12 周消退,停喂母乳 3～5 天黄疸明显减轻或消退,如重新母乳喂养黄疸可稍加重,患儿一般情况良好。

其他:维生素 E 缺乏、低锌血症可影响红细胞膜功能;孕母分娩前静脉滴注缩宫素(>5 U)和不含电解质的葡萄糖溶液使胎儿处于低渗状态导致红细胞通透性及脆性增加而溶血,母亲有分娩前用药史。以非结合胆红素升高为主。

(2)肝摄取结合胆红素减少:以非结合胆红素升高为主。

葡萄糖醛酸转移酶受抑制:家族性、窒息、缺氧、低体温、低血糖、使用水合氯醛、婴儿室应用酚类清洁剂可抑制肝酶活力。患儿有血糖及体温异常、窒息、用药等相应病史,以非结合胆红素升高为主。

先天性葡萄糖醛酸转移酶缺乏症(Crigler-Najjar 综合征):分两型。Crigler-Najjar Ⅰ型为葡萄糖醛酸转移酶完全缺乏,常染色体隐性遗传病,多于生后 3 天内出现明显黄疸,并持续终身,黄疸不能被光疗所控制,需换血再行光疗方能奏效,如不换血大多发生胆红素脑病,酶诱导剂无效。Crigler-Najjar Ⅱ型为葡萄糖醛酸转移酶部分缺乏,常染色体显性遗传病,酶诱导剂有效,个别发生胆红素脑病。

家族性暂时性新生儿高胆红素血症(Lucey-Driscoll 综合征):为母孕中、后期血清中一种能通过胎盘到达胎儿体内的孕激素抑制了葡萄糖醛酸转移酶所致。有明显家族史,多于生后 48 小时内出现严重黄疸,如不及时换血可发生胆红素脑病,生后 2 周内黄疸逐渐消退。

先天性非溶血性黄疸(Gilbert 综合征):常染色体显性遗传病。肝细胞摄取胆红素功能障碍,也可伴有葡萄糖醛酸转移酶活性部分减低。一般黄疸轻,呈慢性或间歇性。

酸中毒、低蛋白血症:影响非结合胆红素与清蛋白结合。血气分析 pH 降低或血清蛋白低。

药物:磺胺类、水杨酸盐、维生素 K_3、吲哚美辛、毛花苷 C 与胆红素竞争 Y、Z 蛋白结合位点;噻嗪类利尿剂可使胆红素与清蛋白分离等。患儿有用药史。

其他:甲状腺功能低下、脑垂体功能低下、先天愚型等常伴血胆红素升高或生理性黄疸消退延迟。甲状腺功能低下表现为少哭、喂奶困难、吸吮无力、肌张力低、腹膨大、便秘、生理性黄疸持续不退,血清 T_3、T_4 降低,TSH 增高。

(3)胆红素排泄障碍:引起结合胆红素增高或混合性高胆红素血症。

肝细胞对胆红素的排泄障碍。①新生儿肝炎综合征,如 TORCH(T:弓形虫;R:风疹病毒;C:巨细胞病毒;H:单纯疱疹病毒;O:其他如乙肝病毒、梅毒螺旋体、EB 病毒等感染)引起,以巨细胞病毒感染最常见。感染可经胎盘传给胎儿或在通过产道时被感染,常在生后 1～3 周或更晚时出现黄疸,粪便色浅或灰白,尿色深黄,可有厌食、呕吐、肝脏肿大、肝功能异常;血清巨细胞病毒、疱疹病毒、风疹病毒、弓形虫 IgM 抗体阳性;巨细胞病毒(CMV)感染者还可有 CMV 特异性结构蛋白 PP65 阳性、尿 CMV-DNA 阳性;梅毒患儿梅毒螺旋体间接血凝试验(TPHA)及快速血浆反应素试验(RPR)阳性。②先天性代谢缺陷病:如半乳糖血症,患儿进食乳类后出现黄疸、呕吐、体重不增、白内障、低血糖和氨基酸尿,红细胞 1-磷酸半乳糖尿苷转移酶活性低,血半乳糖升高。③先天性遗传性疾病:如家族性进行性胆汁淤积、先天性非溶血性黄疸(结合胆红素增高型)等。以结合胆红素升高为主。家族性进行性胆汁淤积初为间歇性黄疸,常诱发于感染,以后转变为慢性进行性胆汁淤积,肝硬化。

胆管胆红素的排泄障碍。①新生儿先天性胆道闭锁:生后 1～3 周出现黄疸并逐渐加重,大便生后不久即呈灰白色,皮肤呈深黄绿色,肝脏明显增大,质硬,大多于 3～4 个月后发展为胆汁性肝硬化,以结合胆红素增高为主,腹部 B 超检查可发现异常。②先天性胆总管囊肿:呈间歇性黄疸、腹部肿块、呕吐、无黄色大便,超声检查可确诊。③胆汁黏稠综合征:严重新生儿溶血病时大量溶血造成胆总管被黏液或浓缩胆汁所阻塞。皮肤呈深黄绿色,大便呈灰白色,尿色深黄,以结合胆红素升高为主。④肝和胆道肿瘤、胆道周围淋巴结病压迫胆总管引起黄疸,以结合胆红素升高为主。腹部 B 超或 CT 协助诊断。

(4)混合性:如新生儿败血症,感染的病原体或病原体产生毒素破坏红细胞及抑制肝酶活性引起黄疸。常表现为生理性黄疸持续不退或退而复现或进行性加重,有全身中毒症状,有时可见感染灶,早期以非结合胆红素升高为主或两者均高,晚期有的以结合胆红素升高为主,血培养可阳性,白细胞总数、C 反应蛋白增高。

(三)辅助检查

(1)血常规:溶血者红细胞和血红蛋白降低(早期新生儿<145 g/L),网织红细胞显著增高(>6%),有核红细胞增高(>10/100 个白细胞)。

(2)血清总胆红素增高,结合和/或非结合胆红素升高。

二、护理评估

(一)健康史

了解母亲妊娠史(胎次、有无不明原因的流产、早产及死胎、死产史和输血史,妊娠并发症,产前有无感染和羊膜早破);有无黄疸家族史;患儿的兄、姐有无在新生儿期死亡或者明确有新生儿溶血病;询问父母血型、母婴用药史;了解患儿喂养方式(母乳或人工喂养)、喂养量和大小便颜色、量;了解患儿有无接触樟脑丸、萘;询问黄疸出现时间及动态变化。

(二)症状、体征

评估黄疸程度、范围;有无皮肤黏膜苍白、水肿、肝脾大;评估患儿有无心率快等心力衰竭表现及嗜睡、角弓反张、抽搐等胆红素脑病的表现;检查有无头颅血肿;注意有无脓疱疹、脐部红肿等感染灶;注意大小便颜色及大便次数、量。

(三)社会、心理

评估家长对黄疸病因、预后、治疗、护理的认识程度;了解家长心理状态。有无认识不足和焦虑。

(四)辅助检查

了解母子血型,血红蛋白、网织红细胞、血清胆红素值尤其是非结合胆红素是否升高,抗人球蛋白试验、红细胞抗体释放试验等是否阳性。了解红细胞脆性试验、肝功能检查是否异常。高铁血红蛋白还原率是否<75%。了解血培养是否阳性、白细胞总数、C反应蛋白是否增高。了解血、宫内感染病原学检查结果及腹部B超等检查结果。

三、常见护理问题

(一)合作性问题

胆红素脑病。

(二)有体液不足的危险

与光照使失水增加有关。

(三)皮肤完整性受损

与光照疗法引起结膜炎、皮疹、腹泻致尿布疹有关。

(四)有感染的危险

与机体免疫功能低下有关。

(五)知识缺乏

家长缺乏黄疸的护理知识。

四、护理措施

(一)密切观察病情

(1)观察黄疸的进展和消退情况;监测胆红素值;观察皮肤黄染程度、范围及其变化;注意大小便色泽。

(2)注意有无拒食、嗜睡、肌张力减退等胆红素脑病的早期表现。

(3)观察贫血进展情况:严密监测患儿贫血的实验室检查结果。观察患儿面色、呼吸、心率、尿量、水肿、肝脏大小等情况,判断有无心力衰竭。

(二)减少胆红素产生,促进胆红素代谢,预防胆红素脑病

1.做好蓝光疗法和换血疗法准备工作与护理工作

具体见蓝光疗法和换血疗法。需做换血疗法者用无菌生理盐水持续湿敷脐带残端保持新鲜,防止脐血管干燥闭合,为脐动脉插管做准备。

2.遵医嘱给予血浆、清蛋白和肝酶诱导剂

非结合胆红素增高明显者遵医嘱尽早使用血浆、清蛋白以降低胆红素脑病的危险。清蛋白一般稀释至5%静脉输注。溶血症者遵医嘱正确输注丙种球蛋白以抑制溶血。

3.杜绝一切能加重黄疸、诱发胆红素脑病的因素

避免发生低温、低血糖、窒息、缺氧、酸中毒、感染,避免不恰当使用药物等。①做好保暖工作,监测体温,维持体温正常。②供给足够的热量和水分,如病情允许及早、足量的喂养,不能进食者由静脉补充液体和热量。监测血糖,及时处理低血糖。③监测血气分析、电解质,缺氧时给予吸氧,及时纠正酸中毒。④避免使用影响胆红素代谢的药物如磺胺类、吲哚美辛等。⑤防止感染:加强皮肤、黏膜、脐带、臀部护理,接触患儿前洗手。⑥保持大便通畅,必要时开塞露灌肠,促进胆红素排泄。⑦避免快速输入高渗性药液,以免血-脑屏障暂时开放而使胆红素进入脑组织。

(三)减轻心脏负担,防止心力衰竭

(1)保持患儿安静,减少不必要的刺激,各项治疗护理操作尽量集中进行。

(2)清蛋白静脉输注4小时左右,必要时在输注后遵医嘱预防性使用呋塞米以减轻心脏负荷。

(3)心力衰竭时输液速度5 mL/(kg·h)左右。遵医嘱给予利尿剂和洋地黄类药物,并密切观察药物反应,防止中毒。

五、出院指导

(一)用药

出院时若黄疸程度较轻,日龄已大,可不必再服用退黄药物。出院时黄疸仍明显,可能需要服用苯巴比妥与尼可刹米联合制剂(酶诱导剂)3～6天。贫血者强调铁剂的补充。G-6-PD缺陷者,可因某些药物如维生素K_3、磺胺类、解热镇痛药及新生霉素等引起溶血和黄疸,乳母和小儿都应避免应用。肝炎综合征病程较长,一般需4～6个月,出院后常需要服用保肝药,如葡醛内酯、胆酸钠等,同时小儿要加强脂溶性维生素A、D、E、K的补充。

(二)复查

疑有胆红素脑病或已确诊胆红素脑病,应加强神经系统方面的随访,以便尽早做康复治疗。新生儿溶血病的小儿,一般在生后2～3个月内每1～2周复查一次血红蛋白,若血红蛋白降至80 g/L以下,应输血以纠正贫血。患肝炎综合征的小儿,应每隔1～2个月复查肝功能,直至完全康复。

(三)就诊

孩子出现下列情况如小儿黄疸持续时间较长,足月儿>2周,早产儿>4周,黄疸消退或减轻后又再出现或加重,更换尿布时发现大便颜色淡黄或发白甚至呈陶土色,尿色变深黄或呈茶色,或者皮肤出现瘀斑、瘀点、大便变黑等,家长要引起重视,及时就诊。

(四)喂养

母乳营养高、吸收快、无菌且含有多种免疫活性物质,即使是新生儿溶血病仍提倡母乳喂养,

可按需喂养。若为 G-6-PD 缺陷者,乳母和小儿忌食蚕豆及其制品。母乳性黄疸,若黄疸较深可暂停或减少母乳喂养,改喂其他乳制品,2～4 天后黄疸会减退,再喂母乳时黄疸再现,但较前为轻且会逐渐消退,所以不必因黄疸而放弃母乳喂养。

(五)促进孩子康复的措施

婴儿和产妇的房间应该空气清新,阳光充足。抱孩子适当户外活动,多晒太阳。保持大便通畅,如大便秘结及时用开塞露灌肠排出大便减少胆红素吸收。由于低温、低血糖会加重黄疸,应避免受寒和饥饿。G-6-PD 缺陷者衣服保管时勿放樟脑丸。

溶血症患儿母亲如再次妊娠,需做好产前监测与处理。孕期监测抗体滴度,不断增高者,可采用反复血浆置换术。胎儿水肿,或胎儿 Hb 低于 80 g/L,而肺尚未成熟者,可行宫内输血;重症 Rh 阴性孕妇既往有死胎、流产史,再次妊娠中 Rh 抗体效价升高,羊水中胆红素增高,且羊水中磷脂酰胆碱/鞘磷脂比值＞2,可提前分娩,减轻胎儿受累。胎儿娩出后及时送新生儿科诊治。

(王 琳)

第四节 惊 厥

惊厥的病理生理基础是脑神经元的异常放电和过度兴奋,是由多种原因所致的大脑神经元暂时性功能紊乱的一种表现。发作时全身或局部肌群突然发生阵挛或强直性收缩,多伴有不同程度的意识障碍。惊厥是小儿最常见的急症,有 5%～6% 的小儿曾发生过高热惊厥。

一、病因

小儿惊厥可由众多因素引起,凡能造成脑神经元兴奋性功能紊乱的因素,如脑缺氧、缺血、低血糖、脑炎症、水肿、中毒变性、坏死等,均可导致惊厥的发生。将其病因归纳为以下几类。

(一)感染性疾病

1.颅内感染性疾病

(1)细菌性脑膜炎、脑血管炎、颅内静脉窦炎。

(2)病毒性脑炎、脑膜脑炎。

(3)脑寄生虫病,如脑型肺吸虫病、脑型血吸虫病、脑囊虫病、脑刺球蚴病、脑型疟疾等。

(4)各种真菌性脑膜炎。

2.颅外感染性疾病

(1)呼吸系统感染性疾病。

(2)消化系统感染性疾病。

(3)泌尿系统感染性疾病。

(4)全身性感染性疾病及某些传染病。

(5)感染性病毒性脑炎,脑病合并内脏脂肪变性综合征。

(二)非感染性疾病

1.颅内非感染性疾病

(1)癫痫。

(2)颅内创伤,出血。

(3)颅内占位性病变。

(4)中枢神经系统畸形。

(5)脑血管病。

(6)神经皮肤综合征。

(7)中枢神经系统脱髓鞘病和变性疾病。

2.颅外非感染性疾病

(1)中毒:如有毒动植物,氰化钠、铅、汞中毒,急性酒精中毒及各种药物中毒等。

(2)缺氧:如新生儿窒息、溺水、麻醉意外、一氧化碳中毒、心源性脑缺血综合征等。

(3)先天性代谢异常疾病:如苯酮尿症、黏多糖病、半乳糖血症、肝豆状核变性、尼曼-匹克病等。

(4)水电解质紊乱及酸碱失衡:如低血钙、低血钠、高血钠及严重代谢性酸中毒等。

(5)全身及其他系统疾病并发症:如系统性红斑狼疮、风湿病、肾性高血压脑病、尿毒症、肝昏迷、糖尿病、低血糖、胆红素脑病等。

(6)维生素缺乏症:如维生素 B_6 缺乏症、维生素 B_6 依赖症、维生素 B_1 缺乏性脑型脚气病等。

二、临床表现

(一)惊厥发作形式

1.强直-阵挛发作

其发作时突然意识丧失,摔倒,全身强直,呼吸暂停,角弓反张,牙关紧闭,面色发绀,持续 $10\sim20$ 秒,转入阵挛期;不同肌群交替收缩,致肢体及躯干有节律地抽动,口吐白沫(若咬破舌头可吐血沫);呼吸恢复,但不规则,数分钟后肌肉松弛而缓解,可有尿失禁,然后入睡,醒后可有头痛、疲乏,对发作不能回忆。

2.肌阵挛发作

这是由肢体或躯干的某些肌群突然收缩(或称电击样抽动),表现为头、颈、躯干或某个肢体快速抽搐。

3.强直发作

强直发作表现为肌肉突然强直性收缩,肢体可固定在某种不自然的位置持续数秒钟,躯干四肢姿势可不对称,面部强直表情,眼及头偏向一侧,睁眼或闭眼,瞳孔散大,可伴呼吸暂停,意识丧失,发作后意识较快恢复,不出现发作后嗜睡。

4.阵挛性发作

其发作时全身性肌肉抽动,左右可不对称,肌张力可增高或减低,有短暂意识丧失。

5.局限性运动性发作

此发作时无意识丧失,常表现为下列形式。

(1)某个肢体或面部抽搐:由于口、眼、手指在脑皮质运动区所代表的面积最大,因而这些部位最易受累。

(2)杰克逊(Jackson)癫痫发作:发作时大脑皮质运动区异常放电灶逐渐扩展到相邻的皮质区。抽搐也按皮质运动区对躯干支配的顺序扩展,如从面部抽搐开始→手→前臂→上肢→躯干→下肢;若进一步发展,可成为全身性抽搐,此时可有意识丧失;常提示颅内有器质性病变。

（3）旋转性发作：发作时头和眼转向一侧，躯干也随之强直性旋转，或一侧上肢上举，另一侧上肢伸直、躯干扭转等。

6.新生儿轻微惊厥

这是新生儿期常见的一种惊厥形式，发作时呼吸暂停，两眼斜视，眼睑抽搐，频频的眨眼动作，伴流涎，吸吮或咀嚼样动作，有时还出现上下肢类似游泳或蹬自行车样的动作。

（二）惊厥的伴随症状及体征

1.发热

发热为小儿惊厥最常见的伴随症状，如为单纯性或复杂性高热惊厥患儿，于惊厥发作前均有 38.5 ℃，甚至 40 ℃以上高热。由上呼吸道感染引起者，还可有咳嗽、流涕、咽痛、咽部出血、扁桃体肿大等表现。如为其他器官或系统感染所致惊厥，绝大多数均有发热及其相关的症状和体征。

2.头痛及呕吐

此为小儿惊厥常见的伴随症状之一，年长儿能正确叙述头痛的部位、性质和程度，婴儿常表现为烦躁、哭闹、摇头、抓耳或拍打头部。多伴有频繁喷射状呕吐，常见于颅内疾病及全身性疾病，如各种脑膜炎、脑炎、中毒性脑病、瑞氏综合征、颅内占位性病变等。同时还可出现程度不等的意识障碍，颈项抵抗，前囟饱满，颅神经麻痹，肌张力增高或减弱，克氏征、布鲁津斯基征及巴宾斯基征阳性等体征。

3.腹泻

如遇重度腹泻病，可致水电解质紊乱及酸碱失衡，出现严重低钠或高钠血症，低钙、低镁血症，以及由于补液不当，造成水中毒也可出现惊厥。

4.黄疸

新生儿溶血症，当出现胆红素脑病时，不仅皮肤巩膜高度黄染，还可有频繁性惊厥；重症肝炎患儿，当肝衰竭，出现惊厥前即可见到明显黄疸；在瑞氏综合征、肝豆状核变性等病程中，均可出现不等的黄疸，此类疾病初期或中末期均能出现惊厥。

5.水肿、少尿

水肿、少尿是各类肾小球肾炎或肾病为儿童时期常见多发病，水肿、少尿为该类疾病的首起表现，当其中部分患儿出现急、慢性肾衰竭，或肾性高血压脑病时，均可有惊厥。

6.智力低下

智力低下常见于新生儿窒息所致缺氧缺血性脑病，颅内出血患儿，病初即有频繁惊厥，其后有不同程度的智力低下。智力低下亦见于先天性代谢异常疾病，如苯酮尿症、糖尿症等氨基酸代谢异常病。

三、诊断依据

（一）病史

了解惊厥的发作形式，持续时间，有无意识丧失，伴随症状，诱发因素及有关的家族史。

（二）体检

全面的体格检查，尤其神经系统的检查，如神志、头颅、头围、囟门、颅缝、脑神经、瞳孔、眼底、颈抵抗、病理反射、肌力、肌张力、四肢活动等。

(三)实验室及其他检查

1.血尿粪常规

血白细胞显著增高,通常提示细菌感染。红细胞血色素很低,网织红细胞增高,提示急性溶血。尿蛋白及细胞数增高,提示肾小球肾炎或肾盂肾炎。大便镜检,除外痢疾。

2.血生化等检验

除常规查肝肾功能、电解质外,应根据病情选择有关检验。

3.脑脊液检查

凡疑有颅内病变惊厥患儿,尤其是颅内感染时,均应做脑脊液常规、生化、培养或有关的特殊化验。

4.脑电图

脑电图阳性率可达80%～90%,小儿惊厥,尤其无热惊厥,其中不少为小儿癫痫。脑电图上可表现为阵发性棘波、尖波、棘慢波、多棘慢波等多种波形。

5.CT检查

疑有颅内器质性病变惊厥患儿,应做脑CT扫描,高密度影见于钙化、出血、血肿及某些肿瘤;低密度影常见于水肿、脑软化、脑脓肿、脱髓鞘病变及某些肿瘤。

6.MRI检查

MRI对脑、脊髓结构异常反应较CT更敏捷,能更准确反映脑内病灶。

7.单光子反射计算机体层成像(SPECT)

其可显示脑内不同断面的核素分布图像,对癫痫病灶、肿瘤定位及脑血管疾病提供诊断依据。

四、治疗

(一)止痉治疗

1.地西泮

每次 0.25～0.50 mg/kg,最大剂量≤10 mg,缓慢静脉注射,1 分钟≤1 mg。必要时可在15～30 分钟后重复静脉注射 1 次,以后可口服维持。

2.苯巴比妥钠

新生儿首次剂量 15～20 mg 静脉注射,维持量 3～5 mg/(kg·d),婴儿、儿童首次剂量为5～10 mg/kg,静脉注射或肌内注射,维持量 5～8 mg/(kg·d)。

3.水合氯醛

每次 50 mg/kg,加水稀释成 5%～10%溶液,保留灌肠。惊厥停止后改用其他镇静药止痉药维持。

4.氯丙嗪

剂量为每次 1～2 mg/kg,静脉注射或肌内注射,2～3 小时后可重复 1 次。

5.苯妥英钠

每次 5～10 mg/kg,肌内注射或静脉注射。遇有"癫痫持续状态"时可给予 15～20 mg/kg,速度不超过 1 mg/(kg·min)。

6.硫苯妥钠

催眠,大剂量有麻醉作用。每次 10～20 mg/kg,稀释成 2.5%溶液肌内注射;也可缓慢静脉

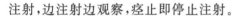

注射,边注射边观察,痉止即停止注射。

（二）降温处理

1.物理降温

物理降温可用 30％～50％乙醇擦浴,头部、颈、腋下、腹股沟等处可放置冰袋,亦可用冷盐水灌肠,或用低于体温 3～4 ℃的温水擦浴。

2.药物降温

一般用安乃近 5～10 mg/(kg·次),肌内注射;亦可用其滴鼻,＞3 岁患儿,每次 2～4 滴。

（三）降低颅内压

惊厥持续发作时,引起脑缺氧、缺血,易致脑水肿;如惊厥由颅内感染炎症引起,疾病本身即有脑组织充血水肿,颅内压增高,因而及时应用脱水降颅内压治疗。常用 20％甘露醇溶液 5～10 mL/(kg·次),静脉注射或快速静脉滴注(10 mL/min),6～8 小时重复使用。

（四）纠正酸中毒

惊厥频繁,或持续发作过久,可致代谢性酸中毒,如血气分析发现血 pH＜7.2,BE 为 15 mmol/L时,可用 5％碳酸氢钠 3～5 mL/kg,稀释成 1.4％的等张液静脉滴注。

（五）病因治疗

对惊厥患儿应通过病史了解,全面体检及必要的化验检查,争取尽快地明确病因,给予相应治疗。对可能反复发作的病例,还应制订预防复发的防治措施。

五、护理

（一）护理诊断

(1)有窒息的危险。

(2)有受伤的危险。

(3)潜在并发症:脑水肿。

(4)潜在并发症:酸中毒。

(5)潜在并发症:呼吸、循环衰竭。

(6)知识缺乏。

（二）护理目标

(1)不发生误吸或窒息,适当加以保护防止受伤。

(2)保护呼吸功能,预防并发症。

(3)患儿家长情绪稳定,能掌握止痉、降温等应急措施。

（三）护理措施

1.一般护理

(1)将患儿平放于床上,取头侧位。保持安静,治疗操作应尽量集中进行,动作轻柔敏捷,禁止一切不必要的刺激。

(2)保持呼吸道通畅:头侧向一边,及时清除呼吸道分泌物。有发绀者供给氧气,窒息时施行人工呼吸。

(3)控制高热:物理降温可用温水或冷水毛巾湿敷额头部,每 5～10 分钟更换 1 次,必要时用冰袋放在额部或枕部。

(4)注意安全,预防损伤,清理好周围物品,防止坠床和碰伤。

(5)协助做好各项检查,及时明确病因。根据病情需要,于惊厥停止后,配合医师做血糖、血钙或腰椎穿刺、血气分析及血电解质等针对性检查。

(6)加强皮肤护理:保持皮肤清洁干燥,衣、被、床单清洁、干燥、平整,以防皮肤感染及压疮的发生。

(7)心理护理:关心体贴患儿,处置操作熟练、准确,以取得患儿信任,消除其恐惧心理。说服患儿及家长主动配合各项检查及治疗,使诊疗工作顺利进行。

2.临床观察内容

(1)惊厥发作时,观察惊厥患儿抽搐的时间和部位,有无其他伴随症状。

(2)观察病情变化,尤其随时观察呼吸、面色、脉搏、血压、心音、心率、瞳孔大小、对光反射等重要的生命体征,发现异常及时通报医师,以便采取紧急抢救措施。

(3)观察体温变化,如有高热,及时做好物理降温及药物降温;如体温正常,应注意保暖。

3.药物观察内容

(1)观察止痉药物的疗效。

(2)使用地西泮、苯巴比妥钠等止痉药物时,注意观察患儿呼吸及血压的变化。

4.预见性观察

若惊厥持续时间长、频繁发作,应警惕有无脑水肿、颅内压增高的表现,如收缩压升高、脉率减慢、呼吸节律慢而不规则,则提示颅内压增高。如未及时处理,可进一步发生脑疝,表现为瞳孔不等大、对光反射消失、昏迷加重、呼吸节律不整甚至骤停。

六、康复与健康指导

(1)做好患儿的病情观察准备好急救物品,教会家属正确的退热方法,提高家长的急救知识和技能。

(2)加强患儿营养与体育锻炼,做好基础护理等。

(3)向家长详细交代患儿的病情、惊厥的病因和诱因,指导家长掌握预防惊厥的措施。

(王　琳)

第五节　病毒性心肌炎

一、概述

病毒性心肌炎是由多种病毒侵犯心脏,引起局灶性或弥漫性心肌间质炎性渗出和心肌纤维变性、坏死或溶解的疾病,有的可伴有心包或心内膜炎症改变。可导致心肌损伤、心功能障碍、心律失常和周身症状。可发生于任何年龄,近年来发生率有增多的趋势,是儿科常见的心脏疾病之一。据全国九省市"病毒性心肌炎协作组"调查,其发病率占住院患儿总数的 5.97%,占门诊患者总数的 0.14%。

(一)病因

近年来由于病毒学及免疫病理学的迅速发展,通过大量动物试验及临床观察,证明多种病毒皆可引起心肌炎。其中柯萨奇病毒 B_6（1～6 型）最常见，其他如柯萨奇病毒 A、ECHO 病毒、脊髓灰质炎病毒、流感及副流感病毒、腮腺炎病毒、水痘病毒、单纯疱疹病毒、带状疱疹病毒及肝炎病毒等也可能致病。由于柯萨奇病毒具有高度亲心肌性和流行性，据报道在很多原因不明的心肌炎和心包炎中，约 39% 由柯萨奇病毒 B 所致。

尽管罹患病毒感染的机会很多，而多数不发生心肌炎，在一定条件下才发病。例如当机体由于继发细菌感染（特别是链球菌感染）、发热、缺氧、营养不良、接受类固醇或放疗等，而抵抗力低下时，可诱发发病。

病毒性心肌炎的发病原理至今未完全了解，目前提出病毒学说、免疫学说、生化机制等几种学说。

（二）病理

病毒性心肌炎病理改变轻重不等。轻者常以局灶性病变为主，而重者则多呈弥漫性病变。局灶性病变的心肌外观正常，而弥漫性者则心肌苍白、松软，心脏呈不同程度的扩大、增重。镜检可见病变部位的心肌纤维变性或断裂，心肌细胞溶解、水肿、坏死。间质有不同程度水肿，以及淋巴细胞、单核细胞和少数多核细胞浸润。病变以左心室及室间隔最显著，可波及心包、心内膜及传导系统。

慢性病例心脏扩大，心肌间质炎症浸润及心肌纤维化并有瘢痕组织形成，心内膜呈弥漫性或局限性增厚，血管内皮肿胀等变化。

二、临床表现

病情轻重悬殊。轻症可无明显自觉症状，仅有心电图改变。重型可出现严重的心律失常、充血性心力衰竭、心源性休克，甚至个别患者因此而死亡。1/3 以上病例在发病前 1～3 周或发病同时呼吸道或消化道病毒感染，同时伴有发热、咳嗽、咽痛、周身不适、腹泻、皮疹等症状，继而出现心脏症状如年长儿常诉心悸、气短、胸部及心前区不适或疼痛、疲乏感等。发病初期常有腹痛、食欲缺乏、恶心、呕吐、头晕、头痛等表现。3 个月以内婴儿有拒乳、苍白、发绀、四肢凉、两眼凝视等症状。心力衰竭者，呼吸急促、突然腹痛、发绀、水肿等；心源性休克者，烦躁不安，面色苍白、皮肤发花、四肢厥冷或末梢发绀等；发生窦性停搏或心室纤颤时可突然死亡；高度房室传导阻滞在心室自身节律未建立前，由于脑缺氧而引起抽搐、昏迷称心脑综合征。如病情拖延至慢性期。常表现为进行性充血心力衰竭、全心扩大，可伴有各种心律失常。

体格检查：多数心尖区第一音低钝。一般无器质性杂音，仅在胸前或心尖区闻及Ⅰ～Ⅱ级吹风样收缩期杂音。有时可闻及奔马律或心包摩擦音。心律失常多见如阵发性心动过速、异位搏动、心房纤颤、心室扑动、停搏等。严重者心脏扩大，脉细数，颈静脉曲张，肝大和压痛，肺部啰音等；或面色苍白、四肢厥冷、皮肤发花、指（趾）发绀、血压下降等。

三、辅助检查

（一）实验室检查

（1）白细胞总数 10.0×10^9 ～ 20.0×10^9/L，中性粒细胞偏高。血沉、抗链"O"大多数正常。

（2）血清肌酸磷酸激酶、乳酸脱氢酶及其同工酶、谷草转氨酶在病程早期可增高。超氧化歧化酶急性期降低。

（3）若从心包、心肌或心内膜分离到病毒，或用免疫荧光抗体检查找到心肌中有特异的病毒抗原,电镜检查心肌发现有病毒颗粒,可以确定诊断;咽洗液、粪便、血液、心包液中分离出病毒,同时结合恢复期血清中同型病毒中和抗体滴度较第 1 份血清升高或下降 4 倍以上,则有助于病原诊断。

(4)补体结合抗体的测定及用分子杂交法或聚合酶链反应检测心肌细胞内的病毒核酸也有助于病原诊断。部分病毒性心肌炎患者可有抗心肌抗体出现,一般于短期内恢复,如持续提高,表示心肌炎病变处于活动期。

(二)心电图检查

心电图在急性期有多变与易变的特点,对可疑病例应反复检查,以助诊断。其主要变化为ST-T 改变,各种心律失常和传导阻滞。恢复期以各种类型的期前收缩为多见。少数为慢性期患儿可有房室肥厚的改变。

(三)X 线检查

心影正常或不同程度的增大,多数为轻度增大。若反复迁延不愈或合并心力衰竭,心脏扩大明显。后者可见心搏动减弱,伴肺淤血、肺水肿或胸腔少量积液。有心包炎时,有积液征。

(四)心内膜心肌活检

心导管法心内膜心肌活检,在成人患者中早已开展,小儿患者仅是近年才有报道,为心肌炎诊断提供了病理学依据。据报道:原因不明的心律失常、充血性心力衰竭患者,经心内膜心肌活检证明约 40% 为心肌炎;临床表现和组织学相关性较差。原因是 EMB 取材很小且局限,以及取材时不一定是最佳机会;心内膜心肌活检本身可导致心肌细胞收缩,而出现一些病理性伪迹。因此,对于心内膜心肌活检病理无心肌炎表现者不一定代表心脏无心肌炎,此时临床医师不能忽视临床诊断。此项检查一般医院尚难开展,不作为常规检查项目。

四、诊断与鉴别诊断

(一)诊断要点

1.病原学诊断依据

(1)确诊指标:自患儿心内膜、心肌、心包(活检、病理)或心包穿刺液检查,发现以下之一者可确诊心肌炎由病毒引起。①分离到病毒。②用病毒核酸探针查到病毒核酸。③特异性病毒抗体阳性。

(2)参考依据:有以下之一者结合临床表现可考虑心肌炎由病毒引起。①自患儿粪便、咽拭子或血液中分离到病毒,且恢复期血清同抗体滴度较第一份血清升高或降低 4 倍以上。②病程早期患儿血中特异性 IgM 抗体阳性。③用病毒核酸探针自患儿血中查到病毒核酸。

2.临床诊断依据

(1)心功能不全、心源性休克或心脑综合征。

(2)心脏扩大(X 线、超声心动图检查具有表现之一)。

(3)心电图改变以 R 波为主的 2 个或 2 个以上主要导联(Ⅰ、Ⅱ、aVF、V_5)的 ST-T 改变持续4 天以上伴动态变化,窦房传导阻滞,房室传导阻滞,完全性右或左束支阻滞,成联律、多形、多源、成对或并行性期前收缩,非房室结及房室折返引起的异位性心动过速,低电压(新生儿除外)及异常 Q 波。

(4)CK-MB 升高或心肌肌钙蛋白(cTnI 或 cTnT)阳性。

3.确诊依据

(1)具备临床诊断依据 2 项,可临床诊断为心肌炎。发病同时或发病前 1～3 周有病毒感染的证据支持诊断者。

(2)同时具备病原学确诊依据之一,可确诊为病毒性心肌炎,具备病原学参考依据之一,可临床诊断为病毒性心肌炎。

(3)凡不具备确诊依据,应给予必要的治疗或随诊,根据病情变化,确诊或除外心肌炎。

(4)应除外风湿性心肌炎、中毒性心肌炎、先天性心脏病、结缔组织病,以及代谢性疾病的心肌损害、甲状腺功能亢进症、原发性心肌病、原发性心内膜弹力纤维增生症、先天性房室传导阻滞、心脏自主神经功能异常、β 受体功能亢进及药物引起的心电图改变。

4.临床分期

(1)急性期:新发病,症状及检查阳性发现明显且多变,一般病程在半年以内。

(2)迁延期:临床症状反复出现,客观检查指标迁延不愈,病程多在半年以上。

(3)慢性期:进行性心脏增大,反复心力衰竭或心律失常,病情时轻时重,病程在 1 年以上。

(二)鉴别诊断

在考虑九省市心肌炎协作组制定的心肌炎诊断标准时,应首先除外其他疾病,包括风湿性心肌炎、中毒性心肌炎、结核性心包炎、先天性心脏病、结缔组织病或代谢性疾病或代谢疾病的心肌损害(包括维生素 B_1 缺乏症)、原发性心肌病、先天性房室传导阻滞、高原性心脏病、克山病、川崎病、良性期前收缩和神经功能紊乱、电解质紊乱及药物等引起的心电图改变。

五、治疗、预防、预后

本症尚无特殊治疗。应结合患儿病情采取有效的综合措施,可使大部患儿痊愈或好转。

(一)一般治疗

1.休息

急性期应卧床休息至热退 3～4 周,有心功能不全或心脏扩大者,更应强调绝对卧床休息,以减轻心脏负荷及减少心肌耗氧量。

2.抗生素

虽对引起心肌炎的病毒无直接作用,但因细菌感染是病毒性心肌炎的重要条件因子,故在开始治疗时,均主张适当使用抗生素。一般应用青霉素肌内注射 1～2 周,以清除链球菌和其他敏感细菌。

3.保护心肌

大剂量维生素 C,具有增加冠状血管血流量、心肌糖原、心肌收缩力、改善心功能、清除自由基、修复心肌损伤的作用。剂量为 $100～200$ mg/(kg·d),溶于 $10\%～25\%$ 葡萄糖液 $10～30$ mL 内静脉注射,每天 1 次,15～30 天为 1 个疗程;抢救心源性休克时,第 1 天可用 3～4 次。

至于极化液、能量合剂及 ATP 等均因难进入心肌细胞内,故疗效差,近年来多推荐:①辅酶 Q_{10} 1 mg/(kg·d),口服,可连用 1～3 个月。②1,6-二磷酸果糖 0.7～1.6 mL/kg 静脉注射,最大量不超过 2.5 mL/kg(75 mg/mL),静脉注射速度 10 mL/min,每天 1 次,10～15 日为 1 个疗程。

(二)激素治疗

肾上腺皮质激素可用于抢救危重病例及其他治疗无效的病例。口服泼尼松 1.0～1.5 mg/(kg·d),用 3～4 周,症状缓解后逐渐减量停药。对反复发作或病情迁延者,依据近年来对本病发病机制研究的进展,可考虑较长期的激素治疗,疗程不少于半年,对于急重抢救病例可采用大剂量,如地塞米松0.3～0.6 mg/(kg·d),或氢化可的松 15～20 mg/(kg·d),静脉滴注。

(三)免疫治疗

动物及临床研究均发现丙种球蛋白对心肌有保护作用。从 1990 年开始,在美国波士顿及洛杉矶儿童医院已将静脉注射丙种球蛋白作为病毒性心肌炎治疗的常规用药。

(四)抗病毒治疗

动物试验中联合应用利巴韦林和干扰素可提高生存率,目前欧洲正在进行干扰素治疗心肌炎的临床试验,其疗效尚待确定。环孢霉素 A、环磷酰胺目前尚无肯定疗效。

(五)控制心力衰竭

心肌炎患者对洋地黄耐受性差,易出现中毒而发生心律失常,故应选用快速作用的洋地黄制剂如毛花苷 C(西地兰)或地高辛。病重用地高辛静脉滴注,一般病例用地高辛口服,饱和量用常规的 1/2～2/3 量,心力衰竭不重,发展不快者,可用每天口服维持量法。利尿剂应早用和少用,同时注意补钾,否则易导致心律失常。注意供氧,保持安静。若烦躁不安,可给镇静药。发生急性左心功能不全时,除短期内并用毛花苷 C(西地兰)、利尿剂、镇静药、氧气吸入外,应给予血管扩张剂如酚妥拉明 0.5～1.0 mg/kg 加入 10%葡萄糖液 50～100 mL 内快速静脉滴注。紧急情况下,可先用半量以 10%葡萄糖液稀释静脉缓慢注射,然后将其余半量静脉滴注。

(六)抢救心源性休克

镇静、吸氧、大剂量维生素 C、扩容、激素、升压药、改善心功能及心肌代谢等。

近年来,应用血管扩张剂硝普钠取得良好疗效,常用剂量 5～10 mg,溶于 5%葡萄糖 100 mL 中,开始 0.2 μg/(kg·min)滴注,以后每隔 5 分钟增加 0.1 μg/kg,直到获得疗效或血压降低,最大剂量不超过每分钟 4 μg/kg。

(七)纠正严重心律失常

心律失常的纠正在于心肌病变的吸收或修复。一般轻度心律失常如期前收缩、一度房室传导阻滞等,多不用药物纠正,而主要是针对心肌炎本身进行综合治疗。若发生严重心律失常如快速心律失常、严重传导阻滞都应迅速及时纠正,否则威胁生命。

六、护理

(一)护理诊断

(1)活动无耐力:与心肌功能受损、组织器官供血不足有关。

(2)舒适的改变——胸闷:与心肌炎症有关。

(3)潜在并发症——心力衰竭、心律失常、心源性休克。

(二)护理目标

(1)患儿活动量得到适当控制、休息得到保证。

(2)患儿胸闷缓解或消失。

(3)患儿无并发症发生或有并发症时能被及时发现和适当处理。

(三)护理措施

1.休息

(1)急性期卧床休息至热退后 3～4 周,以后根据心功能恢复情况逐渐增加活动量。

(2)有心功能不全者或心脏扩大者应绝对卧床休息。

(3)总的休息时间不少于 3 个月。

(4)创造良好的休息环境,合理安排患儿的休息时间,保证患儿的睡眠时间。

(5)主动提供服务,满足患儿的生活需要。

2.胸闷的观察与护理

(1)观察患儿的胸闷情况,注意诱发和缓解因素,必要时给予吸氧。

(2)遵医嘱给予心肌营养药,促进心肌恢复正常。

(3)保证休息,减少活动。

(4)控制输液速度和输液总量,减轻心肌负担。

3.并发症的观察与护理

(1)密切注意心率、心律、呼吸、血压和面色改变,有心力衰竭时给予吸氧、镇静、强心等处理,应用洋地黄制剂时要密切观察患儿有无洋地黄中毒表现,如出现新的心律失常、心动过缓等。

(2)注意有无心律失常的发生,警惕危险性心律失常的发生,如频发室早、多源室早、二度以上房室传导阻滞房颤、室颤等。一旦发生,需及时通知医师并给予相应处理。如高度房室传导阻滞者给异丙肾上腺素和阿托品提升心率。

(3)警惕心源性休克,注意血压、脉搏、尿量、面色等变化,一旦出现心源性休克,立即取平卧位,配合医师给予大剂量维生素 C 或肾上腺皮质激素治疗。

(四)康复与健康指导

(1)讲解病毒性心肌炎的病因、病理、发病机制、临床特点及诊断、治疗措施。

(2)强调休息的重要性,指导患儿控制活动量,建立合理的休息制度。

(3)讲解本病的预防知识,如预防上呼吸道感染和肠道感染等。

(4)有高度房室传导阻滞者讲解安装心脏起搏器的必要性。

七、展望

近年来,由于对心肌炎的病原学进一步了解和诊断方法的改进,心肌炎已成为常见心脏病之一,对人类健康构成了不同程度的威胁,因而对此病的诊治研究也正日益受到重视。其中,胸闷、心悸常可提示心脏波及,心脏扩大、心律失常或心力衰竭为心脏明显受损的表现,心电图 ST-T 改变与异位心律或传导阻滞反映心肌病变的存在。但对于怀疑为病毒性心肌炎的患者,提倡进行心脏活检以行病理学检查。

但分离病毒检查或特异性荧光抗体检查存在以下几个问题。

(1)患者不宜接受。

(2)炎性组织在心肌中呈灶状分布,由于活检标本小而致病灶标本不一定取到。

(3)提取 RNA 的质量和检测方法的敏感性不同。

(4)心脏上有病毒存在,而血液中不一定有抗原或抗体检出;心脏上无病毒存在,而心脏中有抗原或抗体检出;即使二者构成阳性反应也不足以证实有病毒性心肌炎存在;只有当感染某种病毒并引起相应的心脏损害时,心脏和血液检查呈阳性反应才有意义。在检查血液中抗原或抗体时,也会因检测试剂、检查方法、操作技术的不同而使结果迥异。

因此,病毒性心肌炎的确诊相当困难。由于抗病毒药物的疗效不显著,目前建议采用中西医结合疗法。有人用黄芪、牛磺酸及一般抗心律失常等药物为主的中西医结合方法治疗病毒感染性心肌炎,取得了比较满意的效果,如中药黄芪除具有抗病毒、调节免疫、保护心肌的作用,还可拮抗病毒感染心肌细胞对 L 形钙离子通道的增加,抑制内向钠钙交换电流,改善部分心电活动,清除氧自由基,而广泛应用于临床。牛磺酸是心肌游离氨基酸的重要成分,也可通过抑制病毒复制,抑制病毒感染心肌细胞引起的钙电流增加,使受感染而降低的最大钙电流膜电压及外向钾电流趋于正常,使心肌细胞钙内流减少,在病毒性心肌炎动物模型及临床病毒性心肌炎患者中,具有保护心肌、改善临床症状等作用

(王　琳)

第六节　急性感染性喉炎

急性感染性喉炎是由病毒或细菌等引起的喉部黏膜的急性炎症,多见于 5 岁以下的儿童,冬、春季发病较多。由于小儿喉腔狭小、黏膜下血管淋巴组织丰富,声门下组织疏松等解剖特点,患儿易出现犬吠样咳嗽、声音嘶哑、吸气性喉鸣伴呼吸困难,严重时出现喉梗阻症状,若处理不及时,可危及生命。

一、临床特点

(一)症状

1.发热

患儿可有不同程度的发热,严重时体温可高达 40 ℃以上并伴有中毒症状。

2.咳嗽

轻者为刺激性咳嗽,伴有声音嘶哑,较重的有犬吠样咳嗽。

3.喉梗阻症状

呈吸气性喉鸣、三凹征,重者迅速出现烦躁不安、吸气性呼吸困难、发绀、心率加快等缺氧症状。临床将喉梗阻分为 4 度。

(1)Ⅰ度喉梗阻:安静时如常人,但活动(或受刺激)后可出现喉鸣及吸气性呼吸困难。胸部听诊呼吸音清晰,心率无改变。

(2)Ⅱ度喉梗阻:即使在安静状态下也有喉鸣和吸气性呼吸困难。听诊可闻喉鸣传导或气管呼吸音,呼吸音强度大致正常。心率稍快,一般状况尚好。

(3)Ⅲ度喉梗阻:吸气性呼吸困难严重,除上述表现外,还因缺氧严重而出现明显发绀,患儿常极度不安、躁动、恐惧、大汗、胸廓塌陷,呼吸音明显减低。心率增快,常＞140 次/分,心音低钝。

(4)Ⅳ度喉梗阻:由于呼吸衰竭及逐渐体力耗竭,患儿极度衰竭,呈昏睡状或进入昏迷,三凹征反而不明显,呼吸微弱,呼吸音几乎消失,胸廓塌陷明显,心率或慢或快,心律不齐,心音微弱,面色由发绀变成苍白或灰白。

(二)体征

咽部充血,肺部无湿性啰音。直达喉镜检查可见黏膜充血肿胀,声门下黏膜呈梭状肿胀,黏膜表面有时附有黏稠性分泌物。

二、护理评估

(一)健康史
询问发病情况,病前有无上呼吸道感染现象。

(二)症状、体征
检查患儿有无发热、声音嘶哑、咳嗽、气促、三凹征。

(三)社会、心理
评估患儿及家长的心理状态,对疾病的了解程度,家庭环境及经济情况,了解患儿有无住院的经历。

(四)辅助检查
了解病原学及血常规检查结果。

三、常见护理问题

(一)低效性呼吸形态
与喉头水肿有关。

(二)舒适的改变
舒适的改变与咳嗽、呼吸困难有关。

(三)有窒息的危险
有窒息的危险与喉梗阻有关。

(四)体温过高
体温过高与感染有关。

四、护理措施

(一)改善呼吸功能,保持呼吸道通畅
(1)保持室内空气清新,每天定时通风 2 次,保持室内湿度在 60% 左右,以缓解喉肌痉挛,湿化气道。

(2)适当抬高患儿颈肩部,怀抱小儿使头部稍后仰以保持气道通畅,体位舒适。

(3)Ⅱ度以上喉梗阻患儿应给予吸氧。

(4)吸入用布地奈德混悬液＋肾上腺素用生理盐水稀释后雾化吸入,每天 3～4 次。以消除喉水肿,恢复气道通畅。

(5)指导较大患儿进行有效的咳嗽,当患儿剧烈咳嗽时,可嘱患儿深呼吸以抑制咳嗽。

(二)密切观察病情变化
根据患儿三凹征、喉鸣、发绀及烦躁的表现来判断缺氧的程度,及时发现喉梗阻,积极处理,避免窒息。如有喉梗阻先兆,立即通知医师,备好抢救物品,积极配合抢救。

(三)发热护理
监测体温变化,发热时给温水擦浴,解热贴敷前额,必要时按医嘱给予药物降温。

(四)提高患儿的舒适度
卧床休息,减少活动,各种护理操作尽量集中进行,避免哭闹。一般情况下不用镇静药,若患儿过度烦躁不安,可遵医嘱用地西泮、苯巴比妥肌内注射或 10% 水合氯醛灌肠。因氯丙嗪及吗

啡有抑制呼吸的作用,不宜应用。

五、健康教育

(1)向患儿家长讲解疾病的有关知识和护理要点,指导家长耐心细致地喂养,进食易消化的流质或半流质,多饮水,不吃有刺激性的食物,避免患儿进食时发生呛咳。

(2)向家长说明雾化吸入的重要性,鼓励患儿配合治疗。

(3)避免哭闹时间过长,吸入有害气体或进食辛辣食物,刺激损伤喉部。

六、出院指导

(1)注意锻炼身体,合理喂养,增强机体抵抗力。

(2)养成良好卫生生活习惯,饭后漱口,多饮水,保持口腔清洁。

(3)一旦发生痉挛性喉炎(出现呼吸紧促如犬吠,喉鸣,吸气困难,胸廓塌陷,唇色发绀)应立即送医院治疗,并保持气道通畅(患儿头向后仰,解开衣领)。

(王　琳)

第七节　急性支气管炎

急性支气管炎是小儿常见的一种呼吸道疾病。本病常继发于上呼吸道感染之后,也常为肺炎的早期表现。也有的是小儿急性传染病,如麻疹、百日咳、伤寒、猩红热等疾病的早期症状或并发症。

急性支气管炎是由各种病毒和细菌或二者混合感染所引起的。另外,小儿年龄小,体格弱,气温变化冷热不均,公共场所或居室空气污浊,都可诱发本病。

疾病开始时表现为上呼吸道感染症状,发热、流鼻涕、咳嗽,咳嗽逐渐加重并且有痰,起初是白色黏痰,几天后变为黄色脓痰。有的小儿嗓子呼噜呼噜作响,早晚咳嗽较重,经常因咳嗽将食物吐出。还常伴有头痛、食欲缺乏、疲乏无力、睡眠不安、腹泻等症状。

另外,有一种特殊型的支气管炎,称为急性毛细支气管炎也叫哮喘性支气管炎。主要表现为下呼吸道梗阻症状,似支气管哮喘样发作,患儿鼻翼翕动,呈喘憋状呼吸,很快出现呼吸困难,缺氧发绀。这种类型多见于2岁以内虚胖小儿,往往有湿疹或其他过敏史。

一、护理要点

(1)发热时要注意卧床休息,选用物理降温或药物降温。

(2)室内保持空气新鲜,适当通风换气,但避免对流风,以免患儿再次受凉。

(3)须经常协助患儿变换体位,轻轻拍打背部,使痰液易于排出。

二、注意事项

(1)急性支气管炎一般1周左右可治愈。有部分患儿咳嗽的时间要长些,逐渐会减轻、消失,适当地服用止咳剂即可。不过在患病的早期,对于痰多的患儿,不主张用止咳剂,以免影响排痰。痰稠咳重者可服用祛痰药。

(2)也有部分患儿发展为肺炎,就按护理肺炎患儿的方法精心护理。如果急性支气管炎发作时缺氧、发绀,必须住院治疗,若缺氧得不到及时纠正,会发生脑缺氧等并发症。其他最常见的并发症就是心力衰竭。

(3)对于哮喘重的患儿,在使用氨茶碱等缓解支气管痉挛的药物时,应在医师指导下用药,家长不可乱用。中药麻杏石甘汤或小青龙汤加减治疗急性支气管炎有一定效果,也可采取中西医结合治疗。

(王　琳)

第八节　急性上呼吸道感染

急性上呼吸道感染是小儿最常见的疾病,主要侵犯鼻、鼻咽和咽部,常诊断为"急性鼻咽炎(普通感冒)""急性咽炎""急性扁桃体炎"等,也可统称为上呼吸道感染。

一、病因

各种病毒和细菌都可引起上呼吸道感染,尤以病毒为多见,占上呼吸道感染发病病原体的60%甚至90%以上,常见有鼻病毒、腺病毒、副流感病毒、流感病毒、呼吸道合胞病毒等,其他病毒如冠状病毒、肠道病毒、单纯疱疹病毒、EB病毒等也可引起。细菌感染常继发于病毒感染之后,其中溶血性链球菌占重要地位,其次为肺炎链球菌、葡萄球菌、嗜血流感杆菌,偶尔也有革兰氏阴性杆菌。亦有报道肺炎支原体菌亦可引起上呼吸道感染。

二、病理改变

病变部位早期表现为毛细血管和淋巴管扩张,黏膜充血水肿、腺体及杯状细胞分泌增加及单核细胞和吞噬细胞浸润、以后转为中性粒细胞浸润,上皮细胞和纤毛上细胞坏死脱落。恢复期上皮细胞新生、黏膜修复、恢复正常。

三、临床表现

本病多为散发,偶然亦见流行。婴幼儿患病症状较重,年长儿较轻。婴幼儿患病时可有或无流涕、鼻塞、打喷嚏等呼吸道症状,常突发高热、呕吐、腹泻,甚至因高热而引起惊厥。年长儿患者常有流涕、鼻塞、打喷嚏、咽部不适、发热等症状,可伴有轻度咳嗽与声嘶。部分患儿发病早期可出现脐周围阵痛、咽炎、咽痛等症状,咽黏膜充血,若咽侧索也受累,则在咽两外侧壁上各见一纵行条索状肿块突出。疱疹性咽峡炎,在咽弓、软腭、悬雍垂黏膜上可见数个或数十个灰白色小疱疹,直径1～3 mm,周围有红晕,1～2天破溃成溃疡。咽结合膜热患者,临床特点为发热39 ℃左右,咽炎及结膜炎同时存在,而有别于其他类型的上呼吸道感染。急性扁桃体炎除了发热咽痛外,扁桃体可见明显红肿,表面有黄白色脓点,可融合成假膜状。

四、实验室检查

病毒感染时白细胞计数多偏低或正常,粒细胞不增高。病因诊断除病毒分离与血清反应外,近年来广泛利用免疫荧光、酶联免疫等方法开展病毒学的早期诊断,对初步鉴别诊断有一定帮助。细菌感染时白细胞计数及中性粒细胞可增高;由链球菌引起者血清抗链球菌溶血素"O"滴度增高,咽拭子培养可有致病菌生长。

五、诊断

急性上呼吸道感染具有典型症状,如发热、鼻塞、咽痛、扁桃体肿大等全身和局部症状,结合季节、流行病学特点等,临床诊断并不困难,但对病原学的诊断则需依靠病毒学和细菌学检查。

六、鉴别诊断

(1)症状中以高热惊厥和腹痛严重者,须与中枢神经系统感染和急腹症等疾病相鉴别。

(2)很多急性传染病早期,也有上呼吸道感染的症状,虽然现在预防接种比较普遍及传染病发病率明显下降,但在传染病流行季节要仔细询问麻疹、猩红热、腮腺炎、百日咳、流感及脊髓灰质炎的流行接触史。当夏季时尤要注意和中毒性疾病的早期相鉴别。

(3)如有高热、流涎、拒食、咽后壁及扁桃体周围有小疱疹及小溃疡者,可诊断为疱疹性咽峡炎;如高热、咽红伴眼结膜充血,可诊为咽结膜热;扁桃体红肿且有渗出者为急性扁桃体炎或化脓性扁桃体炎;如有明显流行史、高热、四肢酸痛、头痛等全身症状而较鼻咽部症状更重时,要考虑为流行性感冒。

七、治疗

(一)一般治疗

充分休息,多饮水,注意隔离,预防并发症。世界卫生组织在急性呼吸道感染的防治纲要中指出,关于感冒的治疗主要是家庭护理和对症处理。

(二)对症治疗

1.高热

高热时口服阿司匹林类,剂量为 10 mg/(kg·次),持续高热可每 4 小时口服 1 次;亦可用对乙酰氨基酚,剂量为5~10 mg/(kg·次),市场上多为糖浆剂,便于小儿服用。高热时还可用赖氨酸阿司匹林或复方氨林巴比妥等肌内注射,同时亦可用冷敷、温湿敷、乙醇擦浴等物理方法降温。

2.高热惊厥

出现高热惊厥可针刺人中、十宣等穴位或肌内注射苯巴比妥钠 4~6 mg/(kg·次),有高热惊厥史的小儿可在服退热剂同时服用苯巴比妥等镇静药。

3.鼻塞

乳儿鼻塞妨碍喂奶时,可在喂奶前用0.5%麻黄碱1~2滴滴鼻,年长儿亦可加用氯苯那敏等脱敏剂。

4.咽痛

疱疹性咽峡炎时可用冰硼酸、锡类散、金霉素鱼肝油或碘甘油涂抹口腔内疱疹或溃疡处;年长儿可口含碘喉片及其他中药利咽喉片,如华素片、度美芬、四季润喉片、草珊瑚、西瓜霜润喉片等。

(三)病因治疗

如诊断为病毒感染,目前常用1%利巴韦林滴鼻,每2～3小时双鼻孔各滴2～3滴,或口服利巴韦林口服液(威乐星),或用利巴韦林口含片。亦有用口服金刚烷胶、吗啉呱,但疗效不肯定。如明确腺病毒或单纯性溃疡病毒感染亦有用碘苷、阿糖胞苷。近年来有报道用干扰素治疗重症病毒性感染取得较好疗效。如诊断为细菌感染,大多合并有中耳炎、鼻窦炎、化脓性扁桃体炎、淋巴结炎及下呼吸道炎症时,可选用复方新诺明、氨苄西林、阿莫西林或其他抗生素。但多数上呼吸道感染病例不应滥用抗生素。

(四)风热两型

风热两型治法以清热解表为主,常用中成药有银翘解毒片、桑菊感冒片、感冒退热冲剂、板蓝根冲剂及双黄连口服液等。

八、预防

减少上呼吸道感染的根本办法在于预防。平时要多户外活动,增强体质,要避免交叉感染,特别是在感冒流行季节要少去公共场所或串门;注意气候骤变,及时添减衣服;对体弱儿及反复呼吸道感染儿可服玉屏风散或左旋咪唑,0.25～3 mg/(kg·d),每周服2天停5天,3个月为1个疗程,亦可口服卡慢舒。这些治疗目的多是增强机体抵抗力,预防呼吸道感染复发。

九、并发症

正常5岁以下小儿平均每年患急性呼吸道感染4～6次。但有的患儿患呼吸道感染的次数过于频繁,可称为反复呼吸道感染,简称复感儿。

(一)影响因素

由于小儿正处在生长发育之中,身体的免疫系统还未发育完善,缺乏抵御微生物侵入的能力,故很容易患急性呼吸道感染,但有的患儿由于环境或机体本身条件比一般小儿更易患急性呼吸道感染,影响因素有以下几点。

1.机体条件

如患儿长期营养不良,婴儿母乳不足又未及时添加辅食,体内缺乏必需的蛋白质、脂肪及热量不足,影响器官组织的正常发育致抵抗力低下;也有的家庭经济条件并不差,但父母缺乏科学育儿知识,偏食或喂养不合理,特别是只喝牛奶、巧克力,缺乏多种维生素和微量元素如铁、锌等,也会对免疫系统造成损害,抗病能力下降而易患病。

2.环境因素

环境因素特别是大气污染或被动吸烟。如冬天屋内生炉子,空气中大量烟雾、粉尘及有害物质进入小儿呼吸道;同样被动吸烟也是。这些有害物质不但损伤呼吸道正常黏膜,而且还可降低抵抗力,诱发呼吸道感染。有报道在吸烟家庭中生长的婴儿比无吸烟家庭的小儿患急性呼吸道感染的机会大数倍至近10倍。

3.先天因素

小儿患有先天的免疫缺陷病或暂时性免疫低下也可造成反复呼吸道感染。

（二）诊断

根据 1987 年全国小儿呼吸道疾病学术会议讨论标准作出诊断（表 14-1）。

表 14-1　小儿反复呼吸道疾病诊断标准

年龄（岁）	上呼吸道感染（次/年）	下呼吸道感染（次/年）
0～2	7	3
3～5	5	2
6～12	5	2

（三）治疗

急性感染可参照上述方法外，还要针对引起反复上呼吸道感染的原因，如增加营养、改善环境因素。应该指出患先天性免疫缺陷的小儿是极少数，大部分还是护理问题，因此，增强患儿体质是治疗及预防之根本。加强体育锻炼及注意户外活动，使患儿增强适应外界环境及气候变化的能力；同时注意对反复呼吸道感染患儿的生活护理，随气候变化增减衣服，切忌过捂过饱，这些都是治疗反复呼吸道感染的关键。

十、护理评估

（一）健康史

询问发病情况，注意有无受凉史，或当地有无类似疾病的流行，患儿发热开始时间、程度，伴随症状及用药情况；了解患儿有无营养不良、贫血等病史。

（二）身体状况

观察患儿精神状态，注意有无鼻塞、呼吸困难，测量体温，检查咽部有无充血和疱疹，扁桃体及颈部淋巴结是否肿大，结合咽喉膜有无充血，皮肤有无皮疹，腹痛及支气管、肺受累的表现。了解血常规等实验室检查结果。

（三）心理社会状况

了解患儿及家长的心理状态和对该病因、预防及护理知识的认识程度；评估患儿家庭环境及经济情况，注意疾病流行趋势。

十一、常见护理诊断与合作性问题

（一）体温过高

体温过高与上呼吸道感染有关。

（二）潜在并发症（惊厥）

其与高热有关。

（三）有外伤的危险

发生外伤与发生高热惊厥时抽搐有关。

（四）有窒息的危险

窒息与发生高热惊厥时胃内容物反流或痰液阻塞有关。

（五）有体液不足的危险

其与高热大汗及摄入减少有关。

(六)低效性呼吸形态

这与呼吸道炎症有关。

(七)舒适的改变

此与咽痛、鼻塞等有关。

十二、护理目标

(1)患儿体温降至正常范围(36～37.5 ℃)。

(2)患儿不发生惊厥或惊厥时能被及时发现。

(3)患儿维持于舒适状态无自伤及外伤发生。

(4)患儿呼吸道通畅无误吸及窒息发生。

(5)患儿体温正常,能接受该年龄组的液体入量。

(6)患儿呼吸在正常范围,呼吸道通畅。

(7)患儿感到舒适,不再哭闹。

十三、护理措施

(1)保持室内空气新鲜,每天通风换气 2～4 次,保持室温 18～22 ℃,湿度 50%～60%,空气每天用过氧乙酸或含氯制剂喷雾消毒 2 次。有患儿居住的房间最好用空气消毒机,消毒净化空气。

(2)密切观察体温变化,体温超过 38.5 ℃时给予物理降温,如头部冷敷、腋下及腹股沟处置冰袋,温水或乙醇擦浴。冷盐水灌肠,必要时给予药物降温:对乙酰氨基酚、安乃近、柴胡、肌内注射复方氨林巴比妥。

(3)发热者卧床休息直到退热 1 天以上可适当活动,做好心理护理,提供玩具、画册等有利于减轻焦虑,不安情绪。

(4)防止发生交叉感染,患儿与正常小儿分开,接触者戴口罩,防止继发细菌感染。

(5)保持口腔清洁,每天用生理盐水漱口 1～2 次,婴幼儿可经常喂少量温开水以清洗口腔,防止口腔炎的发生。

(6)保持鼻咽部通畅,鼻腔分泌物和干痂及时清除,鼻孔周围应保持清洁,避免增加鼻腔压力,使炎症经咽管向中耳发展引起中耳炎。鼻腔严重时于清洁鼻腔分泌部后用 0.5%麻黄碱液滴鼻,每次 1～2 滴;对鼻塞而妨碍吸吮的婴幼儿,宜在哺乳前 10～15 分钟滴鼻,使鼻腔通畅,保持吸吮。

(7)多饮温开水,以加速毒物排泄和降低体温,患儿衣着、被子不宜过多,出汗后及时给患儿用温水擦干汗液,更换衣服。

(8)每 4 小时测体温 1 次,体温骤升或骤降时要随时测量并记录,如患儿病情加重,体温持续不退,应考虑并发症的可能,需要及时报告医师并及时处理,如病程中出现皮疹,应区别是否为某种传染病的早期征象,以便及时采取措施。

(9)注意观察咽部充血、水肿等情况,咽部不适时给予润喉含片或雾化吸入(雾化吸入药物可用利巴韦林、糜蛋白酶、地塞米松加 20～40 mL 注射用水 2 次/天)。

(10)室内安静减少刺激,发生高热惊厥时按惊厥护理常规。

(11)给予易消化和富含维生素的清淡饮食,必要时静脉补充营养和水分。

（12）患儿安置在有氧气、吸痰器的病室内。

（13）平卧、头偏向一侧，注意防止舌咬伤。防止呕吐物误吸，防止舌后倒引起窒息，应托起患儿下颌同时解开衣物及松开腰带，以减轻呼吸道阻力。

（14）密切观察病情变化，防止发生意外，如坠床或摔伤等。

（15）抽搐时上、下牙之间放牙垫，防止舌及口唇咬伤，患儿持续发作时，可按照医嘱给予对症处理。

（16）按医嘱用止痉药物，如地西泮、苯巴比妥等，观察患儿用药后的反应，并记录。

（17）治疗、护理等集中进行，保持安静，减少刺激。

（18）保持呼吸道通畅，及时吸痰，发绀者给予吸氧，窒息者给人工呼吸，注射呼吸兴奋剂。

（19）高热者给予物理降温或退热剂降温，在严重感染并伴有循环衰竭，抽搐、高热者，可行冬眠疗法，冬眠期间不能搬动患儿或突然竖起，防止直立性休克。

（20）详细记录发作时间，抽动的姿势、次数及特点，因有的患儿抽搐时间相当短暂，虽有几秒钟，抽搐姿势也不同，有的像眨眼一样，有的口角微动，有的肢体像无意乱动一样等，因此需仔细注视才能发现。

（21）密切观察血压、呼吸、脉搏、瞳孔的变化，并做好记录。

十四、健康教育

（1）指导家庭护理。因上呼吸道感染患儿多不住院，要帮助患儿家长掌握上呼吸道感染的护理要点：让患儿多饮水，促进代谢及体内毒素的排泄；饮食要清淡，少食多餐，给高蛋白、高热量、高维生素的流质或半流质饮食；要注意休息，避免剧烈活动，防止咳嗽加重。患儿鼻塞时呼吸不畅可在哺乳及临睡前用0.5%的麻黄碱溶液滴鼻，每次1～2滴，可使鼻腔通畅。但不能用药过频，以免引起心悸等表现。

（2）指导预防并发症的方法，以免引起中耳炎、鼻窦炎，介绍如何观察并发症的早期表现，如高热持续不退而复升，淋巴结肿大，耳痛或外耳道流脓，咳嗽加重、呼吸困难等，应及时与医护人员联系并及时处理。

（3）介绍上呼吸道感染的预防重点，增加营养和体格锻炼，避免受凉；在上呼吸道感染流行季节避免到人多的公共场所；有流行趋势时给易感儿服用板蓝根、金银花、连翘等中药汤剂预防，对反复发生上呼吸道感染的小儿应积极治疗原发病，改善机体健康状况。鼓励母乳喂养，积极防治各种慢性病，如维生素D缺乏性佝偻病、营养不良及贫血等，在集体儿童机构中，有如上呼吸道感染流行趋势，应早期隔离患儿，室内用食醋熏蒸法消毒。

（4）用药指导。指导患儿家长不要给患儿滥服感冒药，如成人速效伤风胶囊，以及其他市场流行各种感冒药、消炎药、抗病毒药，必须在医师指导下服药，服药时不要与奶粉、糖水同服，两种药物必须间隔半小时以上再服用。

（王　琳）

参考文献

[1] 刘爱杰,张芙蓉,景莉,等.实用常见疾病护理[M].青岛:中国海洋大学出版社,2021.

[2] 张红梅.现代基础护理学[M].长春:吉林科学技术出版社,2019.

[3] 万霞.现代专科护理及护理实践[M].开封:河南大学出版社,2020.

[4] 王婷,王美灵,董红岩,等.实用临床护理技术与护理管理[M].北京:科学技术文献出版社,2020.

[5] 蔡华娟,马小琴.护理基本技能[M].杭州:浙江大学出版社,2020.

[6] 林杰.新编实用临床护理学[M].青岛:中国海洋大学出版社,2019.

[7] 程娟.临床专科护理理论与实践[M].开封:河南大学出版社,2020.

[8] 时元梅,巩晓雪,孔晓梅.基础护理学[M].汕头:汕头大学出版社,2019.

[9] 姜雪.基础护理技术操作[M].西安:西北大学出版社,2021.

[10] 张书霞.临床护理常规与护理管理[M].天津:天津科学技术出版社,2020.

[11] 李玫.精编护理学基础与临床[M].长春:吉林科学技术出版社,2019.

[12] 任潇勤.临床实用护理技术与常见病护理[M].昆明:云南科学技术出版社,2020.

[13] 王小萍.精编护理学基础与临床[M].长春:吉林科学技术出版社,2019.

[14] 尹玉梅.实用临床常见疾病护理常规[M].青岛:中国海洋大学出版社,2020.

[15] 张苹蓉,卢东英.护理基本技能[M].西安:陕西科学技术出版社,2020.

[16] 靳蓉晖,石丽,张艳.实用护理学[M].长春:吉林科学技术出版社,2019.

[17] 吴欣娟.临床护理常规[M].北京:中国医药科技出版社,2020.

[18] 赵安芝.新编临床护理理论与实践[M].北京:中国纺织出版社,2020.

[19] 谭燕青.实用临床内科护理学[M].长春:吉林科学技术出版社,2019.

[20] 窦超.临床护理规范与护理管理[M].北京:科学技术文献出版社,2020.

[21] 初钰华,刘慧松,徐振彦.妇产科护理[M].济南:山东人民出版社有限公司,2021.

[22] 曾广会.临床疾病护理与护理管理[M].北京:科学技术文献出版社,2020.

[23] 李鑫,李春芳,张书丽.护理学[M].南昌:江西科学技术出版社,2019.

[24] 高正春.护理综合技术[M].武汉:华中科学技术大学出版社,2021.

[25] 周阳.骨科专科护理[M].北京:化学工业出版社,2020.

［26］孙丽博.现代临床护理精要［M］.北京:中国纺织出版社,2020.

［27］陈荣珠,朱荣荣.妇产科手术护理常规［M］.合肥:中国科学技术大学出版社,2020.

［28］姜鸿.现代外科常见病临床护理学［M］.汕头:汕头大学出版社,2019.

［29］韩清霞,杜永秀,桑俞.临床护理学精要［M］.天津:天津科学技术出版社,2018.

［30］王丽.护理学［M］.长春:吉林大学出版社,2019.

［31］徐翠霞.实用临床护理学［M］.天津:天津科学技术出版社,2019.

［32］王艳.常见病护理实践与操作常规［M］.长春:吉林科学技术出版社,2020.

［33］孔幕贤,徐妍.当代临床护理学［M］.汕头:汕头大学出版社,2019.

［34］周香凤,叶茂,黄珊珊.护理学导论［M］.北京:中国协和医科大学出版社,2019.

［35］王林霞.临床常见病的防治与护理［M］.北京:中国纺织出版社,2020.

［36］张双,孔洁.产科护理纠纷的防范措施［J］.世界最新医学信息文摘,2021,21(39):137-138.

［37］吴灿.外科临床护理不良事件分析及对策［J］.世界最新医学信息文摘,2021,21(30):
172-173.

［38］常双艳.探讨急性心力衰竭的临床护理观察［J］.世界最新医学信息文摘,2020,20(14):
255-256.

［39］王思婷,秦明芳,韦丽华.内科护理学临床带教的德育渗透［J］.当代医学,2020,26(12):
173-175.

［40］张雨.营养支持应用于胃肠护理的临床疗效分析［J］.世界最新医学信息文摘,2021,21(13):
110-111.